超声医师规范化培训系列教程

# 腹部、妇产和浅表器官超声

## ——从基础到临床实践

主　　审　钱蕴秋
主　　编　刘丽文　周晓东　于　铭
副主编　宋宏萍　罗　文　何光彬

北　京

# 内 容 简 介

全书共分14章，其中基础部分，即超声诊断的基础和原理讲述了超声波检查的物理基础、仪器的使用与调节技巧和超声造影成像基本原理；超声诊断部分包括了腹部超声、妇产科超声、浅表器官超声等，阐述了各疾病的病理生理、临床表现、超声诊断、超声鉴别诊断和临床意义等。此部分内容与临床联系密切，实用性强，易于掌握，适于从事超声专业的初级医师、基层医生、在校医学生、研究生等阅读参考。

**图书在版编目（CIP）数据**

腹部、妇产和浅表器官超声：从基础到临床实践/刘丽文，周晓东，于铭主编. —北京：科学出版社，2022.7
超声医师规范化培训系列教程
ISBN 978-7-03-060866-6

Ⅰ.①腹… Ⅱ.①刘…②周…③于… Ⅲ.①超声波诊断－岗位培训－教材 Ⅳ.①R445.1

中国版本图书馆CIP数据核字（2019）第049097号

责任编辑：郭　威/责任校对：郭瑞芝
责任印制：赵　博/封面设计：龙　岩

科 学 出 版 社 出版
北京东黄城根北街 16 号
邮政编码：100717
http://www.sciencep.com

三河市春园印刷有限公司 印刷
科学出版社发行　各地新华书店经销
*

2022 年 7 月第 一 版　开本：787×1092　1/16
2022 年 7 月第一次印刷　印张：19 3/4
字数：502 000

定价：179.00 元
（如有印装质量问题，我社负责调换）

主　　审　钱蕴秋

主　　编　刘丽文　周晓东　于　铭

副 主 编　宋宏萍　罗　文　何光彬

编 著 者（按姓氏汉语拼音排序）

　　　　　白　洁　空军（第四）军医大学西京医院
　　　　　陈定章　空军（第四）军医大学西京医院
　　　　　陈姗姗　空军（第四）军医大学西京医院
　　　　　方　玲　西安市儿童医院
　　　　　冯　桦　空军（第四）军医大学西京医院
　　　　　高　良　空军（第四）军医大学西京医院
　　　　　巩　雪　空军（第四）军医大学西京医院
　　　　　管湘平　陕西省人民医院
　　　　　郭　军　空军（第四）军医大学口腔医院
　　　　　韩增辉　空军（第四）军医大学西京医院
　　　　　郝纪锟　空军（第四）军医大学西京医院
　　　　　何　宁　空军（第四）军医大学西京医院
　　　　　何光彬　空军（第四）军医大学西京医院
　　　　　雷小莹　空军（第四）军医大学西京医院
　　　　　李　轲　空军（第四）军医大学西京医院
　　　　　李春勤　空军（第四）军医大学西京医院
　　　　　李金莲　空军（第四）军医大学
　　　　　罗　璐　空军（第四）军医大学西京医院
　　　　　罗　文　空军（第四）军医大学西京医院
　　　　　庞丽娜　空军（第四）军医大学西京医院
　　　　　钱蕴秋　空军（第四）军医大学西京医院
　　　　　桑　林　空军（第四）军医大学西京医院
　　　　　舒　瑞　空军（第四）军医大学西京医院
　　　　　宋宏萍　空军（第四）军医大学西京医院
　　　　　孙园园　空军（第四）军医大学西京医院
　　　　　王　晶　空军（第四）军医大学西京医院
　　　　　王　音　空军（第四）军医大学西京医院

編著者名单

王　云　空军（第四）军医大学西京医院

吴裕明　空军（第四）军医大学西京医院

于　铭　空军（第四）军医大学西京医院

岳瑾琢　西安市大兴医院

赵晓妮　空军（第四）军医大学西京医院

郑敏娟　空军（第四）军医大学西京医院

周晓东　空军（第四）军医大学西京医院
　　　　西安国际医学中心医院

朱　霆　空军（第四）军医大学西京医院

**编写秘书**　罗　澜

随着现代医学影像学的迅速发展，超声作为一种无创、实时、便捷的影像学检查方法，在临床诊断工作中所占的比重越来越大，应用范围越来越广。同时，从事超声影像专业的医师也逐渐增多。

熟练、标准的操作手法才能得到细致清晰的声像图，扎实的解剖知识和丰富的临床经验才能得出可靠的超声影像学诊断。许多刚毕业上岗的超声医师，在检查中经常会因为一些基础或临床实际问题而感到困惑，同时缺乏临床经验、操作不规范，严重影响超声诊断质量，甚至造成误诊。接受系统、正规的培训就显得尤为重要，一套实用且详略得当的超声检查规范教程则必不可少。

本教程系统介绍了超声医学的发展与展望、超声成像基本原理、物理基础、仪器功能，同时对人体器官的解剖、仪器调节、扫查技术、测量方法、正常超声表现、超声报告书写评价，以及各系统疾病的简要病因病理、超声诊断标准、声像图特征、鉴别诊断等做了详细介绍。其内容与临床联系密切，包括超声诊断与治疗相结合的经验及发展方向，声像图基本切面、操作手法等。内容精炼、重点突出、图文并茂。

本书在编写过程中，得到了精细的审核和指导，感谢各级领导和同仁的信任和支持，以及本书中所有编者的辛苦付出，在此表示衷心感谢。

本书基于科室多年来从事腹部、小器官疾病诊疗所获经验，可能存在认识局限性，书中若有疏漏之处，敬请广大读者和同道们批评指正，以便再版时更正。

本系列教程在保持"基本理论、基本知识、基本技能"的基础上，突出实用性，条理清楚、便于查阅，非常适合超声医师学习和掌握。使用对象为从事超声专业的初级医师、基层医生、在校医学生、研究生等，是一套实用性较强的参考书。

空军（第四）军医大学西京医院

刘丽文

2021年11月

# 目 录

# 第1章　超声诊断的基础和原理

## 第一节　超声医学的发展概述与展望

超声医学发展至今已70余年，由于超声诊断具有无创、无痛、便捷、价廉等优势，以及超声新技术的不断涌现和发展成熟，因此受到临床医师的青睐，并已广泛应用于临床，在20世纪末，超声检查已占各类医学影像学检查的1/4，而今占到1/3。

### 一、超声仪器的分类

#### （一）仪器分类

超声仪器是超声诊断的工具，超声医学发展至今，临床常用的仪器有A、M、B、D等类型。应用不同类型的仪器，可获取不同的医学超声图像，分别称为A、M、B、D型超声图像。

1.一维（1D）超声

（1）A型（amplitude）：振幅表示回声强度。

（2）M型（motion）：回声的亮度表示回声强度+时间。

2.二维（2D）超声　B型（brightness）超声又称切面超声或断层超声，早期有静态和实时动态之分。A型、M型、B型均显示人体组织与器官的解剖结构。

3.三维（3D）超声　分为重建三维和实时三维（live 3D）。

4.多普勒（Doppler）超声　显示血流。一维[连续多普勒（CWD）、脉冲多普勒（PWD）]，二维[彩色多普勒、彩色多普勒血流显像（CDFI）]，三维（彩色多普勒）。

#### （二）根据超声检查的方式

1.经皮或体表超声检查　超声探头放在患者皮肤上检查，这是最常用的方法又称常规超声。

2.介入超声　在超声引导下进行穿刺，或将特制的诊断或治疗器械准确导入靶标，完成某些过去无法实现或经手术才能实现的精准操作。包括活检，插管、抽液、引流，局部注药、消融治疗等。

3.腔内超声　将超声探头放入某一腔道内一定部位检查（包括经食管、经直肠、经阴道、经血管腔超声等）。

4.特殊技术超声　超声对比造影成像技术（又称超声造影）、组织多普勒成像（TDI）、组织弹性成像等。

### 二、超声医学发展简史

1942年奥地利人K. T. Dussik率先使用超声穿透法探测颅脑，未获图像。

1946年到1949年Ludwig开始研究超声在人体的应用，制造了第1台用于人体的超声仪器，他是超声影像学的开拓者，也被称为超声医学之父。

1948年美国人Douglass Howry开始B型超声设备的研究。

1949年Dussik应用脉冲反射式超声方法探测颅脑获得颅脑超声波形图（A型）。

1950年美国人Wild应用脉冲反射式A型超

声检出肿瘤反射波。从此，各国学者开始了超声医学诊断的研究。

1950年脉冲A型超声被用于探查肠壁肿瘤，检出肿瘤反射波，发现正常肠壁不增厚、回声异常的部位，并有衰减，提示肿瘤浸润。

1951年Wild和他的研究小组开始研究超声显像法，推出世界上第1台二维成像超声仪。

1951年日本人Toshio Wagai（和贺井敏夫）将A型超声应用于临床检查。研究子宫肌瘤、早孕，检出胆石、乳腺肿块等。

1952年美国人Howry开始研究颈部的超声显像，Wild成功获得乳腺的超声声像图，并应用于临床。

1953年瑞典医生Inge Edler与物理学家合作，用光点扫描法检查心脏称为超声心动图。

1953～1954年应用复合扫描仪，慢速扫描获得静态成像，这是早期B型超声仪仅显示器官轮廓。

1957年日本里村茂夫首先发表文章，从超声频移信号中诊断心脏瓣膜病。

1958年Oksala获得视网膜脱离的超声图像证据。

1959年Fram Kein研制出脉冲多普勒超声仪。

1962年Holmes等研制出复合B型扫描仪。

1963年Wright等联合创立公司，生产第1台商用手动关节臂式复合B型扫描仪，这是现代医用超声成像的鼻祖。

1964年Donald研究超声显示胎儿头颅和肝占位病变。

1965年Donald Baker研制成CWD仪。

1966年Rushmer研制成PWD超声诊断仪。

1969年Wells将多普勒系统与M型超声相结合。

20世纪60年代中期，西德开始研究旋转式机械探头，帧频为16帧/秒，但图像闪烁。

1971年出现20晶片电子线阵的探头进行快速成像，准实时动态图像，但图像的连续性差。

1973年Bom提出多阵元电子相控扫查获得动态超声图像。

1974年美国研制成双工型PWD扫描系统。

1974年研制出电子线阵B型实时扫描仪，可以显示器官内部解剖结构，超声仪进入临床试用阶段。为了提高图像分辨力，随后数十年间，不断推出灰阶、电子动态聚焦、可变孔径、环阵探头、动态频率扫描、多频超声探头、高分辨力成像等技术，图像质量逐步走向清晰。

1976年PWD扫描系统与机械扇扫结合，可同时观察解剖结构与血流形态的变化。

1981年Stevenson提出彩色编码多选通Doppler技术。

1982年美国Bommer及日本Namekwa与Kasai同时报告实时二维多普勒在心血管疾病诊断上的应用。

1983年日本Aloka公司首先研制成功商用彩色多普勒血流成像仪。

1990年奥地利公司制成3D扫描器，并使之商品化。

早期的三维超声诊断系统无论在成像方法、成像时间，还是成像质量上均难以达到临床实际应用的要求。随着电子技术的飞速发展，推动了三维超声成像技术的研究与应用，到2000年已在产科领域得到较广泛的临床应用。1992年尝试小儿及新生儿超声的应用。1998年开始小儿超声心动图的应用及认证程序（美国）。2003年国际妇产科超声学会（ISUOG）发布妊娠早期胎儿超声扫查应用指南，提出11～13$^{+6}$周胎儿超声筛查的意义。2004年开始了在胎儿妊娠早期13～16周的胎儿心脏应用。我国于2003年发布《产前诊断技术管理办法》（中华人民共和国卫生部令33号），建议20～24周胎儿进行胎儿畸形系统性产前超声筛查，28～32周进行二次筛查。

## 三、国内超声发展历程

1. A型超声　A型超声诊断技术发展迅速，经过多年的应用，检查部位遍及全身。

1958年：上海市第六人民医院安适等成立上海市超声医学研究组，应用脉冲反射式A型超声探伤仪（上海江南造船厂工业探伤仪）对肝、胃、葡萄胎等进行探索，并在1959年报道临床应用情况。

1960～1962年：全国多个地区开展应用A型超声检查肝炎、肝硬化、肝脓肿，以及肾炎、出血热肾病、胆囊疾病、颅脑肿瘤等疾病。

1963年：A型超声应用于心包积液、胸腔积液、腹水、早孕、胎心等检测。

1964年：A型超声应用于胎盘检查、肝内外梗阻性黄疸的鉴别、眼病、肝包虫病等。

1960～1964年：全国召开理、工、医结合的学术会议，举办培训班，1960年发表第1篇关于超声应用的论文，超声应用得以迅速推广。1961年正式出版了第一部超声诊断专业书。

1964年在北京召开了全国应用超声会议。此时，A型超声检查部位已遍及全身（腹部、头颈部、小器官、胸腔、腹腔、心包），开展范围也普及到县级及区级医院。

1965～1975年：超声诊断学的发展处于停滞阶段，仅有少数单位仍在坚持开展超声的临床工作。

1975年：举行全国超声诊断交流会议并回顾国内外超声发展现状。

1975～20世纪90年代：迅速恢复国产A型超声诊断仪的临床应用研究。开展的检查部位遍及全身（肝、胆、脾、肾、胃、子宫、妊娠、胎儿、头颅、眼球、甲状腺、乳腺、胸腔、腹腔、心包）。工作重点是广泛开展腹部各主要脏器及腹腔疾病的诊断，全身各部位液性病变的检测，并将这一工作普及到全国县及以下医院。应用一维的仪器，结合解剖与临床知识，把脏器和病变的边缘轮廓画体表投影，得到二维轮廓，再结合部位、形态、大小及超声图像特点，提高了诊断准确率，为临床提供了有价值的诊断资料。尤其对含液体的病变，提供了确定性诊断和确切、安全的穿刺点等。

2. M型超声心动图

1961年：上海研制出ABP型超声波显像诊断仪，可做A型、M型和BP型扫描。

1962年：徐智章等报道应用上述仪器检查二尖瓣狭窄疾病和胎儿心动图。

1964年：国产M型超声与心电、心音同步记录，试用于临床。

1975年：国产M型超声仪批量生产，进入实用阶段，很快普及到各级医院。可对瓣膜病、部分先天性心脏病、心肌病、心内肿瘤、血栓等提供诊断，同时做出心功能的测量评估。

3. B型超声　B型超声研制起步较早，静态与动态成像均已研制出样机和临床试用，但未能进入满意的商用阶段。

1960年：上海研制出ABP型超声诊断仪，用于检测肝脏占位性病变、葡萄胎、腹主动脉瘤等。

1962年：武汉应用于肝、妇产科、心脏二尖瓣检查。

1974年：把机械快速扫查用于盆腔检查。

1975年：20晶片探头电子线阵研制成功并用于心脏检查。

1980年：西安交通大学研制出电子相控阵，但均为科研样品，未能过渡到商品。

20世纪90年代：深圳安科、汕头B超、四川海鹰等国内公司先后研制出彩色多普勒超声诊断仪，生产并投入临床应用，数量与质量未能满足临床要求。但一些产品出口到世界各地并颇受欢迎。其中汕头B超就是佼佼者。

4. 多普勒超声技术

1961年：研制出CWD仪器用于心脏检测。

1962年：检测下肢血管。

1965年：检测胎心、皮瓣血管。

1973年：研制CWD胎心监护仪。

1982年：研制出PWD与扇形仪相融合的仪器。

5. 临床应用方面　1976年至今，陆续大量引进国外产品，用于临床应用与研究。在A型超声诊断技术的基础上，迅速开展B型超声（二维超声）技术在临床的应用。B型超声对软组织脏器病变显示得清楚，能提供边缘形态、血流、与周围组织的关系等信息，各类病变的检出率显著提高。实时动态超声成像让心脏、血管疾病的诊断有了飞跃的进步，可以实时显示心壁舒缩、瓣膜活动及心内其他结构在心动周期中的活动状态，如心内血流状态及反流、分流情况，并能测定流速、计算流量。同时能对各类先天性心脏病、瓣膜病、心内膜炎、冠心病及其并发症，以及动脉瘤、静脉血栓、动静脉瘘等进行诊断。超声诊断的范围已遍布全身软组织，诊断的疾病也不断增多。

## 四、超声特殊技术的发展

1. 介入超声　20世纪70年代开始应用超声引导下穿刺诊断和治疗技术。

2. 腔内超声　腔内超声是在仪器上附加不同功能超声探头，如经直肠、经食管、经血管腔、经阴道等插入式腔内检查，可排除皮肤、骨骼、空气等因素的影响，从而减少衰减，提高图像分辨力。经食管超声（TEE）：1964年，首次经食管观测心脏结构；1969年，获得心脏切面图；1971年，32晶片探头获取实时切面图；1982年，Hanrath使用经食管二维超声检查心脏后方病变，如小的房间隔缺损、左心房新鲜血栓、人工二尖瓣病损等的术中检测及评价疗效。20世纪90年代，技术进步已得到清晰、高分辨率的图像，获得了满意的临床应用。

部分腔内超声在满足成像基础上往辅助外科诊断和治疗方向发展，形成术中超声分支。其实早在20世纪60年代已有应用，随着超声设备和成像方式的进步，90年代末期术中超声已成为超声医学的一个重要分支。

3. 超声造影　1968年，Gramiak和Shah应用微泡增强超声对比度。1977年，王新房等用微小剂量双氧水开展了早期的超声造影研究工作。超声造影剂微泡太大，不能通过肺毛细血管床，只能实现右心造影。

1984年，Feinstein等发明了声振法制备微泡超声造影剂，实现了经外周静脉注射左心造影。

20世纪90年代制备成功微泡尺寸小、性质稳定、容易制备和保存携带的造影剂，极大推动超声造影成像技术发展，使之成为超声成像的第三次革命。

2005年荷兰鹿特丹伊拉斯姆斯大学的Borsboom和de Jong等学者最早尝试将编码发射技术应用于造影成像。解决超声造影难以同时兼顾分辨率和穿透力的问题。

4. 多普勒组织成像（DTI）　1992年，McDicken等提出多普勒组织成像，用于低速运动的心肌运动产生的多普勒信号的显示，测量局部室壁纵向与轴向运动的速度、加速度和瓣环运动。

5. 组织弹性成像　1991年，Ophir等提出弹性成像。其原理是通过微小压力所产生的组织位移，计算组织硬度。大量超声弹性成像技术研究都集中在乳腺包块、前列腺及甲状腺结节等方面。2013年该技术衍生发展为应变式、声脉冲辐射力和剪切波弹性成像等多种技术，各有优势，并获得临床应用。2015年世界超声与生物医学联合会(WFSUMB)根据其成熟度和造影剂的完善，发布了弹性成像在肝脏疾病诊断的指南，并于2018年进行了更新。

6. 人工智能　近年来，人工智能为医生提供了分析超声图像的新工具，正在改变超声应用的前景。

## 五、展望

医学超声技术历经70多年的发展并逐渐成熟地应用于临床，对人类的卫生健康事业做出了巨大贡献，但从目前来看尚有以下方面不能完全满足临床的要求。

1. 人才短缺：加速培养超声诊断技术专业人才，让这项技术更好地为广大人民服务。

2. 有待超声工程研究者进一步提高现有仪器的性能。

（1）目前的三维成像大多基于二维图像，使医师对某些疾病的观察分析受限；图像分辨率、图像采集重建等方面存在问题，不能满足临床要求。

（2）如何提取实性组织中弥漫性病变的信息并且成像？

（3）如何应用弹性成像测定心肌弹性。

（4）利用超声造影中微泡造影剂对血栓、肿瘤治疗。

3. 人工智能与超声成像技术的结合，多种成像技术的相互融合，将带给人们崭新的未来。未来超声医学技术必将有更快的发展，更希望开发新的技术来获取更多的信息。

# 第二节　医学超声波的物理基础

较高频率的超声波在人体组织中传播，检测其传播时发生的变化及相关参数后，以黑白或彩色形式呈现在显示器上。这种能提供与人体解剖结构非常相似的切面成像技术，与X线、磁共振和核素成像一起，作为重要的医学影像检测技术，为临床诊断、治疗提供重要的信息。

本节介绍超声的物理特性、传播规律，以帮助读者更好地理解超声波在人体组织中的传播及成像特点。

## 一、声波和超声波

超声波是声波吗？它们之间有什么关系？它们又有什么区别？这些问题常困扰着医学超声初学者。如果能缕清它们之间的关系，就能更好地理解超声波的传播及成像原理。

1.物理学上，波通常是指振动在物质中的传播，是能量传递的一种形式，如光波、声波等。其中，声波是机械波，光波是电磁波。

声波的振动频率范围见图1-2-1。此图也称为波谱图。超声是声波的一种，特超声波是频率高于$10^8$Hz的机械波。

从图1-2-1可以看出，次声波是低于听觉下阈即20Hz的声波，超声波（ultrasound wave），是高于人耳听觉上限的声波（按听觉统计取听觉上限频率，即20 000Hz），可听声振动频率在20～20 000Hz。

现实生活中，各种频率的声波比比皆是，如喷气式飞机在空中飞行时，会产生次声波并

传播较远，因此，军事活动中需要想方设法消除飞行痕迹。心脏搏动会产生1.2Hz的次声波。次声波还大量用在勘测气象变化、核爆炸，预报地震、海啸、风暴，监控火箭、导弹发射及宇宙飞船的飞行等。

自然界中有些生物，如蝙蝠能发出超声波来探测周围目标，还有海豚，使用频率在200～350kHz以上的超声波进行"定位"。

2.超声波是振动频率在20 000Hz以上的机械波。此超声波波长短、频率高，决定了其具有一些重要的特性，使之能广泛应用于医学领域。相比于可听声等低频振动，较高频振动的超声波具有以下特点：①方向性好，传播主要集中在相对狭小的空间，成束状，远优于可听声；②能量高，可以在人体组织中传播较远距离；③具有波动特性，便于超声成像检测，分析超声在组织中的传播规律；④传播能力强，即便衰减、反射、散射等特性导致信号减弱，依然可以获得较深的组织信息。

正因为超声波具有上述特点，特定频率范围的超声波得以应用于医学，成为四大医学检测成像技术之一。

## 二、超声的物理量

1.医用超声的频率和波长　在医学上，超声波可用于诊断、理疗、治疗（如热消融肿瘤）等方面，用途不同选用的超声频率也不同，即使同一用途，如诊断，其诊断的对象不同，所选用的频率也不尽相同，超声波属于机械波，

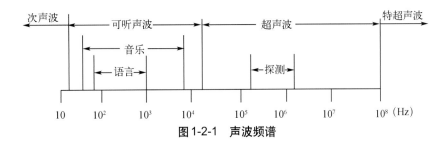

图1-2-1　声波频谱

也遵循波动规律，其波长（$\lambda$）、频率（$f$）和波速（$c$）等参数满足如下公式：

$$c = f \cdot \lambda \text{ 或 } \lambda = \frac{c}{f}$$

由上式可知，当波速一定时，频率越低，则波长就越大，反之则小。

表1-2-1列出了医学超声波的常见用途和相应频率、波长。

超声诊断使用兆赫（MHz）量级频率的超声波，治疗使用的是较低频段的超声波，多为 0.7 ～ 1.5MHz，而超声显微镜则利用吉赫（GHz）。

2. **超声的传播速度** 由于超声是依靠传递介质的相互作用而传播的，超声在组织中的传播速度与组织的弹性模量有关，不同频率的超声在同一组织中传播，速度是相同的。另外，温度对速度的快慢有一定的影响，温度越高，速度越快。常温下，可听声在空气中的传播速度是330m/s，超声在水中的速度1531m/s，脂肪1476m/s，骨骼3320m/s。在医学超声诊断中，超声在人体软组织中的平均传播速度按1540m/s计算，这个速度又称为超声成像仪中的定标参数。

组织的病理状态也影响超声声速。有研究表明，正常组织和病变组织的声速不同，如正常肝的声速为1577m/s，肝硬化时的声速为1631m/s。生物软组织的生理病理变化往往导致组织弹性及其声学特性的改变，因此可利用声速来对组织定征。

3. **声特性阻抗** 声特性阻抗在医学超声诊断中的作用非常重要，它决定超声的传播特性，可以表示为

$$Z = \rho \cdot c$$

声特性阻抗也称声阻抗率，其单位为Rayl

（瑞利），空气的声阻抗率为 $0.000\,429 \times 10^6$Rayl，水的声阻抗率为 $1.5 \times 10^6$Rayl，皮肤的声阻抗率为 $1.68 \times 10^6$Rayl，一般人体软组织的声阻抗率为 $(1.483 \sim 1.874) \times 10^6$Rayl，颅骨的声阻抗率为 $5.57 \times 10^6$Rayl，压电晶体（PZT-5）的声阻抗率为 $33.7 \times 10^6$Rayl。声特性阻抗是影响超声传播的重要因素。

4. **声压、声能量、声强** 声压的大小反映声波的强弱。在声波的作用下，原来静止的介质获得能量，使介质质点在平衡位置来回振动，使介质具有动能。同时介质经过压缩和膨胀的过程，使介质具有形变位能和声压。单位时间内发射出的声能称为声功率，单位为瓦，即 N·m/s（牛顿·米/秒）。声强（$I$）是指单位面积单位时间内传播的声能，单位为 W/m²（瓦/米²）。在医学超声诊断应用中，由于多采用脉冲超声进行检测和成像，其声强还需要考虑空间和时间特性，即有空间峰值、空间平均声强和时间峰值、时间平均声强之分，可根据具体需要进行检测。

在日常生活中，人们常遇到强弱不同的声波，人耳所觉察到的最低声强和发射人造卫星的火箭发动机所产生的声强差1000多倍。在生物医学超声工程中，也存在着类似的情形，治疗用的超声剂量比超声诊断要大100倍以上；诊断超声发射时的强度是回声强度的数百倍。而从体内返回的回声信号的量程达1 ～ 10 000倍，为了方便标记，常使用对数标度来度量声压和声强，称为分贝（dB）。通过分贝转换，一般声波的声强标定为0 ～ 120分贝。

## 三、超声波的传播特性

超声波在声阻抗略有差别的组织中传播，会产生反射、折射、透射、散射（背向散射）、衰减、多普勒效应等传播规律。超声仪器就是

表1-2-1 医用超声波的常见用途及相应频率和波长

| 用途 | 成人脏器 | 儿童脏器 | 眼科 | 成人脑部 | 儿童脑部 | 妇产科 | 血流测量 | 超声治疗 |
|---|---|---|---|---|---|---|---|---|
| 频率（MHz） | 2 ～ 7.5 | 2 ～ 10 | 2 ～ 15 | 1 ～ 2.50 | 2 ～ 5 | 2 ～ 5 | 2 ～ 25 | 0.80 ～ 1.50 |
| 波长（mm） | 0.75 ～ 0.20 | 0.75 ～ 0.15 | 0.75 ～ 0.10 | 1.50 ～ 0.60 | 0.75 ～ 0.30 | 0.75 ～ 0.30 | 0.75 ～ 0.06 | 1.88 ～ 1.00 |

利用超声波的这些特点，分析出组织的特性，并以一定的方式显示在屏幕上，从而获得超声图像。

1.声波的反射、透射和折射等物理现象均是在两种介质的分界面处发生的，而超声的声学边界是由介质的声阻抗决定，即声学边界在声特性阻抗不同的两种介质相接触的平面位置形成，如果是两种不同的材料，但其声特性阻抗相同，也不出现声学边界。

2.当一束平面超声波入射至两种介质的分界面，且界面的长度比波长大得多时，在界面上会发生反射、折射和透射，其规律与物理光学相同。如图1-2-2所示，脚标i、r、t分别表示入射、反射和折射波。介质Ⅰ和介质Ⅱ的特性声阻抗分别为$\rho_1c_1$和$\rho_2c_2$，假设超声波在两种介质中传播亦无损耗。

当超声波垂直入射到界面时，在界面上能量分配关系为：在界面上反射波声能与透射波声能之和等于入射波声能，即声能量在界面上是守恒的。则反射系数r为反射声能通量与入射声能通量之比，即（其中Z为介质的声阻抗）：

$$r=(\frac{Z_2-Z_1}{Z_2+Z_1})^2$$

定义透射系数t为透射声能通量与入射声能通量之比，即：

$$t=\frac{4Z_1Z_2}{(Z_2+Z_1)^2}$$

由上述两式可得t+r=1

3.散射和绕射：当超声在弹性介质中传播时，常会遇到各种障碍物，如在空气中悬浮的灰尘和水雾，在血液中流动着的红细胞和在大的平面分界面遇到的起伏不平等，这将使一部分声能偏离原来传播的方向。声波朝许多方向做不规则的反射、折射和衍射的现象就是散射。如图1-2-3就是超声波传播过程中发生的散射现象，在超声医学成像中就是利用人体组织内的血细胞这个散射体实现了多普勒成像。

4.超声的衰减：超声波在非理想的弹性介质中传播时，随着传播距离的增加，其总能量逐渐减弱这种现象就是超声的衰减。产生衰减的原因：当超声在传播过程中遇到界面和障碍物会产生反射、折射和散射的现象，从而使得原来传播方向上的声强减弱了；再者，声能转化变成热能等其他形式的能量被消耗。

衰减程度可用衰减系数来描述。定义衰减系数为单位距离上声压振幅比的自然对数，单位为dB/（cm·MHz）。由此也可以看出，选用的超声频率越高，组织吸收的超声能量就越多，衰减程度也就越大。所以在探测深处组织或厚度大的脏器时不宜使用很高的频率，对浅表组织和脏器可用较高频率，通常眼科可用高到10～20MHz的超声波，心脏和腹部脏器检查则用2.0～3.0MHz的超声波。

衰减程度还可以用半值层来描述。半值层是指超声声能减少50%时的传播距离，这个参数可表明传播介质的衰减特性。通常肝的半值层为2.4cm，血液35cm，血浆100cm（测值均在1.0MHz情况下获得）。

生物组织超声衰减系数还与生物组织的组成成分和结构有关。研究表明，随着组织含水量的增加，声速、声衰减、声散射均减小；脂肪成分增加，声速减小，声衰减、声散射增大；

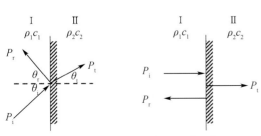

图1-2-2 声波的斜入射和垂直入射

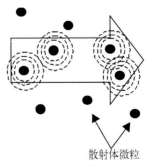

图1-2-3 超声波遇到散射体产生散射

蛋白质增加，尤其胶原蛋白增加，声衰减明显增大。

5.超声多普勒效应：1842年奥地利布拉格大学的物理学家和数学家多普勒·克里斯蒂安·约翰（Doppler Christian Johann，图1-2-4）发现了一种物理现象，即当固定频率发射声源与接收器在连续弹性介质中做相对运动时，接收器接收到的声波频率与发射声源频率不同，其频率差别与两者的相对运动速度矢量有关。这种现象被称为多普勒效应。

在现实生活中，也常有多普勒现象发生，如铁道旁的人听到朝向自己驶来的列车发出的鸣笛声，会觉得声音音调变高，而当列车驶离时，汽笛声调变低，其实这时发生的正是多普勒效应。这是因为耳作为接收器，当列车朝向自己驶来时，听到的是频率升高的汽笛声，而当列车驶离时听到的是频率降低的声音，所以大脑感知到的音调有变化，并不是汽笛发出的声音变化所致，而是汽笛运动造成的声音频率变化，正是多普勒效应所致。

在医学超声的应用中，最常遇到的是运动脏器的反射界面如心房、室壁，或散射体如红细胞的运动，反射界面以速度($v$)向着或离开发射器运动，与发射声束方向夹角为$\theta$。用同一换能器做发射和接收，此时所接收到的频率偏移$f_D$（也称频移）如下：

$$f_D = \pm \frac{2v\cos\theta}{c} f_0 \text{ 或 } v = \pm \frac{c}{2f_0\cos\theta} f_D = k_D \cdot f_D$$

$k$是常数，$c$为声速。由此可见，只要测出多普勒频移$f_D$，就可以算出界面运动速度$v$。表明多普勒频移的大小是与界面运动速度成正比的。这正是医学超声多普勒技术检测血流流速的原理。

## 四、超声生物效应

超声波在人体组织中传播，除了发生传播变化外还会引起一些变化，称之为超声生物效应。对超声生物效应，我们关注超声是否在提供我们组织内部信息时，发生不良反应，而其效应可以分为以下三类。

1.机械效应　是指机械波波动引起的介质受挤压、拉伸的作用。

2.热效应　机械能转换为热能，这种变化称为热效应。

3.空化效应　是指超声在特定条件下，引起超声场中的微小气泡振荡并破裂的过程。其实，空化效应发生条件非常"苛刻"，即发生率非常低，但一旦发生空化效应，其后果会很"严重"，因其会引起剧烈的化学反应和物理反应，其产物主要为有危害的自由基。

因此，空化效应是引起人们对超声安全性担忧的主要原因。但是，在限制条件下，如超声检测成像仪按严苛的制造标准生产，发射的超声"剂量"完全在安全范围内，可保证超声使用是安全的。这也是超声在医学领域应用以来，一直保持安全记录的重要原因之一。

## 五、超声成像原理及类型

1.超声成像原理　超声在组织介质中传播时会产生反射、透射、折射、散射、多普勒效应和衰减。在声阻抗存在差别的组织界面会反射一部分声能，一部分声能透射过去继续向前传播，通过接收反射回来的声波分析其大小、时间和频率，由此可以得到关于组织界面声阻抗、所处位置及运动变化情况。将这些信息显示在显示器上，所得到的图像称为超声图像（图1-2-5）。

2.超声成像类型　按照超声波声束在组织中传播时，检测其信号的类型和显示的方式的

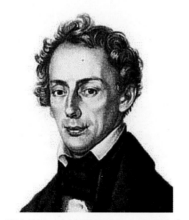

**图1-2-4　奥地利科学家多普勒先生**

不同，超声波成像分为不同类型，有A型、B型、M型、C型和D型等类型。B型超声和M型超声是常见且重要的类型。

（1）A型超声成像工作原理：当声束在人体组织中传播遇到由不同声阻抗的组织形成的界面时，在该界面上产生反射（回声），检测该反射信号并以波的形式显示（图1-2-6）。

（2）B型超声成像工作原理：B型超声成像是在A型超声的基础上发展而来的，是将原本用波形显示回声信息大小的形式，转换为用亮度显示，即将原来送到显示器Y轴信号控制端的回波信息，改送到显示器的亮度调制端进行亮度控制，回声信息越强，显示的亮度就越亮。同时超声声束沿一定方向进行扫描，各个扫描声束的回声依扫描位置在显示器不同位置显示，从而得到一幅组织声阻抗分布信息图，这个图与人体组织解剖结构有密切的对应关系（图1-2-7）。

（3）M型超声成像工作原理：M型超声工作原理与B型超声成像工作原理相似。此显示模式可以观察到声阻抗界面沿声束方向的运动情况，而心脏正是运动的器官。临床也迫切需要了解其运动情况，M型超声的出现正好迎合了医学需要，因此其最初也被称为超声心动图。

3.多普勒超声检测技术 多普勒超声检测技术是利用超声波在传播过程中，遇到散射体相对运动，从而产生多普勒效应。通过检测反射或散射回声中的多普勒频移，可以换算得到散射体运动的方向和速度。通常在人体组织中，血液中的血细胞、造影微泡，可以充当散射体。这些散射体在组织内的移动、充盈和灌注过程，可间接反映血液流动、灌注情况。

根据发射超声的时间脉冲特性，多普勒检测技术分为以下几种工作模式。

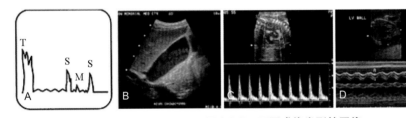

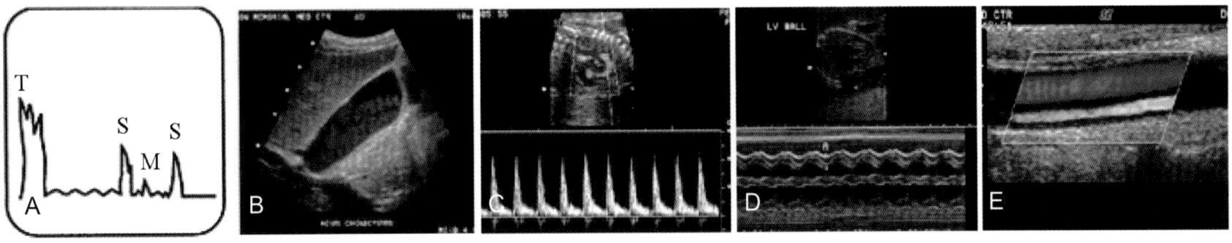

**图1-2-5 不同成像类型的图像**
A.A型；B.B型；C.B型+C型+D型；D.B型+M型；E.B型+C型

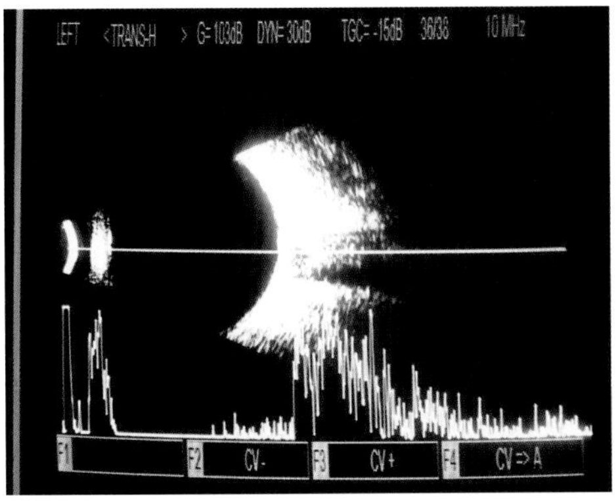

**图1-2-6 眼的A型超声图像**
图像底部的起伏波线，是超声探测路径上遇到的不同组织的反射回波，即A型波形。上半部为眼的二维B型超声图像，图中实线是A型超声取样线，也是声束探测路径

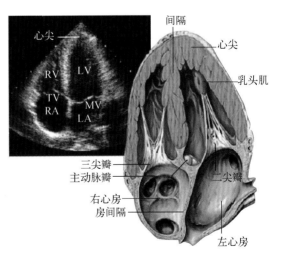

**图1-2-7 心脏解剖结构切面图与B型超声图像**
LV.左心室，RV.右心室，LA.左心房，RA.右心房，MV.二尖瓣，TV.三尖瓣

（1）频谱多普勒：分为连续波、脉冲波和高脉冲重复频率多普勒检测技术。此检测技术是检测一维空间里的运动情况，以波形形式呈现运动速度、运动方向（图1-2-8）。

（2）彩色多普勒血流成像（color Doppler flow imaging，CDFI）：也称二维多普勒，发射多束多个脉冲超声，经过血管血流产生的多普勒信息再经相位检测、自相关处理、彩色编码，把血流平均速度以国际约定的红蓝两色显示，并将其叠加显示在B型超声灰阶图像上（图1-2-9A）。它对血流的性质和流速在心脏、血管内的分布较频谱多普勒显示得更直观；对心内缺损分流血流及瓣口反流血流的显示有独到的优越

性；但对血流的定量不如脉冲多普勒和连续多普勒（图1-2-9B）。

1982年日本Aloka公司研制出第一台彩色多普勒血流显像仪，并在当年的世界超声学术交流大会上展示，引起了轰动。1986年开始生产商用的周围血管血流成像仪。它可以无创、实时地提供病变区域的血流信号信息，这些信息是X线、核医学、CT、MRI及PET无法实时提供的。

（3）组织多普勒成像（tissue Doppler imaging，TDI）：TDI是通过滤除血流的高速运动信息，保留组织的低速运动信息，来实现组织运动情况的显示（图1-2-10）。

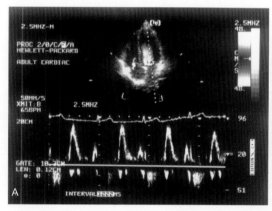 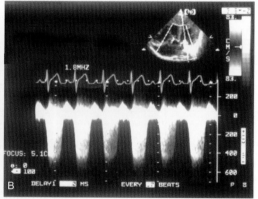

图1-2-8 二尖瓣瓣下血流频谱图

A.正常二尖瓣瓣下血流脉冲波频谱；B.二尖瓣反流的连续波频谱

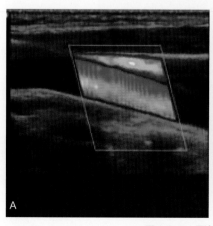 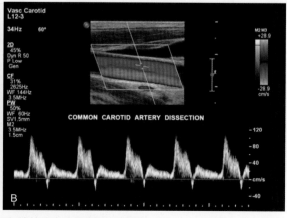

图1-2-9 颈部血管的彩色血流图和频谱图

A.可见红色为颈总动脉，蓝色为颈内静脉。红色充盈整个血管，无溢出，血管边界明显。B.下部为频谱图，取样容积放置于血管中部，可观测取样处血流随心动周期的变化

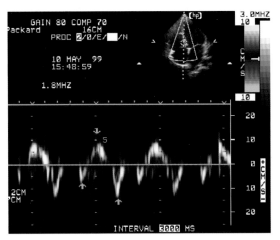

图1-2-10　正常人室壁的组织多普勒二维和频谱图像

# 第三节　超声仪器的使用与调节技巧

目前彩色多普勒超声诊断仪（简称彩超）的国内外生产厂家主要有GE、飞利浦、西门子、百胜、声科、日立阿洛卡、东芝、三星麦迪逊、索诺声、美国泰胜、迈瑞、汕头超声、开立、蓝韵、东软、飞依诺、无锡祥生、海鹰等。彩超的价格从30万元到300万元不等：低档彩超价格30万~50万元、中低档彩超价格50万~80万元、中档彩超价格80万~100万元、中高档彩超价格100万~150万元、高档彩超价格150万~200万元、超高档彩超价格200万~300万元。无论价格如何，对于超声科医师来说，彩超只是机器，要打破对它的畏惧感，它只是功能"单一"的大型电脑，是一个探测疾病的小型系统。超声医师对彩超应该充分了解和熟练使用，以提高疾病的诊治水平。

超声显像的方式最早是手动式扫查，即手动采集图像，然后形成二维图像，后来发展为机械驱动矩形扫查、机械扇形扫查与复合扫查（手动加机械）。随着电子技术发展，出现了电子线阵、电子凸阵和电子相控阵扫查。探头组成也经历了单晶片、双晶片、多晶片及矩阵式排列的发展过程。

## 一、彩超的基本原理

探头发出超声波进入人体，在接收回波之后，彩超要将回波信号进行分别处理：一是根据回波信号的振幅信息按B型显像方式对人体内部脏器进行实时显示，形成黑白二维图像。二是针对人体内的运动目标（主要是流动的血液）的多普勒频移信息分为两路，一路是以连续波多普勒（CWD）和脉冲波多普勒（PWD）频谱图来显示血流信息，可进行速度等血流动力学参数的测量；另一路则进入MTI滤波器，滤去与血流无关的低速频移，只提取和血流有关的多普勒信息（其频率较高）（组织多普勒则是使用高通滤波器，滤去与组织运动无关的高速血流信号，只提取与组织运动有关的低速多普勒信号），然后进入自相关器计算出血流速度、方向和血流分散这3个动态参数，最后以电视格式显示这些信息，并根据约定调配红、蓝、绿三原色和变化其亮度，在黑白的二维超声图像上直观地显示出彩色血流或组织运动图像。

## 二、彩超的基本构成

1.探头　用于发射和接受超声波，是超声仪器的关键部件，仪器的性能，如灵敏度、分辨率和伪像的大小都与探头有关。探头种类繁多，性能各异，但基本结构包括以下四部分。

（1）换能器：完成电和声之间的相互转换，

所以被称为换能器，是探头的主要部件。

（2）壳体：其功能是支撑、屏蔽、密封和保护换能器。平时使用时一定要保护好，不接触腐蚀性液体，防止摔砸。

（3）电缆：起联接作用，前端连接换能器，末端以插头与彩超连接，其可靠性直接影响探头的使用，要求直径较细、柔软和耐用，平时使用时应避免剧烈拉扯或弯折扭曲。

（4）其他部分：其他部分因探头类型而异。如机械探头包括动力部分、位置信号检测部分和传动部分。

2.主机

（1）发射电路：产生的高频震荡电信号激发探头内晶片产生超声波。

（2）接收电路：探头接收反射回来的超声波，转换为电信号后并加以处理。

（3）主控电路：通过触发脉冲来控制其他电路。

（4）其他电路：包括扫描电路、标距电路等。

3.显示器　显示经过处理形成的图像。

## 三、彩超的常规操作

1.彩超功能的设计　与超声工程师不同，对于超声医师而言，彩超只是诊断疾病的工具，但是想要将超声仪器的作用发挥得淋漓尽致，超声医师必须具备超声物理基础、超声诊断成像原理、英文基础、电脑知识等。彩超的应用操作一般包含：面板操作、系统定制、分析测算；图像储存与管理、特殊功能等。超声医师常规操作主要包括面板操作、基本的测量、简单计算功能等。彩超常规操作涉及的是彩超最常用的功能，90%以上的超声医师，使用彩超30%的"功能"即可完成日常90%的临床诊断工作。

无论高、中、低档彩超，操作面板上均以不同的色彩标识功能分区，相似及相关的功能集中分布。面板上的按键有物理按键形式，如有刻度或无刻度的无级旋钮、ON/OFF功能按键、上下或左右拨键，还有设计成触摸屏形式的，可以是触控响应或者是目录树、菜单式多级响应。现代彩超往往采用多种形式的物理键结合使用，其功能分区主要包括以下方面。

（1）探头区域：包括更换探头、检查预设置。

（2）检查模式区域：包括二维、CDFI、M、PWD、CWD等。

（3）轨迹球区域功能键：包括冻结、测量计算、确认与注释。

（4）三维、造影、谐波等新技术及特殊功能部分。

（5）患者ID输入、图像档案储存管理部分。

（6）录像机、呼吸、心音或心电等电生理信号。

（7）各模式常用参数调节旋钮或菜单。

（8）键盘及特殊超级（多功能）键功能。

人体工程学设计较好的彩超仪器，其面板操作分区十分清晰明显，面板上划分出不同区域并以不同的色彩加以标注，一些设计安装了触摸屏（单屏或双屏）的彩超，其功能划分也以清晰的目录树形式出现。一般欧美国家生产的彩超面板上英文缩写更加统一规范，非英语语种国家生产的彩超有时使用的缩写比较难理解，开始使用时往往需要看说明书。同一厂家生产的彩超，尽管档次价格不同，其菜单结构与面板设计通常一脉相承，而不同厂家生产的彩超面板、菜单设计往往差异非常大，使得熟悉新的彩超仪器有一定的难度。尤其是高档彩超，功能很多，超声临床医师的培训必不可少。

不同功能的物理键应用不同的方式，如旋钮、按键及拨键，往往一台机器上，这几种方式并存。一款人体工程学设计优良的仪器使用起来非常舒适灵巧，比如"深度"功能，一般旋钮式或者上下拨动式的较为方便，如果做成了上下2个方向的按键，就比较费劲了。

2.彩超仪器的一般使用　高档的彩超仪器其基本功能都是一样的，不外乎为二维、彩色血流、频谱多普勒、M型、冻结图像、测量和计算等。每种功能模式里都有一些基本的调节，例如二维超声的深度、TGC、聚焦等，彩色血流与多普勒的速度标尺、基线等。选好探头，使用相应的检查条件（预设置），基本就可以为患者做检查了。但是想要成为优秀的彩超医师，这样的简单操作是远远不够的。

（1）不同探头的灵活应用：基于主要的用途，凸阵探头一般被称为腹部探头，电子相控阵探头被称为心脏探头，而高频线阵探头被称为小器官探头或血管探头。实际应用时切不可拘泥于此。对于较瘦患者、幼儿及器官浅表部位，使用高频探头往往会取得意想不到的清晰效果，比如肝脏表面的小包块、肝病时观察肝包膜的情况、阑尾检查、腹腔淋巴结的探查等。而对于较大的体表包块，使用高频探头往往不能显示包块全貌，测量大小都有困难。对于腹腔内或者体表的动静脉瘘等血流速度比较快的情况，由于凸阵探头及高频探头不具备连续波多普勒功能，如果不是高档彩超具备高的脉冲重复频率（PRF），显示并测量高速血流就会有一定难度，此时使用相控阵探头配合心脏检查条件，能很好地显示血流情况，而且使用连续波多普勒可以很准确地获得血流速度等参数。因此从本质上理解这些探头的特点，有助于超声医师更好地发挥其特色，并有针对性地使用。

（2）探头与预设置的伴行关系：大部分彩超切换探头时，原来选定的预设置会自动切换成与探头匹配的预设值，而有一小部分超声仪器则不会自动更换。因此使用某种探头，切记一定要使用符合其特色的预设置。如使用高频（小器官）探头观察腹部，一定要使用小器官预设置；凸阵（腹部）探头观察小器官时，也需要使用腹部的预设置；使用相控阵（心脏）探头观察腹部或浅表部位的高速血流，就必须使用符合心脏检查条件的预设置。

（3）图像名字和ID号：现代彩超硬盘储存空间很大，长年累月的工作中存储的典型及少见病例是非常多的，在成千上万个图像组里找到自己想要的病例往往要花费很长时间，除了彩超默认的时间排序之外，存储图像资料时起个好名字会事半功倍，包括患者姓名、年龄、性别、部位、可能的诊断。有时存储图像前ID号的录入也是必不可少的。

（4）测量及简单分析：超声医师要熟悉临床常规与进展，了解临床医师需要，检查数据应贴近临床，测量并提供那些对临床医疗起关键作用的数值。

## 四、彩超的调节技巧

1.二维图像的调节 二维图像是超声诊断的基础，可以说它给我们带来约80%的诊断信息，因此优良的二维图像质量是做出正确诊断的基础。一个目标大小比例协调，近、中及远场回声强度均匀一致并能充分显示病变特点的二维图像，反映了超声医师的基本功，因此超声医师绝不能忽视对二维图像的调节。

（1）深度：遵循3/4原则。无论是显示器官还是病变，让其占整个图像的3/4比例，既可显示全貌，又能清晰显示局部。关心某个细小病灶时还可以使用ZOOM键，切不可一个深度用到底。

（2）时间增益补偿（TGC）：也被称为深度增益补偿（DGC）。由于人体组织对超声波的衰减性，超声波在传播过程中必然损失能量，使得深部组织器官的回声信号比表浅的要弱。为了获得均匀一致的图像，往往采用增益补偿放大措施，使浅部组织回波信号的放大较小，而深部组织回波信号得到较强的显示，使得不同深度的组织回声信号都充分显示。在检查过程中，TGC曲线应与深度一样随时调节，使近场、中场及远场的图像回声强度一致。但是一般浅表部位、液区、均质病变及探头频率较低时，远场往往需要压制一些。腹部检查常使用"陡坡"形TGC，心脏及小器官使用"拉开的弓"形TGC。

（3）谐波：谐波技术是近些年最为普及的超声新技术，一般分为两种应用：一种是自然组织谐波技术，另一种是造影谐波成像技术。目前自然组织谐波技术已经普及到中档彩超，充分利用谐波技术可以明显提高图像质量，提高病变检出率。谐波技术可以有效去除伪像干扰，提高病变的显示效果。谐波技术主要用来去除干扰，并不能提高图像的分辨率，相反，组织谐波往往会使穿透力下降，远场显示效果欠佳，并且图像颗粒变粗。

（4）频率：现代彩超多使用宽频变频探头，即使如此，根据探查深度，及时变换探头，或适时增高或降低探头频率，可以增强穿透力，提高分辨率。有些厂家的探头频率调节是以下列模式出现的：GEN（通用模式，兼顾分辨率和穿透力）、RES（分辨率优先）、PEN（穿透力优先）。

（5）聚焦（focus）：超声图像中聚焦的部位是图像质量最佳的位置，我们可以随时改变聚焦的位置，增加焦点的数目，但是较多的焦点数目会明显减少图像的帧频，在囊肿这样的远近场回声不均匀的情况下，一般可以增加焦点的数目，优化聚焦的分布，可以用来改善图像的均匀性。

（6）余辉（persisitence）：即图像暂留，增加余辉，可以改善组织纹理，获得更细腻平滑的图像，一般用于腹部、浅表器官等静止或移动缓慢的脏器，心脏检查余辉一般设置为0，可以减少拖影，增加光点间界限，改善组织边缘显示。

（7）几种情况的仪器调整

①增加图像分辨率：提高探头频率，使用分辨率（RES）模式，在宽频带谐波的融合影像模式下将旋钮转向RES模式。

②增加图像穿透力：降低探头频率，使用PEN模式，加压探头减少组织厚度。

③减少图像颗粒感：使用复合成像等模式，调节灰阶曲线。

④增加软组织的层次感：使用谐波，关闭复合成像模式等。

⑤肥胖、气体干扰大：降低探头频率增加穿透，使用谐波减少干扰，增加二维总增益，提高远场的TGC值，久压排气并减少组织厚度。

现在有不少高档彩超仪器，具有一键优化功能，按压此键即可获得较为理想的二维图像。

2.彩色血流的调节　彩色血流的敏感性是划分现代彩超档次的一个重要指标，然而在较大深度、大面积范围内检测低速血流时，彩色

血流图像的帧数减少（图像变慢）不可避免。因此，较大深度、较大取样容积（彩色取样框）下低速血流检出时的图像帧数才是反映彩超档次的最主要参数。另外，在深部组织内彩色血流的显示效果也是重要的评判标准。再者，彩色血流与二维图像的贴合性、彩色血流的层次感（由周围向中央的色阶分层），较少的外溢、良好的成束感，都是彩色血流显示良好的标志。其实我们可以把彩超仪器假设为一个人，他每天工作的能力是有限的，二维和彩色血流显示是他要完成的2个主要工作，如果既要显示良好的二维图像，又要显示大面积内低速的血流信息，其劳动效率势必下降，即帧数减低；如果把二维图像减低，甚至关掉，再减少彩色血流的显示面积与速度，帧数势必会明显提高。帧数提高后，彩色血流图像的实时性会显著增加，伪像会明显减少。

（1）彩色多普勒的调节：根据拟探查彩色血流的器官局部与病变的深度、本身的灌注特色、位置等调整彩色血流参数。观察组织灌注、肿瘤血供选择低速血流条件，观察分流、湍流选择高速血流标尺条件。其实彩色血流与二维超声一样也受频率影响，有时由于彩色取样框深度的不同，会影响彩色血流的显示效果，甚至影响诊断。另外，一般不主张打开彩色血流模式进行大面积扫查，应在获得一个稳定而满意的二维图像后再打开彩色血流模式；而需要观察一个肿块的血流特点时则需要打开彩色血流模式，缓慢移动探头扫查整个肿块，找到血流最丰富或最有特征的切面。

①彩色增益（color gain）：默认的预设置下彩色血流的增益一般是合适的，但是当显示部位血流稀少、深度较大时，彩色血流显示的效果不佳，此时可适当提高彩色增益。但是增益的加大可能伴随的是噪声的增加，有时噪声会干扰对血流的判断。一般追求极致的血流敏感性时，使用固定的标尺和取样框大小，探头涂抹耦合剂，将彩色增益调到最大，让取样框内充满彩色噪声，然后慢慢减小彩色增益，直至彩色取样框内最后一个噪点消失，此时认为是该深度、该标尺和该大小取样框时的血流最敏

感状态。

② 标尺（量程）[scale（range）]：根据实际情况，在不同的组织器官使用不同的彩色血流标尺，高速血流使用高标尺，静脉及器官灌注等低速血流一般使用低标尺。对腹部和小器官，机器预设置的彩色标尺一般略偏高，对心脏预设置的彩色标尺基本都适用，只在某些特殊情况下需要明显降低彩色血流标尺，如肺动脉高压时的心房、心室分流。腹部及小器官检查时往往要把预设置的彩色血流标尺适当降低，增加低速血流的检出率。在另外一些极端情况下，如睾丸扭转时，需要尽可能地降低标尺。

③ 彩色取样框（color box，ROI）：一般为"1cm"原则，即用彩色取样框将目标病变或区域框住，取样框到其周边留1cm的距离即可。这样既可以不遗漏病灶周边有意义的彩色血流，也不至于因取样框太大而导致帧频减慢。

④ TGC与黑白图像抑制（B/W suppress）：实际上二维B型超声图像与彩色血流图像的显示存在竞争关系，为了更好地显示彩色血流，可以将二维超声的显示面积减少，甚至有时可以完全关闭二维超声的显示。另外，降低二维图像的回声强度也能提高彩色血流的显示效果。

⑤ 声束偏转（steer）：仅高频线阵探头有此功能，小器官检查时声束都是正向垂直取样框，而在检查颈部及外周大血管时，随着探头滑动，需要适时调整声束的偏转方向，提高血流运动检测和显示效果。

（2）几种情况下彩色血流的调节方法

① 提高彩色血流的敏感性：缩小彩色取样框大小，适当增加彩色增益，降低标尺及TGC以减低二维回声强度，打开黑白图像抑制（B/W suppress），在某些彩色仪器上为提高彩色回声显示优先权（colour-echo writing priority）。在远场降低彩色频率增加穿透，改善血流显示。在浅表部位使用高频探头，提高彩色频率，尽量减小彩色取样框的深度，即可提高彩色血流敏感性，又可以带来较高的PRF。现代仪器都有

彩色血流频率的调节功能，有的称为自适应血流，有的称为彩色血流优化，可分为高速、中等速度及低速模式。

② 减少彩色血流伪像：缩小取样框大小，提高彩色血流标尺，适当降低彩色血流增益，改变体位，患者屏气以减少组织运动干扰。

（3）正确看待彩色血流的混叠：混叠是实际的彩色血流速度超过了奈奎斯特极限频率，即1/2 PRF，简单说就是"用小尺子量大长度"。混叠会混淆彩色血流方向，但是有利于判断流速较高的血流。将彩色血流标尺不断提高，开始混叠最明显，最后消失的那支血流即是流速最快者。

3. 频谱多普勒的调节

（1）标尺／量程（scale/range）：同样适用3/4原则，显示的频谱既不过大而引起频谱混叠，也不会因为过小而影响测量的准确性。

（2）多普勒增益（Doppler gain）：细小血流的多普勒信号过弱时可适当提高频谱增益，但是不宜过高，以致影响对层流空窗的显示。

（3）基线（base line）：一般正向血流将基线置于下方，频谱向上；负向血流可将基线置于上方，频谱向下，有利于对结果的判断。

（4）取样矫正角度（angle）：在大血管中声束一般和血流方向垂直，需要使用声束偏转，而且取样校正角度尽量小于60°；在心脏或腹部小器官等部位，可以改变探头角度，使矫正角度尽量小于15°。

（5）频谱翻转（spectrum invert）：可将血流频谱调整朝向，有利于测量，但若无"翻转"显示时，警惕对血流方向发生误判。

（6）取样容积（sample volume/gate）：在大血管中，取样容积一般小于内径，小血流则使用最小的取样容积（1mm）。

4. 频谱引导技巧

（1）现代彩超对血流或者组织运动取连续多普勒或脉冲多普勒，有彩色多普勒血流成像（CDFI）或者能量多普勒（PDI/CDE）做引导，应选择适当的引导方式。一般来说，对于低速细小血流，由于其飘忽不定，使用CDFI

引导有难度，耗时较多，推荐使用能量多普勒（PDI）引导频谱，由于能量多普勒对血流角度依赖性较小，细小血流在其切面上相对比较稳定。较大血管使用CDFI，容易取到速度最快的血流。

（2）保证扫查包块的每一个切面，显示并选择最具特征意义的血流取频谱，即流速最快、穿入性血流或者最粗大者。

常用血流动力学参数：①收缩期峰值流速（PSV）；②舒张期末流速（EDV）；③时间平均速度（TAMV）；④搏动指数（PI）；⑤阻力指数（RI）；⑥加速度时间（ATT）；⑦时间速度积分（VTI）。

## 五、彩超的高级操作

1. 定制 定制（setup）其实就是对机器各种参数设置进行个性化改变，对彩超的一般系统参数、各种检查模式及功能的选项、顺序、检查类目的各种参数等做出与预设置（preset）不同的调整。例如在系统定制（system）里，可以对仪器的时间、拥有者单位名称，包括背景色彩、屏幕参数曲线是否显示等做出调整。另外还有测量计算分析定制、注释定制、测量定制、二维图像定制、M型定制、彩色血流定制、多普勒定制、特殊功能定制等，基本上彩超的大部分功能与参数都可以进行修改。关于定制，需要知道以下几点。

（1）定制是个性化的，需要命名后单独储存，与预设置并列。

（2）定制改变彩超的功能及参数，但不会对仪器造成伤害。

（3）定制需要建立在预设置基础之上。

（4）定制可以多次改变累加在一起或只改变一个参数就单独保存。

2. 测量与分析 现代彩超内部配备了复杂的测量计算及分析功能，大都来源于原来临床上需要人工进行复杂计算的公式。从需要性上讲，腹部小器官检查的计算比较简单，包括容积、髋关节角度等；妇产科则相对复杂，包括头围、双顶径、腹围、胸围、股骨长径等测量参数，胎龄、胎儿体重及预产期的计算，发育

指数的计算等，而胎儿体重的计算就包括不同国家地区的不同计算方式，适于各色人种胎儿的体重估测。最为复杂的是超声心动图的测量计算及分析功能。直观易理解的简单测量，包括二维、M型、CDFI、PWD、CWD数值的测量，如长度、周长、面积、斜率等，其中心腔容积就有多种不同的测量方法，还有速度、积分、压差等多种血流动力学参数，可以推导出大量的心脏功能参数，包括射血分数、心排血量、心肌重量、心脏指数、二尖瓣瓣口面积、Tei指数等。对于主攻心脏彩超的医师来说，在高级计算中，需要了解心功能各种参数的意义及获得的途径，对各种心功能参数来源的理解及心功能参数英文缩写的熟悉都是非常重要的，应根据自身研究课题及临床工作的需要，从彩超提供的大量参数指标中进行选择。

3. 图像储存及管理 现代彩超的图像数据储存主要有3种方式：内存、硬盘和移动媒介[包括磁光盘（MO）、可擦写光盘（CDR/DVDR）、U盘（USB）]。另外，还可以通过DICOM直接传入网络工作站内共享。彩超的图像也可通过同轴视频、色差、S端子、VGA等不同传输质量的接口通过采集卡进行模拟信号采集后以数字图像形式保存在电脑或上传到超声图像工作站。一般来讲，不同的储存方式其保存的图像格式、质量及数据大小不同，其中移动媒介可选择光盘、USB或移动硬盘存储完整的原始图像和数据，以便于后期脱机分析处理。往往很多新技术如造影数据分析、背向散射积分（IBS）、三维超声数据分析等，需要先保存在移动存储媒介内才能进行后期分析。图像数据储存一般可以是单帧图像也可以是连续动态图像，动态图像的储存长度可以选择秒、分等时间，还可以是几个心动周期，储存格式可以是单幅、双幅和四幅。

## 六、超声医师的素质

超声医师每天要完成大量的病例检查，从事超声工作的人员常需要脑力劳动加体力劳动，这就对超声医师的要求很高。超声医师需要具备广泛而扎实的超声影像学基础与临床医学知

识，要想成为一名好的超声医师，不但要有超声物理学知识及超声诊断基础，还需要有一定的机电、计算机知识及英语基础。介入性超声还需要超声医师具备扎实的临床急救技能，学会处理各种并发症。超声医师肩负着操作、诊断的重任，左手操作仪器，右手滑动探头，眼紧盯屏幕，头脑快速分析，在短时间内必须快速做出正确的分析诊断。所以超声医师要具备充沛的精力和较强的心理素质，并能做到与患者、临床医师的良好沟通与协调，充分将理论知识与实际操作相结合，重视诊断后随访的重要性，积累经验，同时也要学会如何自我放松，减少职业病的发生。

# 第四节　超声造影成像基本原理

超声造影是在常规超声检查的基础上，通过静脉注射超声造影剂（ultrasound contrast agent/agents，UCA），使人体的血流散射信号增强，实时、动态地观察组织的微血管灌注信息，以增强超声诊断的分辨力、敏感性和特异性。超声造影成像能有效提高实质性组织的血流信息，反映正常组织和病变组织的血流灌注差异，提高病变的超声诊断检出率，并对病变良、恶性进行鉴别。超声造影检查过程短暂，5～8min即可完成，无须皮试，无电离辐射，无肝肾毒性。

## 一、微泡造影剂

声学造影剂多为含气体的微气泡，因此也称为微泡造影剂。造影剂依据微泡内包裹气体的种类可划分为第一代造影剂（微泡内含空气）和第二代造影剂（微泡内含惰性气体）。微泡能够增加红细胞的背向散射性，由于振动能产生谐波信号，在一定声压作用下可发生破裂效应。

第一代声学造影剂以利声显（levovist）为代表，其内部包裹空气，外壳膜较厚、易破，谐振能力差，而且不够稳定。

第二代声学造影剂以声诺维（sonovue）为代表，其内含惰性气体六氟化硫，稳定性好，其外包裹有磷脂外壳。在低声压的声场中，微气泡发生良好的谐振，产生较强的谐波信号，获取实时谐波图像，有利于较长时间的扫查。第二代声学造影剂主要特点包括：微泡直径小，可自由通过毛细血管，有类似红细胞的血流动力学特征；微泡稳定性好，不易破碎，可维持

较长的扫查时间；谐波信号丰富；安全性较高，较少发生不良反应。

## 二、超声造影成像技术

超声造影成像技术包括造影谐波成像、间歇式脉冲成像、能量对比谐波成像、脉冲反相谐波成像、造影剂瞬间爆破成像等方法。

1.造影剂瞬间爆破成像法　通常采用高声压声场瞬间爆破微泡，以获取丰富的谐波信号。在扫查肝脏等腹部脏器时，可以采用手动式触发高声压声场，来获取造影剂灌注的时相图像。常用于第一代造影剂造影成像中。

2.低机械指数成像　机械指数（MI）低于0.15的声场，称为低机械指数声场。采用这种低能量的超声波进行成像称为低机械指数成像。这种方法较少破坏造影剂，可以实现连续谐波成像，减少组织谐波的干扰。目前，第二代声学造影剂多采用此项技术。

3.脉冲反相谐波成像　脉冲反相谐波成像是一种低机械指数成像方式，它是利用换能器发射出两组相位相反、其他声学特性一致的声束。相对运动中的微泡，人体脏器处于相对静止状态。因此声束经过人体脏器反射仍得到两组相位相反的声束，经过合成可相互抵消，因此回波信号中人体脏器的信号得以抵消。而对于处于不断运动和振动中的微泡，它返回的声束将失去发射声束的特点而变得杂乱，因此经过合成，回波信号不能得到完全抵消，所以微泡的回波信号得以在屏幕上保留和显示。

（钱蕴秋　朱　霆　韩增辉　罗　文）

# 第2章 肝 脏

## 第一节 肝解剖概要

肝是人体内最大的腺体，位于右季肋部和上腹部。成年人的肝重1.2～1.4kg，占体重的1/50～1/40。肝的长（左右径）、宽（上下径）、厚（前后径）分别约为258mm、152mm、58mm。肝的功能极为复杂，不仅能够分泌胆汁，参与脂肪的消化与吸收，还具有代谢、解毒、吞噬和防御及在胚胎时期造血等重要功能。

### 一、肝的形态

肝质软而脆，呈红褐色、不规则的楔形，可分为上、下两面，前、后、左、右四缘。肝的上面膨隆（图2-1-1），与膈肌相接触，又称膈面，其前部被镰状韧带分为大而厚的肝右叶和小而薄的肝左叶。膈面的后部没有腹膜被覆的部分称为裸区。肝的下面朝向左下方（图2-1-2），凹凸不平，邻接腹腔一些重要脏器，又称脏面。脏面中部有一近似"H"形的三条沟。其中央的横沟称

肝门，是肝左、右管，肝固有动脉左、右支，肝门静脉左、右支及神经和淋巴管出入的门户，又称第一肝门。左纵沟较窄而深，其前部有肝圆韧带，是胎儿时期脐静脉闭锁后的遗迹；后部有静脉韧带，是胎儿时期静脉导管闭锁而成。右纵沟较宽而浅，其前部为容纳胆囊的胆囊窝；后部为容纳下腔静脉的腔静脉沟，沟的上端处可见注入下腔静脉的肝左、中、右静脉，故临床上常称此沟为第二肝门。肝的脏面，借"H"形沟将肝分为4个叶，左纵沟左侧为肝左叶，右纵沟右侧为肝右叶，左、右纵沟之间在横沟前方为方叶，横沟后方为尾状叶。

肝的前缘或下缘是肝的脏面与膈面之间的分界线，薄而锐利。在前缘与胆囊底及肝圆韧带接触处有胆囊切迹与肝圆韧带切迹。肝的后缘钝圆，朝向脊柱。肝的左缘即薄而锐利的肝左叶的左缘，肝的右缘为圆钝的肝右叶的右下缘。

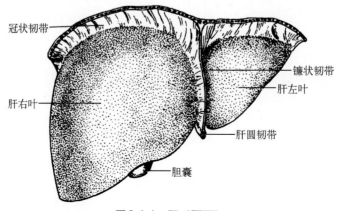

冠状韧带
镰状韧带
肝左叶
肝右叶
肝圆韧带
胆囊

图2-1-1 肝（膈面）

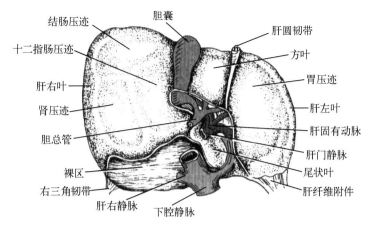

图2-1-2　肝（脏面）

## 二、肝的分叶与分段

肝的分叶包括肝左叶、肝右叶、方叶和尾状叶。肝内有4套管道，形成2个系统，即Glisson系统和肝静脉系统。肝门静脉、肝动脉及肝管的各级分支均结伴同行，并由Glisson囊包饶，共同组成Glisson系统。肝静脉系统的属支，走行于Glisson系统分支之间，即肝静脉主干走行于肝裂中，最后汇入下腔静脉。

1. Glisson系统（图2-1-3）以正中裂为界，将肝划分为左、右两半，称左、右半肝。正中

裂为一斜裂，前起自胆囊窝中点，向后延至下腔静脉左缘。左半肝以左叶间裂为界，划分为左内侧叶和左外侧叶，后者又分为上段和下段，左叶间裂为矢状位，相当于左纵沟。右半肝以右叶间裂为界划分为右前叶和右后叶，后者又分为上段和下段。右叶间裂后起下腔静脉右缘，前至肝右下角至胆囊窝中点连线的外、中1/3交界处，为一近水平位与冠状位之间的斜裂。尾状叶恰为正中裂所经过处，将之分为左、右两部。

综上所述，肝分为左、右两半，5叶和6段

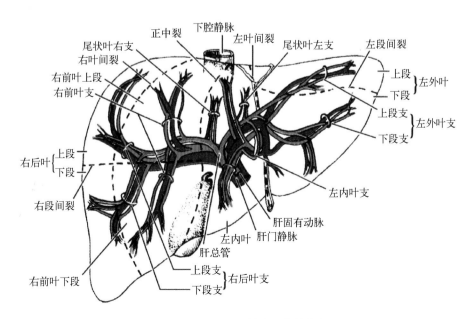

图2-1-3　Glisson系统在肝内的分布

（图2-1-4）。

2. Couinaud肝段划分法　1954年，Couinaud根据Glisson系统的分支与分布和肝静脉的走行，将肝分为左、右半肝，5叶和8段（图2-1-5，图2-1-6）。

临床上可根据叶、段的划分对肝脏疾病进行精确的定位诊断，也可行半肝、肝叶或肝段切除术。

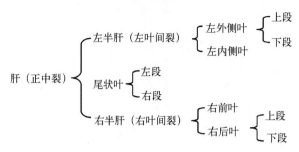

图2-1-4　肝的5叶6段

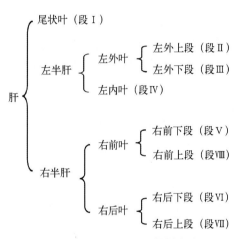

图2-1-5　Couinaud肝段划分法

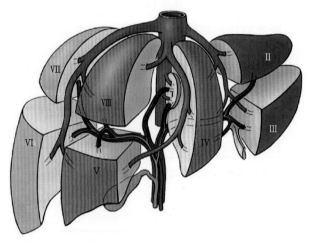

图2-1-6　Couinaud肝段

# 第二节　肝超声检查手法、常用切面及测量

## 一、检查前准备

1. 检查前患者无须特殊准备，调节好仪器。探头选用以下几种。

（1）3.5MHz（常用，首选）。

（2）5.0MHz（小儿，瘦弱体形）。

（3）10.0MHz（小儿，瘦弱体形，肝表面疾病）。

2. 患者最基本的体位：平卧位、左侧卧位、右侧卧位及坐位。

## 二、扫查手法

1. 剑突下扫查　探头纵切从左至右、横切从上至下对肝左叶进行系列切面扫查（图2-2-1、图2-2-2）。

2. 右肋间扫查　在第4或第5肋间右锁骨中线，探头置于右肋间，从上至下对每个肋间进行斜切面和横切面扫查（图2-2-3、图2-2-4）。

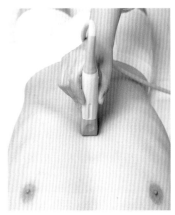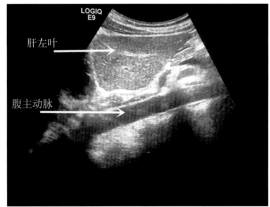

图 2-2-1 剑突下探头纵切肝左叶切面

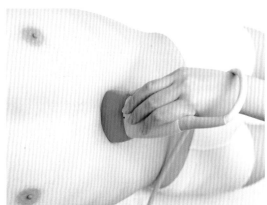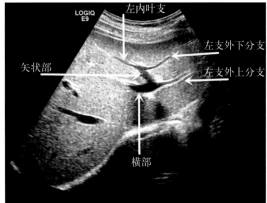

图 2-2-2 剑突下探头横切肝左叶切面

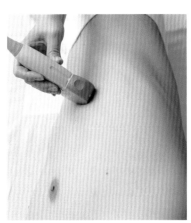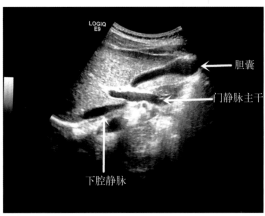

图 2-2-3 右肋间经第一肝门右肝斜切面

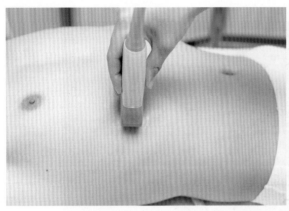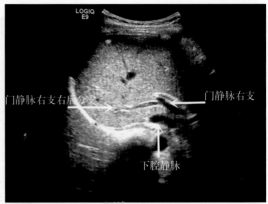

图2-2-4 右肋间经第一肝门右肝斜切面

3. 右肋缘下扫查 探头置于右肋缘下自上而下斜切，可用于观察大部分肝脏声像图（图2-2-5、图2-2-6）。

4. 左肋缘下扫查 探头置于左侧肋缘下斜切，主要用于显示肝左外叶（图2-2-7）。

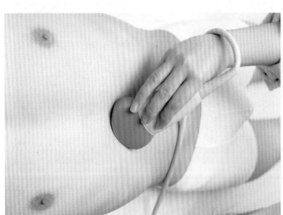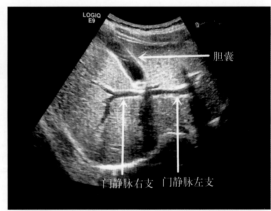

图2-2-5 右肋缘下门静脉左右支和胆囊肝脏斜切面

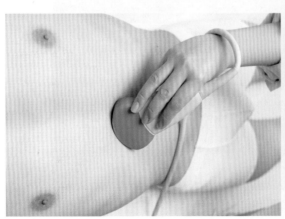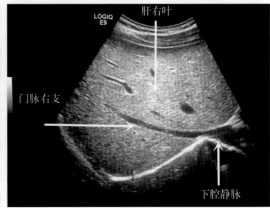

图2-2-6 仰卧位右肋缘下斜切面扫查

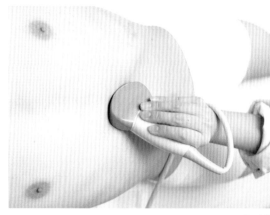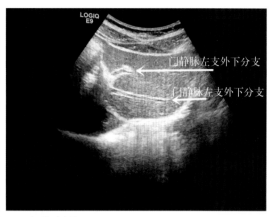

图2-2-7 左肋缘下肝左外叶斜切面

### 三、扫查时的注意事项

1. 探头连续滑动，避免点状跳跃。

2. 在每一个探测切面，探头做最大范围的弧形转动。

3. 在右肋间扫查肝右膈顶部时，让患者尽可能深吸气后屏气，使膈肌尽可能下降，可较清楚地显示肝脏膈顶部。同时，在其他切面检查肝时，让患者最大限度地呼气后屏气，可使膈肌上升，避开骨和腹腔气体的干扰，获取最佳声像图。

### 四、肝声像图观察要点

1. 肝脏大小、形态和边缘。
2. 肝实质回声的强度和均匀性。
3. 肝内是否存在局灶性异常回声区。

4. 肝内管道结构。

### 五、肝的测量及正常参考值

1. 肝右叶最大斜径（第二肝门）

（1）标准测量切面：三支肝静脉中的肝右静脉与下腔静脉汇合处的肝右肋缘下斜切面，为标准测量切面（图2-2-8）。

（2）测量点：测量点置于肝右叶前缘包膜处及后缘包膜处，可测量前后最大垂直距离。

（3）正常参考值：正常成人12～14cm。

2. 肝右叶前后及上下径（图2-2-9、图2-2-10）

（1）标准测量切面：探头纵切置于右锁骨中线（约第5、6肋间），以显示右肾上极的肝右叶的最大切面（前后径）；探头横切置于右

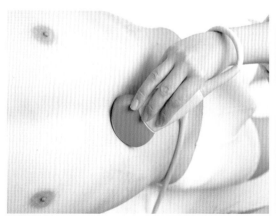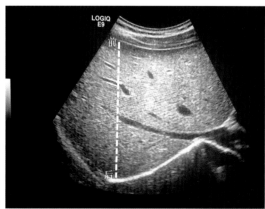

图2-2-8 右肋缘下经肝右静脉入下腔静脉处肝脏斜切面

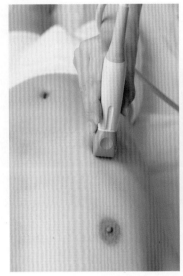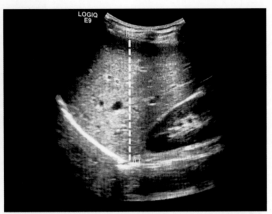

图2-2-9 右锁骨中线肝右叶及右肾上极纵切面

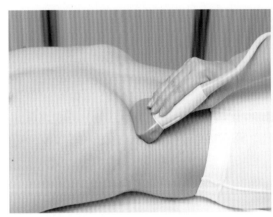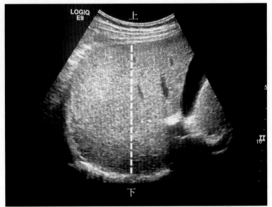

图2-2-10 右肋缘下肝右叶横切面

肋缘下显示胆囊的肝右叶最大横切面（上下径）。

（2）测量点：测量点置于肝右叶前缘包膜处及后缘包膜处，可测量前后或上下最大垂直距离。

（3）正常参考值：肝右叶前后径约10cm，肝右叶上下径<14cm。

3. 肝左叶前后径和上下径

（1）标准测量切面：探头纵切显示腹主动脉的肝左叶切面（图2-2-11）。

（2）测量点：置于肝左叶前缘包膜处及后缘包膜处测量最大垂直距离（前后径），置于肝左叶上缘包膜处及下缘包膜处测量最大垂直距离（上下径）。

（3）正常参考值：肝左叶前后径<6cm，肝左叶上下径<10cm。

## 六、超声报告书写

1. 超声所见 肝大小正常，形态规则，回声中等密集，分布均匀。

2. 超声提示 肝大小正常，图像未见明显异常。

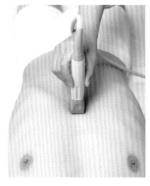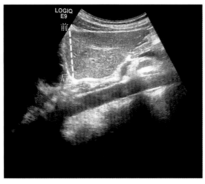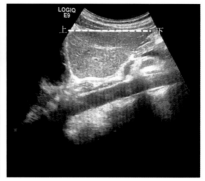

图2-2-11　剑突下经腹主动脉左叶纵切面

# 第三节　肝门静脉系统超声检查手法、常用切面及测量

## 一、检查前准备

1. 检查常采用凸阵探头，常用频率3～3.5MHz，小儿或体形较瘦者可选择5MHz。

2. 检查前无须特殊准备。

3. 检查体位常用仰卧位、左侧卧位。

## 二、基本扫查手法及标准切面

1. 右肋缘经第一肝门斜切面　探头置于右肋缘下，显示第一肝门横沟处结构，扫查门静脉主干的长轴，并显示其与胆管关系（图2-3-1，图2-3-2）。

2. 右肋间经门静脉右支斜切面　探头的声束朝向内下方，并置于右侧第7～8肋间隙，可显示出门静脉右支的长轴图像，接着侧动探头，可扫查右前支、右后支（图2-3-3，图2-3-4）。

3. 剑突下肝左叶经门静脉左支分支横切面探头置于剑突下，向左延伸为左支横部，而后转向前为矢状部（图2-3-5，图2-3-6）。

## 三、超声表现

1. 门静脉主干为细长的管腔结构，管壁回声强，短轴为圆形或类圆形。其彩色多普勒特点：起始段可呈蓝色血流，中段近肝门处为向肝的红色血流。其频谱多普勒特点：连续性低速层流，且受呼吸影响，呼气时流速增快，吸

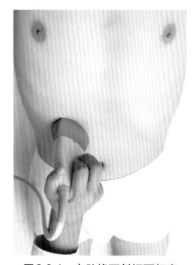

图2-3-1　右肋缘下斜切面扫查

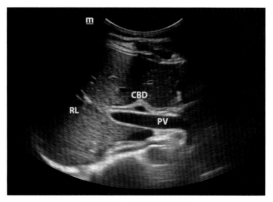

图2-3-2　门静脉主干

RL.肝右叶；CBD.胆总管；PV.门静脉

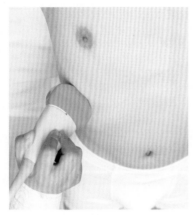

图2-3-3 右肋间斜切面扫查

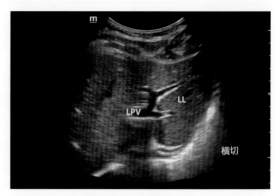

图2-3-6 门静脉左支

LL.肝左叶；LPV.门静脉左支

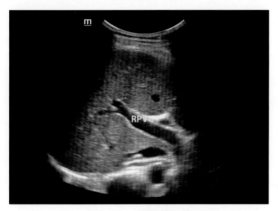

图2-3-4 门静脉右支

RPV.门静脉右支

气时流速减慢（图2-3-7）。

2.门静脉左支及主要分支呈"工"字形，右前支与胆囊长轴平行。右前支及矢状部呈红色血流（图2-3-8）。

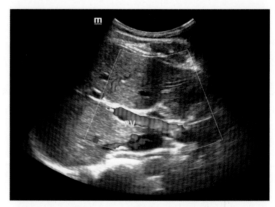

图2-3-7 门静脉主干血流图

PV.门静脉主干

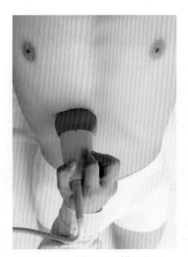

图2-3-5 剑突下肝横切扫查

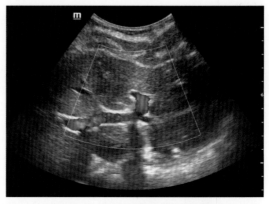

图2-3-8 肝内门静脉左支血流图

第2章 肝　脏 | 27

## 四、门静脉系统测量及正常参考值

1.门静脉主干长度约6.5cm，直径1～1.3cm（图2-3-9）。

2.门静脉右支长度0.6～1.8cm，直径约1cm。

3.门静脉左支长度1.1～3.3cm，直径约1.1cm（图2-3-10）。

4.在二维显示门静脉管腔时，经彩色多普勒引导下取样，取得血流频谱，并测量最大血流速度、平均血流速度、血流量等。门静脉频谱为有轻微期相性的单向静脉频谱，平均血流速度为15～18cm/s，流速随呼吸及心搏变化（图2-3-7，图2-3-8，图2-3-11，图2-3-12）。

## 五、扫查时观察要点

1.二维超声图像特点　门静脉主干，肝内门静脉左、右支管腔是否清晰，有无异常回声；走行有无迂曲；描述门静脉主干内径。

2.彩色多普勒血流特点　门静脉主干、肝内门静脉分支血流是否充盈完好；分辨进肝及离肝血流。

3.脉冲多普勒频谱特点　门静脉的血流速度；血流的方向特征，是否为"双向"。

## 六、超声报告的书写

1.超声所见　门静脉主干内径约____cm，血流充填好。

2.超声提示　门静脉主干内径正常／正常高限／增宽，血流充填好。

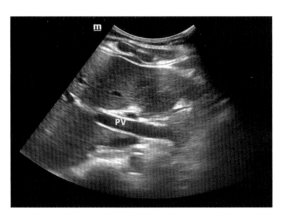

**图2-3-9　门静脉主干常于肝门处测量**
PV.门静脉主干

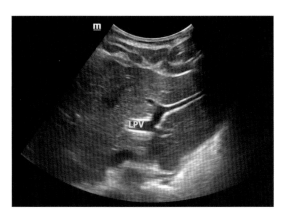

**图2-3-10　门静脉左支矢状部的测量**
LPV.门静脉左支

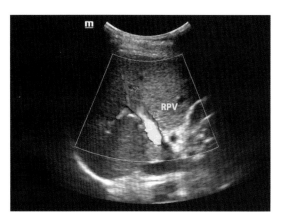

**图2-3-11　肝内门静脉右支血流图**
RPV.门静脉右支

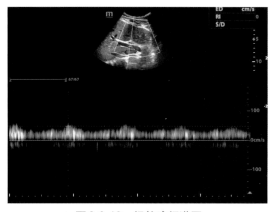

**图2-3-12　门静脉频谱图**

# 第四节　肝静脉及肝动脉超声检查手法、常用切面及测量

## 一、检查前准备

1. 患者准备　检查前至少禁食8h，根据患者病情需要可行排气、导泄以便检查，检查前不能行钡剂造影及胃镜检查，以免胃肠内容物及气体干扰。

2. 患者体位　仰卧位、左侧卧位、右侧卧位、半坐位、俯卧位及立位。

## 二、基本扫查手法及标准切面

1. 肝动脉检查　于右侧第6或第7肋间斜切面扫查，可探及肝动脉与门静脉并行（图2-4-1，图2-4-2）。

2. 肝静脉检查　右肋缘下斜切面扫查或横切面扫查，可探及肝左、肝中及肝右静脉，连续向上扫查可探及3支肝静脉汇入下腔静脉（图2-4-3）。

## 三、正常测量值

正常肝动脉与肝静脉的血流情况见表2-4-1，图2-4-4，图2-4-5。

## 四、扫查技巧与注意事项

1. 肝动脉　肋间扫查，与门静脉、胆总管伴行，注意配合呼吸。

2. 肝静脉　右肋缘下扫查，连续扫查。

3. 注意事项　扫查时仔细认真，多切面结合。

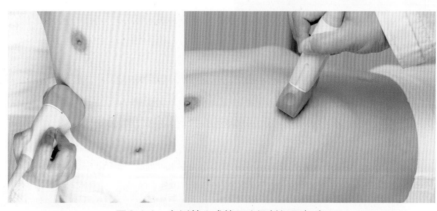

图2-4-1　右侧第6或第7肋间斜切面扫查

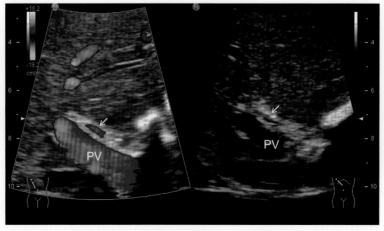

图2-4-2　肝动脉（箭头所指）与门静脉并行

PV.门静脉主干

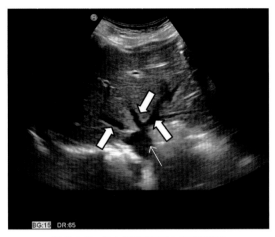

**图2-4-3　3支肝静脉汇入下腔静脉**

第二肝门。粗箭头从左至右分别为：肝左静脉、肝中静脉和肝右静脉；细箭头为下腔静脉

## 五、超声报告的书写

1. 肝动脉

（1）超声所见：肝动脉内径约0.4cm，血流速度$V_{max}$=42.9cm/s，RI=0.73，管腔清晰，血流通畅。

（2）超声提示：肝动脉内径、血流速度及阻力指数正常，管腔清晰，血流通畅。

2. 肝静脉

（1）超声所见：3支肝静脉内径分别为肝左0.5cm，肝右0.6cm，肝中0.7cm。血流通畅，无反流。

（2）超声提示：3支肝静脉内径正常，血流通畅。

**表2-4-1　正常肝动脉、肝静脉血流情况**

| | 内径 | 血流速度 | 阻力指数 | 血流方向 |
|---|---|---|---|---|
| 肝动脉 | 0.2～0.5cm | 峰值（41.02cm/s±0.11cm/s） | 0.65±0.13 | 向肝 |
| 肝静脉 | 0.4～0.9cm | | 无 | 离肝 |

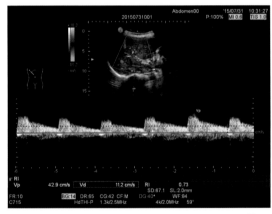

**图2-4-4　肝动脉为向肝血流，以红色为主，呈搏动状血流曲线**

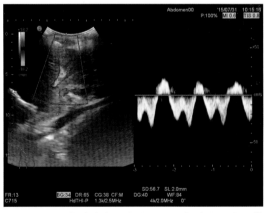

**图2-4-5　肝静脉为离肝血流，以蓝色为主，血流曲线呈三相波型**

# 第五节　肝脏疾病超声诊断

## 一、局灶性肝脏疾病

### （一）肝囊肿

**【病理生理】**　肝囊肿是常见的肝脏良性病变，大多数为先天性，可以单发或多发，以多发者较常见。囊肿小者直径仅几毫米，大者直径可达十几厘米，甚至占据整个肝叶。肝囊肿的病因尚不清楚，一般认为起源于肝内迷走的胆管，或因肝内胆管和淋巴管在胚胎期的发育障碍所致。囊壁内层的上皮细胞可因囊肿大小而不同，表现

为柱状、扁平状、立方形或缺如，外侧为胶原样组织。囊液清亮透明，多不含胆汁。

【临床表现】 肝囊肿发展缓慢，好发于中老年人。小囊肿可无任何症状，当囊肿增大到一定程度时，可因压迫邻近脏器而出现症状，如食后饱胀、恶心、呕吐、右上腹不适和隐痛等。极少数患者可因囊肿破裂或囊内出血而出现急性腹痛。

【超声表现及诊断要点】

1. 超声表现

（1）二维超声图像特点：①肝内见圆形或椭圆形无回声区，边界清楚，壁薄，内部液区清晰，后方回声增强（图2-5-1）；②多发者可见肝内散在多个无回声区，特点同上，其余肝组织回声正常；③多房性肝囊肿表现为囊内单条或多条纤细带状分隔（图2-5-2）；④囊肿合并感染、出血时，表现为囊肿内弥漫性细小点状回声，体位改变后有"流动"感，囊壁增厚、

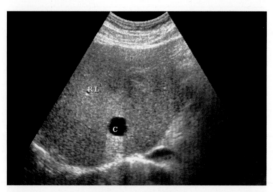

**图2-5-1 肝囊肿**

RL.肝右叶；C.囊肿

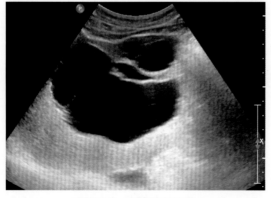

**图2-5-2 多房性肝囊肿**

模糊不清，与周围组织界线不清；⑤当囊肿体积过大或囊肿多发时，可引起肝体积增大，囊肿有时会压迫周围血管。

（2）彩色多普勒超声特点：囊肿内没有血流信号。当囊肿体积较大压迫周围血管时，可看到囊肿周围环绕的血流信号。

2. 诊断要点 肝内无回声区边界清楚，壁薄，内部液区清晰，无血流信号。

【鉴别诊断】 与肝内血管的囊样扩张相鉴别：肝内血管囊样扩张时可以观察到其与血管相通，壁不完整，彩色多普勒显示其内有血流信号。

【临床意义】 超声诊断肝囊肿简便、准确，可确诊直径为3mm的囊肿，优于其他影像学诊断方法。近年来，介入性超声对肝囊肿行超声引导下穿刺抽吸注入硬化剂治疗有良好治疗效果，痛苦少，创伤小。对于并发感染或囊内出血的囊肿可以行超声引导下置管引流。

**（二）多囊肝**

【病理生理】 多囊肝是一种先天性疾病，具有家族遗传性。病情发展缓慢，多数患者长期无症状，随年龄增长，肝逐渐增大，因无数囊肿之间仅存极少的肝组织，可引起肝功能损害。常伴有多囊肾，少数还可伴有多囊胰、多囊脾。

【临床表现】 患者可表现为消化道症状，如消化不良、食欲缺乏、恶心、呕吐和右上腹痛。也可表现为肝大和右上腹肿块，触之呈囊性感，无明显压痛。

【超声表现及诊断要点】

1. 超声表现

（1）二维超声图像特点：①肝大，表面高低不平，外形不规则，挤压周围脏器移位；②肝内多个大小不等、形状不一的无回声区，弥漫分布全肝，无回声区之间的肝组织回声可正常或增强，分布不均匀（图2-5-3）；③部分囊内有出血或伴感染时，囊内透声差，可见点状回声；④常伴多囊肾或多囊脾等超声征象。

（2）彩色多普勒超声特点：囊肿内没有血流信号。

2. 诊断要点 肝内可见弥漫分布的多个大

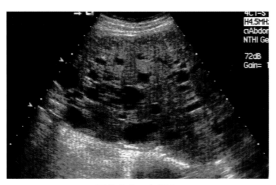

图2-5-3　多囊肝

小不等的类圆形无回声区，常伴有多囊肾，少数还可伴有多囊胰、多囊脾。

**【鉴别诊断】**

1. 多囊肝与多发性肝囊肿相鉴别，见表2-5-1。

表2-5-1　多囊肝与多发性肝囊肿的超声鉴别

| 项目 | 多囊肝 | 多发性肝囊肿 |
|---|---|---|
| 年龄 | 中年多见 | 老年多见 |
| 分布 | 弥漫全肝 | 散在 |
| 肝轮廓 | 明显改变 | 多正常 |
| 肝脏大小 | 增大 | 多正常 |
| 合并多囊肾 | 常合并 | 无 |

2. 多囊肝与先天性肝内胆管囊状扩张症（Caroli病）相鉴别，前者无回声之间分界清楚；后者无回声呈节段性分布，互相连通，并与肝外胆管交通。

**【临床意义】**　超声可明确诊断多囊肝，评估其严重程度，并提示是否合并多囊肾等改变，在临床治疗方案选择、随访、评估预后等方面具有重要的意义。

**（三）肝棘球蚴病**

**【病理生理】**　肝棘球蚴病又称肝包虫病，是棘球绦虫的蚴虫寄生于人体肝内引起的寄生虫病。我国已报道的肝棘球蚴病有两类：一类是细粒棘球蚴病，或称囊型包虫病；另一类是泡状棘球蚴病，又称泡型包虫病，此型临床少见，呈实质性包块改变。该病主要在牧区传播，我国以新疆、青海、西藏、宁夏、内蒙古、甘肃及四川等地区多见。细粒棘球绦虫寄生在犬、狼等食肉动物体内，是终宿主，羊、牛和人是中间宿主，人与人之间不传染。细粒棘球绦虫虫卵随动物粪便排出体外，污染皮毛、牧场、蔬菜、水源等，再被人摄入后经消化液作用，于十二指肠内孵化成六钩蚴。六钩蚴穿入肠壁末梢静脉，随血液进入肝，发育成囊状的棘球蚴。少数也可通过肝随血流到达肺、脑、肌肉和心脏等。

棘球蚴囊外侧是宿主组织形成的一层纤维性包膜，厚且可钙化。囊壁由外层透明的角质层和内层生发层组成。生发层是具有生殖能力的胚膜组织，内壁可芽生出许多小突起，并逐渐发育成生发囊，脱落后即成为子囊。子囊内可产生几个头节，称为原头蚴。原头蚴破入囊液中，称为囊砂。子囊内又可产生孙囊。棘球蚴的大小一般为5cm左右，也可达20cm。在体内可存活数年至20年。

棘球蚴对机体的危害主要有3个方面：①棘球蚴囊占位性生长压迫和破坏邻近组织；②囊肿破裂后，囊液内所含的异种蛋白使机体发生过敏反应，甚至过敏性休克致死；③棘球蚴囊生长发育过程中摄取宿主营养，影响机体健康。

**【临床表现】**　患者可有肝区不适、隐痛，右上腹包块，肝大，肝表面隆起。因生长位置不同可引起其他压迫症状，如压迫下腔静脉引起下肢水肿，压迫胆管出现梗阻性黄疸，压迫肝门静脉发生门静脉高压等。合并感染时，与肝脓肿和膈下脓肿症状相似。棘球蚴破入腹腔、胸腔，可引起腹膜炎、胸膜炎及过敏反应，甚至发生过敏性休克，并可使囊液中的头节播撒移植到胸腔、腹腔产生多发性继发棘球蚴。

包虫囊液皮内试验（Casoni试验）阳性率可达90%～95%；补体结合试验阳性率达70%～90%。

**【超声表现及诊断要点】**

1. 超声表现

（1）肝内无回声区，边界清楚，轮廓多为圆形或椭圆形，发生于近表面时向外膨隆，在边缘角者可使边缘角变圆钝。

（2）肝棘球蚴囊肿超声图像常见类型

①单囊型：肝内无回声区内部无子囊，囊

壁一般较厚，或可呈双层。部分可见囊砂呈细颗粒状回声沉积于后壁，活动后漂浮呈"落雪征"（图2-5-4）。

②多发囊肿型：肝内2个以上孤立的囊肿，回声可不一致。

③子囊孙囊型：肝内大的无回声区内有多个小囊，各有其囊壁，小囊大小可相似或大小不等、形状不一，形成特有的"囊中囊"征象，有的呈车轮状排列或蜂窝状分布（图2-5-5）。此型图像较多见。

④内囊分离型：内囊壁部分分离或完全分离破裂，囊液内有卷曲的带状强回声漂动，形成"水百合花征"。

⑤囊壁钙化型：囊壁钙化，显示强回声，常为半圆形或弧形带状回声，其后方为声影。

⑥囊肿实变型：为囊内有大量内囊碎屑或坏死物，呈现强回声、分布不均匀的实质包块图形（图2-5-6）。

（3）并发症表现

①合并感染表现：肝内无回声区内有点状

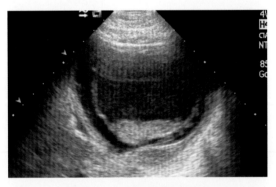

图2-5-4 单囊型肝棘球蚴病

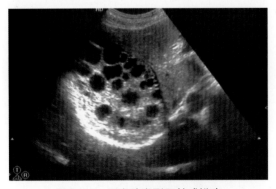

图2-5-5 子囊孙囊型肝棘球蚴病

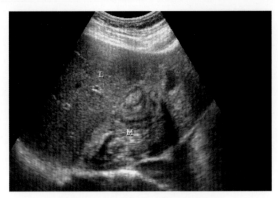

图2-5-6 囊肿实变型肝棘球蚴病

L.肝；M.包块

或团状回声。

②胆管梗阻：压迫胆管引起，可见胆管扩张超声表现。

③破裂到腹腔，穿破膈肌到胸腔、心包等，可见有关征象。

（4）泡型肝包虫病表现：病变呈强回声，外形极不规则，与周围界线不清，其中有多数点状、小结节状及小圈状钙化，后方伴明显衰减或声影。病灶可呈巨块型、弥漫结节型、坏死液化型。

2.诊断要点 肝内可见单个或多个圆形或类圆形无回声区，边界清楚，囊壁增厚。一般无血流信号，当并发感染时可在炎性区出现彩色血流信号。

【鉴别诊断】

1.肝棘球蚴囊肿的单囊型图像与肝囊肿相鉴别 前者壁厚，囊内可有点状囊砂回声，有"落雪征"，后者壁薄，液区清晰，鉴别困难者应结合病史和实验室检查。

2.实变型图像、泡型肝棘球蚴病与肝癌相鉴别 棘球蚴病的实变型图像可伴钙化、声影，泡型棘球蚴病的边界极不清楚及具有特征性小结节状图像等，病灶内及周边没有血流信号，肝癌则不具有以上特征。可结合肝癌其他征象加以鉴别。少数鉴别仍困难者应结合流行病学、临床表现、Casoni试验、AFP等检查。

【临床意义】 超声检出和诊断肝棘球蚴病有很高的准确性，尤其对典型图像如子囊孙囊型图像,可明确诊断。超声对其类型的观察可进一步判断本病的临床过程,有利于治疗方案的选择。其中实变型图像及泡型棘球蚴病图像,有时与肝癌鉴别有一定困难,需要结合病史、临床及其他检查分析。

#### (四)肝脓肿

【病理生理】 肝脓肿临床常见类型有细菌性肝脓肿和阿米巴肝脓肿。

细菌性肝脓肿来源于全身细菌性感染,特别是腹腔感染时,细菌侵入肝,当患者抵抗力弱时发生。细菌可经胆管系统、肝门静脉系统及肝动脉(Glisson系统)侵入肝。细菌性肝脓肿致病菌多数为大肠埃希菌、金黄色葡萄球菌、厌氧链球菌、类杆菌属等。单发性肝脓肿体积有时可以很大;多发性肝脓肿的直径可为数毫米到数厘米,数个脓肿也可融合成一个大脓肿。

阿米巴肝脓肿是肠道阿米巴感染的并发症,由阿米巴原虫侵入肝引起,经历1个月左右形成脓肿,多为单发,体积较大,大多位于肝右叶顶部。脓肿的中央为大量巧克力酱样坏死物质。

【临床表现】 细菌性肝脓肿起病较急,主要症状是寒战、高热、肝区疼痛及肝大,伴恶心、呕吐、食欲缺乏和周身乏力。体温可高达39～40℃。可伴有右上腹肌紧张和局部明显触痛或肝区叩击痛。实验室检查白细胞明显增高,血液细菌培养可阳性。

阿米巴肝脓肿起病多缓慢,症状相对较轻,表现为长期右上腹痛或胸痛,有全身消耗症状和体征。体温逐渐升高,热型以弛张热居多。

【超声表现及诊断要点】

1.超声表现

(1)早期(脓肿未形成期):肝内显示局限性低回声区,边界不清楚,内部回声分布不均匀,并有点状、片状高回声,无液性无回声区。彩色多普勒示异常区域内血流信号增多。

(2)脓肿形成期(图2-5-7)

①肝内见无回声区,边界清楚,呈圆形或椭圆形,其后方回声增强。

②脓肿内部因液化程度不同及脓汁性状可有不同表现。脓汁稀薄:无回声区内清晰。脓汁稠厚:无回声区内有密集细小点状低回声,

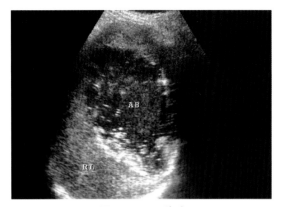

图2-5-7　肝脓肿

RL.右肝;AB.脓肿

有坏死肝组织碎片时可见斑片状强回声,具有随呼吸运动和体位改变而浮动的特征。脓肿液化不全:内部有分隔样回声,其间可有粗大的点状或斑片状强回声。

③脓肿壁厚而粗糙,脓腔内有分隔者可见带状分隔。

④细菌性肝脓肿时可见肝内多发性散在的小无回声区或低回声区,已融合者可稍大,形态可不规则。

⑤肝可增大,大者可致肝轮廓改变或肝内血管及邻近器官受压或移位。

(3)吸收好转期(脓肿消失):治疗后,脓腔壁新生肝组织和肉芽组织生长,脓腔逐渐消失,代之以斑片状、条索状高回声,最后肝内异常回声区消失,局部肝与周围正常组织回声无异。

2.诊断要点　按疾病的发展阶段有不同的超声表现,应结合临床进行诊断。

【鉴别诊断】 肝脓肿早期及液化不全者与肝癌相鉴别:①短期随访检查可观察到脓肿液化过程;②实验室检查、患者体温等指标;③超声引导下穿刺抽出脓液确诊为肝脓肿,如为实性,可穿刺活检明确其性质。

【临床意义】 超声对肝脓肿的检出及诊断均有很高的准确性,是最简便的首选诊断方法。超声引导下肝脓肿穿刺确诊及抽脓、注药或置管引流等治疗措施,安全有效,在肝脓肿治疗方面有重要的价值。

### （五）原发性肝癌

【病理生理】 原发性肝癌是我国常见的恶性肿瘤之一，发病的中位年龄为40～50岁，男性比女性多见。目前认为，原发性肝癌的发病机制与肝硬化、病毒性肝炎、黄曲霉素等某些化学致癌物质和水土因素有关。大体病理上，单个癌结节最大直径＜3cm或2个癌结节合计最大直径＜3cm的原发性肝癌称小肝癌（早期肝癌）；晚期肝癌常分为3种类型，即巨块型、结节型、弥漫型。镜下，原发性肝癌组织学分型有肝细胞癌、胆管细胞癌和混合细胞型肝癌。我国绝大多数为肝细胞癌。

【临床表现】 患者早期缺乏典型症状，中晚期可有肝区疼痛、全身症状和消化道症状、肝大。有50%以上患者以肝区疼痛为首发症状，多为持续性钝痛、刺痛或胀痛。患者表现为全身乏力、消瘦、食欲缺乏、腹胀等；肝大呈进行性，质地坚硬。原发性肝癌的并发症主要有肝性脑病、上消化道出血、癌肿破裂出血及继发感染。

血清甲胎蛋白（AFP）测定对诊断肝细胞癌有相对的专一性。放射免疫法测定持续血清AFP≥400μg/L，并能排除妊娠、活动性肝病、生殖腺胚胎源性肿瘤等，即可考虑肝癌的诊断。

【超声表现及诊断要点】

1. 超声表现

（1）肝内局限性异常回声区，边界清楚或不清楚，轮廓比较规则。其回声类型可有低回声型、等回声型、高回声型、混合回声型等。混合回声型可为强弱不等回声，分布不均匀，或为内有液化坏死的不规则无回声区。小肝癌多为低或等回声型，结节型及巨块型肝癌可为高回声或混合回声型（图2-5-8）。

（2）病变与周围肝组织间多见"晕环征"，显示为低回声带（图2-5-9）。

（3）弥漫型肝癌表现为全肝或大部分肝组织呈强弱不一回声，分布不均匀。

（4）病变较大者超声可见：①肝内管道结构受压、移位、抬高、弯曲等改变；②肝增大，局部膨隆，边缘角变钝等；③周围器官血管受压等。

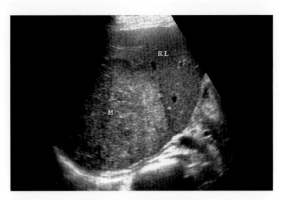

图2-5-8 巨块型肝癌

RL.肝右叶；M.包块

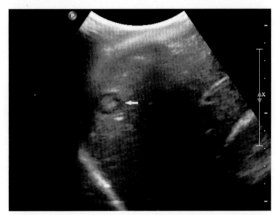

图2-5-9 肝癌"晕环"征（箭头所指低回声带为晕环）

（5）常合并肝硬化超声征象。

（6）转移征象：门静脉、下腔静脉内癌栓（图2-5-10），卫星癌结节、淋巴结肿大等征象。

（7）彩色多普勒超声特点：①病变异常区

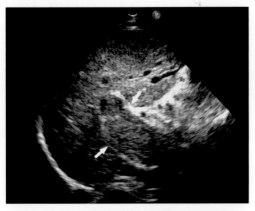

图2-5-10 门静脉癌栓（两箭头之间所示）

周边见彩色血流包绕征，色彩明亮，脉冲多普勒显示多为动脉型频谱，流速高、阻力指数高；②病变内部彩色血流丰富，也多为动脉型频谱，流速高、阻力指数高（图2-5-11）；③肝动脉管径增粗，流速增加，肝内小动脉血流易显示。

（8）超声造影检查：原发性肝癌大多数在造影动脉相均匀高增强，肝门静脉相呈等增强或低增强，延迟相为低增强，表现为"快进快出"型。

2.诊断要点　肝癌结节形态多呈圆形或类圆形，结节内部回声较复杂，大致可分为低回声型、等回声型、高回声型、混合回声型，而以低回声型和混合回声型较多见。病变与周围肝组织间多见"晕环征"。彩色多普勒超声示血供丰富，动脉阻力指数高。超声造影表现为"快进快出"型。

【鉴别诊断】

1.低回声型小肝癌与良性病变相鉴别　良性病变包括炎性结节、脂肪肝内相对正常的肝组织等。超声图像有时鉴别困难，彩色多普勒如显示丰富的动脉血流可能做出鉴别，肝癌的"晕环征"也有特异性，如仍不能鉴别，应争取行超声引导穿刺活检或超声造影检查进一步明确诊断。

2.弥漫型肝癌与肝硬化相鉴别　两者图像相似，常难以鉴别，应结合临床及其他检查结果予以综合分析。

【临床意义】　超声应用于肝脏疾病的诊断开展早，应用广，效果好，特别是在原发性肝癌的检出及诊断方面。在目前诸多肝癌的诊断方法（如AFP检查、CT、MRI、肝动脉造影、ECT、超声等）中，超声常作为首选方法。彩色多普勒超声应用于腹部脏器血流观察，提高了肝癌超声诊断的准确性。介入性超声不仅在肝癌诊断时取得良好效果，而且已开展超声引导微波凝固治疗、射频治疗、冷冻治疗、高强度聚焦超声（HIFU）治疗等，为肝癌的治疗开辟了新途径。近年来，超声造影检查也逐渐应用于临床，并积累了丰富的经验，对肝癌的诊断有良好的效果。

### （六）转移性肝癌

【病理生理】　转移性肝癌又称继发性肝癌。其他器官的恶性肿瘤可通过血液、淋巴或直接侵犯等途径转移到肝，称转移性肝癌。转移性肝癌大小不一，数目不等，常见为小结节，多数散在分布于肝内，结节中央易发生坏死。

【临床表现】　患者早期多无明显症状，多因影像学检查而发现，甚至少数诊断为转移性肝癌患者找不到肝外的原发病变。当发生肝内广泛转移时，可出现上腹胀痛、发热、腹水等表现。

【超声表现及诊断要点】

1.超声表现

（1）肝内多个结节，其回声类型多样，常见类型如下。

①低回声型：边界清楚，形态规则，内部呈低回声（图2-5-12）。

②高回声型：边界清楚，形态规则，内部为高回声，分布不均匀。

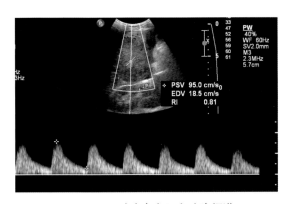

图2-5-11　肿瘤内高阻力动脉频谱

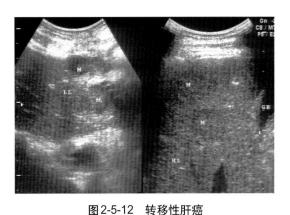

图2-5-12　转移性肝癌

M.肿块；LL.肝左叶；RL.肝右叶；GB.胆囊

③"靶征"或"靶环征"：边界清楚，周缘区低回声晕环，内部为高回声，有时高回声的中央还有小片状低回声或无回声区（图2-5-13）。

④混合回声型：边界清楚，外形较规则，内部以高回声或等回声为主，伴部分无回声区，分布不均匀。

（2）肝的大小、轮廓在结节较小者可正常，较大转移灶时可引起肝局部增大及轮廓改变，并可能挤压肝内血管，使之移位。

（3）彩色多普勒超声表现：转移性肝癌的病灶周边及内部有的也可检出异常动脉血流，但检出率较原发性肝癌低。

（4）超声造影检查：转移性肝癌大多数在造影动脉相周边均匀环状高增强，也可整体高增强或不均匀高增强，门脉相及延迟相为低增强，部分延迟相近似无增强。

2.诊断要点　转移性肝癌在超声上表现形态各异、大小不一，小者多呈圆形，大者呈椭圆形或不规则形，并可向肝表面突起。转移灶较多时可弥漫分布或融合成团块，边界多清晰而光整，可呈不规则形。

【鉴别诊断】

转移性肝癌与原发性肝癌相鉴别：转移性肝癌常为多发的结节，多数可被正确诊断。极少数表现为单个较大病变，需要与原发性肝癌相鉴别。转移性肝癌时病灶外其余肝组织回声多正常，不伴肝硬化表现，有原发灶肿瘤病史，原发性肝癌常伴肝硬化改变，彩色多普勒可见肝动脉血流增加明显等，基于以上特点有时可以鉴别两者。

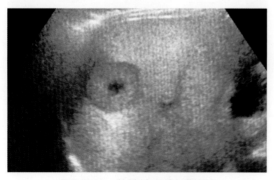

图2-5-13　转移性肝癌"靶征"

【临床意义】　超声检出、诊断转移性肝癌，其正确率高，对临床各种恶性肿瘤的治疗方案选择、随访、预后评价等均有重要价值。部分肿瘤化疗患者肝转移灶超声表现可不典型，占位效应不明显，多可依赖超声引导下组织穿刺活检和超声造影检查。

### （七）肝血管瘤

【病理生理】　肝血管瘤为肝良性肿瘤中的最常见者。组织学上将其分为毛细血管瘤和海绵状血管瘤，以海绵状血管瘤最多见。生长缓慢，一般较小，多无症状，常在查体时发现。

【临床表现】　患者多无症状，少数可出现上腹部不适等症状，较大肿瘤可有胀痛或压迫邻近器官产生相关症状和体征。

【超声表现及诊断要点】

1.超声表现

（1）肝内见异常回声区，边界清楚，轮廓规则，常呈圆形、椭圆形或分叶状。

（2）肿瘤回声类型多样，常见有以下几种。

①高回声型：为最常见类型，可见边界清楚的高回声区，回声分布均匀，呈"浮雕样""筛网样"，其间可见呈筛状的小无回声区（图2-5-14A）。

②等回声型：边界清楚，周边回声增强，内部回声与周围肝组织相等，分布均匀（图2-5-14B）。

③低回声型：异常区内部为低回声，分布均匀，边界回声较强（图2-5-14C）。

④混合回声型：异常区内部回声强弱不等，边界清楚（图2-5-14D）。

（3）彩色多普勒超声特点：异常回声区周边及内部动脉型彩色血流不丰富，偶见彩色血流多为静脉频谱，血流速度低。肝动脉管径无明显增粗，肝动脉血流不增加。

（4）超声造影检查：大多数血管瘤肝造影动脉相周边快速结节状高增强，门脉相及延迟相逐渐向心性充填，延迟相仍然等增强或高增强，部分病灶可部分充填。

2.诊断要点　肝血管瘤边界清晰，形态规则，以高回声型为多见，呈"浮雕样""筛网样"，其与肝癌的超声鉴别见表2-5-2。

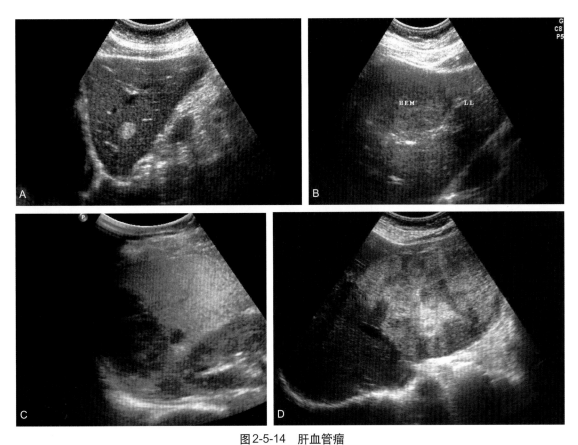

**图2-5-14 肝血管瘤**

A.高回声型；B.等回声型；C.低回声型；D.混合回声型。LL.肝左叶；HEM.肝血管瘤

表2-5-2 肝血管瘤与原发性肝癌的超声鉴别

| 鉴别项 | 肝血管瘤 | 原发性肝癌 |
| --- | --- | --- |
| 边界 | 清楚 | 清楚或不清楚 |
| 轮廓 | 规则 | 可多不规则 |
| 回声类型 | 高回声型多见 | 低回声型多见 |
| 回声分布 | 均匀 | 可不均匀 |
| 晕环征 | 无 | 可有 |
| 周边及内部动脉血流 | 多无、少数有低速 | 多有，丰富、高速 |
| 肝动脉增粗 | 无 | 明显 |
| 肝动脉血流量增加 | 不明显 | 明显 |
| 门静脉或其他血管癌栓 | 无 | 可有 |
| 肝硬化超声征象 | 无 | 多伴有 |
| 超声造影 | 动脉相周边增强，延迟相等增强或高增强 | 动脉相整体增强，延迟相呈低增强 |

【临床意义】 肝血管瘤超声表现以高回声型多见，超声容易检出，常在查体或检查其他疾病时偶尔发现，因多较小，不需要手术治疗，超声可作为随访观察的主要手段。对不典型的图像类型，结合超声征象的其他特点，一般可与肝癌相鉴别。仍不能明确诊断时，应结合其他检查结果综合分析。

### （八）肝局灶性结节性增生

【病理生理】 肝局灶性结节性增生（FNH）不是真正的肿瘤，而是一种肝细胞的再生性增生反应，继发于局部血管异常。FNH是仅次于血管瘤的第二常见肝良性结节，有报道尸检发生率约0.8%。在国外约90%的患者为女性，好发于30～40岁。3/4的女性FNH患者有长期口服避孕药史，提示女性激素在FNH的发病机制中有一定作用。然而口服避孕药的应用与病变的大小和数目无关，说明它并非重要的危险因素。在口服避孕药应用不太广泛的国家，以往文献报道的发病人群以中青年为主，但男女发病率不一致，有较多报道易见于男性。

FNH的发病机制还未完全明确，但是FNH伴有血管异常情况和病变内常有大血管，均说明FNH是对局部血流增加的一种反应。FNH是浅色、质硬结节，直径从几毫米到大于10cm不等。边界清楚，呈分叶状，无纤维包裹。病变由密集的2～3mm的小结节组成，小结节间实质萎缩，呈现多结节状表现。特征性病变为一个中央的或偏心的星状瘢痕，放射状伸展并可以包绕部分结节成分。FNH亚型、不完全或早期病变可以缺乏中央瘢痕，而呈现不同程度的充血区。

【临床表现】 约2/3的FNH病例是单发的。多数病例无症状。大病变可造成腹痛或对附近器官的挤压。少数出血和恶性转化的报道仍有待证实。系列影像学检查记录到FNH病变可以因年久萎缩，但缺乏组织学证据。周边肝脏背景多数正常，但FNH也可发生于伴有血管改变的异常肝脏。20%的FNH病例伴发肝血管瘤。

【超声表现及诊断要点】

1. 超声表现

（1）二维超声图像特点：①肿块边界不清晰，常规灰阶超声有时不易发现病灶，无"晕环征"，形态欠规则，较大者可呈多结节融合状；②内部回声较均匀，可呈等回声、低回声或稍高回声，以等回声居多（图2-5-15）；③中央偶见条索样高回声（瘢痕回声）。

（2）彩色多普勒超声特点：内部有较粗、不规整的动脉进入中心，并有多条分支呈放射状或车轮状流向肿瘤边缘（图2-5-16）。频谱多普勒可显示动脉频谱，高速低阻。

（3）超声造影特点：动脉相时显示病灶从中央向周围快速增强并充填均匀呈高增强，内部血管呈"放射状"或"星芒状"，有时类似泉水涌出，称"泉涌征"，由中央向周围充填。动脉相早期可显示扭曲的供血动脉。肝门静脉相

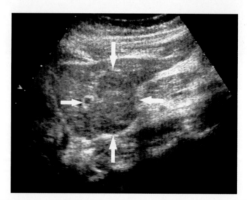

图2-5-15　局灶性结节性增生（箭头所示肝左叶等回声病灶）

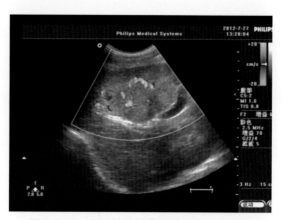

图2-5-16　肝局灶性结节性增生彩色多普勒

病灶呈高增强或等增强改变。延迟相绝大多数呈等增强或稍高增强改变，极少数病例呈稍低增强改变。在肝门静脉相和延迟相中近1/3的病灶中可出现低增强的瘢痕结构。

2.诊断要点 特征性的彩色多普勒和超声造影特点是诊断肝局灶性结节性增生的主要依据，二维超声图像缺乏特异性。

【鉴别诊断】

1.与肝血管瘤相鉴别 肝血管瘤多为肝内高回声病灶，边界清晰，内回声呈"筛网状"，彩色多普勒不易测到血流，超声造影动脉相周边环状增强。

2.与肝癌相鉴别 肝癌患者多有乙型肝炎病史、肝硬化或检测AFP增高；肝内占位病灶有球体感，伴有低回声声晕，彩色血流以高阻型动脉血流为主。

【临床意义】

肝局灶性结节性增生是一种良性病变，一经确诊不需要外科手术。因此，其与肝脏恶性肿瘤的鉴别有重要临床意义。超声对肝局灶性结节性增生检出率很高，但二维超声图像缺乏特异性，诊断与鉴别诊断必须依赖于CT、MRI等其他影像学方法。近年来，超声造影的发展对肝局灶性结节性增生的诊断有很大帮助，必要时还可行超声引导下穿刺活检以明确诊断。

## （九）肝细胞性腺瘤

【病理生理】 肝细胞性腺瘤简称肝腺瘤，是较少见的肝脏良性肿瘤，大多发生于女性，现认为其发生与口服避孕药有着密切的关系。超过90%的患者为年轻女性，且至少有75%的患者有口服避孕药史，发病率与服用避孕药的时间和剂量有直接相关。发生于男性的肝腺瘤可能与糖尿病、糖原贮积症及使用雄性激素等有关。病理学上肝腺瘤常单发，有包膜，体积较大，8～15cm。病理改变主要为肝细胞瘤样增生，镜下可见其缺乏汇管区结构，内可见扭曲的动脉或静脉血管。

【临床表现】 肝腺瘤多无明显的临床症状，若肿瘤瘤体较大可引发右上腹胀痛或可触及肿块。也可因为瘤体内出血、破裂引发腹部疼痛。

由于腺瘤具有出血和恶变的可能，外科常以手术治疗为主。

【超声表现及诊断要点】

1.超声表现

（1）二维超声图像特点：肝腺瘤呈边界清楚、轮廓规则的圆形或椭圆形异常回声区。瘤体内回声多样，常表现为高回声、低回声、混合回声。病灶体积较大或发生出血、坏死时内回声欠均匀，可出现无回声区（图2-5-17），伴钙化时出现高回声。

（2）彩色多普勒超声特点：血供丰富，多见于病灶的周边部，动脉流速较高。

（3）超声造影特点：瘤体在动脉相快速增强，可见病灶周围有环状高增强并伸入瘤体内部；门静脉相和延迟相呈等增强或稍低增强改变。

2.诊断要点 肝腺瘤的超声图像缺乏特异性，当瘤体内有出血时，可探及内部无回声区，有助于诊断。

【鉴别诊断】 与肝局灶性结节性增生相鉴别：肝局灶性结节性增生边界多不清晰，内回声均匀，很少出现液化区。两者血供都很丰富，但局灶性结节性增生是动脉进入中心，肝腺瘤是周边分布，超声造影动脉相表现也不同，前者呈离心性增强，后者近似向心性增强。

【临床意义】 肝腺瘤在临床上比较少见，误诊率较高。即使是病理学诊断，肝腺瘤与高分化肝癌和肝局灶性结节性增生的鉴别有

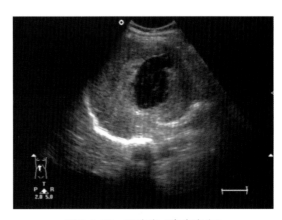

图2-5-17 肝腺瘤（中央出血）

时也是不易的，还需要借助免疫组化等检查方法。

### （十）肝脏炎性假瘤

【病理生理】 炎性假瘤是一种非肿瘤性良性病变，无转移性，由纤维组织和增生的纤维母细胞构成，伴大量炎细胞浸润，以浆细胞为主。多见于男性。病因不明，可能是各种感染和炎症引起的一组异质性病变。据报道病变多较小，患者多为单发病灶，部分为多发，发病年龄较轻，无肝病病史。

【临床表现】 大多数患者出现反复发热、体重减轻和腹痛，少数有出血、黄疸。

【超声表现及诊断要点】 炎性假瘤通常边界清楚，形态多呈不规则形，似"葫芦状"或"哑铃状"。内部回声多为低回声，分布不均匀（图2-5-18）。彩色多普勒示内部多无血流信号。

【临床意义】 肝脏炎性假瘤发病率低，超声是检查该病的首选方法，可结合病史和临床化验指标进行鉴别诊断，二维和彩色多普勒超声、超声造影联合应用有助于诊断，超声引导下穿刺活检可明确诊断。

### （十一）肝内钙化灶

【病理生理】 肝内钙化灶是肝实质细胞炎症后形成的瘢痕，多在肝内慢性炎症或创伤后出现，肝组织局部坏死后的纤维化瘢痕。也可能是肝内胆管壁部分钙化。男女出现率均等，它的原因多由于炎症、结核等引起，一般不引起肝胆管扩张。

【超声表现】 肝实质内见到一个或数个团状、"等号样"或"串珠样"分散的强回声，走行于胆管腔外，后方伴声影，其周围无扩张的小胆管（图2-5-19）。

【鉴别诊断】 肝内钙化灶与肝内胆管结石的鉴别很重要。随超声检查技术在各级医院的普及，不少健康人群查体时发现肝内有类似结石的强回声团及声影被误诊为肝内胆管结石。肝内胆管结石图像特点：强回声团后伴声影且走行于肝内胆管内，可在强回声周围出现液性无回声区，同时伴有近侧胆管狭窄和远侧胆管扩张。

【临床意义】 肝内钙化灶常于健康查体时发现，一般无临床症状，不需要特殊治疗，但需注意与肝内胆管结石相鉴别，以免造成患者紧张或进一步做不必要的诊治。

### （十二）肝脏其他肿瘤

【病理生理】 肝脏恶性肿瘤中以肝癌常见，良性肿瘤中以血管瘤较常见。其他良、恶性肿瘤均较少见或罕见。

肝间叶性错构瘤（MHL）是一种先天性良性瘤样病变，大体特点为具有多囊结构的边界清晰的肿块。约85%的MHL患儿于3岁前发病，男性患儿的发病率略高于女性患儿。反之，MHL成人病例虽少见，但女性发病率相对更高。MHL的主要临床表现为腹胀及上腹部包块，也可无明显症状，少数患者出现厌食、呕吐、乏力症状。瘤体囊内及疏松结缔组织中的大量积液可导致腹部急剧增大，并引起呼吸窘迫。大

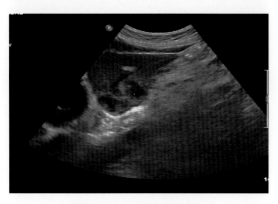

图2-5-18 肝脏炎性假瘤

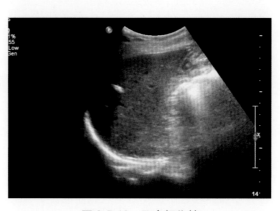

图2-5-19 肝内钙化灶

体病理上多为边界清楚的巨大肿块，无包膜，病灶周围肝组织萎缩。肿块切面多呈寡囊或多囊结构，囊腔不与胆管相通。间叶错构瘤切除后，一般预后良好。

恶性淋巴瘤也可侵及肝。

**【超声表现及诊断要点】**

1.肝间叶性错构瘤 肝内见边界清楚、轮廓规则的囊实性肿块，以囊性为主，有多条分隔，囊壁厚不光滑（图2-5-20）。

2.恶性淋巴瘤 肝内弥漫性多发性小的圆形低回声区或为稍大较局限的单个或数个低回声区，其边界清楚，内部回声很低，有时近似于无回声区（图2-5-21）。

**【临床价值】** 肝间叶性错构瘤需要与多囊肝相鉴别，后者囊壁薄，分隔少，伴有多囊肾，且发病年龄也不同。肝脏淋巴瘤可结合患者病

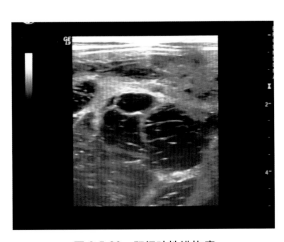

图 2-5-20 肝间叶性错构瘤

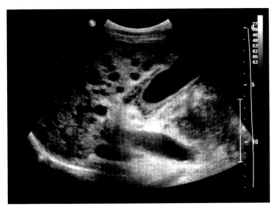

图 2-5-21 肝淋巴瘤

史和临床表现，如有恶性淋巴瘤病史者发现肝内低回声病变时可提示肝受侵犯。

## 二、肝脏弥漫性疾病和创伤

### （一）肝硬化

**【病理生理】** 肝硬化是各种慢性肝病发展的晚期阶段。病理上以肝组织弥漫性纤维化、假小叶和再生结节形成为特征。引起肝硬化病因很多，在我国以病毒性肝炎为主，欧美国家以慢性酒精中毒多见。常见病因有：①病毒性肝炎；②慢性酒精中毒；③非酒精性脂肪性肝炎；④胆汁淤积；⑤肝静脉回流受阻；⑥遗传代谢性疾病；⑦工业毒物或药物；⑧自身免疫性肝炎；⑨血吸虫病；⑩隐源性肝硬化。肝功能减退（失代偿）和门静脉高压是肝硬化发展的两大后果，临床表现为由此而引起的多系统、多器官受累所产生的症状和体征。

**【临床表现】**

1.代偿期肝硬化症状轻且无特异性，可有乏力、食欲缺乏、腹胀不适等。

2.失代偿期肝硬化临床表现明显，可发生多种并发症。主要症状有全身乏力、体重减轻、食欲缺乏、腹胀、出血倾向、内分泌紊乱等。患者呈肝病面容，消瘦；皮肤可见蜘蛛痣、肝掌；男性乳房发育；腹壁静脉曲张；黄疸；腹水，下肢水肿等。并发症有食管-胃底静脉曲张破裂出血、感染、肝性脑病、电解质紊乱和酸碱平衡失调、原发性肝细胞癌、肝肾综合征、肝肺综合征、门静脉血栓形成。

失代偿期肝功能实验室检查结果普遍异常：转氨酶升高；血清白蛋白下降、球蛋白升高，A/G倒置；凝血酶原时间延长；胆红素升高。

**【超声表现及诊断要点】**

（1）早期肝大，晚期肝缩小。

（2）肝表面不平，呈锯齿状或波浪状，肝前有腹水时显示更清晰；肝缘变钝（图2-5-22）。

（3）肝内部回声多表现为增粗和增强，分布不均匀。有时见网状高回声的分隔。再生结节多表现为类圆形体积较小的高回声结节，有的再生结节显示局限的低回声区。

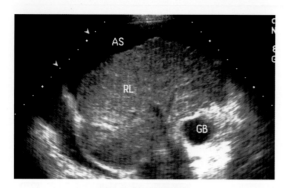

图 2-5-22 肝硬化

AS.腹水；RL.肝右叶；GB.胆囊

（4）肝静脉可受挤压变细或粗细不均匀。

（5）门静脉系统血管异常：门静脉主干增粗（内径＞1.3cm），脾静脉增粗（内径＞0.8cm），肠系膜上静脉增粗（内径＞1.0cm）。有时可见呈瘤样或蚯蚓状扩张。有时可见栓塞及海绵样变性。后期门静脉管腔变细或不能显示。

（6）肝动脉代偿性扩张，血流量增加。

（7）脾大。

（8）腹水。

（9）胆囊壁增厚水肿。

（10）门静脉系统血流异常及门-体静脉侧支循环表现。应用二维超声及多普勒超声可见以下表现。

①门静脉主干内血流速度减低，血流频谱低平，正常的轻度波动消失。

②脐旁静脉再通：见肝圆韧带部位的带状强回声为管道结构取代，向下延伸至脐部。

彩色多普勒超声显示内有离肝血流（图2-5-23），脉冲多普勒显示为离肝的持续静脉频谱，其血流速度与肝门静脉左支矢状部相似。

③脾肾静脉自发性分流：见左肾静脉扩张，其内血流增加，或发现脾静脉与左肾静脉之间有交通。

④胃左静脉扩张：于肝左叶下后方可见管道结构，纵行或弯曲互相交通，彩色及脉冲多普勒显示其内有持续静脉频谱。

⑤腹壁静脉曲张：腹壁显示弯曲管道结构，彩色或脉冲多普勒显示静脉血流。

（11）胆汁性肝硬化可能见到一些有关征象。如由肝内胆汁淤积引起者，肝外胆管及胆囊常难显示；由肝外胆管阻塞引起者可探及胆系扩张及有关病因的征象。

（12）血吸虫病肝硬化肝回声常有特征性图像，即"龟背样"图像或"地图样"图像（图2-5-24）。

（13）淤血性肝硬化可见下腔静脉和肝静脉内径明显增宽（图2-5-25）。

2.诊断要点　典型肝硬化时，肝体积缩小，左、右叶均缩小或左叶代偿性增大。肝包膜呈锯齿状，边缘角变钝或不规则。肝区回声增粗增强，分布不均，部分呈颗粒状、结节状，可表现为低回声或高回声结节，多在0.5～2.0cm。肝内血管粗细不均或纹理紊乱，肝静脉常变细，门静脉可增宽，肝动脉可代偿性增宽。脾大、

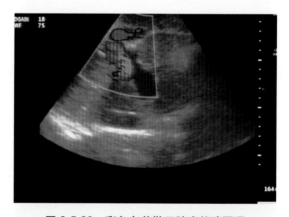

图 2-5-23　彩色多普勒示脐旁静脉再通

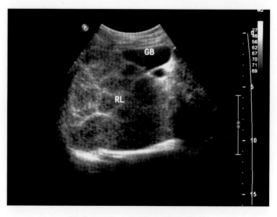

图2-5-24　血吸虫病肝硬化

RL.肝右叶；GB.胆囊

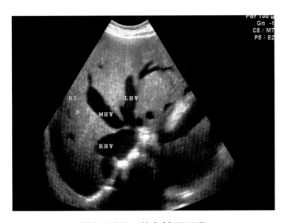

**图2-5-25 淤血性肝硬化**

RL.肝右叶；LHV.肝左静脉；MHV.肝中静脉；RHV.肝右静脉

腹水、胆囊壁增厚。

【鉴别诊断】 肝硬化与布-加综合征相鉴别：两者均可引起腹水、脾大等改变。鉴别要点为布-加综合征常见肝尾状叶肿大、肝静脉扩张或交通支形成及下腔静脉近右心房入口段的狭窄或闭塞。应用二维超声多数能鉴别。加用彩色多普勒可发现布-加综合征患者的下腔静脉及肝静脉血流异常，可进一步鉴别。

【临床意义】 早期肝硬化，超声表现特征性较差，不易诊断。至中晚期时，超声根据肝、门静脉系统等图像异常，多数可做出正确诊断。特别是检出门静脉系统血流异常及门体侧支血管对诊断门静脉高压有重要价值。多普勒超声测定各种治疗前后门静脉血流，观察分流手术是否通畅对临床评估疗效及预后具有重要意义。对超声诊断有一定困难者，可行超声引导下经皮肝穿刺活检，以明确诊断。肝硬化患者易并发肝细胞癌，故应加强超声随访，以便做出早期诊断。

### （二）脂肪肝

【病理生理】 当肝内脂肪（主要是甘油三酯）含量大量增加，肝细胞内出现大量脂肪颗粒时，称为脂肪肝。经适当治疗后，可以恢复正常，但长期持续，严重者可发展成肝硬化。脂肪性肝病正严重威胁国人的健康，成为仅次于病毒性肝炎的第二大肝病，已被公认为隐源性肝硬化的常见原因。临床上脂肪性肝病有非酒精性脂肪性肝病和酒精性脂肪性肝病。

【临床表现】 本病轻者无症状，重者常有上腹不适、食欲缺乏、肝功能异常等改变。

【超声表现及诊断要点】

1.超声表现

（1）弥漫性脂肪肝超声特点（图2-5-26）：①肝实质回声弥漫性增强，可出现不同程度的声衰减，重度者深部肝组织回声明显减弱或不显示；②肝内管道结构多模糊不清；③肝可轻度或中度增大。

（2）局限性脂肪肝超声特点（图2-5-27）：肝内见局限性的增强回声区，多呈片状或局限于一个或多个肝脏解剖叶段。

（3）部分弥漫性脂肪肝超声特点（图2-5-28）：其内有局限的正常肝组织区，表现为肝内低回声区，其轮廓多较锐，多呈不规则状，无占位效应，周围肝组织回声明显增强，低回声区内常可见到正常血管结构走行。

（4）彩色多普勒超声特点：肝内血管走行正常，这一点可与占位性病变相鉴别。

2.诊断要点 肝内弥漫性密集、细小点状

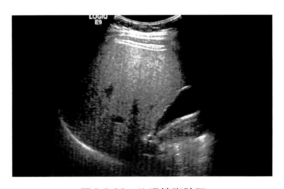

**图2-5-26 弥漫性脂肪肝**

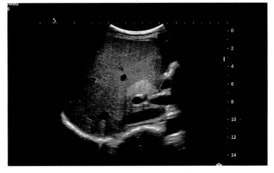

**图2-5-27 局限性脂肪肝**

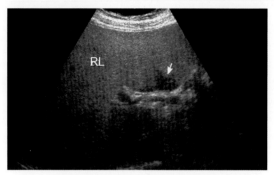

**图 2-5-28　部分弥漫性脂肪肝**
箭头所示为局限的正常肝组织区；RL.肝右叶

回声，呈明亮肝。肝区回声分布不均，前部区域回声增高，深部回声明显衰减。整个肝区透声性降低，似"薄雾状"，肝内血管结构清晰度明显减低，纹理不清，严重者可无法显示。

**【鉴别诊断】**

1.局限性脂肪肝与强回声型肝癌、肝血管瘤相鉴别　前者强回声区常呈片状，无占位效应，注意多切面观察可与肝肿瘤相鉴别。

2.部分弥漫性脂肪肝内局限正常肝组织与小肝癌相鉴别　前者低回声区周围有增强的脂肪肝超声表现，低回声区内可有正常血管走行，无占位效应，多数可与肝癌相鉴别。

**【临床意义】**　具有典型超声表现的脂肪肝，超声易做出正确诊断。提示患者进行适当治疗，争取良好预后。对不典型者，如鉴别征象不明确时，应进行短期随访观察。肝脏超声造影也可对不典型脂肪肝与肝内占位性病变进行鉴别。

### （三）肝血吸虫病

**【病理生理】**　血吸虫病是一种在亚洲、非洲及南美洲国家较为流行的传染病。血吸虫种类繁多，我国以日本血吸虫感染为主。日本血吸虫寄生于人和哺乳动物的肠系膜静脉血管中，雌雄异体，发育分成虫、虫卵、毛蚴、母胞蚴、子胞蚴、尾蚴及童虫7个阶段。虫卵随血流进入肝脏或随粪便排出。虫卵在水中数小时孵化成毛蚴。毛蚴在水中钻入钉螺体内，发育成母胞蚴、子胞蚴，直至尾蚴。尾蚴从螺体逸入水中，遇到人和哺乳动物，即钻入皮肤变为童虫，

以后进入静脉或淋巴管，移行至肠系膜静脉中，直至发育为成虫，再产卵。血吸虫尾蚴侵入人体至发育为成虫约100d。新中国成立后对血吸虫病进行了大规模的群众性防治工作，取得了很大成绩，至20世纪70年代末期，患病人数已降至250万人，晚期患者已很少见到。

成虫不时移动产卵，虫卵沉积于肝内或随粪便排出，在肝内呈窦前性分布。虫卵肉芽肿是该病的基本病理改变。急性期肝体积明显增大，可见密集的粟粒状虫卵结节。晚期可出现环绕门静脉分布的纤维组织，形成干线型肝硬化。切面示各级干支周围有大小不一的白色纤维团块，纤维化严重者可引起干支闭塞，这些团块的收缩可使肝变形，肝表面显示本病特征性的地图状沟纹外观，凹凸不平，分界不甚清晰，最终导致肝门静脉血流受阻，肝门静脉高压形成。但是，肝血吸虫病肝小叶仍完整，肝细胞受损较轻，不易发生癌变。

**【临床表现】**　患者有流行区疫水接触史。当尾蚴侵入皮肤后部分患者局部出现丘疹或荨麻疹，称尾蚴性皮炎。急性期有畏寒、发热、腹痛、腹泻、食欲缺乏和肝脾轻度增大。慢性血吸虫病轻者无自觉症状。重者常有腹痛、腹泻和黏液性血便，并有不同程度的贫血、消瘦、营养不良、肝脾大。晚期患者出现肝硬化、腹水及门静脉高压症。患者常因肝功能损害和上消化道大出血而死亡。儿童患病后还会影响生长发育，导致身材矮小。女性患者出现月经失调和不孕。

**【超声表现及诊断要点】**

1.超声表现

（1）急性期：肝各径线测值轻度增大；肝内实质回声增粗增强，分布欠均匀，少数可见散在的边界模糊的数毫米低回声区。肝门静脉周围淋巴结肿大；脾轻度增大。

（2）慢性期：肝左叶增大，右叶缩小，肝表面不光滑，有结节状突起。肝实质回声增粗增强，形成由高回声带组成的网状结构，这些强回声带走行纵横交错。典型的血吸虫病肝硬化呈"龟背样"或"地图样"改变，肝实质被网格状高回声分成数毫米至数厘米的不规则小

区域（图2-5-29）。门静脉周围显示纤维条索状回声，回声高而厚。肝静脉变细。

2.诊断要点 患者有疫水接触史。肝内有条索状强回声带状分隔，呈"龟背样"或"地图样"改变。虫卵检查呈阳性。

【临床意义】 超声检查对急性期肝血吸虫病诊断无特异性，需要结合临床表现及其他实验室检查。血吸虫病肝硬化则有典型的超声表现，易于诊断。

### （四）淤血肝

【病理生理】 淤血肝是由于慢性充血性心力衰竭，特别是右心衰竭引起的肝淤血肿大。肝静脉回流受阻，压力增高，淤血从肝小叶的中心静脉开始，一直扩展到肝窦，肝细胞因压力、营养不良及供氧不足而出现各种变

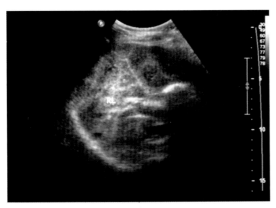

**图2-5-29 肝血吸虫病**
RL.肝右叶

性。肝小叶中央严重淤血呈暗红色，而肝小叶周边肝细胞发生脂肪变性为黄色，肝脏断面呈现红黄相间的斑点，形成所谓的"豆蔻肝"。小叶中央区肝细胞会发生萎缩坏死，最终纤维化。

【临床表现】 临床症状除心源性疾病的表现外，还会伴有右季肋部不适、胀痛、食欲缺乏、恶心、呕吐等消化道症状。

【超声表现及诊断要点】

1.超声表现

（1）肝各径线增大，形态饱满，边缘圆钝。

（2）肝脏实质回声可无改变或略减弱。

（3）肝静脉和下腔静脉内径增宽，血流速度减慢，出现自显影现象，呈现"烟雾状"回声（图2-5-30）。

（4）淤血性肝硬化时肝各径线测值相应减小。肝实质回声增粗增强，肝表面可不光滑。肝静脉及下腔静脉管径明显增宽。下腔静脉管径随呼吸周期的变化减弱或消失。多普勒检查示肝静脉及下腔静脉血流减慢或有收缩期反流频谱。大部分患者伴有腹水（图2-5-31）。

2.诊断要点 肝静脉及下腔静脉内径增宽。

【临床意义】 超声检查发现肝大，肝静脉和下腔静脉内径增宽，可诊断淤血肝，并可动态评估临床治疗效果。当肝体积缩小，实质回声增粗增强，肝静脉和下腔静脉内径明显增宽时，可诊断为淤血性肝硬化。超声易与其他类型肝硬化相鉴别。

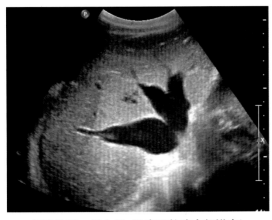

**图2-5-30 淤血肝（3支肝静脉内径增宽）**

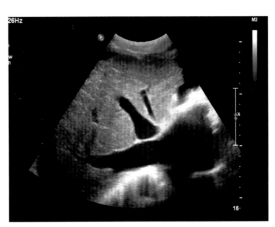

**图2-5-31 淤血性肝硬化**

### （五）肝创伤

【病理生理】　肝创伤可分为开放性和闭合性。其主要改变是出血、胆汁外溢和肝组织坏死。

【临床表现】　临床表现因损伤类型和范围而异，可有不同程度的休克、右上腹痛及腹膜刺激症状等。

【超声表现及诊断要点】

1.超声表现

（1）肝轻度挫伤：早期肝实质出血，表现为局限性增强回声，边界欠清楚，内部回声分布不均匀。一定时间后形成较小血肿，显示为无回声区（图2-5-32）。

（2）肝裂伤较浅表：包膜未破者形成包膜下血肿，表现为肝大，肝包膜下无回声区或低回声区，时间较长者其内有点状或带状低回声。

（3）肝裂伤

①肝裂口为条状不规则无回声区，位于右叶膈顶部者可伴有胸腔无回声区。裂伤伤口浅者，仅可见肝包膜回声不完整。

②腹腔积血征：腹腔积血少量时仅于肝肾间隙探查到，大量时可在下腹区显示为无回声区。

2.诊断要点　患者一般都有明确的外伤史，临床表现有不同程度的休克。特别是在探及腹腔出血时，更要仔细扫查肝，观察肝实质内是否有局限性增强回声，肝是否有裂口，包膜连续性是否完整。

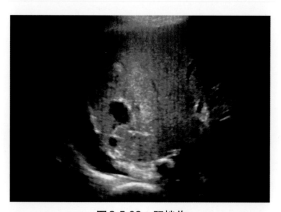

图2-5-32　肝挫伤

【临床意义】　超声评估腹腔实质性脏器损伤是简便、快捷、有效的方法。对肝裂伤，多数可做出正确诊断，指导临床医师及时手术处理。对小血肿和范围较小的肝包膜下血肿，超声检查可作为非手术治疗过程中的随访工具。但对浅表的肝裂伤，尤其裂口位于膈顶部时，超声不易发现裂口的直接征象，而仅见腹腔积血征象时，很难提示肝破裂抑或脾破裂，应密切结合受伤机制及临床征象考虑其诊断。

### （六）肝结核

【病理生理】　肝结核较为少见，多数系全身粟粒性结核的一部分，称为继发性肝结核。

【临床表现】　患者主要表现为肝外肺、肠结核等引起的临床表现，一般不出现肝病的临床症状。

【超声表现及诊断要点】　肝组织内干酪样坏死或液化时显示为不规则无回声区或低回声

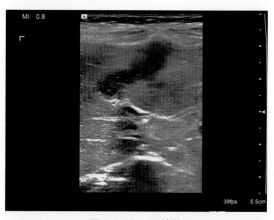

图2-5-33　肝结核

区，有钙化时表现为不规则的团状强回声及后方声影（图2-5-33）。

【临床意义】　肝结核较少见到，超声图像无特征性，需要结合临床及其他实验室检查进行诊断。

（李鑫莲　何光彬　白　洁
陈姗姗　桑　林　于　铭）

**主要参考文献**

[1] 关根智纪.腹部超声入门.万晓荆,译.北京：人民军医出版社,2015

[2] 关根智纪.腹部超声入门.北京：人民军医出版社,2012

[3] 钱蕴秋.超声诊断学.2版.西安：第四军医大学出版社,2008

[4] 钱蕴秋.实用超声诊断手册.北京：人民军医出版社,2001

[5] 钱蕴秋,周晓东,张军.实用超声诊断手册.2版.北京：人民军医出版社,2011

[6] 张梅.超声标准切面图解.北京：人民军医出版社,2013

[7] 中国医师协会超声医师分会.血管和浅表器官超声检查指南.北京：人民军医出版社,2011

[8] 周永昌,郭万学.超声医学.4版.北京：科学技术文献出版社,2003

# 第3章　胆囊及胆道

## 第一节　胆囊及胆道解剖概要

肝外胆道由肝左管、肝右管、肝总管、胆囊和胆囊管、胆总管组成（图3-1-1）。

### 一、胆囊

胆囊为储存和浓缩胆汁的囊性器官，呈长梨形，长8～12cm，宽3～5cm，容量40～60ml，位于肝脏面的胆囊窝内，上面借疏松结缔组织与肝相连，其余各面均有腹膜包被。胆囊具有储存和浓缩胆汁的作用，并可调节胆道压力。胆囊分底、体、颈、管四部分。

1.胆囊底是胆囊的盲端，圆钝而略膨大，常在肝前缘的胆囊切迹处露出。

2.胆囊体与胆囊底无明显分界，胆囊体向后逐渐变细为胆囊颈。

3.胆囊颈细而弯曲，位置较深，其起始部膨大，形成Hartmann囊，胆囊结石多停留于此囊中。

4.胆囊管长3～4cm，一端连于胆囊颈，另一端呈锐角与肝总管汇合为胆总管。胆囊管近胆囊的一端，其黏膜形成螺旋状的皱襞，称螺旋襞，可以控制胆汁的出入。但当胆道炎症螺旋襞发生水肿或有结石嵌顿时，常因螺旋襞的阻挡而导致胆囊积液。胆囊管、肝总管和肝的脏面围成的三角形区域称胆囊三角，又称Calot

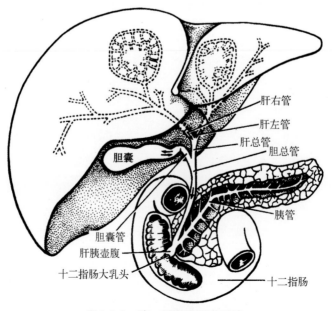

图3-1-1　胰、胆囊及胆道系统

三角，其内常有胆囊动脉通过，是进行胆囊手术中寻找胆囊动脉的标志。

## 二、胆道系统

1.肝总管由肝左管与肝右管汇合而成，位于肝十二指肠韧带内，其下端与胆囊管汇合成胆总管。

2.胆总管由肝总管与胆囊管汇合而成，全长4～8cm，直径0.6～0.8cm。若超过1.0cm，可视为病理状态。胆总管的管壁富有弹性纤维，故结石或蛔虫阻塞时可扩张到相当粗的程度。胆总管的起始段位于十二指肠上部上方，然后在十二指肠上部后方（居于门静脉右侧，下腔静脉前方）下行，再经胰头与十二指肠降部之间或胰头之后，斜穿十二指肠降部的后内侧壁与胰管汇合，形成略膨大的肝胰壶腹（Vater壶腹），开口于十二指肠大乳头。在肝胰壶腹周围有肝胰壶腹括约肌又称Oddi括约肌，包括胆总管括约肌、胰管括约肌和壶腹括约肌三部分。平时，Oddi括约肌保持收缩状态，由肝分泌的胆汁，经肝左、右管，肝总管、胆囊管进入胆囊贮存；进食后，尤其进高脂肪食物，胆囊收缩，肝胰壶腹括约肌舒张，胆囊内的胆汁经胆囊管、胆总管排入十二指肠腔内。

根据胆总管的行程，可将其分为四段。

（1）十二指肠上段（第一段）：在肝十二指肠韧带内，自胆总管起始部至十二指肠上部上缘。此段胆总管沿肝十二指肠韧带右缘走行，与肝固有动脉和门静脉相伴行。因此，在切开胆总管时，应避免损伤其伴行的动脉和后方的门静脉。

（2）十二指肠后段（第二段）：位于十二指肠上部的后面，向下内方行于下腔静脉的前方，门静脉的右方。手术时常将示指插入网膜孔内，拇指放在十二指肠之前，以检查此段内有无结石存在。

（3）胰腺段（第三段）：此段上部多从胰头后方经过，下部位于胆总管沟中。胰头癌或慢性胰腺炎时，此段胆总管常受压而出现梗阻性黄疸，严重时还可压迫其后方的下腔静脉，导致下肢水肿和腹水。

（4）十二指肠壁段（第四段）：斜穿十二指肠降部中份的后内侧壁，与胰管汇合后形成肝胰壶腹，开口于十二指肠大乳头。该段是结石易嵌顿的部位，也是手术中检查结石时最易遗漏的部位。

# 第二节　胆囊超声检查手法、常用切面及测量

## 一、检查前准备

1.患者的准备

（1）检查前应向患者说明情况，胆囊的检查要做到检查前空腹8～12h。

（2）检查前24h禁食脂肪性食物，停用影响胆汁排空的药物。

2.患者的体位　充分暴露上腹部，位于检查医师的右侧，取平卧位。由于胆囊位于肋骨的后方，有时肋骨下缘会遮挡图像，所以及时变动体位为左侧卧位扫查，可以得到清晰的图像。

3.机器的准备和调节

（1）调整检查室内光源到合适的光照强度。

（2）开机调节仪器超声模式。

（3）使用2～5MHz凸阵探头扫查。

## 二、基本扫查手法

1.右肋间隙扫查　于右季肋区第6～8肋间，探头放置与肋间隙平行（图3-2-1），可以显示出自底部至颈部整体胆囊（图3-2-2）。

2.沿右肋弓下扫查　自右肋弓下缘锁骨中线处，探头紧贴肋弓连续性扫查（图3-2-3），如此可以避免肋骨的遮挡，更易于显示胆囊的长轴切面（图3-2-4）；扫查中注意随时变换体位，如左侧卧位，此时由于重力作用肝下移，成为一个良好的透声窗。

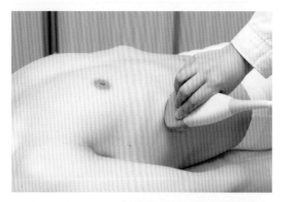

图3-2-1 右肋间隙扫查胆囊时探头在体表的放置位置

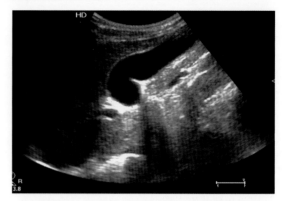

图3-2-2 右肋间隙扫查得到的胆囊声像图

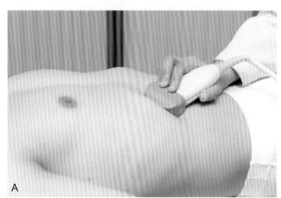

图3-2-3 右肋弓下扫查胆囊时探头在体表的放置位置

A.侧面观；B.上面观

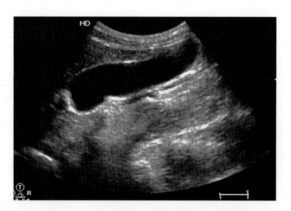

图3-2-4 右肋弓下扫查胆囊长轴声像图

3.右季肋部横向扫查 探头垂直于身体长轴放置于右季肋区，在患者深呼气时自肋弓下向足侧横向连续性扫查（图3-2-5）；此扫查方法可以显示出胆囊底部至颈部的短轴切面（图3-2-6）。

4.右季肋部纵向扫查 探头平行于身体长轴放置于右季肋区（图3-2-7），此扫查方法可以显示出胆囊底部至颈部的长轴切面（图3-2-8）。

三、扫查时的注意事项、要点和技巧

1.避免胆囊底部和颈部出现漏查 如果左

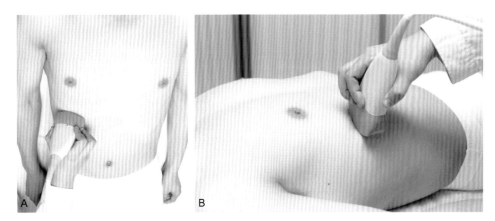

图3-2-5　右季肋部横向扫查胆囊时探头在体表的放置位置

A.上面观；B.侧面观

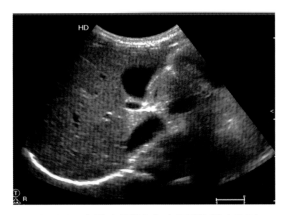

图3-2-6　右季肋部横向扫查胆囊短轴声像图

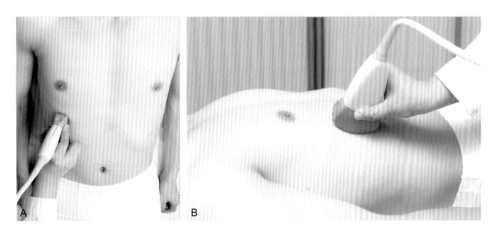

图3-2-7　右季肋部纵向扫查胆囊时探头在体表的放置位置

A.上面观；B.侧面观

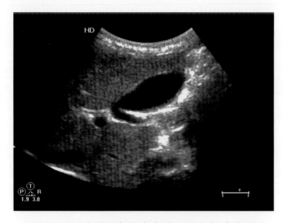

图3-2-8　右季肋部纵向扫查胆囊长轴声像图

侧卧位时仍不能清晰显示胆囊，可嘱咐患者深吸气后屏气配合检查，此时由于腹部扩张，膈肌变平，胆囊位置下移，利于观察。其次，胆囊颈部由于生理皱襞多发和弯曲角度大，容易发生结石嵌顿，因此应从胆囊底部至颈部仔细扫查。

2.胆囊周围组织的观察　检查时要注意很多胆囊病变容易累及周围组织，如急性化脓性胆囊炎、胆囊癌等疾病。因此，检查时要结合纵向、横向多切面的全面观察，才不容易漏诊。必要时局部放大才能得到细节更为清晰的图像。

3.检查时探头的切换　在胆囊扫查时，绝大部分情况下采用中、低频探头，若患者体形很瘦，腹壁脂肪层极薄且胆囊位置偏前时，需要检查医师灵活地更换其他探头扫查，如线阵探头，有助于得到细节更清晰的胆囊声像图。

4.检查时着重观察点

（1）胆囊大小：有无肿大、萎缩或缺如，内部胆汁充盈情况。

（2）胆囊形状：有无屈曲、折叠。

（3）囊壁情况：囊壁是否有增厚（整体增厚、部分增厚），囊壁是否光滑规整。

（4）囊腔内有无异常：腔内有无异常回声，并观察该异常回声的形态、血流，可否随体位改变而移动等。

（5）胆囊周围组织：胆囊与周围组织是否界线清楚，病变有无侵犯周围组织或周围组织的病变有无浸润胆囊。

## 四、测量方法

1.形态　胆囊呈梨形或长茄形，颈部屈曲；颈部、体部甚至底部可有生理性皱襞。

2.大小　测量长径时自胆囊颈部到底部的距离，为____cm，测量短径时自胆囊体部的前壁到后壁的距离，为____cm（图3-2-9A）。

3.胆囊腔　胆囊腔内储存胆汁，正常情况下声像图显示为液区清亮的无回声。

4.胆囊壁　在最能够清晰显示胆囊前壁的切面上测量其厚度，测量部位在图像的中部，应多部位多次测量。胆囊壁显示为稍强回声层状结构（图3-2-9B），正常胆囊壁厚度≤3mm。

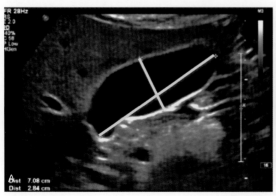 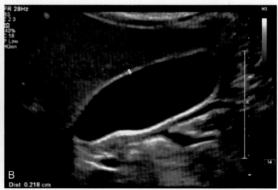

图3-2-9　胆囊长轴图

A.测量胆囊的大小；B.测量胆囊壁的厚度

## 五、超声报告的书写

1.超声所见 胆囊大小正常（参考值：长5～9cm；厚、宽3.5cm；壁厚＜0.3cm）内部液区清晰。

2.超声提示 胆囊大小正常，图像未见明显异常。

# 第三节 胆道超声检查手法、常用切面及测量

## 一、检查前准备

1.仪器的准备 一般不需要特殊准备，常规只需要凸阵低频探头扫查，对于体形瘦弱、儿童等腹壁结构较薄的患者，为能更清楚地显示胆道内部细小结构，也可以应用线阵高频探头；对于过于肥胖等腹壁结构较厚的患者，凸阵探头显示不清时也可以应用电子相控阵探头。

2.患者的准备 检查胆道系统常规要求患者空腹8～12h，使胆囊在充盈状态下扫查，另一方面也是为了减少肠道内容物及气体对胆道系统的干扰。急诊患者应视情况随时检查。

3.患者的体位 平卧位、左侧卧位、左斜位、右侧卧位、半卧位及胸膝卧位。

## 二、基本扫查手法

胆道系统分为肝内胆道及肝外胆道两部分。

1.肝内胆道的扫查 肝内各级胆道与同名门静脉、肝动脉相伴行，由于正常患者肝内胆道内径＜2mm，不易显示，可通过扫查伴行同名门静脉显示。

方法一：扫查出门静脉主干后探头略向右上腹平移1～2cm，声束略微朝外侧摆动即可显示门静脉右支主干及右前、右后分支（图3-3-1）；然后将探头逆时针旋转约90°，声束朝向头侧摆动可显示出"工"字结构的门静脉左支主干及其各分支（图3-3-2）。

方法二：将探头长轴平行于右肋弓，探头指示点朝向右下腹，声束方向指向患者右肩部做扇形摆动，直接显示出门静脉主干的横断面及分叉处，左、右支主干的长轴切面（图3-3-3，彩色血流可帮助区分肝门静脉与肝管）。

上述两种方法显示出门静脉各段后观察与其伴行的肝内胆管各分支有无异常（由于正常情况下肝内胆管不易显示，图3-3-1，图3-3-2中用白色粗线代表肝内胆管走行位置）。

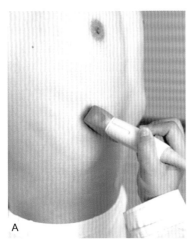
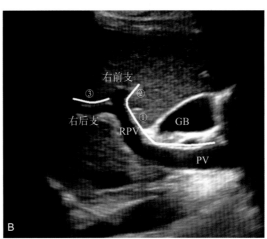

**图3-3-1 门静脉右支主干及其各级分支**

A.体表图；B.声像图。PV.门静脉主干；RPV.门静脉右支；GB.胆囊。白色粗线代表肝内胆管走行位置，其中：①肝右管主干；②右前支胆管；③右后支胆管

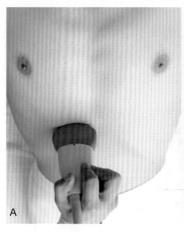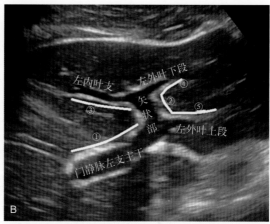

图3-3-2　肝内胆管左支及其各级分支

A.体表图；B.声像图。白色粗线代表肝内胆管走行位置，其中：①肝左管主干；②左支矢状部胆管；③左内叶胆管；④左外叶下段胆管；⑤左外叶上段胆管

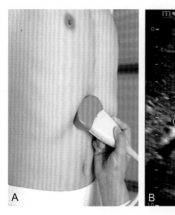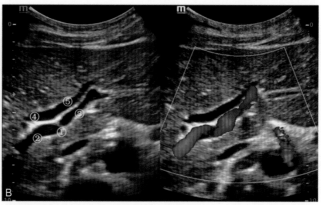

图3-3-3　右肋弓下斜切面显示肝左、右管长轴

A.体表图；B.声像图。①门静脉分叉处；②门静脉右支；③门静脉左支；④肝右管主干；⑤肝左管主干

2.肝总管的扫查　左、右肝管汇合为肝总管，位于第一肝门处，长2～4cm，内径＜2mm，超声扫查显示左、右肝管汇合部后继续下行扫查可显示肝总管横断面，位于门静脉主干右前方。

3.胆总管的扫查　肝总管与胆囊管汇合后称为胆总管，全长4～8cm，内径6～8mm，下行经胰头钩突后方汇入十二指肠乳头，超声检查将胰头上缘作为标志可将胆总管分为胰头上段及胰头下段（或称为胰头后段）。

（1）上段胆总管与左后方的门静脉伴行，所以扫查上段胆总管时只需将门静脉主干扫查清楚（具体方法参见门静脉检查），然后声束略

向右扇扫，即可显示门静脉主干前方管径相对较细的胆总管（图3-3-4），彩色血流可帮助显示。

（2）下段胆总管走行于胰头后方，紧贴胰腺下行，部分患者可见胰腺部分或全部包绕胆总管，所以下段胆总管可将胰头作为透声窗显示。

方法一：扫查出上段胆总管纵切面之后探头顺时针旋转，使探头长轴平行于患者身体长轴，然后声束做小范围扇扫，可显示走行于胰头后方的下段胆总管（图3-3-5）。

方法二：先行上腹部横切面扫查出胰头横断面，显示出脾静脉与肠系膜上静脉汇合部

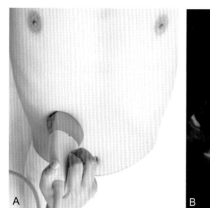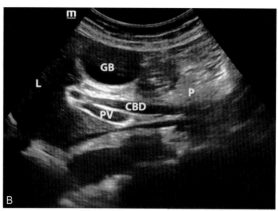

**图 3-3-4 胆总管上段纵切面**

A.体表图；B.声像图。GB.胆囊；PV.门静脉主干；CBD.胆总管；L.肝；P.胰腺

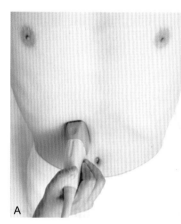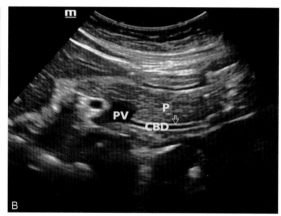

**图 3-3-5 胆总管下段纵切面**

A.体表图；B.声像图。黄色空心箭头所指为胆总管；PV.门静脉主干；P.胰腺；CBD.胆总管

位断面，呈横截面较大的圆形或椭圆形无回声（彩色血流可帮助显示），于此无回声的右后方

可显示胆总管的横断面（图 3-3-6），然后顺时针旋转探头约 90°，即为下段胆总管纵切面。

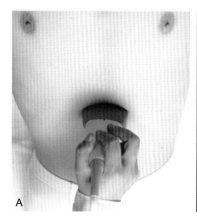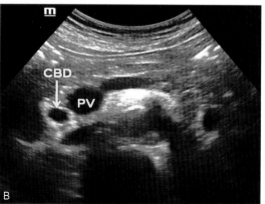

**图 3-3-6 胆总管胰头水平横断面**

A.体表图；B.声像图。CBD.胆总管；PV.门静脉。黄色箭头所指为胆总管

### 三、测量方法

1.肝内胆管的测量　正常情况下肝内胆管不易显示，当有梗阻引起肝内胆管扩张时，肝内可见与相应门静脉伴行的管状无回声，称"平行管征"，此时扫查出清晰的扩张胆管长轴切面，并测量管腔内缘到内缘之间的距离。

2.胆总管的测量　扫查出需要测量段的胆管最大纵切面，测量其内径（内缘到内缘之间的距离）（图3-3-7）。

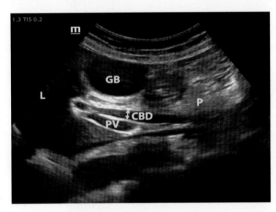

**图3-3-7　胆总管内径测量**

L.肝；GB.胆囊；PV.门静脉；CBD.胆总管；P.胰腺。黄色双箭头代表胆总管内径

### 四、胆管测量参考值（表3-3-1）

**表3-3-1　胆管测量参考值**

| 胆管 | 胆总管 | 肝总管 | 肝内胆管 |
| --- | --- | --- | --- |
| 内径（mm） | <8 | <2 | <2 |

老年人、胆囊切除术后及有过胆管梗阻病史的患者胆管内径可增粗，胆总管内径可>8mm，但一般<12mm

### 五、扫查时的注意事项、要点和技巧

1.胆道系统结构比较细小，特别是胆囊颈部及胆管，扫查过程中切记不要将探头做大范围挪动，手腕要摆动灵活，声束小范围内做扇形扫查，跟踪目标连续扫查。

2.检查过程中为了排空肠气及胃内容物干扰，可嘱患者饮大量清水，以充盈的胃肠道作为透声窗可清晰显示胆道结构，但是对于临床怀疑急性胰腺炎或胃肠道穿孔等急诊患者应严禁饮水。

3.正常测量值只是作为参考值，不能完全按照测量值判断其大小。需要结合患者的体形、年龄、病史及临床症状做出判断。判断胆管是否异常除了观察内径是否增宽，更重要的是要观察管腔内是否有病变。

4.对于肠气及胃肠内容物干扰明显的患者，除了饮用清水之外，还可以通过改变体位来排除干扰，如让患者右侧卧位或者半坐位检查。

5.胆囊颈部及胆囊管多数走行不规则，无法在常规切面显示清楚，这时候需要追踪扫查，从胆囊体部向上连续扇扫，探头不断做小范围内旋转摆动，即可显示与体部相延续的胆囊颈部及胆囊管结构。

### 六、超声报告的书写

1.超声所见　胆总管内径＿＿mm，走行正常，管腔内液区清晰，未见明显异常回声；肝内胆管走行自然，管径未见明显扩张。

2.超声提示　胆总管及肝内胆管未见明显异常。

## 第四节　胆囊疾病超声诊断

### 一、胆囊结石

**【病理生理】**　胆囊结石是临床上最常见的胆系疾病。按结石主要成分临床上常分为：①纯胆固醇结石；②纯胆红素结石；③混合性结石（胆固醇-胆红素混合或胆红素钙-胆固醇混合）；④少见的结石，主要由脂肪酸、脂肪酸胆红素、多糖类、蛋白质等组成。

**【临床表现】**　胆囊结石是胆囊最常见疾病，发病率10%～20%。结石常与炎症并存，病变程度轻重不一，部分患者可无临床症状，即所谓"无症状的胆囊结石"，或"安静"的胆囊结石；而另一部分可呈现显著"胆绞痛"及胆囊内、外严重并发症；其余部分患者可仅有右上腹部隐痛不适症状。较大结石因不易嵌顿于胆囊颈部,故较少发生严重胆绞痛(间歇性、阵发性右上腹部绞痛,向右侧肩背部放射,常伴有恶心、呕吐;间歇期患者常感右上腹或上腹部不适);多数小结石却较易在早期发生胆绞痛症状,且极易发生继发性胆总管结石、胆源性胰腺炎。此种患者可有典型胆绞痛、黄疸,症状出现与否和结石的大小、部位,是否合并感染、梗阻及胆囊的功能有关。结石一旦形成,很难自行或靠药物消除,但需要注意的是某些药物,如头孢类抗生素引起的药物性一过性结石,停药后一段时间可自行消失。

**【超声表现及诊断要点】**

1. 典型表现 胆囊腔无回声区内呈现强回声,后方伴有干净声影,位置可随体位改变而移动(图3-4-1,图3-4-2)。不同的结石会呈现不同形状的强回声。硬而光滑的结石,呈“新月形”;软而疏松的结石,呈“满月形”;有的仅能显示结石的前半部分,呈“半月形”;有的结石形状不规则,呈“多角形”。

2. 充满型胆囊结石 胆囊失去正常的轮廓和形态;胆囊内胆汁无回声区消失;胆囊腔内充满团状强回声并伴有宽大的声影,即所谓的WES(wall-echo-shadow)征(图3-4-3)。当胆囊萎缩时,十二指肠内气体等易被误认为充满型胆结石,鉴别方法为诊断胆囊结石应确定其确实位于胆囊位置,并证实结石外层有胆囊壁回声的存在。

3. 泥沙样胆囊结石 泥沙样胆囊结石沉积在胆囊的最低处,表现为小颗粒状的强回声(图3-4-4),当颗粒粗大或达到一定厚度时,可产生声影;当结石相对较小时,声影不明显,极易与胆囊后壁增强效应混淆,可以变换体位动态观察。

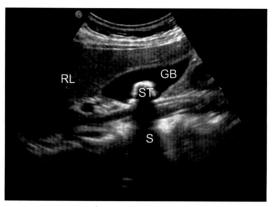

图3-4-1 胆囊结石

RL.肝右叶;GB.胆囊;ST.结石;S.声影

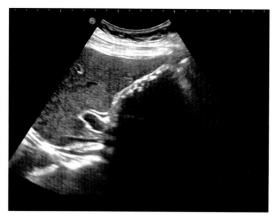

图3-4-3 充满型胆囊结石

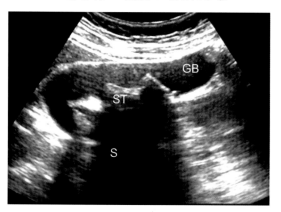

图3-4-2 胆囊多发结石

GB.胆囊;ST.结石;S.声影

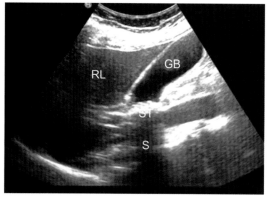

图3-4-4 泥沙样胆囊结石

RL.肝右叶;GB.胆囊;ST.结石;S.声影

**【鉴别诊断】**

1.胆囊结石与胆囊旁气体强回声后方伴声影相鉴别 胆囊旁胃肠道气体强回声后方并伴有声影,在某些切面上看似在胆囊腔内,会误认为胆囊结石,应多切面、多方向扫查,或改变体位、探头,或饮水后复查等方法仔细观察,并且气体的声影"不干净",一般可以鉴别。

2.充满型胆囊结石与慢性萎缩性胆囊炎相鉴别 少数非结石性胆囊炎长期慢性的炎症改变可致胆囊萎缩,因胆囊壁增厚或纤维化而产生与充满型胆囊结石相同的图像,仅从超声图像上难以鉴别,应结合病史或其他临床征象考虑。

**【临床意义】** 超声检查对胆囊结石的诊断有很高的敏感性和准确性,被列为胆囊结石诊断的首选方法。但是也有假阳性或假阴性的出现,特别是在患者条件较差的情况下(肥胖、肠气干扰大),不能清楚地显示胆囊,常导致诊断困难。所以,必须强调细致、全面、多切面的反复扫查,以获取更多的信息,减少误诊。

## 二、胆囊炎

**【病理生理】** 根据胆囊感染、梗阻程度和病程的不同阶段,可分为急性胆囊炎和慢性胆囊炎两种。

### (一)急性胆囊炎

1.单纯性胆囊炎 可见胆囊壁充血,黏膜水肿,上皮脱落,白细胞浸润,胆囊与周围并无粘连,解剖关系清楚,易于手术操作。属炎症早期,可吸收痊愈。

2.化脓性胆囊炎 胆囊明显肿大、充血水肿、肥厚,表面可附有纤维素性脓性分泌物,炎症已波及胆囊各层,多量中性多核细胞浸润,有片状出血灶,黏膜发生溃疡,胆囊腔内充满脓液,并可随胆汁流入胆总管,引起Oddi括约肌痉挛,造成胆管炎、胆源性胰腺炎等并发症。此时胆囊与周围粘连严重,解剖关系不清,手术难度较大,出血也多。

3.坏疽性胆囊炎 胆囊过分肿大,导致胆囊血供障碍,胆囊壁有散在出血、灶性坏死,小脓肿形成,或全层坏死,呈坏疽改变。

4.胆囊穿孔 在坏疽性胆囊炎的基础上,胆囊底或胆囊颈部出现穿孔,常在发病后3d发生,其发生率为6%~12%,穿孔后可形成弥漫性腹膜炎、膈下感染、胆道内外瘘、肝脓肿等,但多被大网膜及周围脏器包裹,形成胆囊周围脓肿,呈现局限性腹膜炎征象。此时手术甚为困难,不得不行胆囊造瘘术。

### (二)慢性胆囊炎

慢性胆囊炎常由急性胆囊炎发展而来,或起病即是慢性过程。经多次发作或长期慢性炎症,黏膜遭到破坏,呈息肉样改变,胆囊壁增厚、纤维化、慢性炎细胞浸润、肌纤维萎缩,胆囊功能丧失,严重者胆囊萎缩变小,胆囊腔缩小、或充满结石,形成所谓萎缩性胆囊炎。常与周围组织器官致密粘连,病程长者90%的病例含有结石。若胆囊颈(管)为结石或炎性粘连压迫引起梗阻,胆汁持久潴留,胆汁原有的胆色素被吸收,代之以胆囊所分泌的黏液,为无色透明的液体,称为"白胆汁",胆囊胀大称为胆囊积液。

**【临床表现】**

1.急性胆囊炎 是胆囊发生的急性化学性和(或)细菌性炎症。约95%的患者合并有胆囊结石,主要致病原因为胆囊管梗阻,继发细菌感染。急性胆囊炎的症状因其病变程度不同而有较大的差别,年龄较大、体质弱的患者可临床症状不典型,但实际病情较重。轻者仅有低热、倦怠、消化不良、右上腹胀痛等症状及右上腹不同程度的压痛(墨菲征阳性);重者全身及局部症状都比较严重,起病急骤,出现高热、寒战、右上腹绞痛、恶心、呕吐,个别病例出现黄疸,甚至出现较为严重的腹膜刺激征。

2.慢性胆囊炎 症状、体征不典型。多数表现为胆源性消化不良,厌油腻食物、上腹部闷胀、嗳气、胃部灼热等,与溃疡病或慢性阑尾炎近似;有时因结石梗阻胆囊管,可呈急性发作,但当结石移动、梗阻解除时,即迅速好转。

**【超声表现及诊断要点】**

**(一)超声表现**

1.急性胆囊炎二维超声图像

(1)胆囊增大,外形紧张饱满,短轴径>4cm或长轴切面呈短椭圆形。

（2）胆囊壁弥漫性增厚，多数厚度＞5mm，水肿，呈双边回声，即"双边影"。

（3）胆囊腔内无回声区内出现密集点状或絮状低回声或高回声，可随体位改变而移动。

（4）胆囊结石急性炎症发作时，可见结石的超声表现，常位于胆囊颈部，应注意扫查。

（5）胆囊穿孔时，胆囊周边可见不规则液性无回声区（图3-4-5）。

2.慢性胆囊炎超声表现

（1）轻型慢性胆囊炎，胆囊大小可正常，仅胆囊壁稍增厚（＞4mm）（图3-4-6）。

（2）慢性胆囊炎，胆囊多肿大，囊壁呈均匀性增厚的强回声，与周围粘连时，边缘轮廓模糊不清。

（3）胆囊无回声区内可出现中等或较弱的沉积性团块回声，随体位改变而缓慢移动和变

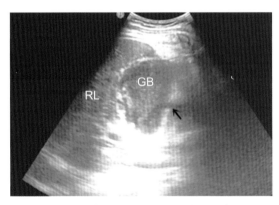

**图3-4-5 急性化脓性胆囊炎伴胆囊穿孔**
RL.肝右叶；GB.胆囊；黑箭头示穿孔处

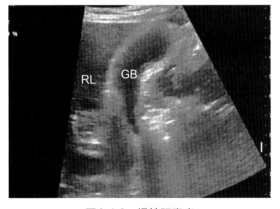

**图3-4-6 慢性胆囊炎**
RL.肝右叶；GB.胆囊

形，后方无声影。

（4）慢性胆囊炎后期胆囊可萎缩，胆囊缩小，囊腔变窄，壁增厚回声强，边界模糊不清，甚至无胆囊透声无回声区，在胆囊区仅见新月形增强回声。

**（二）诊断要点**

1.急性胆囊炎 根据病史及胆囊外形、囊壁、内腔及胆囊周围的声像图表现，诊断较为容易，但应注意的是其诊断一定要结合明确的临床症状。主要依据：胆囊壁增厚，水肿（呈"双边征"）；胆囊触痛（墨菲征阳性）；胆囊腔内气体回声；胆囊内点状或絮状回声。次要依据：胆囊增大，尤以横径增大较为明显，外形饱满，张力大，紧张或扩张；胆囊周围有无回声或弱回声带；胆囊结石。患者有急性感染的临床表现，同时声像图有两项主要依据或1项主要依据加2项次要依据，即可诊断。

2.慢性胆囊炎 慢性胆囊炎缺乏典型的症状和体征。轻症患者缺乏肯定的声像图表现，超声诊断的价值有限；重症几乎都有声像图改变，一般认为具有以下5项中2项或2项以上的即可诊断：胆囊结石、胆囊壁增厚、胆囊萎缩或增大及胆囊内异常回声，结合临床，除外其他病变，则诊断的准确性较高。

**【鉴别诊断】**

**（一）急性胆囊炎需与以下疾病相鉴别**

1.胆囊增大 某些原因（如结石、肿瘤和瘢痕等）引起的胆管阻塞可导致胆囊体积增大，甚至积液。但是，这些疾病胆囊壁一般较光滑，压痛不明显，可以鉴别。

2.胆囊壁增厚 急性肝炎、肝硬化、低蛋白血症、多发骨髓瘤、腹水、右心衰竭等也均可引起胆囊壁增厚，有的呈"双边征"，但这些疾病都有相应的临床表现及实验室检查结果，一般可以鉴别。

3.胆囊内异常回声 长期禁食、胆道梗阻、大量饮酒后，可在胆汁内见细点状或絮状回声，主要由蓄积浓缩的胆色素钙微粒及胆固醇结晶构成，结合病史鉴别多无困难。

## （二）慢性胆囊炎需与以下疾病相鉴别

1.胆囊癌　慢性胆囊炎的胆囊壁呈慢性增殖性改变，呈弥漫性改变，胆囊壁连续。胆囊癌以局部损害、弥漫浸润为特点，表面不光整，往往侵犯全层，连续性中断。

2.先天性无胆囊　萎缩性慢性胆囊炎的胆囊腔完全闭塞后，可能仅留瘢痕组织，易误认为先天性无胆囊。但萎缩性胆囊炎仔细扫查，可以在胆囊窝位置见一稍强回声团或条索样回声，为萎缩的胆囊回声。

【临床意义】　超声检查可以迅速而简便地清楚显示胆囊的外形改变、胆囊壁及腔内外的异常，为临床诊断急、慢性胆囊炎提供客观有效的依据，而且可以估计其严重程度，发现并发症。

## 三、胆囊息肉样病变

【病理生理】　胆囊息肉样病变又称胆囊小隆起病变，是超声检查直径＜1.5cm的胆囊壁隆起性病变。其病理类型复杂，多为良性病变，如胆固醇息肉、炎性息肉、腺瘤等，可为单发或多发。

【临床表现】　大多数胆囊息肉样病变无明显临床症状，且胆囊功能良好，常在查体或检查其他疾病时发现，或因为其他疾病切除胆囊后发现，少数患者可能有上腹部闷胀、食欲缺乏、厌食油腻、恶心等。

【超声表现及诊断要点】
## （一）超声表现

胆囊息肉样病变多数为胆囊非瘤性增生性病变，如胆固醇息肉（图3-4-7），少数为胆囊腺瘤，小胆囊癌很少见。其声像图总体表现为胆囊内附壁强回声小结节，直径一般＜1.5cm，图像呈不规则分叶状，边界清晰，后方无声影。好发于胆囊颈部或底部，单发或多发，可有蒂，不随体位改变而移动。其中胆固醇息肉最多见，常多发，基底窄，有蒂，直径一般＜1cm。

胆囊腺瘤直径稍大，1cm左右，常单发，好发于胆囊颈部或底部（图3-4-8）。小胆囊癌常单发，体积较上述两种更大，直径1.5cm左右，基底较宽，内回声较杂乱，外形不规整。好发于

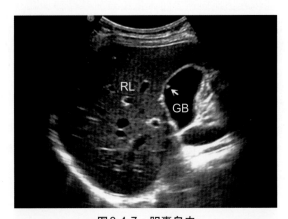

图3-4-7　胆囊息肉

RL.肝右叶；GB.胆囊；白色箭头所指为胆囊息肉

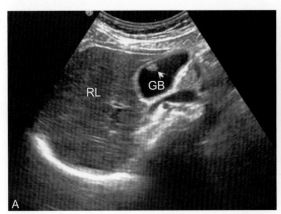

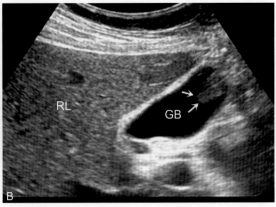

图3-4-8　胆囊腺瘤

RL.肝右叶；GB.胆囊；白色箭头所指为胆囊腺瘤

胆囊颈部，内部可检测到彩色血流信号。

**（二）诊断要点**

1.胆囊壁上附着单个或多个球形、桑葚样、乳头样的团块，有时有蒂相连，位置不随体位改变而移动。

2.体积小，一般最长径＜1.5cm，大多在1cm以内。

3.回声有强有弱，一般无声影。

**【鉴别诊断】** 较大胆囊息肉样病变与蕈伞型胆囊癌相鉴别：蕈伞型胆囊癌的声像图表现为胆囊内可见一高回声自囊壁向腔内凸起，表面凹凸不平呈菜花样，基底宽，内可见较丰富血流信号，彩色多普勒可测得高速血流频谱。胆囊息肉样病变也表现为胆囊壁上一实性稍强回声附着，不随体位移动，一般基底部较窄或有蒂，表面较光滑，彩色多普勒见血流不丰富，但若其内测得较粗大的血流束，多普勒测及高速血流频谱，应高度怀疑重度不典型增生或癌变。

**【临床意义】** 最长径＞1cm的胆囊息肉样病变的恶变倾向已被公认。超声能清楚地显示病变的部位、数量、大小、形态和附着胆囊壁的变化，其敏感性是目前其他无创性检查所不及的，特别是可以方便地动态观察病变的发展，对预防并及早发现病变恶变具有重要意义。

## 四、胆囊癌

**【病理生理】** 胆囊癌发病率较低，但随着年龄的增长，发病率逐渐增加，多见于50～70岁，女性较男性多，早期症状不明显，或因患者以往患有胆结石或胆囊炎，出现早期症状也不被重视，所以发现时通常较晚，预后较差，早期诊断和采取适当的治疗方法对本病的预后具有重要意义。胆囊癌的结石合并率高达80%以上，胆囊结石患者患胆囊癌的机会也明显高于无结石的患者。因此，胆囊癌的发生与结石对黏膜的慢性刺激导致胆囊黏膜的持续性损害，胆囊壁溃疡和纤维化密切相关。结石越大，发病率越高，而且以"瓷胆囊"，即慢性胆囊炎合并胆囊壁钙化的胆囊癌发病率最高。Mirizzi综合征（结石嵌顿在胆囊颈部和胆囊管内压迫肝总管并引起肝总管狭窄）患者由于胆汁的淤积

有利于胆汁酸向增生物质转化，比无Mirizzi综合征的胆囊结石患者癌症发病率明显提高。胆囊癌的发病还与胰胆管连接异常、胆囊腺瘤、胆囊腺肌症、溃疡性结肠炎及接触化学物质有关。

胆囊癌有多种不同的组织类型，但没有一种有其固定的生长方式和特殊的临床表现，胆囊癌绝大多数为腺癌，包括硬性腺癌、乳头状腺癌和黏液腺癌，其余为未分化癌、鳞癌和混合瘤或棘皮瘤。尚有其他罕见的肿瘤包括类癌、肉瘤、黑色素瘤和淋巴瘤等。

**【临床表现】** 胆囊癌缺乏特征性表现，症状一般表现为以下几种。

1.消化道症状 绝大多数（90%）患者出现消化不良、厌油腻、嗳气、胃纳减少，这是由于胆囊功能不全，不能对脂肪物质进行消化所致。

2.右上腹疼痛 80%以上患者由于合并有胆囊结石，因而表现与胆囊结石、胆囊炎相似的症状，以右上腹不适为主，继之出现持续性隐痛或钝痛，有时伴阵发性剧痛并向右肩部放射。

3.右上腹肿块 50%的患者出现右上腹或上腹部肿块，多数为增大的胆囊。

4.黄疸及皮肤瘙痒 往往在病程晚期出现，由于癌组织侵犯胆管或者转移的肿大淋巴结压迫胆管引起胆道梗阻所致。肝脏分泌的胆汁不能顺利排入肠道，进而反流入血表现为皮肤黏膜黄染，多数伴有难以缓解的皮肤瘙痒，尤以夜间为重。

5.发热及消瘦 约25%的患者出现发热，多由于继发胆道感染所致。晚期患者常伴有消瘦，甚至出现恶病质。

**【超声表现及诊断要点】**

**（一）超声表现**

根据胆囊癌的大体形态改变、声像图表现等一般可将胆囊癌分为以下几种类型。

1.壁厚型 胆囊壁局限或弥漫不规则增厚；回声可高可低，外壁不光滑，内壁毛糙，不规则（图3-4-9A）。

2.隆起型（肿瘤型、蕈伞型） 癌肿从胆囊壁突入腔内；直径多在1cm以上，可单发或多发相互融合成团块状，瘤体多为低回声或中等回声（图3-4-9B、C），局部胆囊壁正常连续性

回声线破坏，发生在胆囊颈部时，可早期形成胆囊梗阻，使胆囊增大、积液。

3.混合型　同时有壁厚型和隆起型两者的特点，即壁增厚伴有向囊腔内突出的结节样或乳头状肿块，此型最多见。

4.实变型　因胆囊壁被肿瘤广泛浸润增厚加之腔内癌块充填形成实质性肿块；胆囊腔闭塞，内回声不均，胆囊和肝脏的正常界面中断或消失，常可见肝实质内直接浸润病灶，肝门部管状结构受压，可见肝内外胆管受压（图3-4-9D）。肝内除直接浸润病灶外，还可发现肝内远处转移病灶，肝门部常见肿大淋巴结。实变型是以上几型的晚期声像图表现。

除了胆囊癌的上述直接声像图表现，由于其容易侵犯肝，发生转移较早，可能出现肝内转移灶、肝门部胆管梗阻、肝内胆管扩张、肝门部淋巴结肿大等间接声像图征象，这些对胆囊癌的严重程度有重要价值。

### （二）诊断要点

50岁以上患者（尤其是女性）超声图像显示：①胆囊自然形态失常；②胆囊壁局限性增厚，浆膜层或黏膜层连续性差、不完整；③腔内出现与胆囊壁关系密切的中、低回声团块，内可探及高阻血流频谱，则高度怀疑胆囊癌的可能；④当出现早期转移的间接征象，如肝内转移或肝门部肿大淋巴结，更有助于胆囊癌的诊断；⑤胆囊癌多伴有胆囊结石。

### 【鉴别诊断】

1.厚壁型胆囊癌与厚壁型慢性胆囊炎相鉴别　厚壁型胆囊癌的声像图表现为胆囊壁的不规则增厚，其可为胆囊壁的弥漫性增厚，也可为胆囊壁的局限性增厚。由于慢性胆囊炎可因长期慢性炎症导致胆囊壁的纤维化，胆囊壁也可以表现为增厚，因此两者需要鉴别诊断。声像图见厚壁型胆囊癌的壁回声低，有僵硬感，浆膜层或黏膜层不连续，由于胆囊癌易直接侵

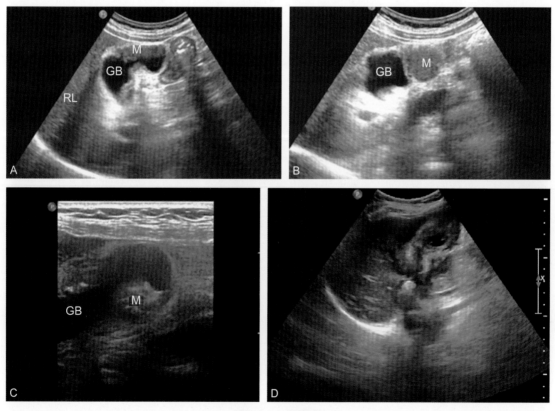

**图3-4-9　胆囊癌**

A.壁厚型；B.隆起型；C.隆起型，高频探头下；D.实变型，胆囊壁增厚，与肝组织界线不清，胆囊内见结石。GB.胆囊；M.肿块；RL.肝右叶

犯肝组织，因此与肝组织的边界不清；慢性胆囊炎的厚壁部分回声较胆囊癌回声高，无僵硬感，且浆膜层及黏膜层完整，与肝组织边界清楚，此为两者的重要鉴别点；此外胆囊癌的血流较丰富，且为穿支血流，可见彩色血流束穿入壁内，而慢性胆囊炎的壁纤维化是缺乏血供的，彩色多普勒血流较少，可加以鉴别。

2.革伞型胆囊癌与胆囊腺瘤相鉴别 详见第61页鉴别诊断。

【临床意义】 胆囊癌的早期症状不明显，临床症状出现较晚，加之胆囊癌大多数是在结石和息肉等病变的掩盖下发展，早期缺乏特征性的声像图表现，鉴别困难。若声像图上出现以下情况，应高度警惕胆囊癌的可能：①>1cm的胆囊息肉样病变或在动态观察中生长迅速者；②结石周围的胆囊壁有局限性增厚的表现；③可见"瓷器样"胆囊；④胆囊和胆囊管畸形；⑤胆囊萎缩纤维化。利用超声动态监测上述胆囊病变的发展，对早期诊断有重要意义。

# 第五节 胆道疾病超声诊断

## 一、胆管结石

【病理生理】 胆管结石比较常见，根据来源不同分为原发性胆管结石和继发性胆管结石，原发性胆管结石系指在胆管内形成的结石，主要为胆色素结石或混合性；继发性胆管结石为胆囊结石排至胆管者，主要为胆固醇结石。根据结石所在部位分为肝外胆管结石和肝内胆管结石。肝外胆管结石多位于胆总管下端；肝内胆管结石可广泛分布于肝内胆管，或局限于某叶胆管，其中以左叶多见。胆管结石的形成与代谢、慢性炎症和寄生虫病等有密切关系，是最常见的外科性黄疸的病因。

【临床表现】 胆管结石的症状取决于结石是否阻塞胆管及阻塞程度，是否继发胆管感染，感染的程度及范围。结石未阻塞胆管者，可长期无症状；如果有胆管阻塞即导致黄疸和（或）胆囊炎发作，其典型症状是上腹痛、寒战高热和黄疸，称Charcot三联征，若再加休克及神经中枢系统受抑制表现，如神志忧伤、昏迷等精神症状，即Reynolds五联征，反映胆管感染严重，已有全身中毒。少数患者阻塞后未引起感染，则可出现无症状的波动性黄疸，一旦结石随近侧胆管扩张而飘浮起来，远端水肿相继消退，黄疸可完全消退。

【超声表现及诊断要点】
（一）超声表现
1.肝外胆管结石
（1）胆管腔内存在形态固定不变强回声团，伴有声影，个别呈中等或低回声团。

（2）有结石的胆管近端有不同程度扩张，有的胆管壁增厚，回声较强。

（3）强回声团与胆管壁之间分界清楚，典型者可见到细窄的液性无回声区包绕着结石强回声团（图3-5-1，图3-5-2）。有一部分呈泥沙样、体积小或松散的肝外胆管结石往往呈现不典型的声像图表现，无典型强回声和声影。

2.肝内胆管结石
（1）沿肝内胆管分布的斑片状、条索状、圆形或边界不规则的片状强回声，其后方伴有声影（图3-5-3）。

（2）根据结石阻塞程度的不同，阻塞部位近端的小胆管扩张，与伴行的肝门静脉分支可形成"平行管征"，或呈"树枝状"、囊状扩张。

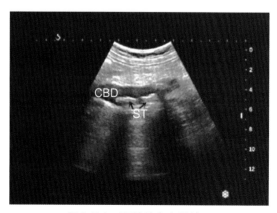

**图3-5-1 胆总管中上段结石**

CBD.胆总管；ST.结石

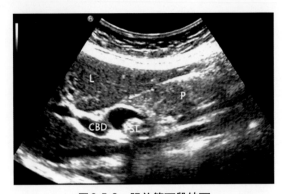

**图3-5-2　胆总管下段结石**

L.肝；P.胰腺；CBD.胆总管；ST.结石

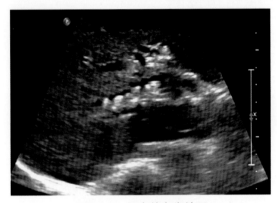

**图3-5-3　肝右管多发结石**

（3）如果结石使较大的胆管完全梗阻，引起长期胆汁淤积，容易合并感染或挤压伴行的肝动脉，造成局部肝叶供血不足，则受累肝叶或肝段发生损害，可能出现纤维化或萎缩，严重者也可因感染呈现多发性肝脓肿的声像图。

**（二）诊断要点**

1.肝内胆管结石　肝内出现的各种形状的强回声，后方常伴声影；强回声沿胆管走行分布；常伴有近端胆管扩张，结石位于扩张胆管之中，常为确切的诊断标准。若结石周边充满胆汁，胆管前壁线显示清楚，否则显示不清。较大的胆管受累，则可出现相应的肝段损害。

2.肝外胆管结石　一般常伴有肝外胆管扩张，扩张的胆管内多切面扫查均可见强回声团，后伴声影，若强回声团周围可见较多胆汁，变换体位有时可见结石移动。

**【鉴别诊断】**

1.肝内胆管积气　多有胆道手术史，其虽

沿胆管分布，呈条索状强回声，但与胆管壁分界不清，有气体多重反射的"彗星尾征"（图3-5-4）。一般不伴胆管扩张，深呼吸或体位改变后形态位置可改变，另X线片上可见气体影像。

2.肝内钙化灶　分布非胆管走行部位，为边界清晰的强回声斑块，后方多伴声影，但无胆管扩张（图3-5-5）。

3.肝圆韧带　其横切面表现为肝内强回声团块，后方常伴声影。但原地转动探头90°改纵切面后，可显示条索状强回声，并延伸至腹壁。

**【临床意义】**　超声显像对肝内外胆管结石的诊断敏感性高，可以较为准确地评估结石位置并估测其大小，而且可以发现其并发症，被列为胆管结石首选诊断方法。

肝外胆管结石的检查尤其是胆总管下段结石经腹部检查，由于受胃肠气体干扰的限制，需要患者变换体位，操作者采取久压方式以赶

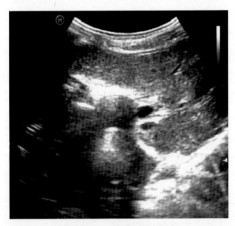

**图3-5-4　肝内胆管积气**

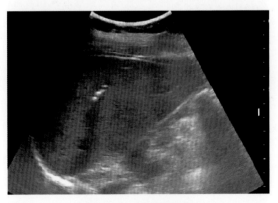

**图3-5-5　肝内钙化灶**

走胃肠气体干扰，如仍显示欠清，可以嘱患者喝水以胃做声窗来进行检查，使胆管结石的超声诊断更趋完善。

## 二、胆管炎

【病理生理】 胆管炎分化脓性胆管炎和硬化性胆管炎两种类型。化脓性胆管炎的病理特征为胆道梗阻（最常见为胆石梗阻），使胆汁淤滞、胆管内压力迅速增高所致胆道急性化脓性感染。硬化性胆管炎分为原发性和继发性两类。前者病理特点为胆管壁均匀性纤维性增厚，管腔狭窄或闭塞。继发性胆管炎多由手术损伤、引流管及肝动脉插管化疗等引起，病理多表现为局限性管壁增厚，纤维化狭窄。

【临床表现】 本病常表现为中上腹不适、胀痛，或呈绞痛发作，进食油腻食物后可加重上腹疼痛，很少有发热和黄疸，腹部体征不明显，可仅有上腹轻压痛，胆囊不肿大。如急性发作，则出现Charcot三联征，甚至Reynolds五联征。此时患者起病常急骤，突然发生剑突下或右上腹剧烈、持续性疼痛，继而出现寒战和弛张型高热，体温可超过40℃。常伴恶心、呕吐、黄疸，但黄疸的深浅与病情的严重性可不一致。近50%患者出现烦躁不安、意识障碍、昏睡乃至昏迷等中枢神经系统抑制表现，同时常有血压下降现象。往往提示患者已发生败血症和感染性休克，提示病情危重。

【超声表现及诊断要点】

### (一) 超声表现

1.化脓性胆管炎 肝外胆管明显增粗，管腔扩张，内可见细密点状回声，为黏稠脓性胆汁，壁增厚、回声增强或模糊（图3-5-6）。部分患者可伴肝内胆管扩张、胆囊炎、胆管内结石、胆道蛔虫、肝大，少数可出现肝脓肿。

2.硬化性胆管炎 分为原发性和继发性两类，声像图均表现以下特点：胆管壁明显增厚，可达5mm以上，回声明显增强；管腔显示不同程度狭窄。肝内小胆管受累者可见肝内散在多个"＝"样强回声。胆囊受累时囊壁增厚，收缩功能减低或消失。肝门区可探及肿大淋巴结。

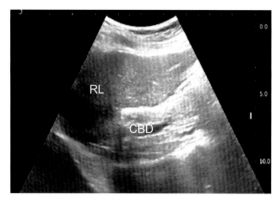

**图3-5-6 胆总管炎性改变，壁厚毛糙**

RL.肝右叶；CBD.胆总管

### (二) 胆管炎超声诊断要点

1.化脓性胆管炎 肝外胆管扩张显著，管壁水肿增厚，内液区不清，沿扩张的导管可追寻梗阻原因，常合并有胆囊炎，部分合并有肝脓肿。

2.硬化型胆管炎 肝外胆管壁明显增厚，回声增强，管腔呈节段性或弥漫性狭窄，伴有胆管囊状扩张者，可呈串珠样改变。

【鉴别诊断】

1.急性化脓性胆管炎与胆管结石急性梗阻相鉴别 急性化脓性胆管炎根据声像图表现及发病急骤、症状严重的临床特点，一般容易做出诊断，有时需与胆管结石急性梗阻相鉴别。后者发病急骤，但无急性感染的表现，即可做出诊断。

2.硬化性胆管炎与原发性胆管癌相鉴别 原发性浸润性胆管癌管壁局限性增厚，且近端胆管扩张明显，呈截断感；原发性硬化性胆管炎胆管壁可均匀性增厚，但增厚的壁层次较为清楚，且近端的胆管扩张较轻或无明显扩张，往往胆管扩张轻而黄疸程度重。硬化性胆管炎癌变率高，若发现胆管壁的层次不清，应高度怀疑恶变。

【临床意义】 急性化脓性胆管炎病情危重，发病急骤，超声可对大多数早期病例做出准确判断，排除其他急腹症，对早期诊断和治疗化脓性胆管炎有重大意义。超声可对硬化性胆管炎的病变范围、部位和程度进行综合观察，便于与其他引起胆管壁增厚的疾病相鉴别，以便做出早期诊断。

## 三、胆管癌

【病理生理】 临床上胆管癌是指发生于肝左、右管至胆总管下段的肝外恶性肿瘤,壶腹癌和肝内胆管细胞癌不包括在内。大体病理形态分为乳头状癌、结节状癌和弥漫性癌。肿瘤自胆管壁呈乳头状或结节状突入管腔,呈弥漫性生长,使管壁增厚、僵硬,内腔变窄、堵塞,近端胆管扩张,向周围扩散,侵及肝、胆囊、胰腺、肠管和淋巴结等邻近组织。

【临床表现】

1.黄疸 患者可出现黄疸,为逐渐加重的持续性黄疸,伴皮肤瘙痒和体重减轻。少数无黄疸患者表现为上腹部疼痛,有时伴发热、腹部包块。其他症状有食欲缺乏、恶心呕吐、乏力、消瘦。

2.大小便异常 大便灰白,呈白陶土色;尿色深黄,如浓茶。

3.胆囊肿大 中段、下段胆管癌患者可触及肿大的胆囊,但Murphy征可能阴性;而肝门部胆管癌胆囊一般不肿大。

4.胆道感染 患者可合并胆道感染,感染细菌最常见为大肠埃希菌、粪链球菌及厌氧性细菌。内镜和介入放射性检查可诱发或加重胆道感染,患者出现右上腹疼痛、寒战高热、黄疸,甚至出现休克。

5.胆道出血 如癌肿破溃可导致上消化道出血,出现黑便,粪便隐血阳性、贫血。

【超声表现及诊断要点】

（一）超声表现

胆管癌根据其生长方式和大体病理形态不同,分为3种类型。

1.二维超声图像特点

(1)乳头型:软组织肿块呈乳头状突入扩张的管腔内,胆汁与肿块界面形成倒“U”形。肿块回声可为低至中等回声,边缘不整齐,无声影,位置固定,所在部位的胆管壁连续中断。

(2)截断型:肿块在扩张的胆管内呈不规则型结节。肿块骤然截断管腔,使胆汁与肿块界面回声与管壁近似直角,肿块回声多数呈中等回声或高回声,无声影,与管壁分界不清(图3-5-7,图3-5-8)。

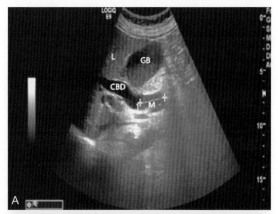

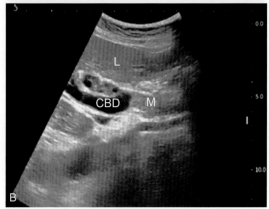

图3-5-7 胆管癌（截断型）

L.肝;CBD.胆总管;M.肿块;GB.胆囊。“+”之间示肿块

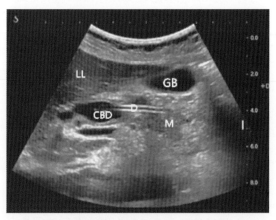

图3-5-8 胆总管末端实性占位,支架置入术后

LL.肝左叶;GB.胆囊;CBD.胆总管;M.肿块;D.支架

(3)狭窄型:管壁不均匀增厚,膨胀性增宽,呈中或高回声带,与周围组织分界不清。管腔逐渐狭窄或闭塞,梗阻端呈“V”形。

2.胆管系统扩张 梗阻部位以上的胆管扩张。

3.彩色多普勒超声特点 胆管癌的瘤体内可见血流信号。

**（二）诊断要点**

1.胆管内显示有软组织肿块，且梗阻近端的胆管广泛扩张可做出准确诊断。

2.肝门部胆管细胞癌可见肝门部边界不清、形态不定的异常回声区，通常肝内胆管扩张，且高度扩张的肝内胆管在肝门部截断，而肝外胆管不扩张，胆囊萎陷。左、右叶之间的瘤体回声与显著扩张的肝内胆管构成蜘蛛形，称"蜘蛛征"。癌肿由于与肝脏边界不清，超声图像常难以发现肿块存在，此时超声造影有助于确定癌肿边界。

3.发生在胆管内结石的周围，声像图除了显示软组织块外，同时可显示结石回声。

4.胆管癌的瘤体内可有丰富的血流，CDFI检查显示其内有点状或线状血流彩色信号，颇具特征。

**【鉴别诊断】**

1.胰头癌 通常把胰管扩张和胰头部肿大同时存在作为诊断胰头癌的依据。当胰头部发现软组织肿块，胰管和胆管均扩张（或胰管扩张而胆管不扩张时，多数为胰头癌，仅胆管扩张而胰管不扩张时，多数为胆管癌。胆管癌肿块生长于胆管内，导致胆管阻塞，形成黄疸；而胰头癌肿块外压胆管造成胆管狭窄而形成黄疸。

2.肝外胆管结石 结石有声影，可随体位改变移动，易与胆管癌相鉴别。无声影结石且嵌顿不随体位移动或疏松泥沙样结石较难与之区别，但结石所在部位胆管壁完整、连续性好，加之结石嵌顿后的急腹症表现可以鉴别。

3.胆管内沉积物 任何原因引起的胆管梗阻，均可能有胆管内团块状或粒状沉积性胆泥。但沉积物所在部位胆管壁完整、连续性好，改变体位后沉积物可移动；也可用彩色多普勒来鉴别是否为沉积物。且胆管出现沉积物时，在其远端往往存在梗阻原因。

4.硬化性胆管炎 硬化性胆管炎特别是局部硬化突出时，与浸润性胆管癌有相似的声像图表现。但前者常伴有肝内胆管硬化，而且胆管扩张较后者轻得多，或无扩张，但非典型病例有时很难鉴别。

5.肝门部转移淋巴结 当肝门部转移淋巴结压迫胆管导致梗阻时，声像图在梗阻部位显示组织团块，通常团块有比较明确的界线，且位于胆管外。

6.胆管良性肿瘤 包括乳头状瘤、腺瘤等，超声表现与胆管癌很难鉴别。本病发病率较低。

**【临床意义】**

超声显像作为一种无创性检查方法，能对大多数胆管癌做出准确诊断，不仅能确定肿瘤发生的部位，还能估计其程度和侵犯周围组织的情况，对确定治疗方案提供可靠依据，被公认为是诊断胆管癌的首选方法。近年迅速发展的超声内镜检查显提高了胆管癌的诊断和鉴别诊断水平，特别是对早期胆管癌和下段胆管癌具有比经腹壁检查高得多的诊断敏感性和准确性，不仅可以发现病变的存在，而且可以判断其发展程度，是胆道超声显像的一大进展。

## 四、先天性胆管囊状扩张症

**【病理生理】** 先天性胆管囊状扩张症为肝内、外胆管的囊状扩张，可发生于肝内、外胆管的任何部位，但不累及胆囊。其可分为先天性胆总管囊状扩张症、肝内胆管囊状扩张症（即Caroli病）。

先天性胆总管囊状扩张症又称先天性胆总管囊肿，中、上段胆总管处的发生率较高。当发生于壶腹部时，与十二指肠和胰管相通，一般体积很小。发生在中上段胆总管的囊肿可以较大，使胆囊被挤压前移。部分病例合并囊肿内结石，偶尔有癌变者。

肝内胆管囊状扩张症是一种常染色体隐性遗传病，其典型病理改变是肝内胆管呈节段性囊状或柱状扩张。病变为弥漫性，也可局限在一个肝叶或肝段内，部分可以并发囊腔内结石。

**【临床表现】** 先天性胆管囊状扩张症状主要有腹痛、黄疸及腹部包块3个典型症状，患者常从幼儿期出现反复腹痛、黄疸，超声可见胆管囊状扩张，囊状扩张的大小可随炎症的发生及好转而有所变化。随着炎症的反复发作，胆管的狭窄程度加重，胆汁淤积导致囊状扩张逐渐增大，腹部可触及包块；但许多患儿，特别是梭状型患儿多不同时具有上述的"三主征"。

**【超声表现及诊断要点】**

**（一）超声表现**

1.典型的先天性胆总管囊状扩张症表现为肝门部呈现边界清楚的囊性无回声区，与胆总管相连。近端胆管不扩张或轻度扩张。其大小可在连续几次检查中有变化。合并有结石时，无回声区内见结石强回声团，伴有声影，可随体位改变在囊内移动（图3-5-9）。局部囊壁增厚提示有癌变的可能。发生在壶腹部的囊肿常可引起胆总管末端梗阻，且往往不易被超声显像发现，稍大者表现为胰头右下方圆形无回声区。

2.肝内胆管囊状扩张症为肝内胆管的囊状扩张，超声见肝内胆管节段性扩张呈"串珠样"，并互为相通，彩色多普勒于其内未见明显彩色血流信号。合并感染时可见胆泥或炎性絮状物，随体位改变而缓慢移动（图3-5-10）。

**（二）诊断要点**

先天性胆管囊状扩张症与胆管相通的囊样无回声区，彩色多普勒示其内未见明显血流信号。

**【鉴别诊断】** 根据超声图像发现肝门部与胆总管相连的囊状肿块，结合反复出现的上腹

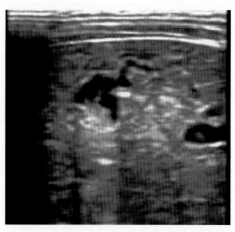

图3-5-10　先天性肝内胆管扩张伴胆管内胆汁淤积

部疼痛或黄疸的临床症状，诊断容易确定。但是在实际检查中，有时难以肯定囊肿与胆总管的相连关系，需要与双胆囊、肝囊肿、胰腺囊肿等肝门部囊性病变相鉴别。双胆囊缺乏胆总管囊状扩张症的球体感。经多断面检查多数保持"梨形"外形。肝囊肿和胰腺囊肿没有脂餐后收缩的特征。后者以胰腺假性囊肿多见，多有外伤史或急性、慢性胰腺炎病史。囊内如有胰管回声，更易鉴别。

**【临床意义】** 超声显像是诊断先天性胆管囊状扩张症准确而简便的方法，可以对可疑病例迅速做出诊断，并且可以清楚地了解胆管扩张的部位、范围和程度，为临床诊断提供依据。同时由于本病有发生癌变的可能，超声显像监视其囊壁变化，对早期发现癌变有重要价值，为其他方法所不及。

（李金莲　冯　桦　李春勤　宋宏萍）

**主要参考文献**

[1] 曹海根，王金锐.实用腹部超声诊断学.2版.北京：人民卫生出版社，2006

[2] 李军.超声报告书写示例.北京：人民军医出版社，2013

[3] 关根智纪.腹部超声入门.万晓荆，译.北京：人民军医出版社，2015

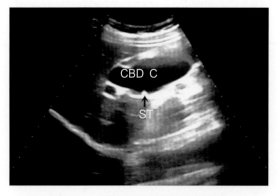

图3-5-9　先天性胆总管囊肿伴结石

CBD.胆总管；C.囊肿；ST.结石；黑色箭头示结石

# 第4章  胰  腺

## 第一节  胰腺解剖概要

胰腺是腹膜后器官、位置深、前方有胃肠气体的干扰，是超声检查相对困难的腹部器官。检查前应禁食，饮水改善超声探查的超声窗，可提高超声诊断的阳性率。同时应用高分辨力腹部超声显像仪，结合熟悉的解剖定位标志，绝大多数患者能清楚地显示胰腺，对发现胰腺肿大、胰腺肿块、胰管扩张、结石、回声异常等均可进行诊断与鉴别。

### 一、胚胎学

原始胰腺由背胰芽（dorsal pancreatic bud，DPB）和腹胰芽（ventral pancreatic bud，VPB）构成。背胰芽形成十二指肠背侧的憩室，而腹胰芽起源与原始胆总管共同形成憩室（图4-1-1A）。约第6周妊娠时，腹胰芽通过旋转270°后位于背胰芽的后下方（图4-1-1B）。这两个胚芽融合形成最终的胰腺。背胰芽发育成胰头部、

颈部、体部和尾部的头侧部分，而胰头尾侧部分和钩突则起源于腹胰芽（图4-1-1C）。最初，每个胚芽都有自己的管道，分别从两种不同的开口排入十二指肠，即大、小乳头。最终两个胚芽融合，即胰头腹侧导管与胰体和胰尾部背侧导管的近侧部分汇合形成主胰管（Wirsung导管），大部分胰液经此导管引流（图4-1-1C）。主胰管经大乳头与胆总管共同进入十二指肠。背侧胰管的剩余部分，称为副胰管（Santorini导管），经小乳头进入十二指肠。背侧胰管末端部分有不同程度的回转可导致胰管的多种解剖变异。

### 二、大体解剖

胰腺呈扁长形或纺锤形，无包膜，表面被覆有少量结缔组织被膜，结缔组织伸入胰腺实质内，将其分隔成多个小叶。成人胰腺全长10～15cm，宽3～4cm，厚1.5～2.5cm，重

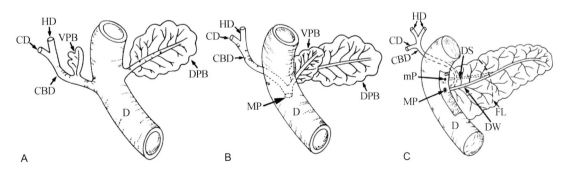

**图4-1-1  胰腺发育过程**

A.原始胰腺胚芽（腹胰芽和背胰芽）；B.腹胰芽270°旋转；C.两个胚芽融合形成最终的胰腺。CBD.胆总管；CD.胆囊管；D.十二指肠；VPB.腹胰芽；DPB.背胰芽；DS.Santorini管；DW.Wirsung管；FL.融合线；HD.肝总管；MP.大乳头；mP.小乳头

50 ～ 120g。胰腺位置较深，位于上腹部和左季肋部腹膜后间隙内，分为头、颈、体及尾部，四部分无明显分界（图4-1-2）。胰头位于腹正中线右侧，胰体、尾部位于腹正中线左侧。胰腺的体表投影：从右肾门至脾门处横跨第1 ～ 2腰椎体的前方，一般呈头低尾高的斜形位，胰腺上缘相当于脐上10cm，下缘相当于脐上5cm。

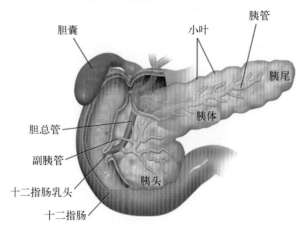

图4-1-2 胰腺的解剖

# 第二节 胰腺超声检查手法、常用切面及测量

## 一、检查条件

1.仪器与探头 选择带有较高频率的线阵和凸阵探头的彩色多普勒超声显像仪。仪器预设值条件：腹部。根据检查者的年龄、体形选择适当的探头频率：一般成人探头频率为2.0 ～ 5.0MHz（肥胖者探头频率更低），检查小儿常用探头频率为5.0 ～ 7.0MHz或更高。

2.检查前准备

（1）检查前一天晚餐清淡少渣饮食或禁食，上午空腹情况下检查。

（2）要求患者准备500 ～ 1000ml饮用水，用于充盈胃，使其成为检查的透声窗。

（3）在超声检查胰腺前，请勿安排X线下胃肠道钡剂造影检查。

（4）急腹症患者可随时检查，如因上腹剧烈疼痛无法放置探头时，可适量使用镇痛药后再检查。

（5）对于小儿及无法配合者，可应用适量的镇静药或择期再做检查。

3.检查体位

（1）仰卧位：为最常用和首选体位。嘱患者深呼吸，使横膈下移，通过下移的肝左叶作为透声窗，显示胰腺较完整。

（2）侧卧位：如果受检者胃肠气体较多，可采用左侧卧位或右侧卧位。

（3）半卧位及坐位：尤其在饮用水或口服胃肠超声造影剂时多采用此体位，目的在于此体位可使肝下移，利用肝为透声窗，同时使气体上升，便于显示胰腺。

（4）俯卧位：检查胰尾时，以脾和（或）肾为透声窗。

（5）立位：使肝明显下移，结合饮水检查，特别适用于肝左叶较小的患者。

## 二、检查方法

1.二维实时超声检查方法 患者取仰卧位，充分暴露上腹部，将探头置于剑突下，由头侧向足侧方向移动，在相当于第1 ～ 2腰椎水平至脐上5 ～ 10cm连续扫查，可显示胰腺的长轴切面声像图。由于几乎50%以上的斜型胰腺的头部较低而尾部较高，因此扫查此类胰腺时，探头应向左上适当倾斜，呈"左高右低"状态，沿胰腺长轴做斜断面扫查。扫查时，首先准确地显示脊柱椎体及其腹侧的腹主动脉、下腔静脉、肠系膜上动脉，再于腹主动脉和肠系膜上动脉的腹侧寻找脾静脉，脾静脉腹侧即可见呈长条形态的胰腺长轴切面。由于胰腺的形态和位置多变，有时仅在上腹部一个横切面或斜切面上很难显示全部胰腺，因此，可在不同的横切面或斜切面上分别显示胰头、胰体及胰尾部的声像图。

横切面和斜切面扫查后，旋转探头，再自上腹部正中线右侧、下腔静脉-正中线附近、门静脉-肠系膜上静脉、正中线左侧腹主动脉至锁骨中线右侧连续纵切扫查，可分别显示胰头、胰体的短轴切面声像图。有时沿脊柱左侧缘纵切面扫查能够显示部分胰尾。

由于胰尾位置不固定，变异较大，并受胃肠气体的干扰。因此经腹壁显示较困难。通常采用下列方法显示胰尾。

（1）仰卧位：沿腹主动脉长轴方向，使声束由胰体部向左侧胰尾部倾斜，以胰体作为透声窗显示胰尾。

（2）右侧卧位：于肋间隙做斜切或冠状切扫查，以脾、左肾为透声窗显示胰尾。

（3）俯卧位：于腰背部纵切或横切扫查，以左肾为透声窗显示胰尾。

2.多普勒超声显像方法 彩色多普勒超声显像和脉冲多普勒技术有助于识别胰腺位置、判定肿瘤性质及评价血管走行情况。在二维扫查的基础上可通过彩色多普勒显示胰腺内部及周围血管的分布和走行情况，在血管的长轴切面通过脉冲多普勒观察血流频谱的形态和测定

血流的参数来判定胰腺及周围血管有无异常。

## 三、扫查手法

1.上腹部左斜向扫查

（1）特征：可以在长轴切面观察胰腺实质和胰管。该扫查方法容易辨认胰腺，被作为基本扫查方法。

（2）观察范围：胰腺可以从胰头、胰体至胰尾部连续显示。

（3）要点：体部以脾静脉为显示标志，尾部可在左肋弓下显示，在半坐位吸气时更容易显示，有时在仰卧位呼气时也可以显示。

2.左肋间经脾的扫查

（1）特征：经脾更容易观察胰尾部。

（2）观察范围：可以显示出位于脾门附近的胰尾部。

（3）要点：显示胰尾时可把脾作为声窗，一旦见到脾门部的脾静脉便可显示出腹侧的胰尾，但检查时应注意避开消化管内的气体。

3.上腹部纵向扫查

（1）特征：纵向扫查便于辨认胰腺，并可以检测从胰头部至胰尾部在短轴切面上的大小和回声分布情况。

（2）观察范围：胰腺短轴切面上能够连续显示胰头至胰尾及其周围组织的情况。钩突部可于肠系膜上静脉的背侧显示。

（3）要点：胰头部应以位于肠系膜上静脉的长轴切面和胰头部背侧的下腔静脉长轴切面为标志。

4.胰头部检查 （图4-2-1，图4-2-2）

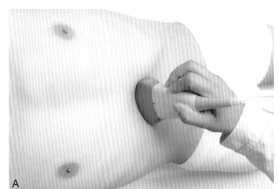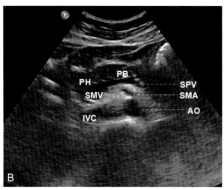

图4-2-1 上腹部左斜向扫查（A）及胰腺长轴切面图（B）

AO.腹主动脉；IVC.下腔静脉；SPV.脾静脉；SMV.肠系膜上静脉；PH.胰头；PB.胰体；SMA.肠系膜动脉

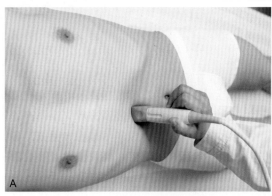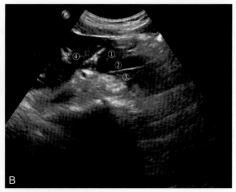

**图4-2-2　上腹部纵向扫查（A）及胰头部短轴切面图（B）**
①胰头部；②肠系膜上静脉；③钩突部；④部分肝左叶

5.胰体部检查　见图4-2-3，图4-2-4。

6.胰尾部检查　见图4-2-5至图4-2-9。

7.小结　胰腺钩突部位于肠系膜上静脉的背侧。胰头部要以下腔静脉或肠系膜上静脉作为标志，位于其腹侧。胰体部要以位于腹主动脉腹侧的脾静脉为标志。胰尾部要以脾静脉为标志，为了避开胃内气体，可将探头稍向右侧倾斜并往脾的方向移动。

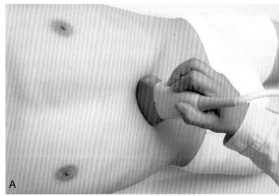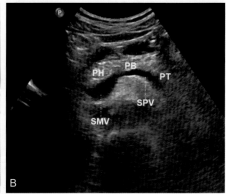

**图4-2-3　上腹部左斜向扫查（A）及胰腺长轴切面图（B）**
SMV.肠系膜上静脉；SPV.脾静脉；PH.胰头；PB.胰体；PT.胰尾

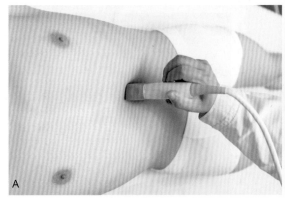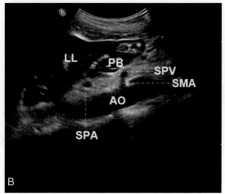

**图4-2-4　上腹部纵向扫查（A）及胰体部短轴切面图（B）**
AO.腹主动脉；PB.胰体部；SPV.脾静脉；LL.肝左叶；SPA.脾动脉；SMA.肠系膜上动脉

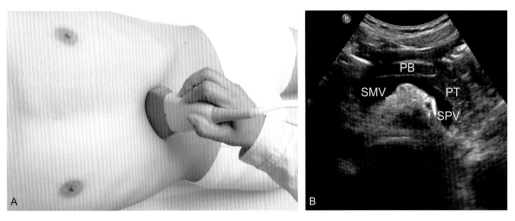

图4-2-5　上腹部左斜向扫查（A）及胰尾部长轴切面图（B）

PB.胰体；PT.胰尾；SPV.脾静脉；SMV.肠系膜上静脉

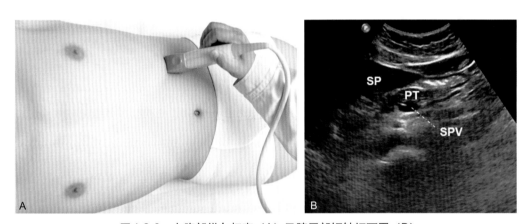

图4-2-6　上腹部纵向扫查（A）及胰尾部短轴切面图（B）

PT.胰尾；SPV.脾静脉；SP.脾

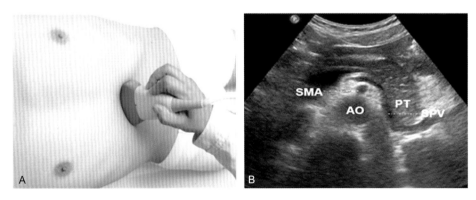

图4-2-7　左侧肋方下斜切扫查（A）及胰尾长轴声像图（B）

PT.胰尾；SMA.肠系膜上动脉；AO.腹主动脉；SPV.脾静脉

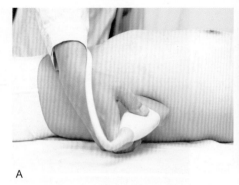
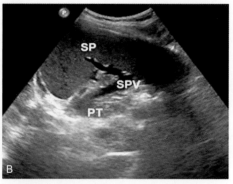

图4-2-8　左侧腹部肋间斜向扫查（A）及以脾脏为透声窗显示胰尾部声像图（B）

PT.胰尾部；SPV.脾静脉；SP.脾脏

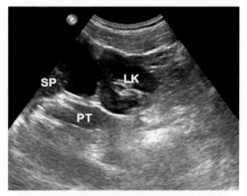

图4-2-9　左侧腰部扫查以肾脏及部分脾脏为声窗显示胰尾

SP.脾脏；LK.左肾；PT.胰尾；

## 四、正常胰腺声像图特点

1.正常成人胰腺声像图表现可呈蝌蚪形、哑铃形及腊肠形等形态，大致可分为胰头、胰体、胰尾三部分。正常胰腺边界光整，内回声均匀、细小，较之肝回声略高。随年龄的增长，胰腺逐渐萎缩，回声逐渐增强，边缘也变得不光整（图4-2-10）。

2.正常成人主胰管的管腔约2mm，餐后可达3～4mm，粗细均匀，光滑平整（图4-2-11）；随年龄增长管腔逐渐增粗，至老年期，主胰管甚至可达6mm，有的管腔还可变为粗细不均，呈结节状或串珠状及小囊状扩张。

## 五、胰腺测量及正常参考值

胰腺的测量主要以测量前后径（即厚度）

为主，并结合测量上下径。目前胰腺测量方法并未完全统一，正常值参考范围也尚不一致。

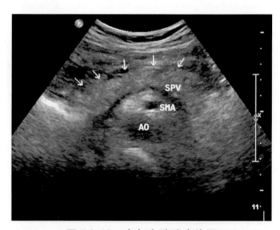

图4-2-10　老年人胰腺声像图

箭头所示为老年人胰腺。SPV.脾静脉；SMA.肠系膜上动脉；AO.腹主动脉

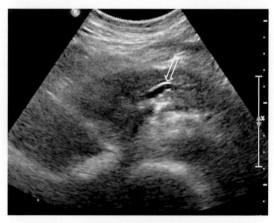

图4-2-11　进餐后扩张的主胰管的长轴切面

箭头所示为扩张的胰管

常见的胰腺测量方法有两种：切线测量法和最大前后径测量法。

1. 切线测量法 该测量方法于1977年由 Weill 提出。在胰腺的前后缘，根据胰腺走行的弯曲度，在前缘画出切线，并在胰腺的头、体、尾的测量处（切点）做垂直线测量出胰腺的厚度。在下腔静脉前方测量胰头，横切面应清楚显示胰头的内侧缘（脾静脉和肠系膜上静脉汇合处作为标记）；在肠系膜上动脉前方测量胰体，若肠系膜上动脉显示不清，在腹主动脉前方测量；在腹主动脉左侧方或左前外侧测量胰尾（图4-2-12）。

我国成人正常参考值如表4-2-1。

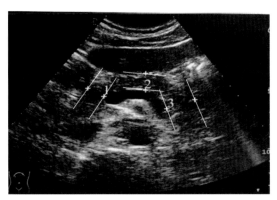

图4-2-12 切线法测量胰腺
1. 胰头厚径；2. 胰体厚径；3. 胰尾厚径

表4-2-1 我国成人正常胰腺超声参考值

（单位：cm）

| 部位 | 正常 | 可疑 | 增大 |
| --- | --- | --- | --- |
| 胰头 | < 2.0 | 2.1 ~ 2.5 | > 2.6 |
| 胰体、尾 | < 1.5 | 1.6 ~ 2.0 | > 2.1 |

西京医院成人正常胰腺超声参考值为胰头< 3cm，胰体< 2cm，胰尾< 2cm

2. 最大前后径测量法 显示胰头最大的胰腺横切面，在下腔静脉前方，胰腺后缘中点向前引垂直线到前缘，测量胰头；在主动脉前方测量胰体；在主动脉左侧方或左前外侧测量胰尾最大前后距离（图4-2-13）。

Claus Niederau 给出的成人最大前后径正常参考值，见表4-2-2。

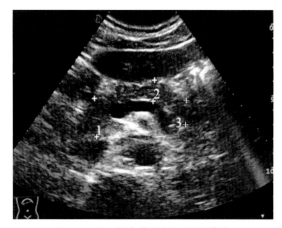

图4-2-13 最大前后径法测量胰腺
1. 胰头前后径；2. 胰体前后径；3. 胰尾前后径

表4-2-2 胰腺最大前后径正常参考值

（单位：cm）

| 部位 | 最大前后径（均数 ± 标准差） | 95% 位数 |
| --- | --- | --- |
| 胰头 | (2.2 ± 0.3) | 2.6 |
| 胰体 | (1.8 ± 0.3) | 2.2 |

两种胰腺测量法特点比较：两种胰腺测量法均在上腹部横切面上测量，对胰腺体部和尾部测量方法基本相同，测值范围也相近，主要区别在于对胰腺头部的测量，其测值范围相差比较大（图4-2-14）。胰腺头部切线测量法能反映胰腺的实际厚度，但要求胰腺前后缘的显示要清楚，由于胰头位于十二指肠框内，往往受

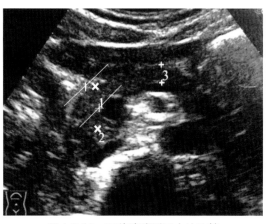

图4-2-14 两种胰腺测量方法比较
1. 胰头厚径；2. 胰头前后径；3. 胰体厚径或前后径

肠气的干扰显示不清，给测量带来困难。并且切线测量法切线的确定，对初学者来说实际操作相对繁琐，而前后径测量法相对简单容易。因此，目前推荐用前后径法测量胰腺头部，但并不排斥切线法测量。

## 六、扫查时的注意事项

1. 熟练掌握胰腺的解剖位置、体表投影及与周围脏器的毗邻关系，采用实时超声，由胰头侧向尾侧方向横切或斜切面扫查，利用好体表标志和周围血管作为参照。

2. 多切面连续探查，不断变换不同的体位、切面、手法等进行检查，逐步仔细地观察胰头、体和尾等各部，并对照分析不同切面的检查结果，从而做出准确的诊断。

3. 除测量大小外，需特别注意观察其结构形态、回声特征，以及与周围组织的关系，并结合临床病史做出诊断。

4. 部分胰腺因多种因素影响（如胃肠气体遮挡）无法显示，可以饮水或胃窗造影剂后检查，或者几天后复查。

5. 超声检查未发现明显异常，仍不能排除早期病灶，抑或可能存在较大的病灶。

## 七、常见的胰腺变异

因胰腺的发育过程比较复杂，可出现以下几种常见变异。

1. 异位胰腺  胰腺组织可异位于腹腔的任何位置，如胃、肠管、脾等的周围。

2. 胰腺分隔  因胚胎腹胰和背胰原基未融合所致，分别有两个独立的胰管系统，腹胰小，通过主乳头管引流；背胰大，通过副乳头管引流。

3. 副胰管独立开口  副胰管在胰腺内与主胰管分开，从近侧直接开口于十二指肠。

4. 环状胰腺  胰腺发育过程中的畸形，由于腹侧胰原基尖端固定，未能随同十二指肠向左旋转，故形成一带状的胰腺组织（一般宽约1.0cm）环绕着十二指肠，多在其降部的上段，并使十二指肠腔狭窄，出现胆管梗阻。环状胰腺是属于真正的胰腺组织，其中含有胰腺腺泡和引流管道，环状胰腺的胰管可与正常的胰管相通或直接开口于十二指肠。

## 八、超声报告的书写

1. 超声所见  胰腺大小：胰头____cm，胰体____cm，胰尾____cm（参考值：胰头＜3cm，胰体＜2cm，胰尾＜2cm），回声密集中等，分布均匀。

2. 超声提示  胰腺大小正常，图像未见明显异常。

# 第三节  胰腺疾病超声诊断

## 一、胰腺炎

【病理生理】  急性胰腺炎病理可分为急性水肿型和急性坏死型。以急性水肿型多见，病理改变为胰腺肿大、充血、水肿，腹膜后组织水肿，腹腔可有少量渗液。急性坏死型少见，其病理改变为胰实质的坏死、脂肪坏死、出血及炎性反应。急性胰腺炎继发感染可发展成脓肿、弥漫性胰腺炎，后期可形成胰腺假性囊肿。

慢性胰腺炎是各种因素引起的胰腺反复性或持续性的炎性改变，胰腺呈不规则结节状，质硬，有纤维组织增生或钙质沉着，并可伴胰管不同程度的狭窄和扩张，或伴假性囊肿形成、胰管内结石。

【临床表现】  急性胰腺炎患者在发病前常有暴饮暴食、进食高脂餐史或胆石症发作史。腹痛往往是最早出现也是最突出的症状，疼痛持续性逐渐加重，有后背和腰部牵涉痛。同时伴有恶心、呕吐、腹胀，还可伴有黄疸、发热、腹水、电解质紊乱、出血及休克症状。实验室检查可有血清、尿淀粉酶增高。

【超声表现及诊断要点】

**（一）超声表现**

1.急性胰腺炎

（1）胰腺多呈弥漫性肿大，形态发生明显改变，多以前后径增大为主。也可某一局部肿大明显，严重者胰头几乎呈圆球形。

（2）胰腺回声明显降低，低回声区内可有很弱的回声点，透声性增加伴后方回声增强；出血坏死型内部回声强弱不均，可有液化灶。

（3）肿大的胰腺可压迫下腔静脉或肠系膜上静脉等血管。

（4）继发实质的坏死、出血或脓肿时，可见胰腺周围有边界不规则之包块（图4-3-1），内为无回声或低回声，假性囊肿形成有相应声像图改变。

（5）慢性胰腺炎急性发作者，胰腺不规则肿大，回声增强，不均匀。

（6）超声造影可显示胰腺局部坏死、出血、血肿和假性囊肿形成，表现为无增强的相应声像图改变。

（7）胰管轻度扩张或不扩张，当胰液外漏时扩张可消失或减轻。

2.慢性胰腺炎

（1）胰腺轻度或中度肿大，轮廓尚规则或不规则。胰腺组织内回声增强，分布不均匀，有钙化灶时可见多个强回声，较大者可伴声影。

（2）主胰管扩张，表现为胰管管径呈不规则增宽或串珠样无回声区。扩张的胰管内如有结石可见强回声及其后声影（图4-3-2）。

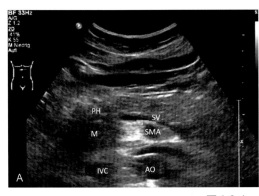
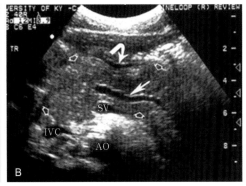

**图4-3-1 急性胰腺炎**

A.胰腺横切面显示胰头肿大、回声明显减低；B.主胰管扩张、胰腺周围积液。PH.胰头；M.肿块；SMA.肠系膜上动脉；IVC.下腔静脉；AO.腹主动脉；SV.脾静脉；直箭头为扩张的胰管，弯箭头为胰周积液，粗箭头为肿大胰腺边缘

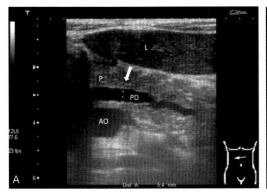
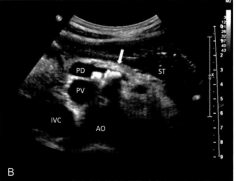

**图4-3-2 慢性胰腺炎**

A.线阵探头显示胰腺回声较强，不均匀，主胰管扩张（箭头所示）；B.凸阵探头显示胰腺回声较强，主胰管扩张伴胰管结石（箭头所示）。P.胰腺；ST.胃；L.肝脏；PV.门静脉；AO.腹主动脉；PD.胰管；IVC.下腔静脉

## （二）诊断要点

1.急性胰腺炎　胰腺多呈弥漫性肿大，也可某一局部肿大较明显，形态发生明显改变。

2.继发胰腺实质的坏死、出血或脓肿时胰腺周围有无回声区，或有低回声边界不规则的囊性包块。

3.慢性胰腺炎　胰腺形态不规则，回声增强、增粗；主胰管呈串珠样扩张，可合并有结石者呈强回声伴声影。

【鉴别诊断】

1.急性胰腺炎与胰腺癌相鉴别　局限性肿大的急性胰腺炎与胰腺癌在声像图上均可表现为低回声，但前者胰腺边缘规则、肿胀和饱满，探头加压检查出现明显压痛反应。而癌肿边缘不规则，向外突起或向周围浸润。有时两者鉴别很困难，需结合病史及血清淀粉酶检查。

2.急性胰腺炎与其他急腹症相鉴别　急性胰腺炎在临床上表现为急腹症，应与急性胆囊炎、胃肠穿孔、肠梗阻等其他急腹症相鉴别。胆源性胰腺炎可合并存在胆道系统急性炎症和结石。急性胃肠穿孔、肠梗阻时，膈下游离气体、肠腔积液、淀粉酶检查、X线腹部透视等均有助于鉴别诊断。

3.慢性胰腺炎与胰腺癌相鉴别　胰腺癌的肿块与慢性胰腺炎的局限性炎性肿块的声像图很相似，鉴别比较困难，特别是胰头部炎性肿块可引起临床黄疸，超声显示肝内外胆管扩张，易误诊为胰头癌，鉴别诊断应重视病史，并在超声引导下经皮细针穿刺活检确诊。

4.慢性胰腺炎与老年性胰腺相鉴别　老年人因胰腺组织萎缩、纤维组织增生及脂肪浸润增加，引起胰腺缩小，实质回声增强和边缘不规则，与慢性胰腺炎所致胰腺萎缩和回声增强的声像图相似。但老年人胰腺回声较均匀，而慢性胰腺炎回声粗糙，分布不均匀。结合临床病史一般可以鉴别。

【临床意义】　急性胰腺炎于急性期时，超声检查可以明确诊断、评估胰腺肿胀程度及液体渗出量。可发现合并症如胆道疾病、胰管阻塞，为临床正确选择治疗方法提供重要信息。超声还可观察胰腺炎的病程、随访胰腺炎恢复

情况及有无假性囊肿形成。

慢性胰腺炎与慢性胆囊炎、结石症、胃十二指肠溃疡、胰腺癌等临床表现很相似，故需要应用多种诊断方法来进行鉴别和确诊。超声诊断胆结石最为敏感和准确，经检查可以肯定或排除，但仍需注意两者是否并发。目前超声鉴别慢性胰腺炎与胰腺癌还有一定困难，尚需结合超声造影和其他诊断方法，综合分析和判断，必要时可行超声引导下经皮胰腺细针穿刺活检或针吸细胞学检查以求进一步明确诊断。

## 二、胰腺囊肿

【病理生理】　胰腺囊肿包括真性胰腺囊肿及假性胰腺囊肿两类。真性囊肿较少见，可分为先天性或后天性（潴留性），囊肿多较小，在胰腺腺体内，与胰腺导管相通。患者可能合并其他脏器的多囊病变，如多囊肝、多囊肾。胰腺创伤或急、慢性胰腺炎后，含有高浓度胰淀粉酶的胰液、血液等积聚于局部，刺激周围组织产生炎症反应，几周后纤维包裹，形成假性囊肿。急性胰腺炎时假性囊肿形成率为 $3.8\% \sim 11\%$。

【临床表现】　真性胰腺囊肿多数无临床症状，如为先天性多囊胰，胰腺增大明显时，可发现腹部包块。假性胰腺囊肿多曾有急、慢性胰腺炎或胰腺区创伤史，但早期可无症状。常因发展较大后发现腹部包块来诊治，或囊肿较大压迫周围脏器引起症状。假性囊肿破裂时可发生休克、腹膜炎或肠道症状、腹水征，而原腹部包块消失。

【超声表现及诊断要点】

### （一）超声表现

1.二维超声

（1）真性囊肿：胰腺组织内见一个或多个小液性无回声区，边界清楚，其后回声增强。多囊胰可局部或弥漫性增大，有多个大小不等的液性无回声区或呈蜂窝状（图4-3-3）。

（2）假性囊肿：胰腺的某一部位（以体、尾部多见）探查到圆形或椭圆形无回声区（图4-3-4A），边界清楚，少数内部可见散在点状回声，后壁及其后方增强，一般该部位正常胰腺结构消失。其余胰腺组织结构、形态、轮廓、

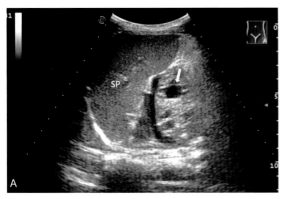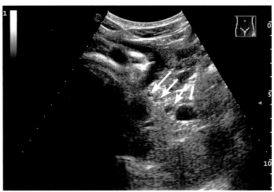

**图4-3-3 多囊胰腺**

A.经脾斜切（箭头所示为囊肿）；B.经左上腹横切面显示胰腺尾部多个大小不等的液性无回声区（箭头示）。SP.脾

大小、回声均基本正常。有时可见巨大假性胰腺囊肿（图4-3-4B），少数呈多房，内有多条带状分隔。有些囊肿可伴钙化或伴胰管结石，可见强回声团及声影。假性囊肿较大时可见周围器官、血管、胆道受压、移位等表现。一旦囊肿破裂可见腹腔液性无回声区。

2.超声多普勒 胰腺囊肿一般二维超声即可确诊，频谱多普勒对其诊断价值不大，彩色多普勒可显示囊壁是否有血流信号。

3.超声造影 超声造影时，囊肿液区内无造影剂显示，超声造影对胰腺小囊肿的诊断与鉴别诊断具有重要价值。

**（二）诊断要点**

1.真性囊肿 胰腺组织内见一个或多个小液性无回声区，边界清楚，内部呈无回声或多房样，后方回声增强。

2.假性囊肿 囊内液区透声性差，囊肿较大时可见周围器官、血管、胆道等受压、移位。

3.CDFI 囊肿内部无血流信号，部分囊壁可见少许血流信号。

4.超声造影 囊肿液区无造影剂增强。

**【鉴别诊断】**

1.胰腺假性囊肿与其他囊性病变相鉴别 位于胰头部假性囊肿应与胆总管囊肿、肝囊肿、肾囊肿相鉴别；位于胰体部者与肝囊肿相鉴别；位于胰尾部者与脾囊肿、左肾囊肿等相鉴别。超声根据各种病变的解剖位置关系，较易鉴别。

2.胰腺真性囊肿与假性囊肿相鉴别 真性囊肿小，在胰腺组织内部，其周围一般有正常胰腺组织回声。假性囊肿一般较大，一般胰腺某一部分被囊肿所占据，此部位无正常胰腺组织回声；假性囊肿多位于胰腺周围，与胰腺实

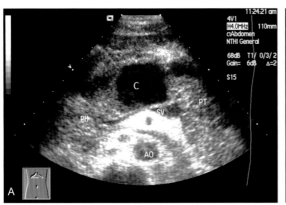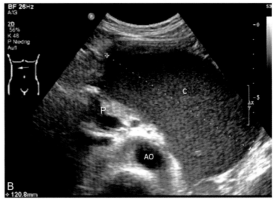

**图4-3-4 胰腺假性囊肿**

A.胰体部囊肿；B.胰尾部巨大囊肿。PH.胰头；PT.胰尾；SV.脾静脉；P.胰腺；C.囊肿；AO.腹主动脉

质分界不清；结合病史可帮助鉴别。

3.胰腺多房性囊肿与腹主动脉周围肿大淋巴结相鉴别　因腹腔内淋巴瘤或淋巴结肿大，多数在腹主动脉周围融合成堆，其声像图表现为多个低回声区相互毗邻，与多房囊性包块相似。应注意仔细观察其内回声，并辨认其与脾静脉、肠系膜上静脉等血管的关系，肿大淋巴结往往围绕血管分布。而胰腺囊肿位于这些血管前方。

4.胰腺假性囊肿与胰腺囊腺瘤（或癌）相鉴别　除了结合病史外，应采用彩色多普勒或超声造影观察包块的血流情况。胰腺假性囊肿行CDFI、超声造影检查时，囊肿液区内无血流信号、无造影剂增强；胰腺囊腺瘤（或癌）行CDFI、超声造影检查可显示其内分隔和乳头状实性回声结构内有血流信号和造影剂增强。

【临床意义】　胰腺真性囊肿和较小的假性囊肿因无临床症状，过去很少能做出诊断。现在术中或腔镜超声采用高分辨率超声显像可以检出直径1～2cm的胰腺囊肿。常规超声作为急性胰腺炎或胰腺创伤后的随访检查，可观察其预后及转归，对是否有假性囊肿形成及其大小、部位可及时提示、早期诊断，为临床治疗方案提供重要依据。目前所用胰腺的影像学检查法中，CT效果较好，但随着国内高端仪器的普及，超声对胰腺囊肿诊断的准确率提高，且方便、实用，可作为首选检查方法。

## 三、胰腺肿瘤

【病理生理】　胰腺肿瘤中包括外分泌胰腺肿瘤与内分泌胰腺肿瘤。外分泌胰腺肿瘤以腺癌多见，少见肿瘤为胰腺囊腺瘤，可恶变为胰腺囊腺癌。还有罕见的肉瘤等。内分泌胰腺肿瘤是发生于胰岛细胞的肿瘤，多见为良性，如常见的发生于分泌胰岛素的B细胞的胰岛素瘤，具有分泌功能，少数为无功能肿瘤。

【超声表现及诊断要点】

1.胰腺癌

（1）胰腺轮廓改变：胰腺内肿瘤较小者可见局部（前缘或后缘）稍向表面突出，使胰腺切面轮廓局限不规则。肿瘤较大时癌块呈不规则轮廓，有时呈蟹足状向四周浸润（图4-3-5）。

（2）胰腺肿块回声：多为低回声区，回声分布不均匀。少数由慢性胰腺炎恶变者可能为分布不均之强回声。肿瘤内有出血坏死时可见到液性暗区。

（3）胰头癌时可伴主胰管扩张。

（4）周围结构受压、移位、梗阻等：如下腔静脉、肠系膜上静脉之受压、变窄，胰头癌可引起肝内外胆道扩张。

（5）晚期可见转移征象：肝转移、淋巴结转移有相应声像图表现，腹水征等。

2.胰腺囊腺瘤和囊腺癌

（1）胰腺某一部位发现肿块图像，以体部、

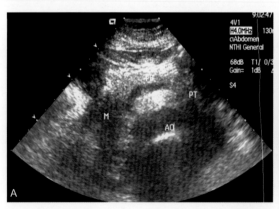
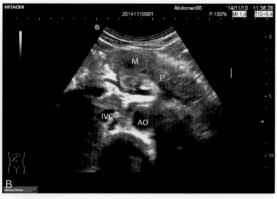

**图4-3-5　胰腺癌**

A.胰头部肿块，超声显示为低回声，边界不清；B.胰体部肿块，胰腺切面轮廓不规则，内部回声减低。AO.腹主动脉；M.肿块；PT.胰尾；P.胰腺；IVC.下腔静脉

尾部多见，一般边界清楚，呈圆形、椭圆形或分叶状。

（2）肿块常见声像图类型：多房囊性包块和混合性包块。多房囊性包块内为液性无回声区，内有多个带状分隔，呈多房、大小不等的腔，囊壁及分隔一般较为光滑、薄；混合性包块较小或早期超声图像表现为"假实性"高回声（图4-3-6A），磁共振成像（MRI）可显示为典型微囊图像（图4-3-6B）。有时显示壁或间隔上有实性乳头状回声结构突向腔内。部分可因多数小囊腔而呈蜂窝状小液性无回声区。

（3）包块较大者也可压迫周围器官及血管发生移位、受压等征象。

（4）胰腺囊腺癌与囊腺瘤在声像图上极为相似，两者很难区别，但若肿瘤生长较快，囊壁及间隔厚薄不均，囊内实质性肿块较大，形态不规则，或边界模糊，有周围浸润的特征，如肝内转移、淋巴结肿大、腹水出现，应考虑为囊腺癌。

（5）超声造影可观察囊腺瘤内分隔、乳头及囊壁的血供与灌注情况（图4-3-7），对良、恶性的判断有重要意义。

3.功能性B细胞瘤　声像图表现多数为边界清晰、圆形，内部回声为均匀的低回声，少数为强回声或较高回声。肿瘤平均直径大于1cm者，可在胰腺内见到边界整齐的均质低回声区（图4-3-8）。但肿瘤<1cm时，较难发现；彩色多普勒超声可见瘤体内有血流信号。结合功能

性B细胞瘤常有的典型临床症状，如突发性低血糖休克等可协助诊断。对超声不能发现肿瘤者，CT、MRI可帮助诊断。也可应用术中超声探查，能检出肿瘤，正确定位，对指导手术有重要意义。

4.无功能胰岛细胞瘤　上腹部（胰腺区）显示一包块图像，边界清楚，内部回声较低，不均匀，可伴有液性暗区，后方回声增强。患者一般起病隐匿且缺乏特异性症状，多因查体发现包块，包块较大时可压迫下腔静脉或其他邻近血管使其移位或管腔变窄。

【鉴别诊断】

1.胰头癌与Vater壶腹癌相鉴别　两者均可见到整个胆系的扩张，伴胰管扩张，故鉴别有一定困难。笔者认为多数病例可以鉴别，主要依据如下。

（1）在上腹横切面追踪观察扩张的胆总管，如显示正常回声的胰头并见胰头外后侧仍有扩张胆总管结构回声，则考虑Vater壶腹癌可能性大。

（2）胰头癌较易显示肿块，Vater壶腹癌不易显示包块。

2.胰头癌与胆总管下段肿瘤相鉴别　胆总管下段肿瘤位于胆管腔内，而胰头大小及回声正常。

3.胰体癌与肝尾叶肿瘤相鉴别　注意观察肿块是否随肝脏活动常可鉴别。也可饮水观察，胰体肿瘤应在胃后方见到。

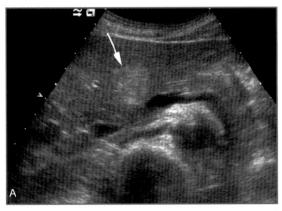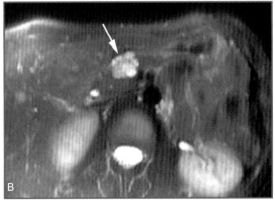

**图4-3-6　浆液性囊腺瘤**

A.超声图像表现为"假实性"高回声病灶（箭头所示）；B.MRI显示为典型微囊图像（箭头所示）

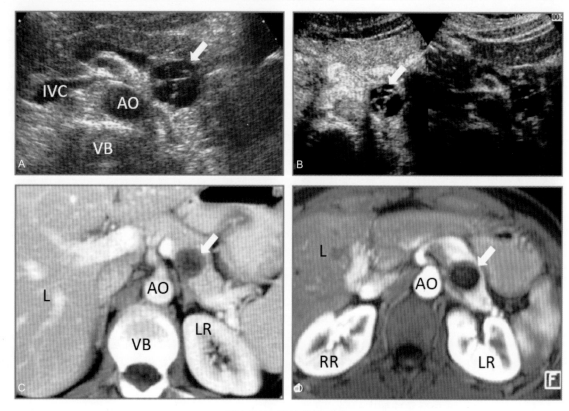

**图4-3-7　黏液性囊腺瘤**

A.常规超声显示病灶内分隔；B.超声造影示分隔有血流灌注；C、D分别为CT和磁共振成像。箭头所示为包块。AO.腹主动脉；L.肝；IVC.下腔静脉；VB.椎体，LR.左肾；RR.右肾

4.胰尾癌与左肾上极肿瘤、左肾上腺肿瘤相鉴别　观察脾静脉与肿瘤关系可鉴别，脾静脉在肿块后方，则为胰尾包块。

5.胰腺肿瘤与腹主动脉周围肿大的淋巴结相鉴别　主要根据胰腺有无正常图形及包块与血管的关系。

6.胰腺囊腺瘤和囊腺癌相鉴别　两者图像类似难以鉴别。但如间隔较厚，实性部分较多，应考虑有恶性的可能。

【临床意义】　超声显像诊断胰腺癌准确率较高，特别是胰头癌，因伴有胆系扩张或胰管扩张，超声易于检出和确诊。与CT、ERCP、PTC等检查一样能取得相似的结果。但超声对小于2cm的小胰腺癌的检出和诊断，对慢性胰腺炎与胰腺癌鉴别诊断尚存在一定困难，尚需应用其他诊断方法相互补充，综合判断。近年来，国外文献报道应用超声内镜（EUS）将探头置入胃腔，通过胃壁观察胰腺，可明显提高小胰腺肿瘤的检出率。

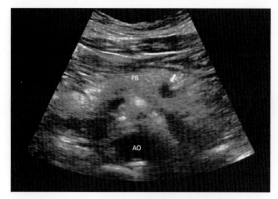

**图4-3-8　功能性B细胞瘤（胰岛素瘤）**

PB.胰体；AO.腹主动脉。箭头所示为肿瘤

## 四、胰腺创伤

【病理生理】　胰腺创伤因其损伤程度不同

临床表现差异较大。单纯性胰腺挫伤时胰腺充血、水肿,挫伤较重时胰腺组织破坏、出血,形成血肿、脓肿或假性囊肿。胰腺外伤的分型有以下几种。

1.挫伤型:胰腺有点状出血、血肿,但被膜完整,腹腔无液体渗出。

2.裂伤型:无主胰管损伤的各种类型胰腺损伤。

3.主胰管损伤型。

【临床表现】 临床表现因损伤类型和范围而异,可有不同程度的休克、腹痛及腹膜刺激症状等。

【超声表现及诊断要点】

1.二维超声声像图

(1)胰腺轻度损伤者,一般因水肿而导致胰腺体积增大,回声减低或局部回声强弱不均,边界较规整。如局部损伤者,胰腺局部回声强弱不均,或局部有边界不清较强回声区的血肿形成(图4-3-9A)。

(2)损伤严重者,胰腺破裂、断裂时,胰腺形态不完整,胰腺回声高低不均匀,胰周及腹腔内可见无回声区。

(3)后期可见胰腺假性囊肿形成(图4-3-9B),继发感染可发生胰腺脓肿,脓肿壁厚而不规则,在无回声区内可有点状、片状低回声,为组织碎屑和脓液。

2.超声造影 轻度胰腺损伤,胰腺呈均匀增强,后期同步消退。胰腺周围可见线样少量无增强区,提示有渗出性改变。严重胰腺损伤时,如出现出血、血肿时胰腺周围可见线样少量或团片状无增强区。胰腺周围如见到大片状无增强区,边界清晰,壁薄而光整,可提示为假性囊肿。

【临床意义】 胰腺外伤为急腹症,凡上腹部创伤者都应考虑胰腺损伤的可能,应用超声检查可发现胰腺形态大小、回声异常,结合超声造影判断胰周及腹腔内有无积液、血肿及活动性出血,给临床诊断与治疗提供必要的参考依据。如胰腺正常也可做出排除性诊断。尤其在上腹部手术后,对术后发热、上腹疼痛、上腹肿块的患者进行超声检查,有助于判断有无

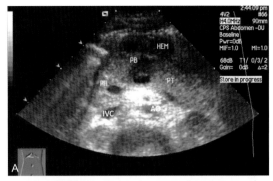

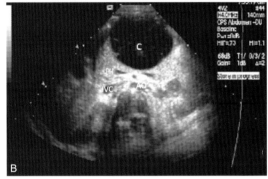

**图4-3-9 胰腺损伤伴血肿、假性囊肿**

A.超声显示胰周血肿;B.超声显示胰周囊肿。PH.胰头;PB.胰体;HEM.血肿;PT.胰尾;C.囊肿;IVC.下腔静脉;AO.主动脉

胰腺水肿、出血及假性囊肿形成。

超声可作为临床诊断胰腺疾病的首选检查方法。由于胰腺的解剖位置关系,超声检查方法要求多体位或饮水后观察,可提高超声诊断的准确率。超声对急性胰腺炎、胰周围积液、胰腺假性囊肿、胰腺肿瘤的诊断价值较高;对慢性胰腺炎的诊断敏感性较低。彩色多普勒和超声造影有助于胰腺区血肿及囊性病变的鉴别,常规二维超声可直观显示胰腺病变所致周围血管受压移位征象。

(周晓东 郝纪锟)

## 主要参考文献

[1] 曹海根,王金锐.实用腹部超声诊断学.2版.北京:人民卫生出版社,2005

[2] 关根智纪.腹部超声入门.万晓荆,译.北京:人民军医出版社,2015

[3] 年卫东.超声内镜引导下细针抽吸活检术.中国医刊,2013,48(4):14-15

[4] 钱蕴秋.超声诊断学.2版.西安：第四军医大学出版社,2011

[5] 施红,蒋天安.实用超声造影诊断学.北京：人民军医出版社,2013

[6] 田艳涛,王成锋,赵心明,等.不同影像学检查对胰腺癌肿瘤大小及周围组织浸润的前瞻性评估.中华肿瘤杂志,2008

[7] 田艳涛,赵平,王成锋,等.内镜超声检查对胰腺癌可切除性的评估.中华消化内镜杂志,2004, 21（4）: 232-234

[8] 张文颖,金震东.内镜超声在胰腺假性囊肿和胰腺脓肿治疗中的应用.中国医刊, 2013, 48（4）: 5-7

[9] 中国医师协会超声医师分会.腹部超声检查指南.北京：人民军医出版社,2013

[10] Agarwal B, A bu-H amda E, Molke KL, et al. Endoscopic ultrasound guided fine needle aspiration and multidetector spiral CT in the diagnosis of pancreatic cancer.Am J Gastroenterol, 2004, 9（5）:844-850

[11] Bang S, Suh JH, Park BK, et al.The relationship of anatomic variation of pancreatic ductal system and pancreaticobiliary diseases. Yonsei Med J, 2006, 47:243-248

[12] Bast BC, Kuff DW, Pollock RE.2000.Holland-Frei Cancer Medicine // Wolff RT, Abbruzzese JL, Evans DB. Neoplasm of the Exocrine Pancreas.Harcourt: Asia Pte.Ltd, 2000:1437-1464

[13] Brogna A, Bucceri AM, Catalano F,et al. Ultrasonographic study of the Wirsung duct caliber after meal.Ital J Gastroenterol, 1991, 23:208-210

[14] D'Onofrio M, Malagò R, Zamboni G,et al. Contrast enhanced ultrasonography better identifies pancreatic tumor vascularization than helical CT. Pancreatology, 2005, 5:398-402

[15] D'Onofrio M, Zamboni GA, Malagò R,et al. Resectable pancreatic adenocarcinoma: is the enhancement pattern at contrast-enhanced ultrasonography a pre-operative prognostic factor? Ultrasound Med Biol, 2009, 35:1929-1937

[16] Hammond N, Miller F, SiIca G,et al. Imaging of cystic disease of the pancreas. Radiol Clin N Am, 2002, 40:1243-1262

[17] Kersting S, Konopke R, Kersting F,et al. Quantitative perfusion analysis of trans-abdominal contrast-enhanced ultrasonography of pancreatic masses and carcinomas. Gastroenterology, 2009,137:1903-1911

[18] Korobkin M, Silverman PM, Quint LE. Francis IR CT of the extraperitoneal space: normal anatomy and fluid collections.Am J Roentgenol, 1992,159:933-941

[19] Loren I, Lasson A, Fork T,et al.New sonographic imaging observations in focal pancreatitis.Eur Radiol, 1999, 9:862-867

[20] Martinez-Noguera A, D'Onofrio M. Ultrasonography of the pancreas. 1.Conven-tional imaging. Abdom Imaging, 2007, 32:137 - 149

[21] Seufferlein T, Bachet JB, Van Cutsem E, et al. Pancreatic adenocarcinoma: ESMO–ESDO Clinical Practice Guidelines for diagnosis, treatment and follow-up.Ann Oncol, 2012, 23（Supplement 7）: 33–40

[22] Tawada K, Yamaguchi T, Kobayashi A,et al. Changes in tumor vascularity depicted by contrast-enhanced ultrasonography as a predictor of chemotherapeutic effect in patients with unresectable pancreatic cancers. Pancreas,2009, 38:30-35

[23] van Wamel A, Bouakaz A, Bernard B,et al. Controlled drug delivery with ultrasound and gas microbubbles.J Control Release,2005, 101:389-391

[24] Yu J, Fulcher AS, Turner MA, et al. Normal anatomy and disease processes of the pancreatoduodenal groove: imaging features. Am J Roentgenol, 2004, 183:839-846

[25] Yu J, Turner MA, Fulcher AS, et al. Congenital anomalies and normal variants of the pancreaticobiliary tract and the pancreas in adults: part 2, Pancreatic duct and pancreas.Am J Roentgenol,2006, 187:1544-1553

# 第5章 脾

## 第一节 脾解剖概要

脾位于左季肋区第9～11肋骨的深面，其长轴与肋骨一致。脾呈扁圆形，分脏膈两面、前后两缘和上下两极。膈面隆凸，朝向外上方与膈肌相贴；脏面凹陷，近中央处为脾门，是血管、神经、淋巴等出入之处。脾脏前上方与胃体、胃底相贴，后下方与左肾及左肾上腺邻近，前方下毗邻结肠脾曲，脾门前内侧是胰尾部。脾脏形态、大小存在个体差异，一般长10～12cm，宽5～7cm，厚3～4cm(图5-1-1)。

脾动脉起自腹腔动脉干，沿胰腺上缘迂曲走行至脾门，距脾门3cm左右处分成2～7个分支进入脾实质。脾静脉与脾动脉伴行，在脾门处由3～6个属支汇合，在胰腺后方、脾动脉下方走行。脾动脉内径4～5mm，脾静脉内径5～8mm。

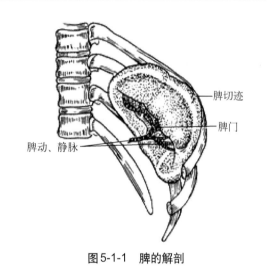

图5-1-1 脾的解剖

脾切迹
脾门
脾动、静脉

## 第二节 脾超声检查手法、常用切面及测量

### 一、检查前准备

1. 仪器选用 脾的检查一般多选用凸阵弧形探头，也可采用扇形探头或线阵探头，探头频率多用2.5～3.5MHz，儿童可用5MHz。

2. 患者的准备 检查者多以空腹检查效果最佳，饮食后也可检查，但图像显示不及空腹检查清晰。如遇胃肠气体干扰大，可酌量饮水使胃适度充盈，通过胃作为声窗进行检查。检查时行有效的腹式呼吸并屏气有助于清晰显示脾。

3. 患者的体位
(1) 右侧卧位：为脾超声检查最常用的体位。此时脾的位置往前下方移动，便于从肋间不同切面扫查脾脏。
(2) 仰卧位：主要在不易变动体位的检查者或需显示脾脏冠状面时采用，但易受肋骨遮挡影响。
(3) 俯卧位：较少用。主要在其他体位不能显示脾、需与其他脏器病变鉴别时或需要清晰显示脾下极时采用。

## 二、扫查手法

患者取右侧卧位，探头置于腋前线至腋后线间第7~11肋间逐一进行斜切。常规于通过脾门显示脾静脉时取得肋间斜切面图，此时可以测量脾的厚度和长径；继之将探头移至左肋缘下，如探查脾，观察脾大程度，需要时可测量其在肋缘下的厚度和长径。此外也可在仰卧位时将探头置于腋中线至腋后线做冠状切面，以了解其位置，并可测量其上下径。

## 三、标准切面及测量方法

### 1. 标准切面

（1）左肋间切面：取右侧卧位或仰卧位。探头置于第9~11肋间，调整探头角度，可获取近乎脾脏长轴的斜切面。这是观察脾的形态、内部结构及脾血管的最常用的切面（图5-2-1）。

（2）冠状切面：取右侧卧位或仰卧位。探头置于左腋后线至左腋中线，可显示脾脏的冠状切面（图5-2-2）。

（3）左肋下斜切面：仰卧位，在脾大或显示脾门结构与周围组织关系时采用。

（4）背部肋间切面：俯卧位，在左肩胛线与腋后线之间扫查。

### 2. 测量方法

（1）径线测量：主要指脾的最大长径和厚度。脾的最大长径是指在脾脏声像图上，内上缘至外下缘间的距离（图5-2-3中白线）；厚度是指以脾膈弧面做切线到脾门处的距离（图5-2-3中黑线）。脾的大小正常值范围见表5-2-1。

（2）面积测量：日本学者Koga计算脾的面积的公式$S=K×a×b$。其中，$S$代表脾的纵断

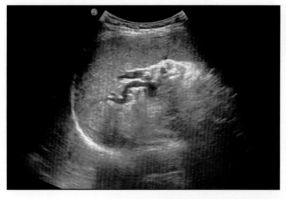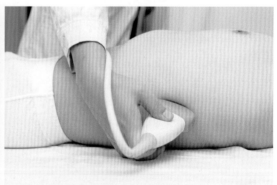

图5-2-1　脾长轴切面（左肋间切面）声像图及对应体表的声窗位置

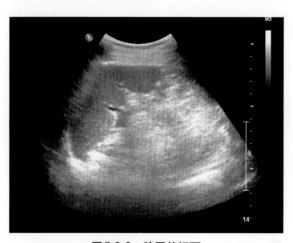

图5-2-2　脾冠状切面

表5-2-1 脾的大小正常值范围

| 脾 | 长径（cm） | 厚度（cm） | 面积 |
|---|---|---|---|
| 成年男性 | 8～12 | <4 | $S=K×a×b$ |
| 成年女性 | 8～12 | <3.8 | $S=K×a×b$ |
| 儿童 | 无固定值，以脾的形态及脾下缘与左肋下缘关系 | | $S=K×a×b$ |

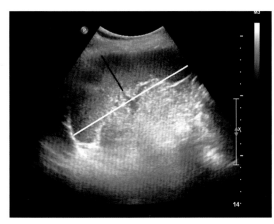

图5-2-3 脾的各线测量

面积，$a$为长径，$b$为厚度，$K$为常数，一般为0.8～0.9。正常人$K$取0.8，脾大患者$K$取0.9。

## 四、扫查时的注意事项、观察要点

1.注意事项 正常脾声像图表现为：脾膈面呈弧形结构，光滑而整齐，脏面略陷，可见脾门切迹，回声较强。脾实质回声非常均匀，回声强度稍低于或接近于肝，比肾皮质的回声略高。

2.观察要点

（1）注意观察脾的数目，是否有副脾及其数量、大小。

（2）脾的形态、大小、边缘及内部回声。

（3）脾实质内有无占位性病变。

（4）脾血管的内径、走行及其分支情况。

（5）脾的周围脏器有无病变，以及与脾的关系。

## 五、超声报告的书写

1.超声所见 脾脏大小：长径＿＿cm，厚度＿＿cm（参考值：长径8～12cm，厚度＜4cm），回声暗淡均匀。

2.超声提示 脾大小正常，图像未见明显异常。

# 第三节 脾脏疾病超声诊断

## 一、脾大

【病理生理】 脾大多为其他疾病的继发性改变引起。常见病因：①梗阻性，如肝硬化等引起的门静脉高压症；②感染性，如败血症、伤寒、疟疾等；③血液病，如白血病、某些贫血及原发性血小板减少性紫癜等；④结缔组织病和代谢性疾病；⑤脾内较大的占位病变也可导致脾大。

【超声表现及诊断要点】

（一）二维超声表现

1.脾增大 表现为长度、厚度均增大。

2.脾大程度的划分 通常分为3度。

（1）轻度：超过正常值，平静吸气时脾下缘在肋下4cm以内。

（2）中度：脾门切迹变浅、下缘圆钝，各径测量值明显增大，平静吸气时脾下缘超过肋下4cm，但未超过脐平面。

（3）重度：形态明显失常，脾门切迹消失，平静吸气时脾下缘超过脐平面。

3.脾实质 呈均匀分布的低回声，超声无特异性改变。或脾实质内局灶异常回声，即脾内显示囊性、实性或混合性肿块表现。

4.脾静脉系统扩张 脾静脉及脾内静脉明显增粗，脾静脉主干内径＞0.8cm，脾门处分支＞0.5cm，脾内分支＞0.3cm。

## （二）诊断要点

具备二维超声表现中的第1条可诊断脾大，结合第2条可判断脾大的程度。具备第1、4两条可提示门静脉高压症的诊断。具备1、3两条可提示脾占位性病变引起的局限性畸形肿大。

【临床意义】　二维超声显像即可诊断脾大，尤其是无症状脾大，可根据脾大的程度、形态、内部回声、血管的多少，结合病史、临床表现及其他检查结果，多能提示导致脾大的原因，尤其对门静脉高压性脾大的诊断有很大帮助。但弥漫性脾大的声像图无特异性，单从脾本身难以确定病因。

## 二、脾囊肿

【病理生理】　脾囊肿可分为真性脾囊肿和假性脾囊肿。真性者囊壁有上皮被覆，如上皮样囊肿、内皮囊肿、某些寄生虫性囊肿和多囊脾。假性脾囊肿少见，多为血肿或梗死吸收后形成，囊壁为结缔组织。

【超声表现及诊断要点】

### （一）超声表现

1.脾实质内见圆形、椭圆形无回声区，单个，较大，囊壁光滑，囊后方回声增强（图5-3-1）。

2.囊肿较大可致脾外形不规则，呈局限性肿大。

3.多囊脾为脾实质内多数大小不等的囊腔，分布较密集。常合并多囊肝、肾。

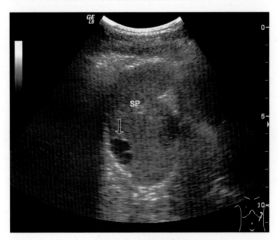

**图5-3-1　脾囊肿**

箭头示囊肿；SP.脾

4.假性囊肿内部可显示纤维状分隔光带及弥漫性细点状回声。

### （二）诊断要点

具备声像图表现中的第1条可明确诊断脾囊肿。假性囊肿除应具备第1、4两条外，要密切结合病史。多囊脾声像图极富特征性，具备第3条可明确诊断。

【鉴别诊断】　假性囊肿应与真性囊肿相鉴别。除具备明显的外伤史、脾梗死史及囊肿内分隔光带及弥漫性点状回声外，超声引导下经皮囊肿穿刺抽吸囊液化验有助于两者的鉴别。

【临床意义】　超声诊断囊性病变准确性高。根据囊肿内部及囊壁的回声的变化，有助于囊肿的性质、来源的判断。

## 三、脾脏实性肿瘤

【病理生理】　常见的脾脏原发性良性肿瘤有脾血管瘤、脾错构瘤、脾淋巴管瘤及脾纤维瘤等。常见的脾脏原发恶性肿瘤有脾原发性恶性淋巴瘤、脾血管肉瘤；脾脏继发性恶性肿瘤常见有淋巴瘤、黑色素瘤。

【临床表现】　良性肿瘤可无明显症状；恶性肿瘤表现为左上腹痛、发热、脾大及左上腹肿块，晚期有消瘦、贫血等恶病质表现。

【超声表现及诊断要点】

### （一）二维超声特点

1.脾多肿大，呈局限性肿大或弥漫性肿大，也可大小正常。

2.脾实质回声异常，其内显示圆形、椭圆形或不规则形实性肿瘤回声，肿瘤大小、数目及内部回声不一，常见肿瘤有以下几种。

（1）脾血管瘤：脾实质内单个或多个，边界清晰，多呈不均匀的强回声区，也可呈网格状（图5-3-2）。

（2）脾恶性淋巴瘤：表现为均匀低回声病变。霍奇金病多为脾实质内弥漫性小结节状病灶，多数直径1cm左右（图5-3-3）；非霍奇金淋巴瘤多为单个或数个较大病灶，边界清晰，内部回声多不均匀。

（3）脾转移癌：脾实质内单个或多个低回声病灶，分布欠均匀，可呈"牛眼征"。

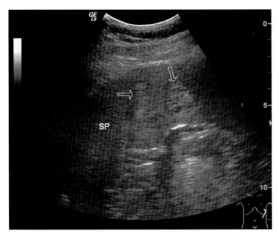

**图5-3-2 脾血管瘤**

箭头所示血管瘤，内回声呈网格状；SP.脾

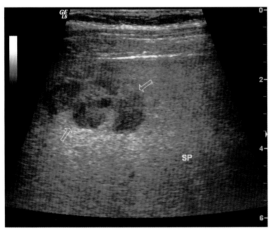

**图5-3-3 脾恶性淋巴瘤**

脾大，箭头所示低回声区为淋巴瘤；SP.脾

### （二）彩色多普勒超声特点

原发恶性肿瘤（如恶性淋巴瘤）多表现为瘤内供血丰富的高速动脉血流；转移癌则瘤内多不显示血流，提示肿瘤少血供；良性肿瘤中脾血管瘤为少血供，内部不显示血流或有少许血流，加压后消失。

### （三）介入性超声特点

脾实性肿块需确诊者，可在实时超声引导下，用21～22G细针穿刺肿块，切取组织或抽吸细胞，明确肿块的病理性质。

【鉴别诊断】 发现肿块时，应先与来自邻近脏器如胰尾、左肾及左肾上腺的肿块相鉴别。肿块较大难以鉴别时，位于脾动脉前方者

多源自脾，位于脾动脉后方者多源自胰尾。再结合病史及声像图特征区分肿瘤和非肿瘤性病变，必要时行超声引导下细针穿刺活检，明确诊断。

【临床意义】 二维超声容易发现0.5cm以上的脾肿瘤，声像图特点结合临床表现可能有助于肿瘤的诊断和鉴别诊断。

## 四、脾外伤

【病理生理】 脾质地柔软，脾外伤在腹部脏器闭合性损伤中最常见。左上腹或左腰部顿挫伤易累及而发生脾破裂，形成脾包膜下血肿、脾内血肿、脾破裂出血及腹腔积血。

【临床表现】 临床表现为左上腹疼痛，失血量大则有休克表现。

【超声表现及诊断要点】

1.脾真性破裂 脾包膜回声明显不规则或连续性中断，或脾局部边缘不整，内部为低回声伴无回声区。

2.脾实质内血肿 脾实质内可见不规则的无回声或低回声区，有杂乱的分隔光带，病程长则血肿机化呈强回声条索。血肿边缘不整，无囊壁回声（图5-3-4A）。

3.脾包膜下血肿 脾实质边缘与脾包膜之间出现条带状、梭形或不规则的无回声区或低回声区（图5-3-4B）。

4.脾周围血肿 早期脾周围出现无回声区，血肿形成后呈不规则低回声区。

5.腹腔积血 少量积血最早在肝肾隐窝和（或）盆腔出现无回声区，或侧卧位在低位处见无回声区；大量积血则全腹腔探及无回声区。

【临床意义】 超声可直观显示脾真性破裂及实质内或包膜下血肿。当出血量少、创伤较轻时，超声不易显示脾破裂处，但可根据脾周积液（血）及腹腔积液（血），结合外伤史判断脾外伤的存在，应在报告上注明检查时间，密切观察随诊。

## 五、脾梗死

【病理生理】 脾动脉分支被栓塞即形成脾梗死。常见于血液病脾大患者，风湿性心脏病

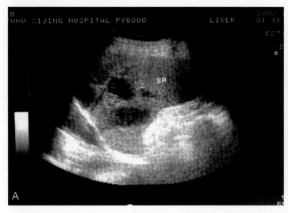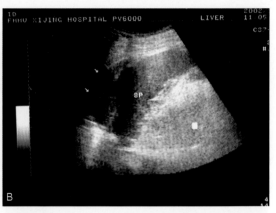

**图5-3-4　外伤后脾破裂**

A.实质内血肿，脾大，脾实质内见不规则无回声或低回声区；B.包膜下血肿，脾大，箭头所示为包膜下血肿。SP.脾脏

左心系统血栓脱落、动脉硬化和胰尾部的肿瘤、炎症诱发脾动脉血栓也可形成。脾梗死多发生在脾前缘，病灶大小不等，多呈楔形，底面朝向包膜，尖端指向脾门。

【临床表现】　患者常出现左上腹剧痛，后期可有发热。

【超声表现及诊断要点】

（一）超声表现

1.脾大或变形，见于多发性梗死范围较大者。

2.梗死灶呈楔形或不规则形，常位于脾前缘切迹处，大小不一，可单发或多发。

3.梗死灶周边多为低回声，内部为不均匀的中等偏强回声及不规则的无回声区。陈旧性梗死则内部呈强回声区，后方可有声影。

（二）诊断要点

尖端指向脾门的楔形病变及局部血流消失为典型脾梗死的声像图改变，结合临床多可确诊。对于不典型病例，尤其出现液化坏死或合并感染时，应注意与脾脓肿、脾肿瘤、脾包虫病相鉴别。

【临床意义】　超声能明确判断梗死灶的范围、区分新鲜梗死与陈旧梗死，对多发性梗死和不规则形梗死，需密切结合临床以免与其他病变混淆。

## 六、脾脓肿

【病理生理】　脾脓肿多继发于全身性感染疾病。脾梗死、脾血肿及脾动脉结扎或栓塞术后也可继发感染，形成脾脓肿。

【临床表现】　患者常有高热、左上腹痛，牵涉到左肩、左胸痛等表现。

【超声表现及诊断要点】

1.脾实质内见单个或多发不规则形的液性暗区，其内有散在点状、片状回声，后方回声增强。脓肿内有气体时，气体强回声后方可出现特征性的多重反射回声。

2.囊壁较厚，厚薄不均，内缘不光整，呈虫蚀样。

3.脾大，形态饱满。

4.在超声引导下经皮细针穿刺抽吸脓肿，可达到诊断和治疗目的。

【临床意义】　超声可诊断典型的脾脓肿，可观察其病理变化和随访治疗效果。穿刺抽吸可以治疗。

## 七、脾先天性异常

【病理生理】　数目异常：副脾较常见，发生率15%～40%；脾缺如多见于婴幼儿，常合并心脏大血管畸形；多脾患者常于体检时发现，无临床表现。位置异常：脾脏反位罕见，多合并肝、心脏及大血管反位；脾脏异位则由于脾蒂和韧带过长，可异位于盆腔或右下腹。

【超声表现及诊断要点】

1.副脾　脾门及胰尾附近见单个或数个边界清楚的圆形低回声区，有包膜，回声强度同脾脏。

2. 脾缺如 左季肋部多切面扫查及整个腹部、盆腔均未显脾图像。

3. 多脾 于脾区探及多个椭圆形低回声区，大小不等，回声与脾组织相似。彩色多普勒可探及多个回声区内血供均来自脾动脉。

4. 脾反位 脾位于右季肋区，肝位于左季肋区，多合并心脏及大血管畸形。

5. 脾异位 脾区无典型脾脏图像，而在附近（游走脾）、盆腔及右下腹探及脾脏图形（图5-3-5），追溯该肿块血供来自脾动脉。

【鉴别诊断】 副脾应与脾门肿瘤及肿大淋巴结相鉴别。副脾回声与脾相同，有包膜，呈球形，血供与脾脏同来自脾动脉。淋巴结或肿瘤组织回声常较脾脏低，血供来源不同，动态观察可持续增大。

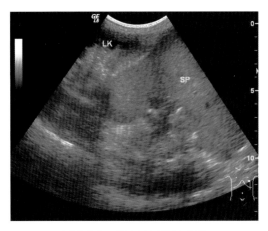

图5-3-5 游走脾脏位于盆腔

LK.左肾；SP.脾脏

（郑敏娟 李 轲）

### 主要参考文献

[1] 周永昌，郭万学. 超声医学.4版.北京：科学技术文献出版社，2003

[2] 关根智纪.腹部超声入门.万晓荆，译.北京：人民军医出版社，2015

# 第6章 胃 肠

## 第一节 胃肠道解剖概要

### 一、胃

胃是消化管最膨大部分（图6-1-1），其大小、位置和形态因胃充盈程度、体位及体形等状况而不同。除有容纳食物和分泌胃液外，还有内分泌功能。胃大部分位于腹上部的左季肋区，分前后两壁、上下两缘和出入两口。胃前壁朝向前上方，后壁朝向后下方。胃上缘凹向右上方称为胃小弯，其最低点弯度明显折转处，

称为角切迹，是胃体与幽门部在胃小弯的分界。下缘凸向左下方称为胃大弯。胃的入口称贲门，与食管相续；出口称幽门，连接十二指肠。通常将胃分成4个部分：贲门附近的部分称贲门部；贲门平面以上的部分称胃底；自胃底向下至角切迹之间的部分，称胃体；自角切迹向右至幽门的部分，称幽门部。在幽门部大弯侧有一不甚明显的浅沟称中间沟，此沟将幽门部分为右侧的幽门管和左侧的幽门窦。临床上胃溃

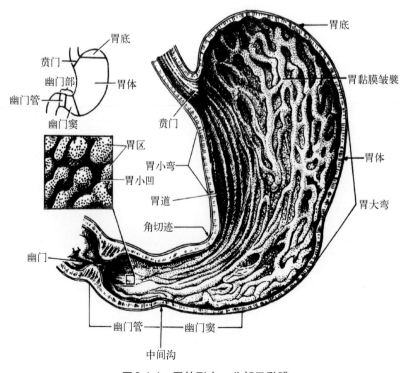

图6-1-1 胃的形态、分部及黏膜

疡和胃癌多发生于胃的幽门窦近胃小弯处。

胃壁由黏膜层、黏膜下层、肌层和浆膜四层构成。胃黏膜形成许多皱襞，胃小弯处的4～5条纵行皱襞较为恒定；在幽门形成环行皱襞，突向腔内，称为幽门瓣。上皮向黏膜深部下陷构成大量腺体（胃底腺、贲门腺、幽门腺），它们的分泌物混合形成胃液，对食物进行化学性消化。胃肌层由三层平滑肌构成，外层纵形，中层环形，内层斜行，其中环形肌最发达，在幽门处特别增厚形成幽门括约肌。幽门括约肌和幽门瓣具有控制胃内容物排入十二指肠及防止肠内容物逆流回胃的作用。

## 二、小肠

小肠是消化管中最长的一段，成人的小肠全长5～7m。上端起自幽门，下端在右髂窝与盲肠相接，可分为十二指肠、空肠和回肠三部分。小肠是对食物进行消化、吸收的主要部位，并具有某些内分泌功能。

十二指肠介于胃和空肠之间，呈"C"形

包绕胰头（图6-1-2）。按其部位不同，可分为上部、降部、水平部和升部。十二指肠上部长约5cm，自幽门行向右后方，至胆囊颈附近急转向下延续为降部，其转折处为十二指肠上曲。由于其肠壁薄，管径大，黏膜面光滑平坦无环状襞，故临床上常称此段为十二指肠球部，是十二指肠溃疡的好发部位。十二指肠降部长7～8cm，于第1～3腰椎和胰头的右侧贴近右肾内侧缘前面下降，至第3腰椎右侧弯向左行，移行为水平部，折转处即十二指肠下曲。降部的黏膜环状皱襞发达，在其后内侧襞上有一纵行皱襞，皱襞下端有一圆形隆起称十二指肠大乳头，是胆总管和胰管的共同开口处，胆汁和胰液由此流入小肠。在十二指肠大乳头上方1～2cm处，可见十二指肠小乳头，是副胰管的开口处。十二指肠水平部又称为下部，长约10cm，自十二指肠下曲起始，向左横行至第3腰椎左前方续于升部。十二指肠升部最短，仅2～3cm，自水平部末端起始，斜向左上方，至第2腰椎体左侧转向下，形成十二指肠空肠曲，

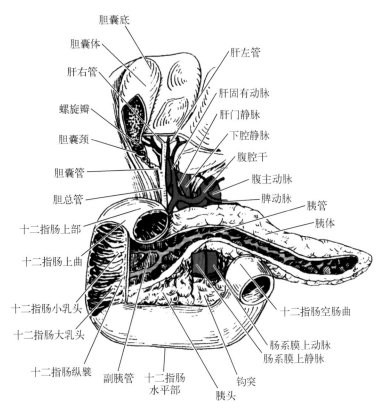

**图6-1-2 胆道、十二指肠和胰（前面）**

移行为空肠。十二指肠空肠曲由十二指肠悬肌固定于右膈脚上，十二指肠悬肌和包绕于其下端表面的腹膜皱襞共同构成十二指肠悬韧带，又称Treitz韧带，是手术中确认空肠起始部的重要标志。

空肠约占空回肠全长的2/5，主要占据腹膜腔的左上部。回肠占远侧3/5，一般位于腹膜腔的右下部（图6-1-2）。空肠和回肠之间并无明显界限，在形态和结构上的变化是逐渐改变的。空肠与回肠的黏膜形成许多环状襞，襞上有大量小肠绒毛，大大扩大了黏膜的表面积，有利于营养物质的消化和吸收。从外观上看，空肠管径较大，管壁较厚，血管较多，颜色较红，呈粉红色；而回肠的管径较小，管壁较薄，血管较少，颜色较浅，呈粉灰色。在小肠的黏膜层和黏膜下层内含有两种淋巴滤泡，即孤立淋巴滤泡和集合淋巴滤泡。前者分散于空肠与回肠黏膜内，后者多见于回肠下部，有20～30个，呈梭形，其长轴与小肠长轴一致，常位于回肠的对系膜缘。肠伤寒并发的肠穿孔或肠出血多发于集合淋巴滤泡。

此外，约2%的成年人，在距回肠末端0.3～1m的回肠对系膜缘上，有长2～5cm的囊状突起，自肠壁向外突出，称Meckel憩室，此为胚胎时期卵黄囊管未完全消失形成的。Meckel憩室易发炎或合并溃疡穿孔，因其位置靠近阑尾，在临床上其症状与阑尾炎很相似。

## 三、大肠

大肠是消化管的下段，长约1.5m，起自右髂窝，止于肛门，可分为盲肠、阑尾、结肠、直肠和肛管5个部分。大肠的主要功能是吸收水分、维生素和无机盐，并将不消化的食物残渣以粪便的形式排出体外。

除直肠、肛管与阑尾外，结肠和盲肠具有3种特征性结构，即结肠带、结肠袋和脂肪垂。结肠带有3条，由肠壁的纵行肌增厚而成，沿肠的纵轴排列，3条结肠带均汇集于阑尾根部。结肠袋的形成是由于结肠带短于肠管的长度，使肠管皱缩，呈囊状向外膨出而成。肠脂垂为沿结肠带两侧分布的许多脂肪突起。以上3个特征

是在腹部手术中，鉴别大肠和小肠的主要标志。

盲肠是大肠的起始部（图6-1-3），位于右髂窝内，长6～8cm。盲肠下端为盲端，上续升结肠，左侧与回肠末端相连，以回盲口与升结肠及回肠为界。回盲口处肠壁肌增厚，覆盖黏膜形成上、下两个半月形的皱襞，称回盲瓣。此瓣既可防止内容物逆流回小肠，又可控制小肠内容物进入盲肠的速度，使食物在小肠内充分消化吸收，在回盲瓣下方约2cm处，有阑尾的开口。

阑尾为一蚓状突起，其根部连于盲肠后内侧壁，并经阑尾口通盲肠腔。远端游离，长5～7cm。阑尾的位置取决于盲肠的位置，通常与盲肠一起位于右髂窝内，少数情况下可随盲肠位置的变化而出现异位阑尾，如高位、低位等。尽管阑尾根部固定，但阑尾体和尖端活动性较大，与回盲部的关系有回肠前位、回肠后位、盲肠下位、盲肠后位和回肠下位（盆位）等。国人通常以回肠前位（27.97%）、盆位（26.14%）和盲肠后位（24.05%）多见。由于盲肠的3条结肠带均在阑尾根部集中，故沿结肠带向下追踪，是寻找阑尾的可靠方法。

阑尾根部的体表投影，通常在脐与右髂前上棘连线的中、外1/3交点处，称McBurney点（麦氏点）。急性阑尾炎时，在此点附近常有明显压痛，对诊断具有一定帮助。

结肠是介于盲肠与直肠之间，围绕于空、回肠周围的一段大肠，可分为升结肠、横结肠、降结肠和乙状结肠4个部分。升结肠是盲肠向上延续的部分，沿腰方肌和右肾前面上升至肝右叶下方、弯向左侧形成结肠右曲或称肝曲，移

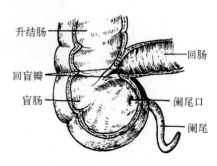

图6-1-3　盲肠内腔及阑尾

行于横结肠。横结肠左端到脾的下部，折向下形成结肠左曲或称脾曲，续于降结肠。左髂嵴平面以下的一段结肠位于腹下部和小骨盆腔内，全长呈"乙"形弯曲，称乙状结肠，在第3骶椎平面续于直肠。乙状结肠通过乙状结肠系膜连于盆腔左后壁，因此乙状结肠的活动度较大，常成为乙状结肠扭转的因素之一。

直肠位于盆腔内（图6-1-4），全长10～14cm，从第3骶椎平面贴骶尾骨前面下行，穿过盆膈移行于肛管。直肠并非笔直，在矢状面上形成两个明显的弯曲，即直肠骶曲和直肠会阴曲。直肠骶曲凸向后，与骶骨盆面弯曲一致。直肠会阴曲是直肠绕过尾骨尖形成凸向前的弯曲。当临床进行直肠镜或乙状结肠镜检查时，应注意这些弯曲，以免损伤肠壁。直肠下段肠腔膨大，称直肠壶腹。直肠内面常有3个直肠横襞，由黏膜及环形肌构成。其中最大而明显的直肠横襞位于直肠右侧壁，距肛门约7cm，可作为直肠镜检时的定位标志。

肛管是盆膈以下的消化管，长3～4cm，上续直肠，末端止于肛门（图6-1-4）。肛管内面有6～10条纵行的黏膜皱襞，称肛柱，内有血管和纵行肌。肛柱下端之间有半月形的黏膜皱襞相连，称肛瓣。每一肛瓣与其相邻的两个肛柱下端之间形成开口向上的小隐窝，称肛窦，其底部有肛腺的开口。粪屑易积存在肛窦内，如发生感染可引起肛窦炎，严重者可导致肛门周围脓肿或肛瘘等。

通常将肛瓣边缘与肛柱下端的锯齿状环形线称齿状线（或称肛皮线）。此线以上的肛管内表面为黏膜，来源于内胚层，为单层柱状上皮；以下的肛管内表面为皮肤，来源于外胚层，为复层扁平上皮。在齿状线的下方有一宽约1cm的环形区域称肛梳，表面光滑，呈浅蓝色，深

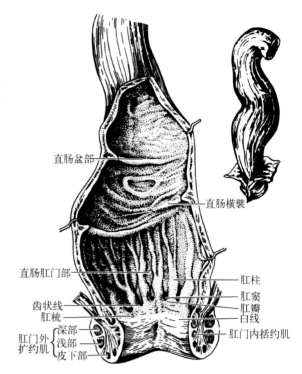

**图6-1-4　直肠和肛管**

部有静脉丛。肛梳下缘有一不甚明显的环形线称白线（或称Hilton线），此处恰为肛门内、外括约肌的分界处，活体肛诊时可触得一环行浅沟即括约肌间沟。在肛梳部的皮下组织和肛柱部的黏膜下层内含有丰富的静脉丛，病理情况下静脉曲张，并向肛管腔内突起形成痔。发生在齿状线以上的称为内痔，齿状线以下的称为外痔，跨越齿状线上、下的称为混合痔。肛管周围有内、外括约肌环绕。肛门内括约肌属平滑肌，是肠壁环行肌增厚而成，有协助排便的作用，但无括约肛门的功能。肛门外括约肌为骨骼肌，围绕在肛门内括约肌的外下方。肛门外括约肌有较强的控制排便功能，括约肌收缩可阻止粪便的排出。

# 第二节　胃肠道超声检查手法、常用切面及测量

## 一、检查前患者准备

1.检查通常安排在上午空腹状态下，检查前一晚清淡软食，不宜食用易产气食物，然后禁食至检查结束。

2.检查前8～12h禁止饮水，必要时给予缓泻药或胃肠减压。

3.宜在X线钡剂造影或纤维内镜检查之前进行，若受检者已行钡剂或内镜检查，可延至次日或钡剂排尽后检查；急腹症患者可不必受此限制。

4.幽门梗阻患者因胃内有较多潴留物，一般可直接检查；如若使用充盈剂，检查前需洗胃并抽尽胃内潴留物。

5.肠管检查前一晚应进流食，睡前服用缓泻药，晨起排便并清洁灌肠（一般用37～38℃生理盐水800～1500ml，或采用按比例稀释的胃肠超声显影剂。液体量可根据病变部位、体型、梗阻程度增减）；检查前排便；乙状结肠及直肠上段检查应嘱受检者充盈膀胱。

## 二、仪器的准备和调节

高分辨率实时超声诊断仪是进行胃肠超声检查的理想仪器。一般检查条件设置为腹部条件。探头一般选用凸阵和线阵两种，凸阵探头作为首选，线阵探头作为次选和检查较浅表部位时使用。根据受检者年龄、胖瘦程度及病变深度选择不同的频率，一般成年人经腹检查采用3.0～5.0MHz，小儿、体形瘦的成年人、浅表区域和术中胃肠超声可采用5.0～7.0MHz或更高频率；内镜超声采用5.0～17.0MHz或更高频率。

## 三、检查体位

1.胃超声检查　患者一般采用仰卧位。应用造影剂或饮水后取左侧卧位经肋下扫查胃底部（或左侧经脾冠状切面补充扫查胃底部），取仰卧位或坐位扫查胃体；取右侧卧位于右上腹扫查幽门、胃窦、幽门管和十二指肠；为排除空气干扰，有时需取坐位或俯卧位做补充扫查。超声内镜检查的体位视内镜类型和检查部位而定。

2.肠道超声检查　患者通常采用仰卧位。应用充盈法做十二指肠超声检查时可采用仰卧位、坐位或右侧卧位，观察液体自胃窦与幽门流经十二指肠情况，也可采用右斜位（右上肘部支撑床）或半坐位（或半坐斜位）仔细观察液体流经时十二指肠肠壁、肠腔情况。空肠、回肠多采用仰卧位扫查。行结肠灌水或灌造影

剂超声检查时则辅以左、右侧卧位或垫高臀部，利用显示左半或右半结肠，可获得较好效果。经直肠扫查，取左侧卧位并屈髋，或取膀胱截石位。超声内镜检查的体位视内镜类型和检查部位而定。为排除空气干扰，有时需取坐位或俯卧位做补充扫查。

## 四、扫查方法

### （一）胃的扫查方法

首先做腹部常规空腹检查，按解剖分区扫查，按横向或纵向从右向左、从上向下做一系列扫查，对可疑区域分别检查，以了解腹部大致情况、有无胃潴留及有无胃壁隆起等征象。然后服充盈剂按标准切面进行检查（图6-2-1，图6-2-2）。

*1.食管下段-贲门切面*

（1）长轴切面：探头斜置于左季肋下近剑突侧，声束指向后上方，于肝左叶后方显示食管下段和贲门长轴切面声像图，呈倒漏斗状。其颈部为食管下段，膨大部分为贲门，两者交界区为横膈食管裂孔处，饮水时可以清晰显示水在管腔内通过的情况（图6-2-3）。

（2）短轴切面：探头置于剑突下，与长轴切面垂直，于肝左叶后方近膈部显示食管横断面，呈椭圆形低回声环状结构。中心强回声团为食管腔回声。声束向下扫查，显示贲门部呈内腔逐渐扩大的环状结构（图6-2-4）。

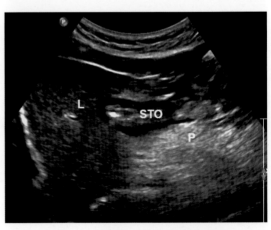

**图6-2-1　空腹时，正常胃的声像图**

L.肝脏；STO.胃；P.胰腺

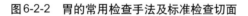
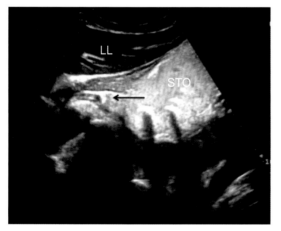
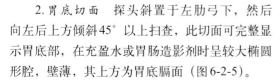
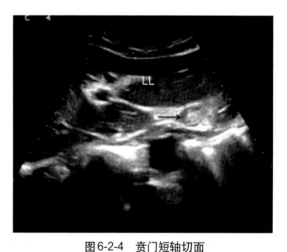

图6-2-2　胃的常用检查手法及标准检查切面

图6-2-3　食管下段-贲门长轴切面

LL.肝左叶；STO.胃腔；箭头所指为贲门长轴

图6-2-4　贲门短轴切面

LL.肝左叶；箭头所指为贲门短轴呈"靶环样"或"纽扣样"

2.胃底切面　探头斜置于左肋弓下，然后向左后上方倾斜45°以上扫查，此切面可完整显示胃底部，在充盈水或胃肠造影剂时呈较大椭圆形腔，壁薄，其上方为胃底膈面（图6-2-5）。

3.胃体切面

（1）长轴切面：探头在左上腹部沿在长轴移动扫查，显示胃体前、后壁及其下方胃大弯下缘。后方与胰体、尾部毗邻（图6-2-6）。

（2）短轴切面：探头在左上腹横向移动扫查，即可显示胃体短轴切面声像图。胃体短轴切面呈椭圆形，声像图左侧为胃大弯，右侧为胃小弯，后壁紧贴胰腺。

4.胃角切面　探头置于上腹部正中连续移动横向扫查，即可获得类似"∞"形的胃角部声像图，患者右侧为胃窦，左侧为胃体，"∞"形的连接处是胃角（图6-2-7）。

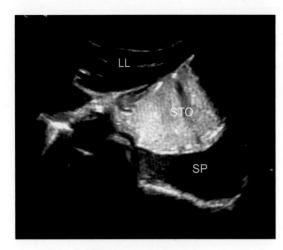

图 6-2-5 胃底切面

LL.肝左叶；STO.胃；SP.脾

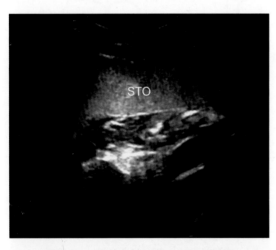

图 6-2-6 胃体长轴切面（STO.胃腔）

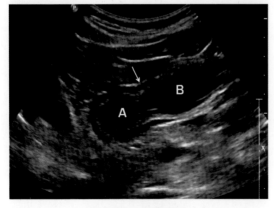

图 6-2-7 胃角切面

A.胃窦；B.胃体；箭头所指为胃角

5.胃窦切面

（1）长轴切面：探头斜置右上腹，然后以其不同的倾斜度扫查，获取该部位最长的胃腔声像图，即为胃窦部长轴声像图；调节声束方向与幽门管平行，显示胃窦的前后壁、幽门与十二指肠球部。幽门随蠕动波周期性开放。

（2）短轴切面：旋转探头90°向左右或上下连续扫查，即可获得胃窦短轴声像图。声像图形态与胃体相似。

6.胃冠状斜切面 探头斜置于左上腹，向右方倾斜连续扫查，即可显示胃的冠状切面。此法对胃小弯及胃角的观察效果较好。

根据以上标准切面检查方法，在胃充盈理想后，使用分辨率较高的仪器，基本能完整显示出胃各部分的声像图及胃壁结构。

（二）肠管的扫查方法

1.空腹常规筛选检查 首先在腹部对小肠和大肠区域做空腹常规探查，以了解腹腔及肠道的大概情况，如有无压痛点、包块、肠道扩张、肠管积液及腹水等。再对可疑区域进行重点检查。对腹腔肠管扫查时，可按解剖分区，或横向或纵向，从右向左，从上向下进行部分重叠式的系列扫查。

2.十二指肠检查 饮水或服用胃肠超声造影剂500～800ml后，探头纵置于右上腹，显示胃窦及幽门后，其上部分别向右移动扫查约60°、向左移动扫查约30°。此范围内可获得完整的十二指肠球部、降部及水平部声像图，而升部不易辨认。扫查时还需采取不同体位仔细观察十二指肠肠壁、肠腔及蠕动情况，并可配合 Valsaval 动作或加压以获得较佳声像图效果（图6-2-8）。

3.空肠、回肠检查 空肠、回肠分布迂回、范围广，位居整个腹腔，空肠多位于左上腹和中腹部，回肠多位于中下腹和右下腹部。饮水或胃肠超声造影剂500～1000ml后30min，使小肠适度充盈，有利于超声检查空肠和回肠。探头扫查切面无特殊规范。扫查时可将腹腔划分为5～6个纵向区域，用凸阵探头或宽基底的高频探头进行部分重叠式的全面扫查，即"割草坪"式扫查。该扫查适宜选用较稀的超声耦

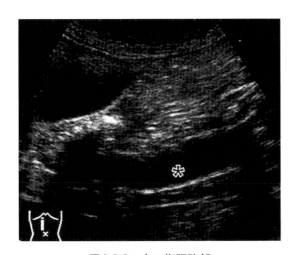

**图6-2-8 十二指肠降部**
右上腹纵切扫查，胆囊的内下部管状结构。*.十二指肠降部

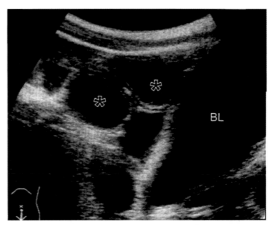

**图6-2-10 右下腹正常回肠**
*.充盈后的回肠；BL.膀胱

曲和脾曲的位置较高，可通过肝脏、脾脏或肾脏做声窗探查（图6-2-11，图6-2-12）。

合剂。也可综合运用横切、纵切及斜切等扫查方法，以脐部为主，向上腹、下腹、左右侧腹做连续移动扫查。发现异常回声时可局部进行多方位多切面扫查，必要时结合患者呼吸运动加以辨别（图6-2-9，图6-2-10）。

4.结肠检查 超声检查结肠通常是在灌肠的同时进行。患者首先取左侧卧位经肛管置管，然后仰卧位灌注生理盐水，沿乙状结肠→降结肠→脾曲→横结肠→肝曲→升结肠→盲肠（回盲部）的肠管逆行顺序做经腹观察。扫查中可随时调整探头切面，分别以横切、纵切或斜切来检查结肠各段的情况。值得注意的是结肠肝

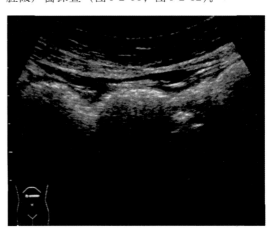

**图6-2-11 正常横结肠（未灌肠）长轴切面**
图中腔内弧形强回声团为粪石

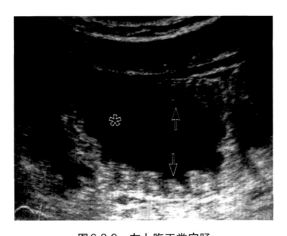

**图6-2-9 左上腹正常空肠**
*.充盈后的空肠，箭头所示为黏膜皱襞

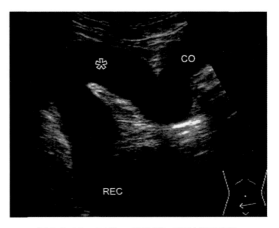

**图6-2-12 正常乙状结肠（清洁灌肠后）**
*.肠腔充盈；CO.降结肠；REC.直肠上段

5.直肠检查 经腹扫查时，需充盈膀胱于耻骨联合上方做盆腔扫查。于前列腺或子宫后方观察直肠长轴、短轴，尽量扫查到直肠下段。经直肠扫查时，需排便，不必充盈膀胱，采取左侧卧位并屈髋屈膝，选用腔内探头经肛门扫查。

6.阑尾检查 首先选用3.0～3.5MHz凸阵探头对右下腹阑尾区进行探查，在发现可疑异常回声区域或最大压痛点后选用5MHz以上的高频线阵探头扫查，以便清晰显示肿胀阑尾及阑尾周围的情况。在急性阑尾炎的超声检查中需要一种特殊检查手法，即逐级加压扫查法：首先通过适度加压，将阑尾区肠管和脂肪压扁或移位，消除肠气干扰，减少探头与阑尾之间的距离，为高频探头的使用创造条件，从而可以得到更高质量的图像；然后通过加压清晰显示右侧髂血管，此次加压为清晰显示阑尾、判断阑尾是否肿胀的有效加压。在此基础之上还有不能压闭的管样结构，就需要仔细观察是否是肿胀阑尾。为避免疼痛，加压时宜缓慢而轻柔。

## 五、胃肠道正常声像图

### （一）正常胃肠道声像图共同特征

1.胃肠层次结构 正常胃肠壁层次结构清晰、连续性良好，厚度均匀，管壁无异常增厚、结节或肿物隆起，表面不应出现异常凹陷（如溃疡）且管壁回声无异常减低或增强。

2.可压缩性 正常管壁柔软，管腔张力低，管腔可以压闭而无压痛。

3.管腔 有无扩张、局部狭窄、变形或移位，腔内有无潴留。

4.胃肠蠕动 正常胃肠有生理性蠕动。例如，进标准餐后，胃蠕动约每20s一次。自胃体向幽门部呈节律性、对称性管壁收缩。蠕动波在声像图上呈小丘状隆起，每分钟蠕动≥2次或幅度不变者为正常，每分钟蠕动＜2次或幅度减弱者为蠕动减弱，未见蠕动或病变处蠕动中断者称为蠕动消失。十二指肠、空肠、回肠均有活跃的蠕动功能，小肠无蠕动、蠕动亢进或频繁出现逆蠕动，均为异常。一般进食后3～5min开始出现蠕动波，老年人可延迟到10min。

### （二）胃正常声像图

1.空腹时正常胃声像图 空腹胃的声像图随其潴留液多少、收缩状态及切面部位的不同而各异，可以表现为"月牙形""马鞍形"及"椭圆"形，其中心部强回声为腔内气体、黏液及内容物的混合回声，若胃内大量气体时，后方常伴有"不清洁"声影。中心强回声与周围强回声间的低回声带是正常胃回声。

2.饮水后正常胃声像图 饮水后胃腔充盈呈无回声区，内散在微小气泡及黏液形成的强回声点，易浮动。胃腔周围可显示正常胃壁结构，多显示为五层平行排列的结构（图6-2-13），

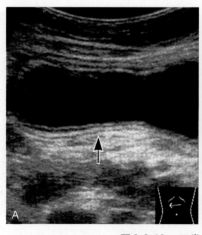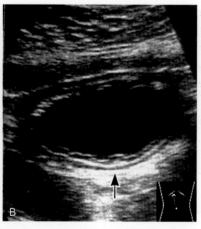

**图6-2-13 正常胃壁的五层结构**

A.胃长轴切面；B.胃短轴。箭头所示为胃肠壁，内侧至外侧分别为黏膜层、黏膜肌层、黏膜下层、固有肌层、浆膜层

自胃腔或肠腔由内向外依次显示为高回声—低回声—高回声—低回声—高回声，即为"三高二低"或"三明二暗"的回声，三层高回声呈细线状，二层低回声呈粗线状；第一层高回声线相当于黏膜层及其黏膜表面产生的界面回声，第二层低回声线相当于黏膜肌层，第三层高回声线相当于黏膜下层，第四层低回声线相当于固有肌层，第五层高回声线相当于浆膜层及浆膜外组织产生的界面回声。

正常胃壁结构的显示还受探头声束与胃壁的垂直程度、胃腔充盈程度及局部声束聚焦度的影响。比较之下胃窦部、胃体后壁易于显示，而胃底部和胃体前壁组织层次显示困难。

3.口服胃肠超声造影剂的正常胃声像图 服用造影剂时，超声图像清晰地显示食管下段及贲门部的造影剂通过，无潴留现象。局部胃壁回声规则，厚度均匀，表面光滑，管腔无狭窄。胃底部充盈佳，变换检查部位，可清晰显示胃壁的膈面及脾面，其界线清楚。

**（三）肠道正常声像图**

1.十二指肠声像图 随幽门的开放，十二指肠球部呈间歇充盈，形态规整，边界清晰。充盈法超声检查可显示清楚的肠壁层次，其黏膜面平坦。球部大小形态随蠕动或幽门开放而发生有规律变化，球内回声随之移动。十二指肠降部和水平部肠腔规整，形态规则，边界清楚，肠壁黏膜面可见纤细的黏膜皱襞回声，肠壁层次结构清晰完整。

2.小肠声像图 小肠包括空肠和回肠。空腹状态时小肠因肠气干扰较多，通常超声显示不理想。对空肠、回肠的界线，超声也难以区别。当肠腔充盈时，小肠壁呈扭曲的线状中等回声，空肠壁的黏膜面可见纤细的黏膜皱襞回声，回肠壁的黏膜面则相对光滑、平坦。空肠肠管内气体或液体常以低回声出现，当以低回声为主时，肠管短轴切面酷似实性结节或淋巴结、长轴切面酷似肠壁增厚，有时可观察到流动现象，难以与轻度扩张区分。此时，观察有无肠蠕动现象可区分是否为实性结节或肠壁增厚，另外，可采用局部加压手法加以鉴别，压

瘪者为正常肠管。回肠肠管内多以气体为主，短轴切面呈团状，表面壁薄呈线状，餐后蠕动增强，饮水后1～2h也可见液体存在及蠕动征象（未饮水不会出现此征象）。小肠肠管回声可随呼吸出现有规律移动。

3.结肠声像图 空腹状态下超声仅根据结肠的解剖与体表投影进行扫查，将探头沿结肠长轴方向滑动扫查，可找到特征性的结肠声像图，即成串排列的强回声团并伴后方声影。每个强回声团为结肠袋内含气的内容物。结肠袋之间的低回声细小间隔为半月襞。对于腹腔气体较大的患者，有时仅可显示肠腔内容物回声，但难以显示和辨认肠壁结构。经灌水或充盈剂后，肠腔气体消失，肠壁呈连续的线条状略强回声。乙状结肠、脾曲、肝曲的肠壁可扭曲，肠腔宽度较均匀，肠壁黏膜整齐、光滑。充盈法超声检查可能显示与胃壁5层结构相似的肠壁层次结构（图6-2-14）。回盲部通常难以显示。

4.阑尾声像图 阑尾位于盲肠下内侧，开口于回盲瓣下方的盲肠内后壁，呈细蚯蚓状盲管，长7.0～9.0cm。阑尾位置因人而异，变化很大，常见位置有回肠前或后位、盲肠下位、盲肠后位及盆腔后位等。正常阑尾超声不易显示，国外报道其显示率为50%～60%。正常阑尾纵切面呈盲管状结构，横切面呈同心圆形，管壁层次清晰，柔软并可压缩。

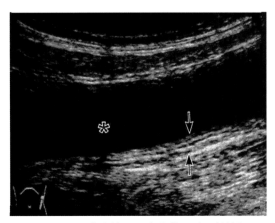

**图6-2-14 正常降结肠（清洁灌肠后）长轴切面**

*．充盈的肠腔，箭头所示为肠壁5层结构

## 六、常用测量方法及正常参考值

1.贲门管外径　贲门管外径是指在贲门长轴切面上,贲门前后壁浆膜层至浆膜层之间的距离。在贲门长轴切面上,贲门外径一般不大于1.5cm,管壁不大于0.6cm。

2.胃壁和肠壁厚度　胃壁和肠壁厚度是指胃、肠壁浆膜面与黏膜面回声之间的厚度。胃壁厚度受胃腔充盈量的影响,一般正常人胃腔充盈500～600ml内容物时,其厚度0.3～0.5cm。幽门肌处壁厚不超过0.6cm(新生儿则<0.4cm)。

3.肠腔内径　在未加压的横切面声像图上,测量肠壁黏膜面与对侧黏膜面之间的短径为肠腔内径。

4.十二指肠球面积　测量十二指肠球部面积是在其充盈最大时停帧进行的。把球部近幽门端的最长短轴径定为底边,底边与球部顶端垂直的径线为高,再以"底×高÷2"的公式计算,即可得出球部面积。

5.胃肠道的常用正常参考值

成人胃壁厚度0.3～0.5cm。

成人幽门肌层厚度≤0.6cm(新生儿<0.4cm)。

成人小肠充盈时管径<3cm,肠壁厚度<0.2cm。

成人结肠充盈时管径<3.5cm,肠壁厚度<0.3cm。

成人结肠未充盈时肠壁厚度<0.5cm。

## 七、检查时的注意事项

1.在使用胃肠造影剂前,应常规对空腹时的胃肠道进行检查,其目的如下。

(1)了解胃部空腹时的声像图情况,以便与胃充盈扩张后的声像图做比较。

(2)观察空腹时是否有胃、肠液体异常潴留的情况,并估计量的多少。此对评价幽门功能很有价值。

(3)观察腹、盆腔其他脏器的情况,以了解其他脏器有无转移病灶,是否有腹水和腹膜种植结节及肿大淋巴结等。

2.检查时应注意患者体位、呼吸的配合。扫查食管下段,贲门时应以平卧位为主,胃底以平卧位和左侧卧位为主,胃体、胃角和胃窦以右侧卧位和平卧位为主。

3.超声检查时应特别注意胃底贲门部及胃小弯垂直部(高位胃体)扫查,避免漏诊。

4.选用胃肠充盈剂时,应注意不同充盈剂各自的特点。在观察胃黏膜病变时,等回声充盈剂可能掩盖黏膜的小病变,故宜选用无回声类充盈剂;而观察胃壁结构时,等回声充盈剂能提供良好的胃壁界面,有利于胃壁内小病变的显示,故应作为首选。

5.若以观察胃壁结构为目的,饮用充盈剂后应静卧3～5min,使充盈剂的气泡消除。为了减慢胃排空速度,检查前30min可注射阿托品0.5mg或654-2 10mg,若需要观察胃蠕动功能,则忌用影响胃收缩功能的药物。

6.对可疑有胃肠穿孔或梗阻的患者禁用胃肠充盈法。

7.2%的碳酸氢钠可在胃内产生大量气体,导致过度膨胀,双氧水对胃黏膜有较强的刺激,所以对怀疑有溃疡的患者均应慎用。

8.灌肠时为避免患者不能耐受而造成检查失败,可采取下列措施保证全段结肠的充盈与暂时保留,有利于超声对结肠的全面检查。

(1)灌肠用的溶液温度应控制在37℃左右,切忌使用肥皂水,以免刺激肠道产生便意。

(2)灌肠时肛管插入深度以抵达乙状结肠为合适,同时采取头低臀高位。灌肠完毕后拔出肛管,肛管处填压纱布,并嘱受检者自己加以控制配合操作。

(3)灌肠速度应控制在每分钟60ml以下。

(4)检查时动作应轻柔,避免过重挤压,必须密切注意患者的反应情况。

9.直肠水囊灌水的注入量一般为80～100ml。以避孕套代替水囊,效果较好,且不易破裂。液体注入后使用止血钳夹紧导管,以防止液体外溢。

10.对各种肠道肿块(炎症或肿瘤等)超声定性诊断有困难时,可行超声引导下细胞学或组织学穿刺检查,但穿刺前必须排除动脉瘤等易致出血的疾病或病灶。

11.由于胃肠道特殊的解剖特点,加之气体和内容物的干扰,常给超声检查造成困难,以致使部分病变难以显示。因此,对于有临床症状、超声检查为阴性结果者必须采用其他检查方法进一步检查。

## 八、超声报告的书写

1.超声所见 饮水____ml,水通过贲门顺利,胃充盈欠佳,五层结构清楚,胃壁光滑连续未见明显增厚,内未见异常回声。肠管蠕动可,回声未见明显异常。

饮胃窗声学造影剂后,通过贲门顺利,胃壁光滑连续,五层结构清楚,壁厚____cm,内未见异常回声。肠管蠕动可,回声未见明显异常。

2.超声提示 胃肠道声像图未见明显异常。

# 第三节 阑尾超声检查手法、常用切面及测量

## 一、检查前准备

1.仪器调节 腹部凸阵或高频探头交替使用。

2.患者准备 无需特殊准备。

3.检查体位 平卧位,腹肌紧张者可微屈下肢。

## 二、扫查方法

1.探头置于右上腹寻找升结肠

(1)位于右肾前方,超声图像外形呈波浪状(图6-3-1)。

(2)向下滑动至波浪形终止处找到回盲部(图6-3-2)。

(3)阑尾常在回盲部与升结肠连接处后内侧发出,高频探头适当的向后内侧移位,慢慢旋转并加压扫查(图6-3-3)。

2.最大压痛点360°扫查。

3.在髂血管周围寻找。

## 三、注意事项

回盲部没有肠内容物的回肠肠管容易被误认为阑尾,鉴别方法如下。

1.回盲部肠管 管径较宽,内容物压之蠕动。

2.阑尾 管径较细,压之不蠕动,内可含粪石。

3.阑尾壁 层次结构(图6-3-4)从外向内分为浆膜层(高回声)、肌层(低回声)、黏膜下层(高回声)、黏膜层(低回声)。

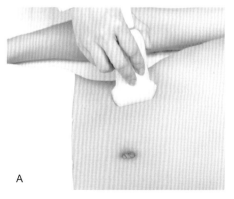
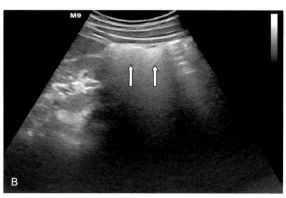

图6-3-1 右肋弓下纵切面扫查示意图(A)及超声图像(B)(箭头所示为升结肠声像图)

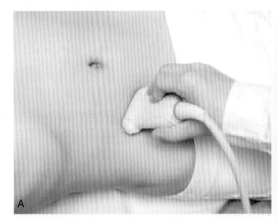 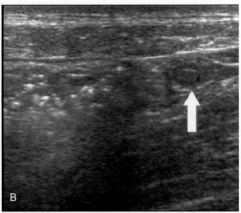

图6-3-2　右下腹横切面扫查示意图（A）及超声图像（B）（箭头所示为阑尾声像图）

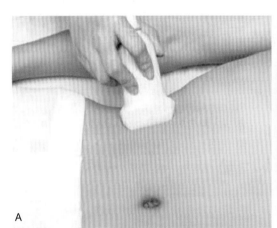 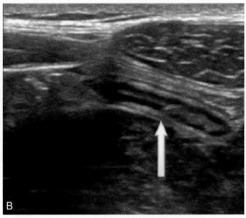

图6-3-3　右下腹纵切面扫查示意图（A）及超声图像（B）（箭头所示为阑尾声像图）

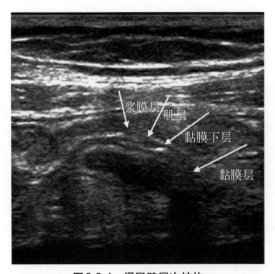

图6-3-4　阑尾壁层次结构

由外向内依次为浆膜层（高回声）、肌层（低回声）、黏膜下层（高回声）、黏膜层（低回声）

## 四、超声报告的书写

1.超声所见　右下腹阑尾区可探及一直径约____cm的管状中等偏低回声区，壁厚____cm，边界清楚，形态规则。

2.超声提示　右下腹阑尾区未见明显异常。

# 第四节　胃肠道疾病超声诊断

## 一、胃癌

【病理生理】　胃癌是常见的恶性肿瘤之一，占消化系统癌肿的首位，男性较女性多见。目前认为多与外界的致癌因素和机体缺陷有关。可发生于胃内任何部位，其中以幽门区癌肿最多见。病理上分为早期胃癌和进展期胃癌（中晚期胃癌）。

【临床表现】　早期胃癌通常多无明显临床症状，部分患者可伴有上腹饱胀不适、食欲缺乏、返酸、嗳气等非特异性症状。进展期胃癌常有黑便、乏力、消瘦、低热等，晚期还会出现恶病质。

【超声表现及诊断要点】

### （一）超声表现

早期胃癌经腹超声检查很难检出，通常胃镜检查意义较大。超声发现癌肿时多数已达中晚期，其在声像图上可分为以下三型（图6-4-1）。

1. 肿块型：也被称为隆起型，癌肿部位胃壁不规则增厚，常呈菜花样或蕈伞形突入胃腔内生长。空腹时，增厚的胃壁如半月状；饮水后，癌肿呈团块状。CDFI可探及癌肿内部点条状血流信号。

2. 溃疡型：增厚的胃壁连续性中断，溃疡周边隆起，基底宽，底部不光滑，呈"火山口征"。

3. 胃壁局限性或弥漫性增厚、僵硬，致胃腔狭窄，可呈"假肾征"或"靶环征"（图6-4-2）。

晚期胃癌常伴其他器官如淋巴结、肝、卵

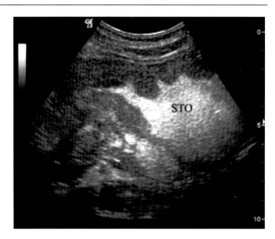

**图6-4-2　胃窦部肿瘤**

胃窦部胃壁局限性不规则增厚，致幽门狭窄，造影剂潴留；STO.胃

巢的转移。转移到邻近组织的淋巴结时，可显示为低回声团块；转移至肝时，肝内可见低回声结节；转移至卵巢时，即称为库肯勃瘤。

### （二）诊断要点

胃壁局限性肿块呈圆球状、分叶状，呈低回声，可向胃腔内突出，或胃壁局限增厚呈梭形，胃蠕动波消失。

【鉴别诊断】

1. 胃良、恶性肿瘤鉴别　见表6-4-1。

**表6-4-1　胃良、恶性肿瘤鉴别**

|  | 良性 | 恶性 |
|---|---|---|
| 肿瘤形态 | 规则 | 不规则 |
| 周围胃壁 | 正常 | 可浸润增厚 |
| 黏膜表面 | 多连续光滑 | 多间断不平 |
| 远隔脏器及淋巴结 | 无转移 | 可有转移 |

2. 胃溃疡　需与恶性溃疡相鉴别。鉴别要点如下：①溃疡边缘整齐锐利，形如刀割；②溃疡底部由于炎性渗出，瘢痕形成表现有较厚的强回声斑覆盖；③大部分溃疡胃壁较柔软，蠕动正常。

3. 胃黏膜巨大肥厚及胃黏膜脱垂　鉴别要点如下：①胃黏膜层完整，②胃壁隆起随蠕动

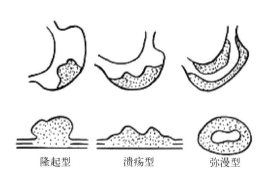

隆起型　　　溃疡型　　　弥漫型

**图6-4-1　胃癌声像图分型**

波变形或移位。

4.胃石症 胃内强回声团后伴声影，随重力改变或手加压推移在胃腔内移动。

5.胃憩室 多好发于贲门区后壁及幽门区，呈袋状突出于胃壁，其中充满液体，胃壁结构及厚度正常，无蠕动波。

【临床意义】

1.超声对胃壁隆起性病变的检出率＞90%。故可作为普查或筛选的方法之一。对于黏膜层完整的胃肿瘤（如平滑肌瘤），X线及胃镜有时难以判断其为黏膜下肿瘤或是胃外压迫所致，超声则能依据肿瘤与胃壁的关系予以确定。

2.超声不仅可了解胃肿瘤的部位、范围及形态，还可判断胃癌浸润深度、与周围组织脏器关系及淋巴结、远隔脏器转移情况，对胃癌术前分期及临床选择治疗方案有重要的意义。

3.对部分胃肿瘤根据声像图表现尚难做出定性诊断，需结合胃镜及病理检查。

## 二、胃平滑肌肉瘤

【病理生理】 胃平滑肌肉瘤起源于黏膜下的平滑肌组织，其发病部位多在胃的近侧部位，呈球形或半球形，质地坚韧。按肿瘤生长方式的不同，可分为三型：①胃内型；②哑铃型；③胃外型。播散途径以血行为主，转移至肝最多见，其次为肺。

【临床表现】 主要表现为上腹疼痛不适、呕吐、上消化道出血及肠梗阻。临床症状出现的早晚和轻重取决于肿瘤生长部位、大小、生长速度、有无溃疡及出血等。查体时可于上腹部扪及肿块。

【超声表现及诊断要点】

1.胃平滑肌肉瘤多在第4层呈弱回声肿瘤，边界不整齐，呈分叶状（图6-4-3）。

2.肿瘤体积大，中心部有不规则无回声区是肿瘤出血、坏死、液化所致。

3.肿瘤内血供不丰富，难以显示彩色血流信号。

4.肝内常可找到转移灶。

【鉴别诊断】 胃平滑肌肉瘤应与良性平滑肌瘤相鉴别，当肿瘤直径＞9.0cm，并有直径

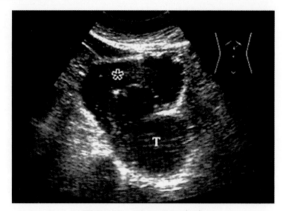

图6-4-3 胃平滑肌肉瘤
*.第四层呈弱回声；T.呈球形T

1cm以上多发囊肿时应考虑平滑肌肉瘤；当肿瘤直径为3.0～8.9cm，有直径＞1cm囊肿时多为平滑肌肉瘤。

【临床意义】 X线钡剂造影检查胃平滑肌瘤不能确定肿瘤性质，胃镜检查也不易诊断黏膜下肿瘤。超声尤其是超声内镜检查可以发现＜1.0cm的肿瘤，还可根据肿瘤的轮廓、形态、内部回声是否伴发囊肿等鉴别肿瘤的良、恶性。

## 三、胃恶性淋巴瘤

【病理生理】 胃恶性淋巴瘤是淋巴滤泡发生的恶性肿瘤，在胃肉瘤中占70%～80%。其多发生于胃体部小弯侧和后壁，逐渐向周围扩展，并侵犯胃壁全层。黏膜和浆膜常被肿瘤顶起，外观完整。按病理形态学改变可分为4种类型：肿块型、溃疡型、浸润型、结节型。主要转移途径为直接蔓延和淋巴转移。

【临床表现】 早期临床症状不明显，晚期与溃疡相似，常有上腹不适、饱胀、嗳气、消瘦等，约30%的病例上腹可扪及肿块。

【超声表现及诊断要点】

1.边界不清，瘤体较大，为均匀的弱回声。瘤体较小时，可呈结节状，或堆成"葡萄串状"。

2.胃壁弥漫性增厚，有弱回声或近无回声，胃腔内气体可呈强回声，显示为"靶环征"，胃壁结构消失。

3.肿瘤质地较软，尽管胃壁明显增厚，但导致胃腔狭窄的程度并不严重。

4.肿瘤处黏膜有时可表现为溃疡,与溃疡型胃癌很难鉴别。

**【鉴别诊断】**

1.与胃癌相鉴别 淋巴瘤质地较软,与胃癌不同。

2.与平滑肌肉瘤相鉴别 两者均为黏膜下肿瘤,声像图上均表现为弱回声型肿块,不易鉴别。

**【临床意义】** X线钡剂造影、胃镜及活检对胃恶性淋巴瘤的阳性检出率都很低,术前正确诊断率只有10%左右。超声检查可显示胃壁的五层结构,如有黏膜下肿块可在相应部位出现改变,有较高的诊断率。

## 四、胃溃疡

**【病理生理】** 胃溃疡发生在胃和十二指肠球部,分别称为胃溃疡和十二指肠球部溃疡。胃溃疡多为单发,也可多发。其发生部位多位于与分泌胃酸区毗邻的胃窦小弯侧,胃的前后壁较少见。

**【临床表现】** 常表现为发作期与缓解期相互交替的节律性上腹疼痛或不适。疼痛部位多位于剑突下正中或偏左,同时还伴有泛酸、嗳气、呕血、黑便等。

**【超声表现及诊断要点】**

1.胃壁局限性增厚(溃疡基底及周围增厚),有时呈"火山口征"。

2.溃疡凹陷表面回声增高,胃壁结构模糊,增厚的胃壁以稍低回声为主。

3.溃疡直径>10cm时,常伴有胃蠕动波减弱或消失。

**【鉴别诊断】** 胃溃疡主要与溃疡型胃癌相鉴别。可参照胃癌的鉴别诊断。

**【临床意义】** 超声检查对溃疡的诊断易受患者体形及胃肠气体的干扰,敏感性较低,可导致假阳性或假阴性。溃疡的首选检查方法是纤维胃镜检查和胃黏膜活检。

## 五、结肠肿瘤

**【病理生理】** 良性结肠肿瘤主要以结肠息肉为多见,包括炎性息肉、腺瘤及先天性腺瘤样息肉,大部分息肉有恶变倾向。其次为平滑

肌瘤,小肠较结肠多见,可分腔内、腔外及壁间型。恶性肿瘤以大肠癌为多。大肠肿瘤好发部位按顺序为乙状结肠、盲肠、升结肠、降结肠、横结肠;按病理类型分为肿块型、溃疡型等;根据瘤体大小形态分为息肉样型、狭窄型、溃疡型、胶样型、特殊型。结肠肿瘤常通过直接蔓延、淋巴转移、血行转移、种植等形式转移至其他脏器。

**【临床表现】** 早期无明显症状,瘤体较大时可引起压迫或梗阻症状,中晚期可出现腹痛、腹胀、便血、消瘦、贫血等症状。

**【超声表现及诊断要点】**

1.大肠癌

(1)空腹时探及结肠区有形态不规则低回声环绕强回声形成"假肾形"肿块(图6-4-4)。

(2)肠腔充盈时肠壁局限性、不规则增厚,内部呈低回声,肠壁层次结构紊乱。

(3)管腔狭窄或梗阻。

(4)肠壁僵硬、蠕动消失。

(5)肿瘤近端肠管扩张,可局部增厚。

(6)部分可见肠套叠征象。

2.大肠息肉

(1)肠壁一处或多处黏膜层乳头状突起,有蒂或无蒂,回声较强,表面光滑。

(2)病变处肠壁结构层次正常,蠕动正常。

3.平滑肌瘤

(1)肿块呈类圆形,位于固有肌层或突入

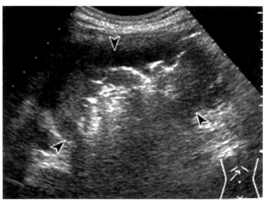

**图6-4-4 结肠癌-肠壁局限性、不规则增厚,肠壁为低回声**
肠腔内气体及内容物为强回声,呈"假肾征"改变(箭头所指为不规则增厚的肠壁)

肠腔内或外，内部回声暗淡。

（2）黏膜层抬高，多光滑。

（3）肠腔可变窄。

【鉴别诊断】

1.良、恶性肿瘤鉴别　恶性肿瘤肠壁多呈不规则增厚，黏膜面破坏。良性肿瘤如平滑肌瘤、脂肪瘤等，一般形态比较规则，黏膜面光滑，大肠息肉多为带蒂、形态规则的光团，肠壁结构清晰。

2.肠结核　好发于回盲部；肠壁增厚范围广，壁厚不明显，周围肠系膜可同时受累；常伴腹水。

3.肠道炎症　肠黏膜广泛性、均匀性增厚，黏膜回声增强，肠壁结构正常，蠕动正常。

4. Crohn病　多发生于回盲部，节段性肠壁不规则增厚。

5.肠套叠　肿块短轴切面呈"同心圆征"。

【临床意义】　经腹超声检查对早期较小的结肠肿瘤很难诊断，保留灌肠后再行检查可清晰显示结肠癌的形态、大小、部位、范围及瘤体与周围脏器的关系等。

## 六、肠道炎症性疾病

【病理生理】

1.大肠炎　包括慢性溃疡性结肠炎、局限性肠炎、阿米巴病等，其共同特点为肠黏膜水肿、充血或出血，并可见点状出血及溃疡，通常可深入肌层，引起肠穿孔。

2.Crohn病　好发于小肠末端及回盲部。病理为纵行溃疡、肉芽肿性炎症、纤维化和淋巴管阻塞，病变呈节段性或跳跃性分布。

【临床表现】　肠道炎性疾病通常表现为腹痛、腹胀、腹泻、便血等。

【超声表现及诊断要点】

1.大肠炎

（1）黏膜回声增强。

（2）肠壁广泛性增厚＞0.5cm。

（3）肠壁层次基本正常，蠕动正常。

2.Crohn病

（1）节段性肠壁不规则增厚，内为低回声，结构层次紊乱。

（2）管腔狭窄，近端肠管扩张。

（3）可伴周围脓肿形成或淋巴结肿大。

【鉴别诊断】

1.肠道肿瘤　恶性肿瘤多为单发、局限性，肠壁不规则增厚；良性肿瘤多为形态规则、边界清楚的肿块。

2.肠道炎症　肠黏膜广泛性、均匀性增厚，肠壁结构正常，蠕动正常。

## 七、肠套叠

【病理生理】　原发性肠套叠多见于婴幼儿，多为肠蠕动紊乱或肠痉挛所致；继发性肠套叠多见于成年人，是由于肠壁内源性病变（如肿瘤）所诱发。

【临床表现】　典型症状为腹部阵发性绞痛、果酱样血便及腹部肿块。还可伴有呕吐、发热等症状。

【超声表现及诊断要点】

1.在套叠部位探及肿块，横切呈"同心圆征"（即多个强弱相同的同心圆）或"靶环征"，纵切呈"套筒征"或"假肾征"，强回声为黏膜表面及气体回声，弱回声为水肿的肠壁或肿瘤。（图6-4-5）。

2.近端肠管扩张。

3.超声监视下水压灌肠复位中可观察到随液体逐渐增多，套头向一侧移动，逐渐形成"半岛征"后复位。

【鉴别诊断】　腹部超声检查出现"同心圆征"为肠套叠的典型征象，但胃腔及胃肠道肿

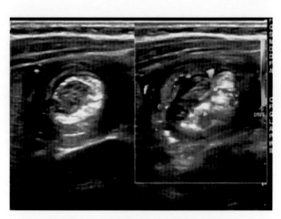

图6-4-5　肠套叠横切时呈同心圆征

瘤时也可出现该征象，应做连续性动态观察，以免出现假阳性。

【临床意义】　超声检查简便易行，再结合小儿肠套叠的典型症状与体征，诊断准确率可达100%，但对早期发病和症状不典型者诊断较困难。

## 八、肠梗阻

【病理生理】　梗阻部位扩张明显，肠管因扩张变薄，黏膜发生溃疡、坏死，梗阻以下肠管则瘪陷，扩张肠管与瘪陷交界处为梗阻部位。按病因肠梗阻可分为以下三类：①机械性，包括各种原因引起的肠腔阻塞，如肿瘤、粘连、嵌顿、套叠、扭转等；②神经性，包括麻痹性和痉挛性；③血运性，包括动、静脉血栓形成。按梗阻部位肠梗阻可分为高位小肠梗阻、低位小肠梗阻及结肠梗阻三类。按梗阻的程度肠梗阻可分为完全性和不完全性梗阻。

【临床表现】　阵发性肠绞痛伴肠鸣音，查体时可观察到肠型和肠蠕动波；呕吐；腹胀；停止排便排气。

【超声表现及诊断要点】

1.梗阻以上肠管扩张，小肠＞3cm，大肠＞5cm。

2.扩张肠管积气积液，肠壁显示清楚，并可依据扩张肠管部位及管壁结构判断梗阻部位。

3.机械性梗阻肠蠕动加强，可见肠内容物逆流或涡流，麻痹性梗阻则蠕动减弱。

4.肠黏膜皱襞称为"键盘征""琴键征"，伴腹水征（图6-4-6）。

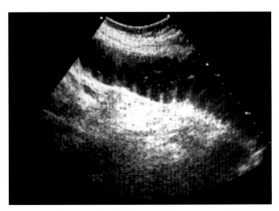

**图6-4-6　梗阻的肠黏膜皱襞呈琴键征**

【临床意义】　肠梗阻通常通过X线检查，观察气-液平面及胀气肠袢。但早期肠袢积气积液不多时，X线诊断较困难。超声检查可以动态观察肠管的扩张和功能状态，判断梗阻类型。

## 九、急性阑尾炎

【病理生理】　急性阑尾炎按病理形态学改变可分为3种类型：单纯性、化脓性、坏疽性。急性单纯性阑尾炎：阑尾轻度肿胀、充血，浆膜面附有少量纤维蛋白渗出。化脓性阑尾炎：阑尾显著肿胀，浆膜面覆盖纤维蛋白和脓性渗出物，并被大网膜所包围，阑尾腔内积脓。坏疽性阑尾炎：阑尾坏死穿孔，阑尾内血性积脓，腹腔内有脓液。

【临床表现】　急性阑尾炎的临床表现变化多端，以腹痛为主。多开始于上腹部，为阵发性进行性加重，数小时后转移至右下腹，常伴有压痛、反跳痛。阑尾化脓、穿孔时还会出现腹肌紧张。

【超声表现及诊断要点】

（一）超声表现

1.单纯性阑尾炎　声像图表现不典型，可在腰大肌前方探及"腊肠样"肿大阑尾，内呈低回声，不均质，边界清晰或模糊不清，或形成模糊不清的低回声光团（图6-4-7）。有时阑尾腔内合并粪石可显示强光团及声影。

2.化脓性阑尾炎　阑尾肿大，阑尾区见强

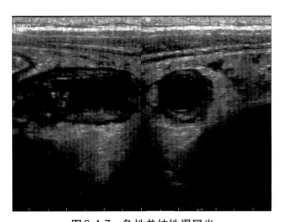

**图6-4-7　急性单纯性阑尾炎**

左图为单纯性阑尾炎纵切时呈"腊肠样"，右图为横切时肿大的阑尾呈不均匀的低回声弱不等混合性光团。

3.坏疽性阑尾炎 阑尾处异常光团，杂乱不规则，边界强弱不等并腹水；穿孔形成周围脓肿可见阑尾周围有不规则液区包块。

### （二）诊断要点

回盲部水肿、右下腹局部强回声、局部肠间隙积液、右下腹淋巴结肿大及不规则混合性包块、局部探头压痛、反跳痛等，均有助于阑尾炎的诊断。

### 【鉴别诊断】

1.女性生殖系统病变 右侧附件炎性包块：位置较阑尾低，有时鉴别较困难。卵巢或肠系膜囊肿：边界清，形态规则，液区较清晰。

2.消化系统病变 见有关内容。

3.泌尿系统病变 见有关内容。

### 【临床意义】

超声对急性单纯性阑尾炎的诊断阳性率较低，对化脓性阑尾炎及所引起的并发症诊断准确性高，并且可以动态观察病情的变化。

## 十、胃肠穿孔及损伤

### 【病理生理】

胃肠穿孔由于肠原发性病变自发穿孔或外源性损伤所致，腹部外伤可引起胃肠道闭合性或开放性损伤。胃肠穿孔或破裂可致腹腔积气积液及消化道出血。

### 【临床表现】

根据破裂的部位及程度不同可有腹痛、腹肌紧张、呕血、黑便等。

### 【超声表现及诊断要点】

#### （一）超声表现

1.腹腔积液积血 腹腔内可探及多少不一的液区，液区内可显示不规则斑点，肠管漂浮于内。

2.腹腔积气 胃肠穿孔或破裂导致腹腔出现游离气体，表现为部分实质性官器（如肝、脾）前方出现不规则气体强回声，位置不定，随体位改变。

3.其他 部分损伤处肠管收缩，肠壁增厚，近端肠管扩张。可根据扩张肠管分布及肠壁结构推断损伤部位。

#### （二）诊断要点

超声可显示膈下游离气体，胃周、腹腔积液（胃周、肠袢间等），结合临床表现有助于诊断胃穿孔。

（李金莲　郝纪锟　赵晓妮　陈定章）

### 主要参考文献

[1] 陈文彬，潘祥林，康熙雄，等.诊断学.北京：人民卫生出版社，2004：40-41

[2] 羊惠君，王怀经，王健本，等.实地解剖学.北京：人民卫生出版社，2002：257-258

[3] 张魁，俞子东，吕银祥，等.中国超声医学杂志，2012，28（3）：281-283

# 第7章 小儿腹部

## 第一节 肝脏常见疾病

### 一、肝脓肿

**【病理生理】** 引起细菌性肝脓肿最常见致病菌为大肠埃希菌及链球菌，感染途径以胆道为主，门静脉系统播散次之；可以多发、也可以单发，可为散在小脓肿，或巨大脓肿。

**【临床表现】** 细菌性肝脓肿主要表现包括高热、寒战、肝区疼痛、乏力、食欲缺乏、恶心和呕吐等消化道不适等症状。大多数患者白细胞明显升高及肝功能异常。

**【超声表现】**

1.脓肿早期，肝实质内散在分布的结节状低回声区，边界不清楚，形态欠规则，周围组织水肿。

2.肝脓肿液化后，表现为类圆形或蜂窝状无回声区，边界模糊，壁厚，内壁不规则，中心液化，可伴有点状回声浮动（图7-1-1）。

3.吸收期，内部无回声区明显缩小或消失，脓腔残留物和脓肿壁呈混杂回声。

4.彩色多普勒显示脓肿周边血流信号较丰富，脓肿腔内无血流信号（图7-1-2）。

**【鉴别诊断】**

1.肝肿瘤 早期肝脓肿仅见一低回声区，需与炎性假瘤、血管瘤、肝转移瘤等相鉴别，应结合临床表现和其他检查。

2.肝囊肿 壁薄，边界清晰，囊液透声好，无感染性疾病的临床表现。

3.膈下脓肿 与靠近膈肌处的肝脓肿相鉴别，前者多呈梭形，肝表面受压凹陷，后者多呈类圆形。注意脓肿腔与肝包膜的关系。

**【临床意义】** 超声可尽早发现病灶，明确大小、位置、数量，动态观察转归。较大脓肿液化后，超声引导下穿刺抽脓或置管引流是首选的解决方案。

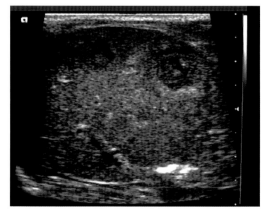

图7-1-1　肝内见低回声结节，边界不清，中心有不规则液区

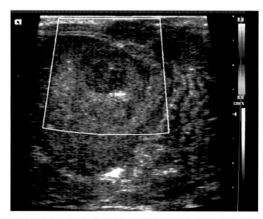

图7-1-2　彩色多普勒示脓肿周边少量血流信号

## 二、代谢性疾病的肝脏表现

### （一）糖原贮积症

【病理生理】 糖原贮积症（glycogen-storage disease）是糖代谢疾病中较常见的一组类型，为常染色体隐性遗传性疾病，根据糖原合成或分解过程中不同酶成分的缺乏，分为12型，其中Ⅰ、Ⅲ、Ⅳ、Ⅵ、Ⅸ型以肝病变为主，Ⅱ、Ⅴ、Ⅶ型以肌肉损伤为主。不同类型病变其病理特点也不相同，肝损伤的主要病理变化是肝细胞胞质内充满糖原且含较大的脂滴，导致细胞肿胀，细胞核内有糖原贮积，有的类型脂肪变性无纤维化，有的类型无明显脂肪变性却伴有明显的纤维化，还有的类型呈结节性硬化。

【临床表现】 糖原贮积症主要影响肝或肌肉，常见的症状有肝大、低血糖、生长迟缓、肌力减低等。糖代谢过程中，不同的酶缺乏，临床表现各异。

【超声表现】 肝不同程度的弥漫性增大，表面光滑，界线清楚，肝实质回声密集，回声增强，肝内管道系统清晰，回声分布均匀或不均，多呈脂肪肝表现，声衰减多不明显（图7-1-3，图7-1-4）。

### （二）戈谢病

【病理生理】 戈谢病（Gaucher disease）是溶酶体糖原脂贮积症中较常见的一种，为常染色体隐性遗传。由于葡萄糖苷酶缺乏，使葡萄糖脑苷脂贮积在各器官的单核-巨噬细胞系统中，

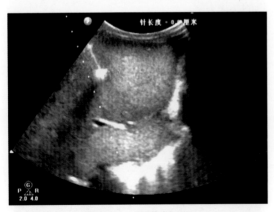

图7-1-3 肝增大（1）

肝增大，回声细密增强，声衰减不明显，肝活检证实糖原贮积症

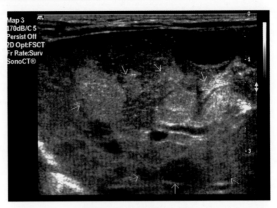

图7-1-4 肝增大（2）

肝增大，结节状低回声，分布不均，肝活检证实糖代谢疾病，箭头所指：肝内不均匀的结节样低回声

形成戈谢细胞（Gaucher cell），因此又称葡萄糖脑苷脂酶（glucocerebrosidase，GBA）缺陷病。

【临床表现】 常表现为多系统的脂质沉积，累及骨髓、肝、脾、骨骼及神经系统。临床分为慢性型、急性型、亚急性型，慢性型以学龄前儿童发病者多，为最常见的类型；急性型多在1岁以内发病；亚急性型起病较缓慢，可在婴幼儿期发病。急性和亚急性型患儿多有神经系统受累。

【超声表现】 肝增大，轮廓规整，肝实质内回声多数均匀，少数可见多发低回声、高回声或混杂回声结节。常伴有脾大。

### （三）肝豆状核变性

【病理生理】 肝豆状核变性（hepatolenticular degeneration）又名Wilson病，系常染色体隐性遗传性疾病，与铜代谢紊乱有关。发病率约为1/50 000，特征为游离铜沉积于大脑、肝、肾、角膜等组织，引发一系列的临床表现。

【临床表现】 主要发生于青少年，其特点为肝硬化、大脑基底节软化和变性、角膜色素环（K-F环），伴有血清铜蓝蛋白减低和氨基酸尿症。血清铜蓝蛋白减低、眼角膜出现K-F环，对诊断具有特征性意义。

【超声表现】 肝增大，肝内回声增粗，回声增强，分布不均匀，晚期肝形态失常，可见再生结节回声，肝裂增宽，被膜不光整；胆囊壁水肿增厚，呈"双边影"；以及门静脉、脾静脉增宽、脾大、腹水等肝硬化表现（图7-1-5）。

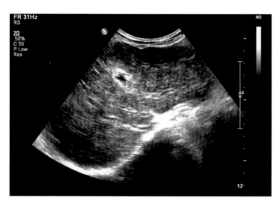

图7-1-5 肝实质回声增强，被膜不光整，肝缘圆钝，活检证实肝豆状核变性

【代谢性疾病鉴别诊断】 糖原贮积症、戈谢病、肝豆状核变性等先天代谢性疾病，超声检查没有特异性的改变，肝脏损伤的异常表现是最容易被超声发现和检出的，诊断要结合临床及生化指标的检查，确诊需肝组织活检。

【临床意义】 婴幼儿肝脏超声发现肝脏增大，回声似脂肪肝表现，或弥漫的结节样改变，或肝硬化表现，应考虑到先天代谢性疾病，诊断要结合临床及生化检查，可以建议超声引导下肝组织活检以明确诊断。

## 三、门静脉高压症

门静脉高压症主要是门静脉血流受阻所致一系列病理改变，根据病因及病变部位的不同，分为肝前型、肝内型、肝后型。肝前性门静脉高压症小儿发病率不高，约占5%，常见病因有炎症所致门静脉血栓、先天性门静脉狭窄或闭锁等原因引起的门静脉海绵样变性。肝内型门静脉高压最常见，其中胆汁性肝硬化、乙型及丙型肝炎所致肝硬化、遗传代谢性疾病所致肝硬化都是常见原因。肝后型门静脉高压症较少见，常见病因有缩窄性心包炎、右心衰竭、Budd-Chiari综合征等。本节中重点介绍门静脉海绵样变、肝硬化、Budd-Chiari综合征。

### （一）门静脉海绵样变

【病理生理】 门静脉海绵样变（cavernous transformation of portal vein，CTPV）小儿以门静脉先天畸形多见，门静脉主干及分支狭窄或阻塞，正常门静脉结构消失，代之以海绵样或蜂窝状不规则排列的侧支静脉开放，即门静脉海绵窦样变。导致肝前型门静脉高压症，肝门区或门、体静脉间形成大量侧支循环血管丛。

【临床表现】 无门静脉高压时，原发性CTPV患者可无任何不适，一旦形成门静脉高压，主要表现为食管-胃底静脉曲张、破裂，患儿可反复呕血和柏油便，伴有轻到中度的脾大、脾功能亢进。因患儿肝功能未受损，故很少出现腹水、黄疸及肝性脑病。

【超声表现】

（1）正常门静脉主干及分支结构消失，代之以不规则蜂窝状血管断面，血管壁增厚，回声增强，可伴有血栓形成（图7-1-6）。

（2）肝脏体积缩小，实质回声无异常，脾增大，脾静脉系统增宽，走行迂曲。

（3）彩色多普勒显示蜂窝状无回声区内见红蓝镶嵌血流信号，血流方向无规律，频谱多普勒可录得连续性低速门静脉样血流频谱（图7-1-7）。

【鉴别诊断】

本病应与门静脉血栓相鉴别。门静脉血栓有门静脉高压症临床表现，超声检查门静脉主干，或分支，或主干与分支内径增宽，其内充满低回声或中等回声团块，彩色多普勒显示门静脉内血流信号消失或细束间断血流信号。

【临床意义】 超声检查可以诊断肝前性门

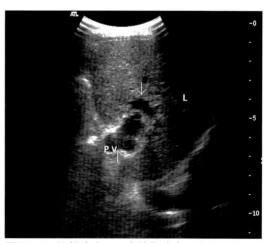

图7-1-6 门静脉主干正常结构消失，代之以蜂窝状扩张的侧支血管

PV.门静脉主干

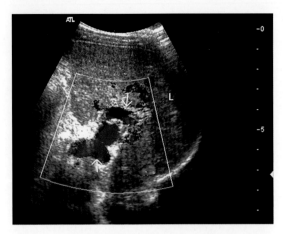

图7-1-7 彩色多普勒示蜂窝状侧支血管红蓝血流信号，箭头所指为侧支血管红蓝相间的血流信号

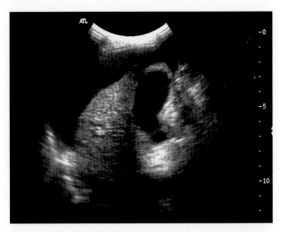

图7-1-8 肝回声增强、被膜不光滑，胆囊壁增厚，腹水

静脉高压症的病因，是门静脉海绵样变性或门静脉血栓，对治疗方案的选择有决定性价值。如需进一步了解门静脉系统的状况，可以行超声引导下脾静脉穿刺造影，但穿刺并发症风险高，应慎行。总之，超声检查既可以鉴别门静脉高压症的类型，也对病因有一定的鉴别诊断能力。

### （二）肝硬化

【病理生理】 肝硬化以先天性胆道闭锁引起的胆汁淤积性肝硬化、肝豆状核变性引起的坏死性肝硬化、淤血性肝硬化、乙型及丙型肝炎所致肝硬化、药物性肝硬化等为常见类型。

【临床表现】 腹胀、食欲缺乏、腹水、腹壁静脉曲张。

【超声表现】

1.早期肝增大，晚期左、右肝比例失调，形态异常；回声增强，分布不均匀，被膜不光滑，肝缘圆钝。晚期可见增生结节（图7-1-8）。

2.门静脉增宽，肝静脉变细，血流频谱形态异常，血流速度减低。

3.脾大，脾静脉增宽。

4.食管-胃底静脉曲张，门-体静脉侧支循环开放（图7-1-9）。

5.胆囊壁水肿增厚，呈"双边影"。

6.腹水形成。

【鉴别诊断】

1.胆汁淤积性肝硬化：多见于胆道闭锁患儿，以进行性胆管破坏和肝纤维化为特征，新生

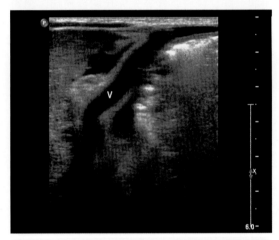

图7-1-9 门-体静脉侧支循环，脐静脉及静脉导管开放

V.脐静脉

儿及小婴儿多见，以黄疸为首发症状。超声检查肝明显增大，胆囊狭小僵硬或缺失，胆总管结构消失或残留小囊肿。即使术后肝纤维化进程也不能缓解，仍进行性加重，最终需肝移植。

2.肝炎后肝硬化：除了肝硬化表现，有明确的肝炎病史，乙肝或丙肝检测呈阳性。

3.临床遇不明原因的肝硬化时，需超声引导下肝活检，对鉴别病因有重要价值。常见的疾病有肝豆状核变性、寄生虫性肝硬化等。

【临床意义】 无论何种病因引起的肝硬化，超声表现都是一样的，鉴别诊断主要是病因的判断。临床引起肝硬化的原因很多，超声可以

对部分器质性病变提供鉴别，对不明原因的肝硬化可以进行超声引导下肝组织活检，对部分病因的鉴别诊断有决定性意义。

### （三）Budd-Chiari综合征

【病理生理】 肝后段下腔静脉、肝静脉膜性或节段性狭窄或闭塞，或两者同有狭窄性病变，致肝静脉回流受阻，肝淤血增大。肝小叶间静脉扩张形成交通支。肝尾叶代偿性增大，门静脉增粗及脾大、腹水。病理分型：Ⅰ型，下腔静脉隔膜为主的局限性狭窄（约占57%），肝静脉未被累及，肝静脉开口位于下腔静脉阻塞的远侧；Ⅱ型，弥漫性狭窄或阻塞型（约占38%），肝后段下腔静脉节段性或弥漫性阻塞，合并左肝静脉或右肝静脉闭塞，甚至肝静脉主干全部闭塞；Ⅲ型，肝静脉阻塞型（约占5%），肝静脉或开口阻塞，下腔静脉通畅。

【临床表现】 主要表现为下腔静脉阻塞症状和（或）门静脉高压的表现，可见腹胀、肝脾大、腹水、静脉曲张、双下肢水肿。

【超声表现及诊断要点】

1.超声表现

（1）1条或1条以上肝静脉狭窄或闭塞，或肝静脉开口于下腔静脉阻塞远端，或肝静脉开口处有膜样回声，或肝静脉内低至中等的实质性回声；或肝后段下腔静脉膜性或弥漫性狭窄，或为血栓阻塞，远端扩张。

（2）肝脾大，门静脉系统增宽，腹水。

（3）可见门-体静脉侧支血管开放。

（4）彩色多普勒示阻塞近端肝静脉或下腔静脉深蓝或暗红色血流信号。肝静脉内可以呈红蓝双色血流信号提示反流存在。

2.诊断要点 满足（1）（2）两条即可诊断。

【鉴别诊断】 主要应与心源性疾病引起的肝脾大、腹水相鉴别，常见有缩窄性心包炎、右心衰竭、三尖瓣狭窄等。以缩窄性心包炎为鉴别重点，其下腔静脉及肝静脉因回心血流受阻，均为扩张性改变；心脏超声提示心包增厚、回声增强、心室舒张受限、双房扩大等改变。

【临床意义】 超声对门静脉、下腔静脉和肝静脉可进行形态学评估；彩色多普勒可以评估其血流动力学改变，对狭窄血管血流的检测具有很高的敏感性；同时可以评价肝脏形态学及肝内回声改变；对判断门静脉高压症的病因可以提供直接或间接的诊断证据。

## 四、肝血管内皮细胞瘤

【病理生理】 肿瘤组织由大小不等的血管构成，管腔内壁可见肿胀增生的血管内皮细胞，血管间可见黏液、纤维、基质等。根据肿瘤形态学分为单发结节型和多发结节型。

【临床表现】 主要见于6个月以下的小儿及新生儿。患儿可表现为腹胀、肝大、腹部包块、血小板减少等。

【超声表现及诊断要点】

（一）超声表现

1.肝内见单个或多个大小不等的结节，边界清晰，低回声为主，分布均匀或回声多样化。结节间肝组织回声正常（图7-1-10）。

2.若单个结节，瘤体可以巨大，其内可见多发的不规则囊腔及斑片或簇状钙化。

3.部分瘤体内可见异常粗大、迂曲走行的血管。

4.彩色多普勒示肿瘤内血流信号复杂，时为粗大丰富血流信号，时为细小血流分支（图7-1-11）。

（二）诊断要点

1.患儿年龄多在6个月以内。

2.肝内多发大小不等的结节，或单发巨块型，结节内丰富或细小分支的血流信号。

【鉴别诊断】 与肝母细胞瘤相鉴别：肝母

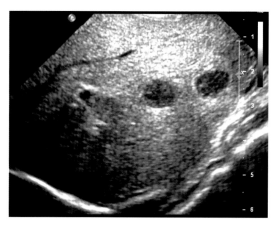

**图7-1-10 肝内多发低回声结节，边界清楚**

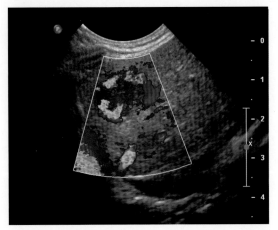

图7-1-11 低回声结节周边粗大血流，内部细小分支

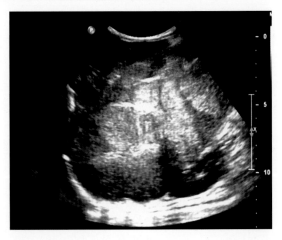

图7-1-12 肝右叶高回声实性包块，边界不清，见细小钙化灶

细胞瘤的患儿年龄分布为6个月至3岁的儿童多见，以高回声为主；瘤体占位效应明显，内部的血管较少；患儿的AFP明显升高。

【临床意义】 小儿肝血管内皮细胞瘤回声改变较为复杂，不能简单地依靠形态学判断其良、恶性，要根据年龄、彩色血流表现、临床及生化指标共同判断，必要时可以考虑肿瘤组织活检。

## 五、肝母细胞瘤

【病理生理】 肝母细胞瘤是一种具有多种分化方式的恶性胚胎性肿瘤，由类似于胎儿上皮性肝细胞、胚胎性细胞及分化的间叶成分组成。按细胞分化程度分为胚胎型、胎儿型和混合型。胎儿型最常见，分化较成熟，预后较好。

【临床表现】 患儿常以腹部膨隆、食欲缺乏伴体重降低就诊。患儿可有进行性贫血、腹痛，但黄疸较少见。90%以上患儿血AFP明显增高。

【超声表现及诊断要点】

（一）超声表现

1.肝内见实质性包块回声，单发或多发，单发巨块型多见，肿瘤有包膜，形态规则或不规则，高回声，分布不均匀，高频探头扫查瘤体呈多结节感，瘤内可见钙化灶，或有微小囊腔，罕有呈多囊性改变者。肿瘤可以外生性生长（图7-1-12，图7-1-13）。

2.门静脉及其分支可有瘤栓形成，肝内血

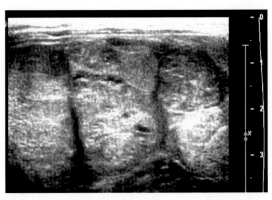

图7-1-13 高频超声示肿瘤内结节状回声，结节内微小囊腔

管走行受肿瘤挤压移位。

3.肿瘤周围或可见单发或多发小低回声结节，为转移灶。

4.彩色多普勒显示肿瘤周边及内部可见血流信号。

（二）诊断要点

1.肝内单个或多个结节，单个结节多呈巨块型，肿瘤有包膜，实质回声呈结节状，内可见钙化灶或小囊腔。门静脉及分支或有瘤栓。可以外生性生长。

2.患儿3岁以内高发，且AFP明显升高。

【鉴别诊断】

1.肝细胞癌 常见于5岁以上儿童和成年人，肿块内部很少见钙化灶，周边可见"晕环"。肝母细胞瘤则多见于3岁以内小儿,肿块内常可见钙化,实质大多呈高回声。

2.神经母细胞瘤或肾母细胞瘤　神经母细胞瘤多发于肾上腺,肿瘤常越中线生长,包绕血管,但少有静脉内瘤栓形成;肾母细胞瘤可见残留肾组织于肿瘤一侧,有"握球征",一般不包绕血管,可见静脉内瘤栓。

【临床意义】　早期发现,明确诊断,指导临床治疗。必要时可行超声引导下肝肿瘤穿刺活检,明确病理类型。

# 第二节　胆道系统常见疾病

## 一、先天性胆总管囊肿

【病理生理】　先天性胆总管囊肿表现为先天性胆道系统囊性扩张,常见胆总管囊性扩张或合并肝内胆管扩张;如果仅肝内胆管扩张,临床上称为Caroli病,常合并肝纤维化;胆总管扩张可以是胆总管部分或全部呈囊状扩张。发病原因可能与先天性胆胰管合流异常、胆总管远端梗阻有关。

【临床表现】　腹痛、腹部包块和黄疸为先天性胆总管囊肿的3个典型症状,以上症状多为间歇性发作,发作时可伴有恶心、呕吐,黄疸时可出现陶土样大便、尿色加深。部分患儿囊肿可以自发穿孔,即引起急性胆汁性腹膜炎症状,伴高热、腹胀甚至发生休克。

【超声表现及诊断要点】

（一）超声表现

1.胆总管囊状或梭状扩张,可大可小,较大时囊壁薄,张力高,其内可见胆泥沉积（图7-2-1,图7-2-2）或在肝门区见类圆形无回声

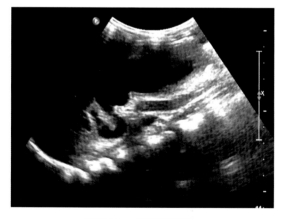

图7-2-1　胆总管囊肿

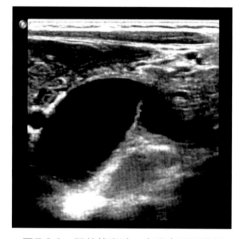

图7-2-2　胆总管囊肿,末端有胆泥堆积

区,囊壁与胆总管壁相连续,连接处较细小,囊腔与管腔相通,为憩室型囊肿。

2.可合并肝内胆管不同程度扩张。若仅有肝内胆管扩张,是胆总管囊肿的一种特殊类型,常伴有肝纤维化表现。

3.胆总管囊肿穿孔时,肝门区可形成包裹性积液或弥漫性腹膜炎、腹水。

（二）诊断要点

胆总管呈囊状或梭形或憩室样扩张,或合并肝内胆管扩张。

【鉴别诊断】

1.十二指肠异物梗阻　小儿如果整吞果冻样的物质,可梗阻于十二指肠降部,临床表现及超声表现均酷似胆总管囊肿,重点观察囊状无回声与胆总管和十二指肠的关系,可以鉴别。

2.假性胰腺囊肿　常与外伤或胰腺炎病史有密切关系。囊肿多位于左上腹部或脐上,与

胰腺关系密切，常伴有腹痛。尿糖及血糖升高，血清淀粉酶升高或正常。

3.胆道蛔虫症　胆总管内有虫体样回声影，胆总管可有轻度的扩张；若ERCP见胆管扩张及胰胆管合流异常，则为胆总管囊肿。

4.急性化脓性胆管炎　多为胆总管梗阻引起的化脓性感染，胆总管内径增宽，壁水肿增厚，管腔内液区不清亮，有絮状物沉积，一般能找到梗阻原因，如胆总管结石、胆道蛔虫等。与梭形扩张的胆总管囊肿较难鉴别，胆总管囊肿一般无明确的梗阻因素。

【临床意义】　先天性胆总管囊肿是婴幼儿常见的胆道系统疾病之一，超声可作为胆总管囊肿的首选检查方法，可多次随诊复查。超声诊断的敏感性和特异性都很高。

## 二、急性胆囊炎

【病理生理】　小儿急性胆囊炎少见，多见于学龄期儿童。诱发因素多为胆道畸形、胆道梗阻、细菌感染等。

【临床表现】　为右上腹持续性疼痛，阵发性加剧，常伴恶心、呕吐、发热。

【超声表现及诊断要点】

1.胆囊体积明显增大，壁薄或增厚，黏膜面不光滑（图7-2-3）。

2.囊液清亮，或细密回声悬浮飘动，或沉积胆囊后壁（胆泥），呈分层状（图7-2-4）。

3.也可见胆囊萎瘪，胆囊腔缩小或消失，壁增厚毛糙。

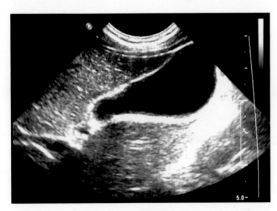

图7-2-3　胆囊体积增大

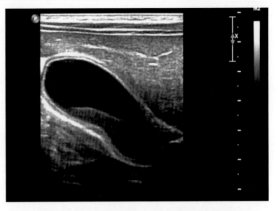

图7-2-4　胆囊增大，后壁见胆泥沉积

【鉴别诊断】

1.婴肝综合征　患儿超声检查常有肝体积增大，回声增强，胆囊腔或缩小，壁增厚；单纯胆囊炎时，一般不合并肝体积增大。

2.低蛋白血症　胆囊壁水肿增厚，呈"双边影"，是继发性改变；胆囊炎壁增厚，内膜面常不光滑（毛糙）。

3.胆囊肌腺症　胆囊壁异常增厚，厚度或超过1cm，可以局限性或节段性，增厚的壁内见小囊腔。彩色多普勒显示增厚的囊壁内见血流信号。临床多表现为阵发性胆绞痛。

【临床意义】　超声检查可以评估胆囊的大小、形态、囊液透声性，是否合并结石，胆总管是否增宽梗阻，可以鉴别或排除胆道系统疾病引起的腹痛。

## 三、胆结石

【病理生理】　小儿胆结石较成年人少见，一般发生于学龄期后。小儿胆结石的病因与成年人不同，多与胆道畸形、溶血性疾病、胆道蛔虫、胆道感染、胆盐肠肝循环障碍等因素有关。

【临床表现】　临床症状取决于结石的部位与大小、有无梗阻及是否合并感染，大多无明显症状，如有梗阻感染时有发热、右上腹痛、黄疸，或与某个阶段饮食有关，部分患儿在复查过程中可能自行消失。

【超声表现及诊断要点】

（一）超声表现

囊内一个或多个团状强回声后伴声影，可

随患者体位的改变而移动。泥沙样结石堆积于胆囊后壁，形成一强回声带，后伴声影；充满型胆囊结石表现为胆囊窝处可见一弧形强回声带，后伴声影，胆囊内液性暗区消失（图7-2-5，图7-2-6）。

### （二）诊断要点

胆囊腔内团状强回声，后伴声影，可移动。

### 【鉴别诊断】

1.小儿胆囊充满型结石 较为少见，应与胃幽门或十二指肠内气体回声相鉴别。胃肠道气体一般表现为闪烁不定的强回声，静止探头一段时间可见蠕动，后方伴稀疏变化的声影。

2.肝内胆管结石 应与肝内胆管节段样钙化相鉴别。后者胆管壁钙化呈"等号"样强回声，远端胆管无明显扩张。

### 【临床意义】

小儿胆结石与成年人超声表现一致。超声检查可作为胆囊结石的首选检查方法，诊断敏感性、特异性均在95%以上。部分患儿胆囊结石，动态观察发现可以自然消失，可能与饮食及结石成分有关。

## 四、胆道蛔虫

### 【病理生理】

肠道内蛔虫喜钻洞，若经十二指肠乳头钻入胆总管，虫体的蠕动刺激胆管和Oddi括约肌痉挛，引发剧烈腹痛，虫体带入的细菌可引起胆系感染、肝脓肿、胰腺炎等，虫体残留形成特征性结石回声。

### 【临床表现】

胆道蛔虫多见于学龄儿童，表现为突发的上腹剧痛，恶心、呕吐，呈阵发性无规律，合并感染时可出现高热，甚至黄疸。

### 【超声表现】

在发作期扫查，胆总管增宽，其内或能看到长条状的活虫体蠕动；或见残留虫体，呈双线状强回声，断面呈管状回声，直径3～5mm，后方或有弱声影（图7-2-7，图7-2-8）。

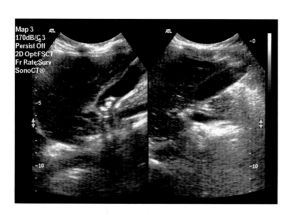

图7-2-5 胆囊内团状强回声，后伴声影

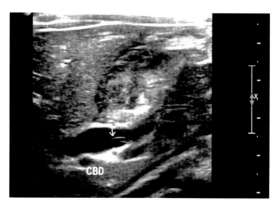

图7-2-7 胆总管增宽，见强回声"双线征"（箭头）

CBD.胆总管

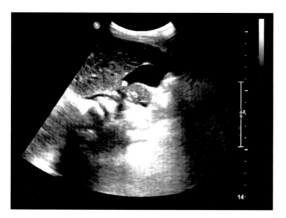

图7-2-6 胆囊颈部团状强回声，后伴声影

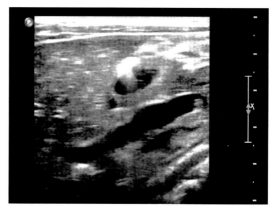

图7-2-8 胆总管全段扩张，末端见等号状强回声

**【鉴别诊断】**

1.胆总管结石　胆总管增宽，末端可见团状强回声，类圆形或沙粒状，后方声影，与双线强回声容易鉴别。

2.急性胆管炎　是胆道蛔虫常见并发症，应与其他梗阻因素引起的胆管炎相鉴别，如胆总管结石、先天性或炎性胆管狭窄、肿瘤压迫等。超声检查可以对梗阻原因进行鉴别诊断。

**【临床意义】**　蛔虫是学龄儿童常见的消化道寄生虫，如突发上腹部剧痛，间歇性而无规律，要考虑胆道蛔虫的发生。超声检查急性期就能做出明确诊断，为临床治疗提供决策信息。

## 五、胆道闭锁

**【病理生理】**　胆道闭锁的病理改变表现为肝门附近的胆道系统狭窄、闭锁或缺如。其肝内病变是进行性的，早期胆管增生，随后发生纤维化，最后导致胆管消失。胆道闭锁最显著的肉眼病理改变即肝外胆系管道消失，被纤维索条替代，肝门肝左管、肝右管和肝总管呈一三角形纤维块；肝由于胆汁淤积而增大，肝实质进行性的纤维化、硬化。

根据闭锁部位的不同，病理上分以下六型。

Ⅰ型：肝管、胆囊、胆总管完全闭锁。

Ⅱ型：胆囊内含透明液体，其余胆管全部闭锁。

Ⅲ型：肝管闭锁，胆囊、胆囊管、胆总管与十二指肠相通。

Ⅳ型：肝外胆管正常，肝内胆管闭锁。

Ⅴ型：肝管及胆囊正常，胆总管闭锁。

Ⅵ型：肝管、胆囊及胆总管上段正常，闭锁位于胆总管下段。

**【临床表现】**　患儿多为足月产，出生后1～2周表现多无异常，往往在生理性黄疸消退后又出现巩膜、皮肤黄染，黄疸持续性加深，尿色也随之加深，甚至呈浓茶色。有的患儿出生后粪便即成陶土色，但也有不少患儿出生后有正常胎便及粪便，随着全身黄疸的加深粪便颜色逐渐变淡，最终呈陶土色。肝也逐渐增大、变硬，患儿腹部膨隆更加明显。

**【超声表现】**

1.胆囊腔狭小或大小正常，内部透声性差，餐后胆囊大小无明显变化；有些患儿胆囊显示不清，仅在胆囊窝处见条状高回声。

2.胆囊形态僵硬，壁增厚，黏膜面不光整，凸凹不平（图7-2-9，图7-2-10）。

3.门静脉主干前方未见胆总管回声，仅见索条样高回声团块，边界清，两端纤细。或在肝门处见小的圆形囊肿（胆总管残留）。

4.晚期，超声可见肝硬化表现。

5.彩色多普勒显示肝动脉增宽，壁增厚，回声增强，血流速度加快；门静脉增宽，血流速度减慢。

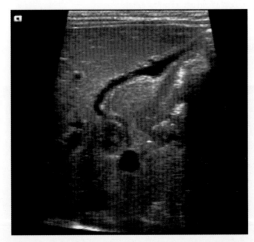

图7-2-9　胆囊狭长僵硬，壁增厚，黏膜面凸凹不平，肝门处小囊肿

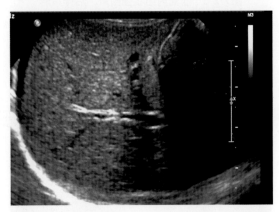

图7-2-10　肝体积增大，回声增强不均，肝周少量积液

【鉴别诊断】 本病与新生儿肝炎相鉴别。使用高频探头多能观察胆总管，胆囊形态一般正常，充盈良好，部分胆囊充盈较差者，形态较自然，喂奶后动态观察胆囊收缩性好。肝脏回声一般不增粗，被膜光整。短期内随访观察，对鉴别诊断有帮助。

【临床意义】 胆管长期梗阻出现胆汁性肝硬化，肝功能受损而导致脂肪及脂溶性维生素吸收障碍，若早期不治疗，多数患儿在1岁以内因肝衰竭死亡。

# 第三节　小儿胰腺常见疾病

## 一、环状胰腺

【病理生理】 胰头部胰腺组织呈较薄的狭长带，环绕或"C形"半环绕十二指肠降部，可致十二指段降肠梗阻。

【临床表现】 十二指肠梗阻表现，频繁剧烈的呕吐，呕吐物为胃内容物、胆汁；长期患儿可导致营养不良和体重下降。

【超声表现】 胰头部腺体组织环绕或半环绕十二指肠降部中段，腺体中央或一侧可见受压狭窄的十二指肠；狭窄近端十二指肠积液扩张，胃腔积液扩张（图7-3-1，图7-3-2）。

【鉴别诊断】

1. 十二指肠膜性狭窄 狭窄部位多位于十二指肠降部远端，十二指肠降部淤张，远端可见由肠壁凸向肠腔的膜性结构。

2. 先天性肠旋转不良 胚胎发育时十二指肠肠袢过度旋转或旋转不足，导致回盲部上移，致使Ladd索带压迫十二指肠梗阻，或肠管固定较多，致中肠扭转梗阻。上腹部扫查可见肠系膜上静脉及肠系膜围绕肠系膜上动脉形成旋转

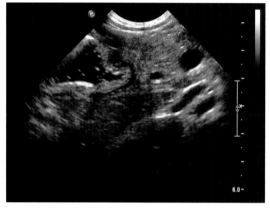

图7-3-2 环状胰腺，狭窄近端肠管积液扩张

性包块。

3. 胆总管囊肿 特别是胆总管末端囊肿，可以疝入十二指肠，导致十二指肠梗阻，超声表现为囊肿与胆总管相通。

4. 十二指肠异物梗阻 特别是果冻状物质可以导致十二指肠梗阻。

【临床意义】 超声诊断可以判断患儿十二指肠梗阻的原因。

## 二、胰腺炎及胰腺假性囊肿

【病理生理】 急性胰腺炎是指多种病因导致胰酶在胰腺内被激活，引起胰腺组织发生水肿、充血、出血甚至坏死的炎症反应。小儿胰腺炎发病率低，与成年人发病原因不同，多继发于身体其他部位的感染或疾病、胰管胆管合流异常、药物诱发等因素。按病理变化胰腺炎分为水肿型和出血坏死型，其中水肿型占85%～95%，出血坏死型胰腺组织大片出血坏死，渗出胰液引起弥漫性腹膜炎，病情危重，死亡率极高。

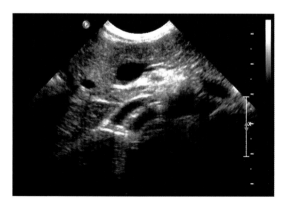

图7-3-1 胰腺形态正常，胰头部腺体组织环绕十二指肠降段，呈小椭圆形断面

胰腺假性囊肿是急性重型胰腺炎或胰腺外伤后的常见并发症，小儿以外伤性居多，约占60%。外伤后胰腺组织损伤，胰管破裂，胰液外漏积聚于胰周或网膜囊内，刺激周围组织形成无上皮细胞覆盖的纤维组织囊壁，所以称为假性囊肿。一般形成时间在发病2周以上。

**【临床表现】** 突然发作的上腹部剧烈疼痛伴有恶心、呕吐，严重者可发生腹膜炎和休克。慢性胰腺炎表现为反复发作的急性胰腺炎或胰腺功能不足的征象，可有腹痛、腹部包块、黄疸、脂肪泻、糖尿病等表现。

胰腺假性囊肿形成以后，上腹部饱胀、疼痛，或挤压胃或十二指肠导致梗阻，出现恶心、呕吐。

**【超声表现及诊断要点】**

1. 急性水肿型胰腺炎 表现为胰腺弥漫性增大，边缘清晰，轮廓规则，内部回声不变或减低（图7-3-3）。

2. 出血坏死型胰腺炎 表现为胰腺肿胀增大，边缘不清，轮廓不规则，内部回声不均匀，可见片状强回声或低回声区，或小片状无回声区，周围系膜肿胀明显，胰腺周围包裹性积液可聚积在小网膜囊、肾周间隙。

3. 慢性胰腺炎 表现为胰腺肿胀不明显，甚至有萎缩，实质回声增强，边缘不光整，胰管可有不同程度扩张，可呈"串珠样"，小网膜囊增厚。

4. 胰腺假性囊肿 表现为胰腺前方可见液区包裹覆盖，液区可有分隔，局部腺体不规则，回声减低，包膜不完整，或可见胰管扩张与囊腔相通，周围可见受挤压的肠管（图7-3-4）。

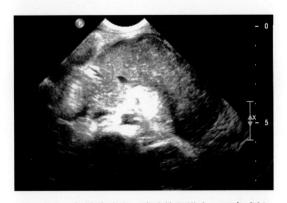

图7-3-3　急性胰腺炎，胰腺体积增大，回声减低

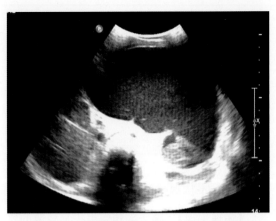

图7-3-4　胰腺外伤后，胰腺假性囊肿形成

**【鉴别诊断】**

1. 急性胆囊炎、急性化脓性胆管炎 临床以高热、腹痛为主，常伴恶心、呕吐，与急性胰腺炎症状相似。急性胆囊炎时胆囊积液增大，胰腺大小、形态正常，容易鉴别；急性化脓性胆管炎时，胆总管内径增宽、壁增厚、管内液区浑浊，胰腺形态正常无肿大改变。两者都可以是胰腺炎的诱因。

2. 大网膜囊肿 应与胰腺假性囊肿相鉴别，大网膜囊肿以腹胀为主，一般位于肠管的前方，与腹壁紧邻，胰腺和肠管位于囊肿的后方，胰腺大小形态正常，血清、尿淀粉酶正常。胰腺假性囊肿有胰腺炎或外伤病史，液区局限于胰腺周围或小网膜囊，血清、尿淀粉酶异常。

3. 十二指肠梗阻 常见环状胰腺、肠旋转不良、十二指肠膜性狭窄，临床表现均以呕吐为主，血清、尿淀粉酶正常，超声检查胰腺组织均无水肿增大及回声的改变，环状胰腺只是胰头、腺体组织环绕十二指肠致其狭窄。

**【临床意义】** 早期诊断，尽早治疗。如有胰腺假性囊肿形成，可行超声引导下假性囊肿置管引流。

## 三、胰母细胞瘤

**【病理生理】** 胰母细胞瘤较为罕见，好发于胰头或胰尾，常见于1～8岁儿童，约占儿童肿瘤的0.01%。肿瘤呈膨胀性生长，大多数有完整包膜，部分瘤体呈分叶状，常伴有中心坏死和钙化。

【临床表现】 胰母细胞瘤多无特异性临床症状，儿童多为偶然发现腹部肿块。相关症状包括腹痛、体重减轻及食欲缺乏；胰头部肿瘤压迫胆总管可导致黄疸，并伴有恶心、呕吐、消化道出血。肿瘤可转移至腹膜后淋巴结、肝、脾和骨骼。没有稳定升高的血清学肿瘤标志物，但某些病例可出现AFP升高。

【超声表现及诊断要点】

（一）超声表现

1.胰腺局限性肿大，瘤体呈分叶状或结节状，边界清楚，低或中等不均匀回声，内可见散在细小或斑片状强回声钙化，部分可见无回声囊腔，大部分肿瘤有包膜（图7-3-5）。

2.当肿瘤较大时，可将胰腺全部破坏，可能仅见肿块不见正常胰腺组织，并可使肠系膜动静脉、腹腔动脉或脾静脉受压移位。

3.当肿瘤压迫胆总管时可见肝内外胆管扩张，胆囊增大。

4.肿瘤转移时可见腹膜后淋巴结肿大，肝内转移灶。

5.彩色多普勒显示肿瘤内丰富血流信号（图7-3-6）。

（二）诊断要点

以上超声表现中出现第1和5或第2和5，结合发病年龄＜10岁，可以提示胰腺母细胞瘤。第3、4条为肿瘤继发改变。

【鉴别诊断】

1.神经母细胞瘤 胰腺体尾部肿瘤应与左侧肾上腺区神经母细胞瘤相鉴别，后者位于脾与左肾上极之间，两者上下分离，肿瘤往往挤压胰腺尾部与其分界不清，较大时，可以跨中线生长，常包绕腹膜后血管。

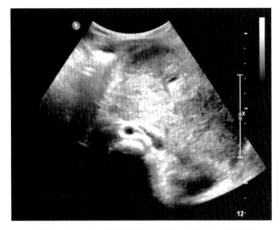

图7-3-5 胰腺尾部低回声为主包块，其间见小的囊腔

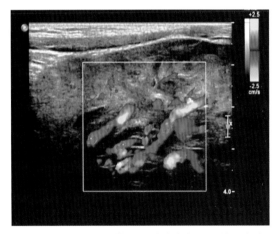

图7-3-6 彩色多普勒显示肿瘤内部血流信号丰富

2.肾母细胞瘤等 左侧肾母细胞瘤向上向内侧升长时，紧贴胰尾部，肿瘤一侧常见条状残肾组织包住瘤体，呈"握球征"。

【临床意义】 小儿胰腺恶性肿瘤发病罕见，超声发现胰腺实质性肿块，或较难判断组织来源时，超声引导下组织活检可以确诊肿瘤的组织来源和性质，从而明确诊断。

## 第四节 胃肠道常见疾病

### 一、先天性肥厚性幽门梗阻

【病理生理】 病因尚不清楚。主要病理改变为幽门部肌层肥厚，以环肌的肥厚为主，致幽门管腔狭窄。肥厚的幽门呈橄榄形肿块，肿块表面光滑，质地似软骨。肥厚幽门胃端逐渐肥厚，在十二指肠端界线清楚。幽门部胃内容物通过受阻，胃腔扩大。

【临床表现】 主要临床症状为呕吐,以进行性加重为特点。患儿一般在出生后2~3周开始呕吐,进行性加重,呈喷射性。呕吐物中不含胆汁,体重较出生时减轻。多数患儿于上腹部可扪及橄榄形肿块。患儿可出现严重的营养不良、脱水及碱中毒。

【超声表现及诊断要点】

**(一)超声表现**

1.幽门肌层肥厚,横断面呈低回声"面包圈征",肌层增厚,厚度≥3.0mm;幽门管增粗,直径≥15mm;纵切面见幽门管拉长,长度≥16mm(图7-4-1,图7-4-2)。

2.幽门管腔狭细,胃扩张,胃内可见较多的滞留液。

3.可以采用计分法评估幽门肥厚的程度(表7-4-1)。

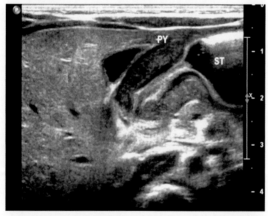

图7-4-1 幽门纵切面,幽门管腔狭细,胃腔扩张
PY.幽门;ST.胃

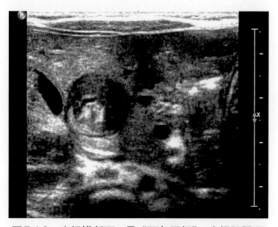

图7-4-2 幽门横断面,呈"面包圈征",幽门肌肥厚

表7-4-1 计分法评估幽门肥厚程度

| 评分 | 幽门厚度(mm) | 幽门直径(mm) | 幽门管长度(mm) |
| --- | --- | --- | --- |
| 0 | < 2.5 | < 10 | < 13 |
| 1 | 2.5 ~ 3.5 | 10 ~ 15 | 13 ~ 19 |
| 2 | 3.6 ~ 4.5 | 15.1 ~ 17 | 19.1 ~ 22 |
| 3 | > 4.5 | > 17 | > 22 |

**(二)诊断要点**

1.幽门肌层厚度≥3mm,幽门管直径≥15mm,幽门管长度≥16mm。

2.计分法:幽门计分≥4分可以确诊;3分需观察或结合上消化道造影确诊;2分及以下正常。

【鉴别诊断】

1.幽门痉挛 呕吐为间歇性,程度轻,解痉药可缓解症状,超声检查幽门无病理性改变。

2.先天性幽门前瓣膜 腹部触诊无肿块,超声检查幽门肌层厚度正常,幽门窦腔见沿胃壁伸入胃腔的隔膜回声,近端胃腔呈一囊袋样扩张。

3.胃扭转 无幽门肥厚的声像图特征,但在纵切面显示贲门时,可以看到幽门横断面;或横切面显示幽门结构时,同时显示贲门横断面。胃腔明显扩张。

【临床意义】 超声对先天性肥厚性幽门梗阻的诊断具有一定的诊断价值,诊断符合率可达95%以上。同时对其他原因导致的幽门梗阻有一定的鉴别能力。

# 二、先天性肠旋转不良

【病理生理】 在胚胎期肠发育过程中,肠管是以肠系膜上动脉为轴心按逆时针方向旋转。正常旋转完成后,升、降结肠由结肠系膜附着于后腹壁,盲肠降至右髂窝,小肠系膜由左上腹斜向右下腹,附着于后腹壁。如果发生旋转不完全或过度旋转均可造成肠旋转不良。

【临床表现】 先天性肠旋转不良临床表现多样化,因为旋转异常可发生在不同角度。新生儿发病占60%~70%。肠旋转不良致Ladd索带压迫十二指肠,并发中肠扭转引起高位肠梗阻。表现为出生后3~5d出现呕吐,呕吐物含有大量胆汁，应早期手术治疗。婴儿及儿童肠旋转不良表现为不同程度的腹痛，长期反复间断性呕吐，体重减轻。少数患儿可无症状，多以突然肠扭转发生肠梗阻就诊。

**【超声表现及诊断要点】**

**（一）超声表现**

1.上腹部包块，呈"漩涡征"，从上至下横切动态扫描包块有旋转感；是肠系膜上静脉及肠系膜围绕肠系膜上动脉旋转形成的团块。旋转角度越大，固定肠管越多（图7-4-3）。

2.合并十二指肠梗阻者，可见十二指肠降段淤积扩张。

3.回盲部位置升高至左上腹。

4.彩色多普勒见围绕肠系膜上动脉的间断环状血流（图7-4-4）。

**（二）诊断要点**

1.上腹部旋转性团块。

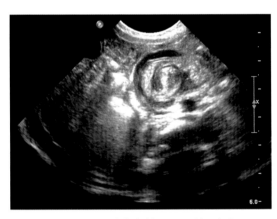

图7-4-3 上腹部包块，呈"漩涡征"

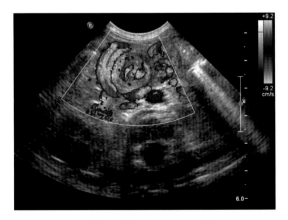

图7-4-4 彩色多普勒示包块内间断环状血流

2.彩色多普勒显示围绕肠系膜上动脉的间断环状血流。

**【鉴别诊断】**

1.环状胰腺 胰腺头部腺体组织包绕或半包绕十二指肠乳头段，致局部狭细梗阻，梗阻以上部分十二指肠扩张。

2.十二指肠膜性狭窄 多发于十二指肠降段向水平段移行部，肠管内见隔膜回声，其上有孔与远端肠管相通，降段十二指肠积液扩张。

3.十二指肠重复畸形 特别是十二指肠降段重复畸形，重复段的囊腔压迫正常的十二指肠致其梗阻。

**【临床意义】** 超声可以检出肠旋转不良特异性表现，其诊断敏感性和特异性都在90%以上，诊断符合率在95%以上。

## 三、小肠闭锁或狭窄

**【病理生理】** 小肠闭锁是新生儿肠梗阻常见原因之一，常发生于空肠下段和回肠，十二指肠次之。小肠闭锁的形态学类型有两种：一种是肠管连续，腔内有膜性结构分隔；另一种是肠管连续性中断。肠闭锁近端肠管积液扩张，远端肠管细小、萎瘪，直径仅4～6mm。

小肠闭锁可能与下列因素有关：其一是胚胎发育阶段肠管腔化不全，而正常肠道发育经过管腔开通、上皮细胞增殖和再度腔化3个阶段；当胚胎肠管在第2或第3个月发育出现障碍，发生空泡但彼此融合不全。其二是胎儿时期肠管血液循环障碍，如胚胎10～12周，中肠由脐囊还纳入腹腔时遭遇脐环过早收缩，致小肠血液循环不良；小肠营养血管发育缺损或分支畸形等也可使致小肠发育障碍。其三与家族遗传因素有关。

肠狭窄是指肠腔某部分管腔狭细，通过受阻，导致不全性肠梗阻。肠狭窄发病率较低，约为肠闭锁发病率的1/20，其中十二指肠发病率最高，空、回肠居次。导致狭窄的原因很多，常见肠腔内隔膜性狭窄，约占44%，其次肠外压迫因素占33%，联合因素占22%。与肠闭锁不同的是狭窄远端肠管萎瘪，但仍有少量气液回声通过。

【临床表现】 小肠闭锁最突出的症状就是呕吐，梗阻部位越高，呕吐出现越早，不同部位梗阻，呕吐内容物有差别，肠闭锁患儿均有排便异常。

肠狭窄程度及狭窄部位不同，呕吐出现的时间和剧烈程度也不一样，高位梗阻含胆汁，低位梗阻可能含粪液。

【超声表现】

1.梗阻近端肠管积液扩张，直径2.5～5cm，肠壁水肿肥厚（图7-4-5）。

2.小肠闭锁时扩张肠管的末端呈一盲端，远端肠管细小、萎瘪，横断面呈数个圆形结构，直径4～6mm，内无气-液回声。

3.膜性狭窄时扩张肠管的远端肠壁见隔膜样回声，呈"风袋状"，隔膜上有孔与远端肠管相通，孔径大小为2～3mm，可见少量气液回声通过。狭窄远端肠管萎瘪，但有气-液回声（图7-4-6）。

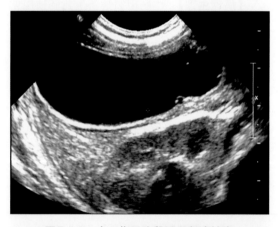

图7-4-5 十二指肠降段明显积液扩张

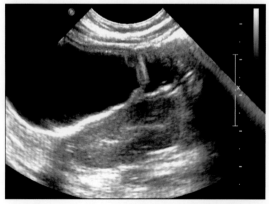

图7-4-6 扩张十二指肠远端见隔膜样回声，呈"风袋状"，有小孔和远端肠管相通

【鉴别诊断】

1.环状胰腺 胰头部腺体组织环形包绕或半包绕十二指肠，致十二指肠降部狭窄。

2.肠旋转不良 上腹部超声扫查见漩涡状包块，是肠系膜上静脉及肠系膜围绕肠系膜上动脉异常旋转所致。

3.先天性巨结肠 全结肠型巨结肠应与低位小肠闭锁相鉴别。低位小肠闭锁时，结肠萎瘪无气体回声；全结肠型巨结肠时，结肠可见气-液回声。

4.肠系膜上动脉压迫综合征 肠系膜上动脉与腹主动脉夹角过小，压迫十二指肠水平段致十二指肠梗阻，直立位时症状明显，屈曲位时症状缓解。

【临床意义】 小肠闭锁或狭窄是小儿常见肠梗阻原因，超声可以诊断肠梗阻，最重要的是寻找梗阻的部位，找到梗阻的原因，明确病变类型，为临床诊断和治疗提供有价值的信息。超声对小儿十二指肠膜性狭窄诊断符合率为93%；对十二指肠闭锁诊断符合率约80%。

## 四、消化道肠重复畸形

【病理生理】 消化道肠重复畸形是少见畸形，可以发生在消化道任何部位，小肠发生率较高，为消化道系膜缘的囊状或管状结构，多数呈囊肿型，占80%，囊壁有肌层和黏膜层，并与正常消化道有共同的浆膜层。本章节重点讨论胃、肠道重复畸形。重复畸形囊壁黏膜常有胃黏膜异位，可导致溃疡、出血、炎症穿孔。消化道重复畸形可分为四型：囊肿型、管状型、憩室型（一端与肠管相通的重复畸形）、胸内食管重复畸形。

【临床表现】 消化道重复畸形因为病理特点、所在部位、大小、是否与肠道相通、有无并发症等复杂因素，临床症状表现不一。本病多见1岁以内小儿，肠重复畸形表现为突发的呕吐、腹痛、血便，不完全性或完全性肠梗阻症状，腹部可触及肿块。另外，囊肿容易成为套入点诱发肠套叠，见于年龄较小的患儿。

【超声表现及诊断要点】

（一）超声表现

1.腹腔内可见囊性包块，多呈球形、管形，壁较厚，有黏膜层和肌层，与正常肠管或胃壁有共同的浆膜层（图7-4-7，图7-4-8）。

2.囊液清晰或浑浊，合并感染时，囊液见浮动的细密低回声，壁张力高。

3.动态观察有时可见其蠕动。

### （二）诊断要点

腹腔内囊状或管状结构，囊壁与消化道壁结构相同，与胃壁或肠壁有共同的浆膜层，囊液清晰或浑浊。

### 【鉴别诊断】

1.先天性胆总管囊肿 囊肿是扩张的胆总管，囊壁即胆管壁，囊腔与胆管相通。

2.肠系膜或网膜囊肿 囊壁菲薄，无肌层结构，内常有分隔，内容物为无色透明的淋巴液，或呈淡黄色液体。

3.囊肿较小的肠重复畸形需与梅克尔憩室相鉴别。

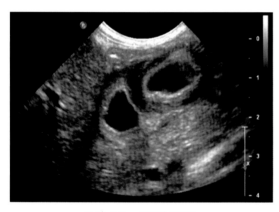

图7-4-7 胃重复畸形

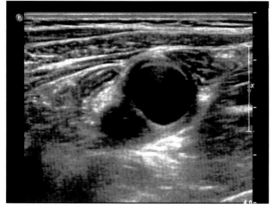

图7-4-8 肠重复畸形

### 【临床意义】
超声对囊性结构的诊断敏感性和特异性均为100%，要善于鉴别囊性肿块的特征，关键点在于观察囊壁结构，从而给予准确诊断。

## 五、梅克尔憩室

### 【病理生理】
梅克尔憩室是一种先天性消化道畸形，为胚胎期卵黄管肠端退化不全所致，是较常见的小肠发育畸形。发生率1%～3%，男女比例约为3∶1。梅克尔憩室发生于回肠末端，距回盲瓣10～100cm多见，大部分在肠系膜对侧缘，6%～9%位于肠系膜缘或系膜夹层内。憩室形态各异，常见指状、圆锥状和囊袋状，长短粗细不一。憩室壁为肠壁的延续，壁黏膜可以有异位组织，以胃黏膜最多见，其次为胰腺组织。异位组织是憩室并发症的重要原因，如消化性溃疡、出血，肠梗阻，肠套叠，炎症等。

### 【临床表现】
绝大多数患者终身无症状，小儿常以血便首诊，为憩室内异位胃黏膜溃疡所致。梅克尔憩室炎常见，发生率约为20%，多为较大儿童，因憩室基底部狭窄，有异物阻塞所致。表现为脐周或右下腹痛、恶心、呕吐、发热、腹部压痛、白细胞升高等，与阑尾炎相似，常被误诊为阑尾炎。梅克尔憩室可以诱发肠套叠引起肠梗阻。

### 【超声表现及诊断要点】

#### （一）超声表现
肠壁增厚、形态异常的小段管状结构，长1～3cm，壁厚0.2～0.4cm，一端为盲端，另一端与肠管相通，腔内萎瘪或积液呈薄壁囊状。局部肠管壁增厚，呈低回声，为炎症水肿所致（图7-4-9）。

#### （二）诊断要点
超声发现小段厚壁肠袢，一端为盲端，另一端与肠管相通，周围伴有炎性改变。临床常有便血。

### 【鉴别诊断】

1.肠套叠 一般以阵发性哭闹、呕吐、便血就诊，肠套叠声像图表现为典型的"靶环征"或"同心圆征"。

2.结肠息肉 一般有长期少量便血病史，呈

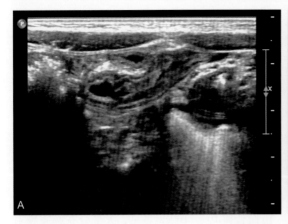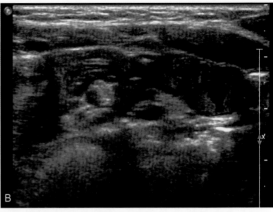

图7-4-9　梅克尔憩室

鲜红色，息肉若有脱落可有大量出血，可致贫血。

3.急性出血性坏死性小肠结肠炎　多数有腹泻，呈淘米水样黏液稀便，伴有高热、腹痛及中毒休克等症状，典型的超声表现是肠壁增厚积气。

4.急性阑尾炎　与梅克尔憩室炎症状酷似，超声可见阑尾肿胀，阑尾腔积液或积脓，周围肠系膜增厚，回声增强。

【临床意义】　超声是诊断梅克尔憩室炎的首选方法。诊断敏感性为85%，特异性95%。

## 六、腹型紫癜

【病理生理】　过敏性紫癜是以非血小板减少性紫癜为特征的血管炎，发病与感染、饮食、药物、花粉过敏等因素有关，常累及皮肤、关节、肾、消化道等器官。病理以全身发作性小血管炎为特征，累及肠道的主要病变就是出血和水肿，黏膜下最为显著，称为腹型紫癜。

【临床表现】　皮肤紫癜是常见症状，多数患儿出现消化道症状，脐周痛或放散痛，伴呕吐或呕血，粪便隐血阳性或血便。若皮疹出现晚于消化道症状，易被误诊为外科急腹症。本病也可诱发肠套叠。

【超声表现】

1.腹部扫查，常于左上腹见小肠管壁不均匀增厚，低回声，肠蠕动减弱。

2.肠管横断面显示为"面圈征"，纵斜切面显示为"花瓣征"（图7-4-10，图7-4-11）。

3.局部肠间有少量积液。

【鉴别诊断】

1. Crohn病　Crohn病是肠管一段或多段形成肉芽肿，最常累及回肠末端，病变呈阶段性、跳跃式，肠壁全层增厚，临床表现长期或反复发作的腹痛、腹泻、便血。

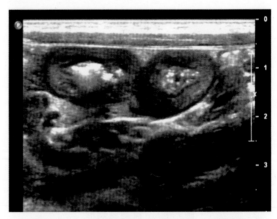

图7-4-10　横断面显示肠管壁呈"面圈征"

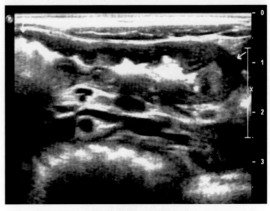

图7-4-11　纵斜切面示肠壁呈"花瓣征"

2.肠淋巴瘤 超声扫查见肠壁明显不均匀增厚，似结节状低回声，突向管腔或肠间隙，可致肠腔狭窄。回盲部常受累。

3.梅克尔憩室炎 超声扫查见下腹部肠壁增厚的小段肠管，一端为盲端，另一端与肠腔相通，管腔或萎瘪或积液扩张。常以便血为首诊，可伴腹痛、发热，与阑尾炎酷似。

【临床意义】 过敏性紫癜常发生于学龄儿童，冬、春季多发，皮肤常有特征性的紫癜，超声检查多于左上腹发现肠管壁增厚，斜纵切面示肠黏膜肿胀呈"花瓣征"。可以为临床提供非常有价值的诊断信息。

## 七、坏死性小肠结肠炎

【病理生理】 坏死性小肠结肠炎是常见新生儿急腹症之一。体重越低发病率越高，极低体重儿发病率可高达12%，可能与肠道感染、过敏、喂养不当有关。典型病理变化：肠壁弥漫性或斑点状坏死及肠壁积气，病变处肠壁各层均有炎细胞浸润，病变自黏膜下层开始，逐渐向肌层及浆膜层发展，黏膜发生坏死脱落，黏膜下层有大片出血坏死和水肿，进而肠壁全层充血水肿，甚至坏死穿孔引起气腹及腹膜炎。

【临床表现】 新生儿可表现为腹胀、呕吐、呕吐物含胆汁，便血，伴有败血症时可表现为嗜睡、体温不稳定、呼吸暂停发作次数增多和代谢性酸中毒。

【超声表现及诊断要点】

（一）超声表现

1.小肠或结肠肠壁均匀增厚，厚度＞3mm，增厚肠壁的黏膜下或浆膜下见星点状散在气体回声，或呈簇状，或呈"串珠状"，即肠壁积气（图7-4-12，图7-4-13）。

2.门静脉主干及分支可见气泡回声流动，或附壁的气泡强回声。

3.肠腔无狭窄，管腔或有轻度积液，或积液扩张，一般张力不高。

4.常伴腹水，若腹腔扫查见到游离气体，提示肠坏死穿孔。

（二）诊断要点

超声检查发现小肠或结肠肠壁水肿增厚，

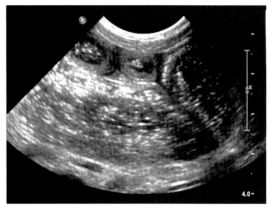

图7-4-12 肠壁增厚，壁间见点状、呈簇状的气体回声

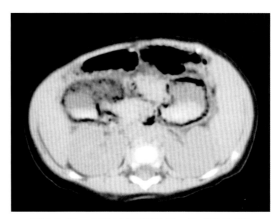

图7-4-13 CT显示肠壁积气，呈"串珠状"

肠壁内积气或门静脉积气，可提示坏死性小肠结肠炎。

【鉴别诊断】

1.先天性巨结肠合并肠炎 临床表现为腹胀、呕吐、发热、腹泻，与坏死性小肠结肠炎容易混淆，但前者多有排便延迟，而后者排便正常，且常有血便。

2.新生儿消化道穿孔 临床较坏死性小肠结肠炎出现更早，表现为腹胀、呕吐、发热，一般无腹泻或血便症状；超声检查仅发现腹腔内游离气体。

【临床意义】 超声可以检出坏死性小肠结肠炎特征性改变，肠壁增厚积气，具有特异性诊断价值，但肠壁积气有时段性，非持续存在，定时复查成为必要诊断手段。有腹水时，可引导穿刺抽液，明确腹水的性质，如果为血性积液，应考虑有肠坏死。

## 八、肠套叠

【病理生理】 肠套叠有原发性和继发性两类。95%为原发性肠套叠，多发生于2岁以内婴幼儿，主要由肠管蠕动功能紊乱引起，或因为婴儿回盲部系膜固定未完善，回盲部游离度过大引起肠套叠；5%为继发性肠套叠，多见于2岁以上儿童，常继发于肠管的器质性病变，多见于梅克尔憩室、肠息肉、肠肿瘤、腹型紫癜成为套叠起点。肠蠕动节律发生紊乱是肠套叠的促发因素，如肠炎、腹泻、高热等。

【临床表现】 肠套叠临床多突然起病，主要表现如下。

1.腹痛 为早期出现的症状，无任何诱因婴儿突然发生剧烈的有规律的阵发性腹痛。患儿表现为阵发性哭闹、屈腿、面色苍白，发作5～10min，以后安静入睡，数分钟后又突然发作，其症状如前，如此反复多次。这是由于较强的肠蠕动波把套入的肠管向前推进，牵拉肠系膜，同时套叠鞘部发生强烈收缩引起。

2.呕吐 由于肠系膜被牵拉导致反射性呕吐，呕吐物多为奶块或食物。

3.血便 多于发病后6～12h出现，是本病特征之一，常为暗红色果酱样便，也可为新鲜血便或血水，无臭味。便血原因是套入部肠壁血循环障碍，黏膜渗血与肠黏液混合在一起。

4.腹部肿块 是具有重要诊断意义的腹部体征，肿块多位于右上腹。随着套叠的进展，肿块可沿结肠移至左腹部。

5.其他 复发性肠套叠临床症状不典型，仅表现为腹痛、腹部肿块。超声诊断有较高的敏感性和准确性。

【超声表现及诊断要点】

### (一)超声表现

1.常于右上腹部可探及一包块，横断面呈"同心圆征"或"面包圈征"（图7-4-14），外层肠壁水肿，呈环状低回声，圈内可见高回声"新月征"，为套入部增厚的肠系膜，或可见肿大的淋巴结，套管浆膜间可见积液。

2.纵切面呈"套筒征"，可以观察套入部分

的长度。

3.继发型肠套叠，套入部头端可见诱发肠套叠的原发器质性病变，如梅克尔憩室、肠重复畸形、肠息肉等（图7-4-15）。

### (二)诊断要点

肠管横断面呈"同心圆征"或"面包圈征"征，纵切面呈"套筒征"。

【鉴别诊断】

1.细菌性痢疾 多见于夏季，常有不洁饮食史；高热，体温达39℃或更高；黏液脓血便伴里急后重，粪便检查见到大量脓细胞，细菌培养阳性，即可确诊；腹部触不到"腊肠样"包块；超声检查无典型的肠套叠征象。但可因腹泻、肠蠕动功能紊乱，引起肠套叠。

2.急性坏死性小肠炎 以腹泻为主，表现为腹痛、呕吐，大便呈洗肉水样或红色果酱样，有特殊腥臭气味；高热，呕吐频繁，明显腹胀，

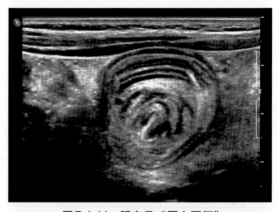

图7-4-14 肠套叠"同心圆征"

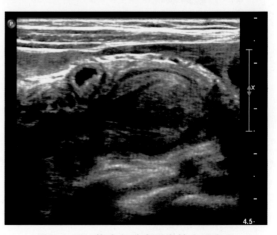

图7-4-15 梅克尔憩室诱发的小肠套叠

严重脱水、昏迷等休克症状。典型超声表现是肠壁水肿增厚、积气。

3.腹型过敏性紫癜 多见于年长儿，多数有特征性皮疹，伴有关节痛，有时伴有血尿。腹部触不到肿块，超声扫查常于左上腹发现肠壁增厚，似"花瓣"状。有报道25%腹型紫癜可诱发肠套叠，此时应注意检查诊断。

4.梅克尔憩室 便血量往往很多，严重者可出现休克；出血时无腹痛或仅有轻微腹痛。超声扫查可以发现小段肠壁增厚的异常肠管。梅克尔憩室也可引发肠套叠，与原发性肠套叠很难鉴别，多在手术中发现。

5.蛔虫性肠梗阻 患儿阵发性腹痛，可有吐、便蛔虫史。腹部包块多在脐周，压之可变形；临床很少有便血。患儿在发病前多有驱虫不当史。超声检查肠腔内显示虫体。

【临床意义】 超声是诊断小儿肠套叠的首选检查方法，诊断符合率在95%以上。超声可以发现继发性肠套叠的诱发病因，如梅克尔憩室、肠息肉、肠重复畸形等，判断是否小肠套或复套，对临床治疗决策具有重大意义。

# 九、阑尾炎

【病理生理】 小儿急性阑尾炎的主要病因是阑尾腔的梗阻和感染。小儿的阑尾细小，阑尾壁有丰富的淋巴组织，容易发生阻塞和感染，约70%的患儿可发现阑尾腔有不同原因的梗阻。病理学上根据急性阑尾炎的炎症发展的不同阶段，大致可分为3种类型。

1.急性单纯性阑尾炎 病变早期，炎症局限于黏膜层，阑尾充血、水肿和炎细胞浸润。阑尾呈轻度肿胀，阑尾腔内少量积液或积脓。

2.化脓性阑尾炎 又称蜂窝织炎性阑尾炎，病变累及浆膜层，浆膜高度充血，阑尾显著肿胀、增粗，阑尾腔内积脓增多。阑尾周围腹腔可有脓性渗出物。

3.坏疽性阑尾炎 阑尾壁全部或部分全层坏死，局部可发生穿孔，穿孔后形成阑尾周围脓肿，并发腹膜炎。

【临床表现】 小儿急性阑尾炎以腹痛、恶心、呕吐、发热为主要临床表现。开始为脐周或上腹部痛，后转移至右下腹痛；伴有恶心、呕吐、寒战、发热，部分患儿有腹泻。临床体征为右下腹的压痛、肌紧张。小儿阑尾炎极易发生阑尾穿孔，穿孔后腹部仍然是柔软的，加之小儿主诉不清楚，容易误诊，导致病情加重。

【超声表现及诊断要点】

（一）超声表现

1.阑尾肿胀增粗，外径＞0.6cm，横断面呈"面圈征"，管腔积液或积脓，部分患儿阑尾腔内可见强回声粪石（图7-4-16，图7-4-17）。

2.阑尾壁增厚或变薄，层次不清。

3.阑尾系膜水肿增厚，回声增强，回盲部淋巴结肿大。

4.阑尾穿孔时可见阑尾周围脓肿形成，阑尾腔萎瘪，脓肿可位于盆腔或腹膜后。

5.可表现为肠梗阻，周围肠管扩张无蠕动，

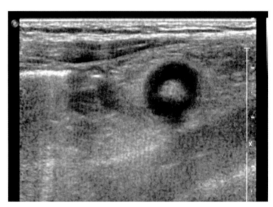

图7-4-16 阑尾横切面呈"面包圈征"，周围系膜组织回声增强

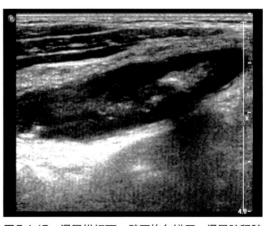

图7-4-17 阑尾纵切面，壁不均匀增厚，阑尾腔积脓

或少量肠间积液。

### （二）诊断要点

以上超声表现中具备第1和第2条可诊断阑尾炎，具备第1、第2、第4条可诊断阑尾炎穿孔，阑尾周围脓肿形成。第3和第5条是伴随表现，为诊断辅助条件。

**【鉴别诊断】**

1. 急性肠系膜淋巴结炎　常继发于上呼吸道感染，为小肠系膜淋巴结的急性炎症。回肠末端淋巴结广泛肿大，临床表现为右下腹痛及发热，类似急性阑尾炎。超声检查右中下腹成串的淋巴结，边界清楚，呈圆形或椭圆形，直径10～20mm，大小不一，内部回声均匀。彩色多普勒显示分支样血流信号。

2. 卵巢囊肿扭转　右侧卵巢囊肿蒂扭转后，引起右下腹部痛伴恶心、呕吐，与阑尾炎临床相似。超声检查右下腹有囊性包块。

3. 梅克尔憩室炎　为先天性畸形，主要位于回肠的末端，其部位与阑尾很接近。右下腹能扫查到正常阑尾。

4. 右侧输尿管结石　结石发作时呈剧烈的绞痛，疼痛沿输尿管向外阴部、股内侧放射，尿常规有红细胞。

**【临床意义】**　超声是诊断小儿阑尾炎首选的检查方法，95%的患儿可以获得诊断。超声可以判断阑尾炎发展阶段以及是否穿孔，对治疗方案的选择具有重要的临床意义。

## 十、肠梗阻

**【病理生理】**　小儿肠梗阻病因与成人不同，多见于先天性畸形，尤其是新生儿，后天则见于肠粘连、肠套叠、肠扭转等，是多种肠道疾病的共同病理过程和表现。肠梗阻的类型可随病理过程的演变而转化，不是固定不变的。

1. 按梗阻原因　分为机械性肠梗阻和非机械性肠梗阻（动力性肠梗阻、缺血性肠梗阻）。

2. 按肠壁血供情况　分为单纯性肠梗阻（仅有肠腔阻塞，无肠壁血供障碍）和绞窄性肠梗阻（肠腔阻塞时，肠壁可缺血坏死）。

3. 按梗阻发生部位　分为小肠梗阻（又可分为高位小肠梗阻和低位小肠梗阻）和结肠梗阻。

4. 按梗阻程度　分为完全性梗阻和不完全性梗阻。

5. 按起病缓急　分为急性肠梗阻和慢性肠梗阻。

**【临床表现】**　腹痛、呕吐、腹胀、无排气排便是肠梗阻四大症状。

1. 腹痛：腹痛或患儿阵发性哭闹，腹壁能见到肠型和蠕动波。

2. 呕吐：高位梗阻呕吐出现较早、较频繁，呕吐物含胆汁；低位梗阻呕吐出现较晚，呕吐物具有粪臭味。

3. 腹胀：梗阻时因肠管扩张而引起腹胀。

4. 梗阻远端肠管萎瘪，患儿无排气、排便。

**【超声表现及诊断要点】**

### （一）超声表现

1. 梗阻近端肠管积液，迂曲扩张，肠液清亮或混浊，肠壁不厚，张力高，外径3～4cm（图7-4-18）。

2. 梗阻远端肠管萎瘪（图7-4-19）。

3. 根据结肠内有无气-液回声，判断完全性与不完全性梗阻。

4. 超声更重要的是寻找梗阻点，即扩张肠管与萎瘪肠管交界处，提示梗阻原因，如肠套叠、炎性粘连、粪石、异物、蛔虫、外压性、肿瘤性或先天性肠道器质性病变等。

### （二）诊断要点

1. 梗阻近端肠管积液、扩张；梗阻远端肠

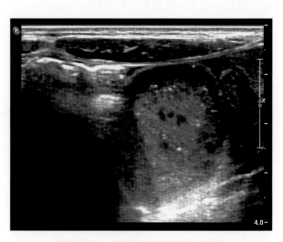

**图7-4-18　梗阻近端肠管积液扩张**

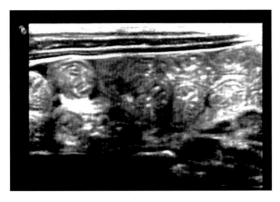

图 7-4-19 梗阻远端肠管萎瘪

管萎瘪。

2.寻找梗阻部位和原因,扩张肠管和萎瘪肠管交界点是梗阻部位。

【临床意义】 肠梗阻是多种疾病病程发展过程中,呈现的相同病理阶段,有相似的临床症状和体征。导致梗阻的原因很多,超声检查的临床意义在于寻找梗阻原因,明确诊断。

## 十一、先天性巨结肠

【病理生理】 先天性巨结肠是胚胎发育过程中,神经嵴的神经母细胞沿迷走神经由头侧向尾侧移行至消化道壁内过程障碍,导致结肠壁肌间神经丛神经节细胞缺如,病变肠段失去正常蠕动,处于持续痉挛状态,形成功能性肠梗阻。粪便通过困难,痉挛肠管的近端由于长期粪便淤积逐渐扩张、肥厚而形成巨结肠。

巨结肠病变的常见部位是直肠和乙状结肠远端,个别病例波及全结肠、末端回肠或仅在直肠末端。

【临床表现】

1.新生儿出生后不排便或胎粪排出延迟。

2.便秘、腹胀、呕吐。

3.儿童巨结肠常可表现为间断便秘。

4.腹部高度膨大,可见粗大肠型。

【超声表现及诊断要点】

（一）超声表现

1.典型的巨结肠,以直肠和乙状结肠多见,狭窄段肠管萎瘪,肠壁增厚,肠腔细小,内有少量气体回声。梗阻近端肠管扩张积粪、积气,

内径6.5cm以上,肠壁变薄,结肠瓣延长弯曲,肠壁血流减少。

2.各组小肠形态良好,无扩张。

3.全结肠型巨结肠,整个结肠呈痉挛状态,表现为低位小肠梗阻征象,小肠普遍积液扩张,结肠细小萎瘪,直径0.5～1.0cm（图7-4-20至图7-4-23）。

（二）诊断要点

1.病变段结肠肠管萎瘪,直径0.5～1.0cm,肠壁增厚,肠腔细小,内有少量气体回声。

2.梗阻近端结肠明显扩张,积粪积气。

【鉴别诊断】

1.低位小肠闭锁 出生后无正常胎便,临床

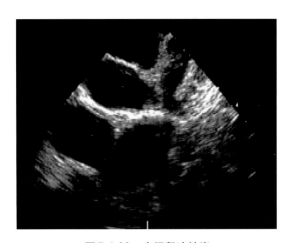

图 7-4-20 小肠积液扩张

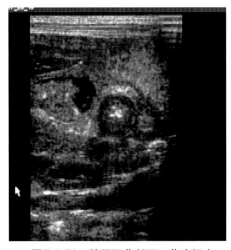

图 7-4-21 结肠肝曲断面,萎瘪细小

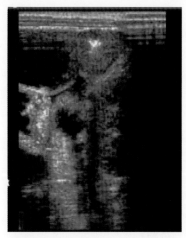

图7-4-22 结肠脾曲断面，降结肠细小萎瘪

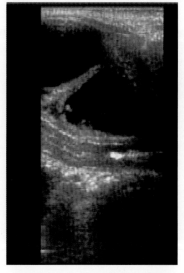

图7-4-23 乙状结肠细小萎瘪

表现为喂奶后出现腹胀、呕吐；超声表现为中上腹小肠连续扩张、积液，右下腹部分小肠及结肠区肠管萎瘪，腔内未见气体及液体。

2.胎粪性便秘或肠梗阻 临床表现主要为大便费力，严重者出现腹胀、呕吐等，辅助排便后症状缓解。超声表现为结肠内可见粪块强回声，其近端肠管扩张、积液，远端肠管走行正常，可见气体回声。

3.新生儿腹膜炎。

4.特发性巨结肠：多在2岁以后突然发病，为内括约肌功能失调，以非手术治疗为主。并发小肠结肠炎时与病毒、细菌性肠炎或败血症肠麻痹相鉴别。

【临床意义】 小儿先天性巨结肠的影像学诊断以X线钡剂灌肠首选，超声并不作为诊断依据，但可以提供相应的诊断信息。

## 十二、肛门闭锁

【病理生理】 肛门闭锁又称无肛门症。由于原始肛发育异常，未形成肛管，致使直肠与外界不通，是新生儿常见的消化道畸形。男性多于女性。

【临床表现】 临床传统分类是以直肠盲端距肛门皮肤的距离，以2cm为界，分为高位肛门闭锁和低位肛门闭锁。本病患儿症状出现时间及严重程度不一。主要表现为婴儿出生后无胎粪排出，哭闹不安，腹胀、呕吐，无肛门结构。患儿常合并有直肠尿道瘘和直肠阴道瘘，出现胎粪由尿道或阴道排出。

【超声表现】

1.腹部探查在骶尾椎前方可探及直肠，管腔扩张，管腔内为浮动的粪便强回声或无回声，直肠盲端呈圆弧状，与肛门表皮无通道（图7-4-24，图7-4-25）。

2.如合并直肠阴道瘘、尿道瘘或前庭瘘，经会阴扫查可发现瘘管。

3.高频探头经会阴检查，可准确测量直肠盲端与肛门隐窝的距离。直肠盲端距体表的距离＞2cm，为高位型；直肠盲端距体表的距离＜2cm，为低位型。

【鉴别诊断】

1.直肠呈一盲袋样结构，肠管扩张，内为粪液回声，盲端呈圆弧状，无管状结构与肛隐

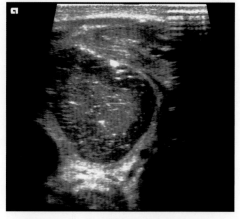

图7-4-24 直肠横断面呈囊袋状扩张

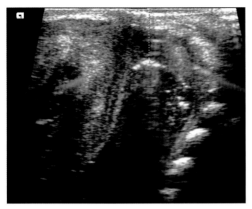

**图7-4-25 直肠末端呈一盲端，距肛门隐窝＜2cm**

窝皮肤相通。

2.测量肛隐窝与直肠盲端距离，明确高位或低位肛门闭锁。

【临床意义】 超声检查可以明确低位或高位肛门闭锁，有无合并瘘管存在，对外科选择合理的手术方式具有重要的指导意义。

## 十三、幼年性息肉

【病理生理】 幼年性息肉属于肠道错构瘤性息肉，90%以上发生在儿童，是小儿下消化道出血最常见的原因，多为单发，且多位于直肠和乙状结肠，也可位于结肠近端。可能与慢性炎症刺激、慢性机械刺激、胚胎组织异位、病毒感染及遗传因素有关。镜下息肉为分化良好而大小不规则的腺体，腺上皮分化成熟无异型增生，间质由大量肉芽组织构成，腺体呈不同程度的囊状扩张，储有液体，故也称黏液性或潴留性息肉。

【临床表现】 无痛性血便是本病主要表现。大便反复带血，在粪便的表面有一条状鲜红色血迹，不与粪便混合。少数病例便后自肛门滴鲜血数滴。息肉可突然脱落而大出血。当息肉表面继发感染时，除便血外尚有少量黏液、脓液。高位的大息肉可因肠蠕动受阻或蒂柄牵引肠壁而引起腹痛甚至肠套叠。低位的息肉排便时可将息肉推出肛门外，可见肛门处一红色圆形肿块，如不及时将其送回，可发生嵌顿坏死。患儿可有轻度贫血。

【超声表现及诊断要点】

### (一)超声表现

1.直肠或乙状结肠肠腔内可见一等或低回

声，内见散在分布的细小囊腔，并在一端可见蒂结构（图7-4-26）。

2.彩色多普勒示低回声团内可见放射状血流信号，蒂内可见血流信号（图7-4-27）。

3.诱发肠套叠时，可见"同心圆征"，套叠的头端见息肉团块。

### (二)诊断要点

1.结肠内见等或低回声，有蒂连于肠壁。

2.彩色多普勒示低回声团内可见轮辐状丰富血流信号，蒂内也可见血流信号。

【临床意义】 超声可以作为结肠息肉筛检的一种手段，但远不及肠镜直观和明确，可作为一种辅助诊断方法；在结肠息肉诱发肠套叠时，超声能提供病因诊断。

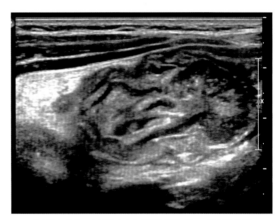

**图7-4-26 结肠内见实性团块状，边界清楚**

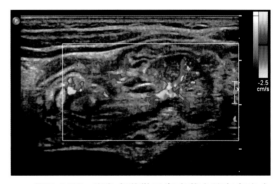

**图7-4-27 彩色多普勒示息肉蒂血流向息肉内呈放散状分布**

（岳瑾琢　方　玲）

# 第8章 肾、输尿管、膀胱

## 第一节 泌尿系统解剖概要

泌尿系统由肾、输尿管、膀胱和尿道组成（图8-1-1）。其主要功能是排出机体在新陈代谢过程中所产生的代谢产物，如尿素、尿酸、无机盐和多余的水分，调节体内水、电解质和酸碱平衡，维持机体内环境的相对稳定。如果肾功能发生障碍，代谢产物因不能及时排出体外而蓄积在体液中，破坏机体内环境的稳定，从而影响机体新陈代谢的正常进行，严重时可引发尿毒症，危及生命。

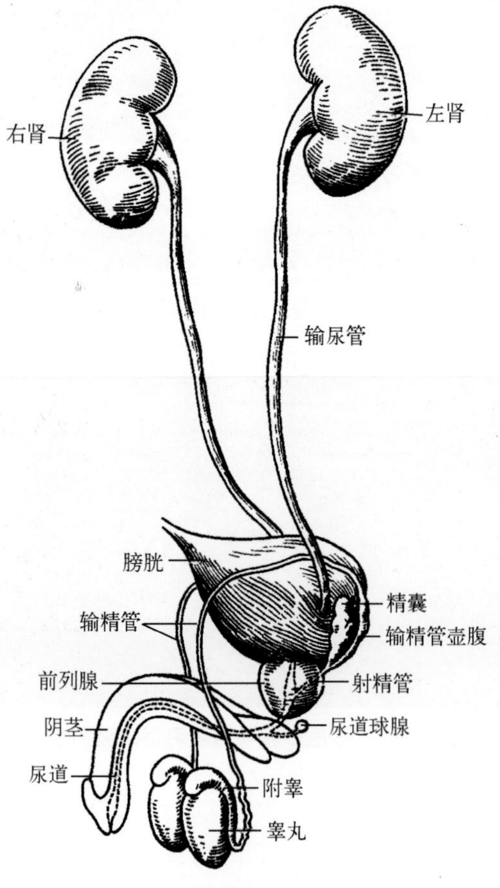

### 一、肾

#### （一）肾的形态

肾是成对的实质性器官，位于腹后壁的脊柱两侧，形似蚕豆，左右各一。正常肾长约10cm（8～14cm），宽约6cm（5～7cm），厚约4cm（3～5cm），平均重134～148g。肾可分为上下两端、前后两面和内外两缘。上端宽而薄，下端窄而厚；前面微凸，后面较平；外侧缘凸隆，内侧缘中部凹陷，是血管、淋巴管和神经等出入肾的门户，称为肾门。进出肾门的结构合称为肾蒂，因下腔静脉靠近右肾，故右肾蒂较左肾蒂短。肾蒂内各结构的排列关系，自前向后依次为肾静脉、肾动脉和肾盂；自上向下的顺序为肾动脉、肾静脉和肾盂。由肾门伸入肾实质的潜在性腔隙称肾窦，其内主要容纳肾动静脉的主要分支和属支、肾小盏、肾大盏、肾盂和脂肪组织等（图8-1-1）。

#### （二）肾的构造

肾的冠状切面观，肾实质分为浅部的肾皮质和深部的肾髓质两部分。肾皮质富含血管，新鲜标本呈红褐色，主要由肾小体（为肾滤出原尿液的最小结构和功能单位）构成。肾髓质位于肾皮质的深部，色淡红，含有许多小管道，

图8-1-1 男性泌尿生殖系统的组成

右肾　左肾　输尿管　膀胱　输精管　前列腺　阴茎　尿道　精囊　输精管壶腹　射精管　尿道球腺　附睾　睾丸

由15～20个呈圆锥形的肾锥体构成。肾锥体的基底朝向皮质，钝圆的尖端朝向肾窦方向，称为肾乳头，有时2～3个肾锥体合成一个肾乳头。肾乳头的尖端有许多小孔，为乳头孔，肾生成的尿液由此孔流入肾小盏内。肾皮质延伸至肾锥体之间的部分称肾柱。肾小盏位于肾窦内，为漏斗形膜状结构，有7～8个，其边缘包绕肾乳头，以承接由肾乳头排出的尿液。2～3个肾小盏合成1个肾大盏，再由2～3个肾大盏汇合成1个肾盂。肾盂呈前后略扁的漏斗状结构，出肾门后向下弯行，逐渐变细，约在第2腰椎椎体上缘移行为输尿管（图8-1-2）。

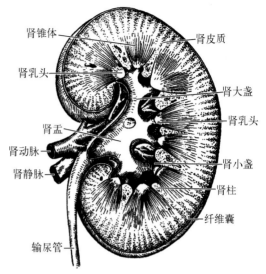

图8-1-2 肾的结构

### （三）肾的位置和被膜

肾位于腹膜后间隙的脊柱两侧，贴靠腹后壁的上部，为腹膜外位器官。肾的高度：左肾在第11胸椎体下缘至第2～3腰椎椎间盘之间；右肾在第12胸椎体上缘至第3腰椎椎体上缘之间。由于右侧有肝位于上方，右肾略低于左肾。肾门约平第1腰椎平面，距中线约5cm。在竖脊肌的外缘与第12肋之间的部位称为肾区（脊肋角）。有些肾病患者，叩击此区往往会引起疼痛。

肾包被有三层被膜，由内向外依次为纤维囊、脂肪囊和肾筋膜（图8-1-3）。

1.纤维囊 为紧贴肾实质表面的一层致密结缔组织膜，含少量弹性纤维，薄而坚韧。在肾门处，纤维囊分为两层，一层贴于肾实质表面，另一层包被肾窦结构的表面，并移行为肾血管鞘，随血管进入肾实质。纤维囊易与肾剥离，但在某些病理情况下如发生粘连，则不易剥离。肾破裂或肾部分切除时，需缝合纤维囊。

2.脂肪囊 又称肾床，为纤维囊外面的囊状脂肪层。肾的内、外边缘处脂肪丰富，经由肾门深入到肾窦内。脂肪囊可对肾起弹性垫样

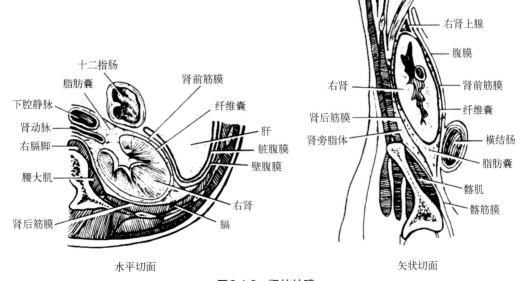

水平切面

矢状切面

图8-1-3 肾的被膜

的保护作用。临床上做肾囊封闭，就是将药物注入此囊（图8-1-3）。

3.肾筋膜　位于脂肪囊的外周，包绕肾和肾上腺，分为肾前筋膜和肾后筋膜两层包被肾、肾上腺及脂肪囊。在肾上腺的上方和肾外侧，前后两层互相融合，在肾的下方则相互分离，并分别与腹膜外组织和髂筋膜相移行，其间有输尿管通过。肾筋膜向深面发出许多结缔组织小束，穿过脂肪囊连于纤维囊，对肾起固定作用（图8-1-3）。

肾正常位置靠肾被膜、肾血管、肾周围的器官、腹膜和腹压等共同维持。如果固定装置有缺陷，肾往往向下移位形成肾下垂或游走肾。肾积脓或肾周围炎症时，脓液也可沿肾筋膜向下蔓延，达髂窝或大腿根部。

#### （四）肾的动脉和肾段

肾动脉由腹主动脉发出，至肾门处一般分为前、后两干。前干再分为上段、上前段、下前段和下段动脉4个分支，后干则为后段动脉。每支肾段动脉分布到一定区域的肾组织内，称为肾段。各肾段由其同名动脉供应（图8-1-4）。肾段动脉在肾段之间缺乏吻合，如一个肾段动脉发生阻塞，可致相应肾段组织因缺血而坏死。临床上也可根据需要行肾段切除。肾内静脉无一定节段性，相互间有丰富的吻合支。

### 二、输尿管

输尿管是细长的肌性管道，左右各一，起自肾盂，止于膀胱，长25～30cm，其管径为0.5～1cm，最窄处口径只有0.2～0.3cm。输尿管壁有较厚的平滑肌层，可节律性收缩蠕动，使尿液不断流向膀胱。

输尿管根据行程可分为腹、盆和壁内三段。腹段起自肾盂下端，在腰大肌前面和腹后壁腹膜之间下降。在小骨盆上口处，左输尿管越过左髂总动脉前方，右输尿管则经过右髂外动脉前方进入盆腔。盆段是髂血管和膀胱壁之间的一段输尿管，先沿盆侧壁下行，继而向前、内方走行达膀胱底。在女性子宫颈外侧，有子宫动脉由外向内走行越过盆段输尿管的前方。壁内段是斜穿膀胱壁的输尿管部分，长1.5～2cm，开口于膀胱底的内面。当膀胱充盈时，膀胱内压的升高能使引起壁内段的管腔闭合，从而阻止尿液由膀胱向输尿管反流。

输尿管全长有三处狭窄：①上狭窄位于肾盂与输尿管移行处；②中狭窄位于输尿管与髂血管交叉处；③下狭窄在输尿管的壁内段。这些狭窄处常是输尿管结石滞留的部位（图8-1-5）。

### 三、膀胱

膀胱是储存尿液的肌性囊状器官，其形状、大小、位置随年龄、性别和充盈程度等因素而异。正常成年男性膀胱的容量为300～500 ml，最大可达800 ml。新生儿膀胱容量约为成人的1/10，女性的膀胱容量小于男性，老年人因膀胱

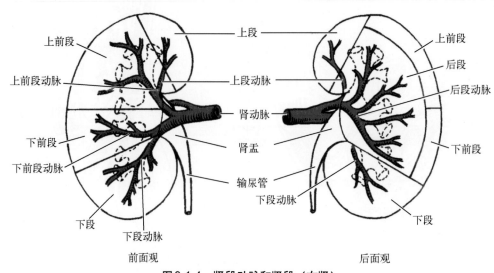

图8-1-4　肾段动脉和肾段（右肾）

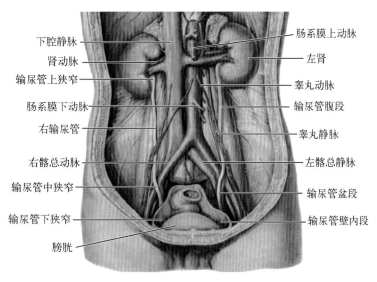

图8-1-5 输尿管走行

肌张力降低而容量增大。

空虚的膀胱呈三棱锥体形，分为尖、体、底和颈四部分（图8-1-6至图8-1-8）。膀胱尖朝向前上方，膀胱底朝向后下，尖和底部之间的大部分为膀胱体。膀胱的最下部是膀胱颈，在男性与前列腺相接触，以尿道内口通尿道，膀胱各部之间无明显界线。膀胱的黏膜由于肌层的收缩而出现许多皱襞，随膀胱内尿液的排空变小。在两输尿管内口和尿道内口之间的膀胱黏膜区，由于缺少黏膜下层，黏膜与肌层紧密相连，因而无论膀胱是充盈还是空虚时，均无

皱襞形成，此区称为膀胱三角。膀胱三角是肿瘤、结核和炎症的好发部位。在两输尿管口之间，有一横行的黏膜皱襞，称为输尿管间襞，膀胱镜检查时可作为寻找输尿管口的标志。膀胱的肌层来自平滑肌，整个肌层构成膀胱逼尿肌，对排尿起重要作用。平滑肌在尿道内口周围呈环形排列，形成膀胱括约肌。

成年人的膀胱位于盆腔的前部，前方为耻骨联合，后方在男性有精囊腺、输精管壶腹和直肠，在女性是子宫和阴道。当膀胱空虚时，膀胱尖不超过耻骨联合上缘。当膀胱大量充盈

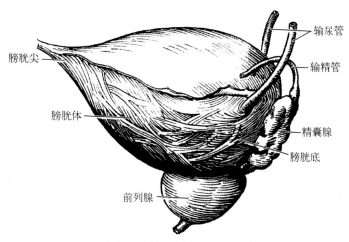

图8-1-6 男性膀胱侧面观（左侧）

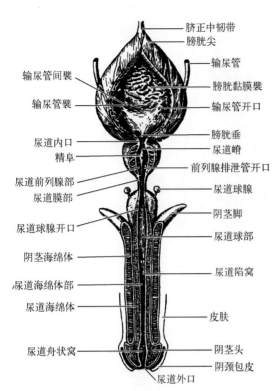

图8-1-7 膀胱和男性尿道（前面观）

时，尖可高出耻骨联合以上，覆盖在膀胱上的腹膜也随之上移，此时在耻骨联合上缘做膀胱穿刺可不伤及腹膜。新生儿的膀胱位置较高，老年人因盆底肌肉松弛，膀胱位置下降。

## 四、尿道

尿道是从膀胱向体外排尿的通道，男性尿道和女性尿道的构造和功能不完全相同。男性尿道除有排尿功能外，还有排精功能，故在生殖系统中叙述，此不赘述。

女性尿道短而直，是独立的肌性管道，长3～5cm，直径约0.6 cm，仅有排尿功能（图8-1-8）。女性尿道起自膀胱的尿道内口，经阴道前方行向前下，与阴道前壁紧密相邻，穿经尿生殖膈时有骨骼肌形成的尿道外括约肌环绕，可起随意的括约作用，末端以尿道外口开口于阴道前庭。尿道下端周围有尿道腺，腺管开口于尿道外口附近。当腺体感染时可形成囊肿，引起尿路阻塞性病变。因女性尿道短、宽且直，易患逆行尿路感染。

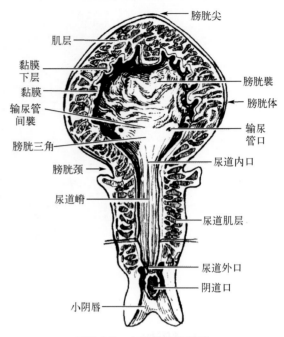

图8-1-8 女性膀胱和尿道

## 五、泌尿系统的常见畸形与变异

1.马蹄肾 由于两肾的下端异常融合而形成一个马蹄形的肾，其成因为肾在上升过程中被肠系膜下动脉根部所阻而致，发生率为1/600（图8-1-9）。马蹄肾易引起肾盂积水、感染或结石。

2.多囊肾 由于胚胎发生时集合小管与远端小管未接通，使肾小管内尿液积聚、膨大呈囊状（图8-1-9）。随着囊肿的增大，肾组织可受压而萎缩，进而造成肾功能障碍。

3.双输尿管 由于胚胎发生时输尿管芽过早分支所致。

4.异位肾 凡肾在上升过程中受阻，使出生后的肾未达到正常位置者，均称为异位肾（图8-1-9）。异位肾常见于骨盆内，因输尿管短而变形，常易引起肾盂积水、感染或结石。

5.脐尿瘘 膀胱顶端与脐之间的脐尿管未闭锁，出生后尿液可从脐部漏出，称为脐尿瘘。若仅部分脐尿管残留并扩张，则形成脐尿管囊肿。

6.膀胱外翻 在尿生殖窦与表面外胚层之间没有间充质长入，因此在前腹壁无肌肉覆盖膀胱，致使薄的表皮和膀胱前壁破裂，膀胱黏膜外露，称为膀胱外翻。

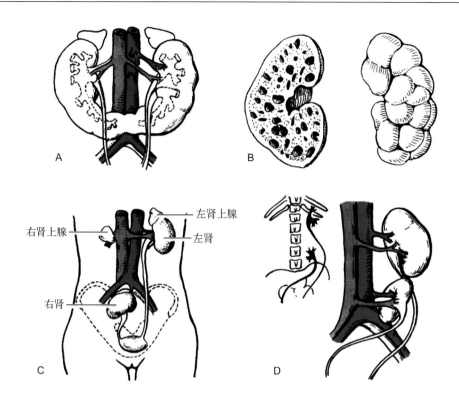

**图8-1-9 肾的畸形与变异**

A.马蹄肾（左双输尿管）；B.多囊肾；C.异位肾；D.交叉异位肾

# 第二节 肾、输尿管、膀胱超声检查手法、常用切面及测量

## 一、肾

### （一）检查前准备

成年人通常选用凸阵探头，频率3～5MHz，新生儿、婴幼儿肾脏探查时可选用高频线阵探头。

### （二）基本扫查手法

1.仰卧位经腰部探查 受检者取仰卧位，顺肋间隙方向，探头置于腋后线，相当于第11肋间位置。声束方向指向受检者的前内侧，行纵切面及横切面的扫查（图8-2-1）。

2.侧卧位经腰部探查 受检者取侧卧位，探查方法同上（图8-2-2）。

3.俯卧位经背部探查 受检者取俯卧位，探头置于脊柱旁，相当于肋脊角处，探头方向类似"八"字形。如受检者肾的位置较高，需注

意探头方向与肋间隙平行，也可嘱病人深吸气，从而避开肋骨遮挡（图8-2-3）。

### （三）标准切面

1.二维图像 在肾长轴完全显示的切面，可以清晰地显示肾包膜，为线样强回声，包绕在肾周围，连续性好。肾皮质为暗淡回声区，回声强度低于肝及脾实质回声，髓质也为暗淡回声区，回声强度略低于肾皮质。肾窦为肾中央的椭圆形较强回声区，成堆分布（图8-2-4，图8-2-5）。

2.彩色、频谱多普勒 彩色多普勒显示肾内动脉的各级分支为入肾血流，并灌注至肾皮质边缘，肾静脉为出肾血流。频谱多普勒显示肾动脉为收缩期迅速上升，舒张期缓慢下降的频谱（图8-2-6，图8-2-7）。

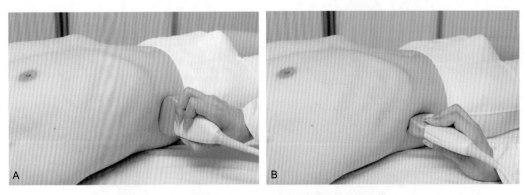

**图 8-2-1　仰卧位经腰部探查**

A.横切面；B.纵切面

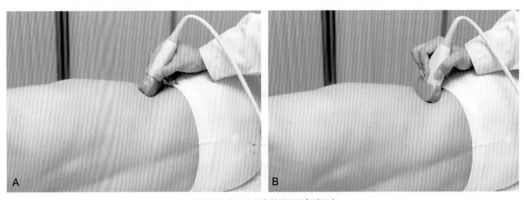

**图 8-2-2　侧卧位经腰部探查**

A.纵切面；B.横切面

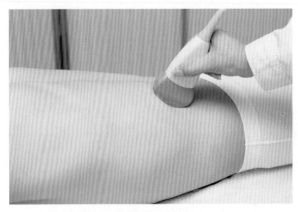

**图 8-2-3　俯卧位经背部探查**

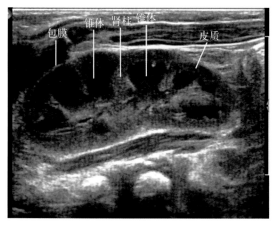

图8-2-4 新生儿肾（高频）

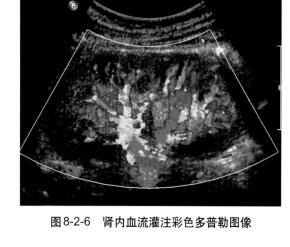

图8-2-6 肾内血流灌注彩色多普勒图像

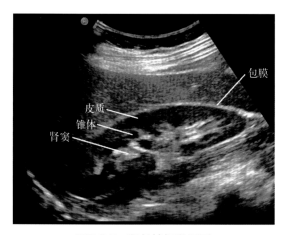

图8-2-5 肾长轴标准切面

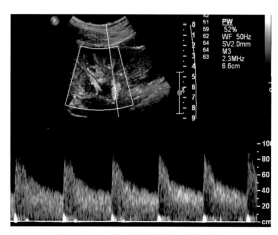

图8-2-7 肾动脉频谱多普勒图像

### （四）扫查时的注意事项、要点和技巧

1.注意保持连续性扫查，并清晰、完整地显示肾的纵切面和横切面，当无法避免肋骨、肠管内气体干扰时，可嘱受检者深吸气，或改变体位以获取清晰图像。

2.不同受检体位的优、缺点

（1）仰卧位经腰部探查

1）优点：以肝、脾为透声窗，可以清楚地显示肾的上极，且操作简单，尤其适用于不宜翻身或因外伤而体位受限的受检者。

2）缺点：肾下极易被结肠气体干扰，而导致部分肾显示不清楚；部分老年人肋骨相互融合而导致平卧位时肾显示得不清楚；肾位置下移的患者，受肠管气体干扰，肾显示不完全。

（2）侧卧位经腰部探查

1）优点：侧腰部探查为最常用的肾检查方法，且侧腰部肌层相对较薄，透声好，更容易获得与肾长轴平行的切面，故此切面肾内血流灌注显示好。

2）缺点：需改变体位，部分骨折、透析等受检者无法配合。

（3）俯卧位经背部探查

1）优点：于肋脊角处探查，可避开肋骨遮挡及腹腔气体干扰，且更容易追踪及显示肾盂和输尿管上段。

2）缺点：部分受检者背部肌肉较发达，声衰减明显，超声探查效果不理想，且部分肾上极易被肺遮挡而显示不清楚。

### （五）测量方法

在肾最大切面显示时，测量长径，在此切面的基础上，逆时针旋转探头90°，得到肾短轴切面，在肾门血管清晰显示的切面，测量宽径和厚径（图8-2-8，图8-2-9）。

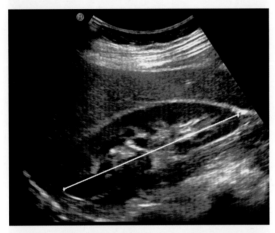

图8-2-8　肾纵切面（长径测量）

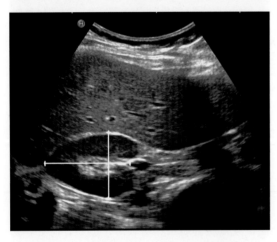

图8-2-9　肾横切面——宽径和厚径测量

### （六）成人肾各径正常参考值（表8-2-1）

表8-2-1　成人肾各径线正常值参考值

| 径线 | 男性组（cm） | 女性组（cm） |
| --- | --- | --- |
| 长径（上下径） | 10.7±1.16 | 10.3±1.25 |
| 宽径（左右径） | 5.5±0.94 | 5.3±1.02 |
| 厚径（前后径） | 4.4±0.89 | 4.1±0.78 |

### （七）超声报告的书写

1.超声所见　肾大小：左侧11.5cm×4.6cm×4.8cm，右侧11.8cm×4.9cm×5.0cm，界线清楚，形态规则，实质回声暗淡均匀，皮、髓质界线清楚，肾盂肾盏区为较强回声，成堆分布，CDFI显示彩色血流充盈好。

2.超声提示　双肾大小、图像未见异常。

## 二、输尿管

### （一）检查前准备

1.仪器条件　成人首选凸阵探头，频率为3～5MHz；新生儿、婴幼儿探查时可选用高频线阵探头。

2.患者的准备　检查输尿管病变时，以空腹为宜，可以避免腹腔气体的干扰，并嘱被检者多饮水，使膀胱适度充盈。

### （二）基本扫查手法

1.经腹部探查（图8-2-10）

（1）腹段：取仰卧位或侧卧位，探头横切时，经腹壁适当加压，待清楚显示肾门部血管时，寻找肾盂所在位置，并向下行连续性扫查，观察输尿管的位置。确定位置后，可变换为纵切面，向下追踪至输尿管跨髂血管处。

（2）盆段：取仰卧位或侧卧位，确定髂血管的位置，在血管前方寻找输尿管，向下、向盆腔深处行连续性扫查，并以膀胱为透声窗，在膀胱三角区附近观察输尿管壁间段及膀胱开口处。

2.经背部探查　腹段：患者取俯卧位，以

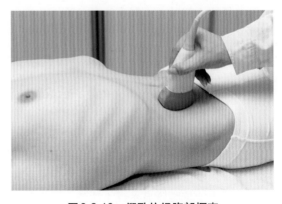

图8-2-10　仰卧位经腹部探查

肾脏长轴完整显示为标志，寻找肾盂及输尿管移行处，并不断调整探头角度，以确保输尿管连续显示。

3.彩色多普勒的应用 输尿管为管道样结构，当输尿管增宽时，易与腹腔内血管相混淆，可应用彩色多普勒进行区分，输尿管内无血流信号，血管反之，被血流充填。

**（三）标准切面**

由于输尿管内径较细，且位置较深，所以多数情况下不易显示。膀胱充盈良好时，输尿管盆腔段及膀胱壁间段可显示，表现为细管状结构，输尿管开口处稍隆起，并突入膀胱。通过输尿管喷尿试验，可间接反映输尿管是否通畅（图8-2-11至图8-2-13）。

**（四）扫查时的注意事项、要点和技巧**

1.熟练掌握输尿管解剖及走行，沿输尿管长轴方向连续性扫查，并追踪，如发现输尿管扩张，则需持续追踪直至输尿管截断或变细的部位，明确输尿管扩张原因，如结石、息肉、肿瘤或狭窄等。

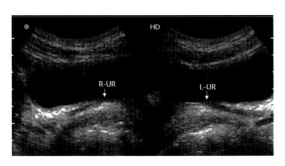

图8-2-11 输尿管壁间段超声表现

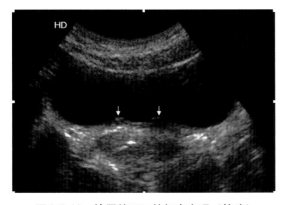

图8-2-12 输尿管开口处超声表现（箭头）

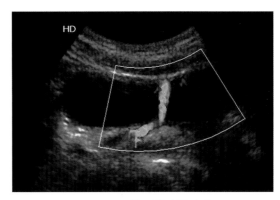

图8-2-13 输尿管喷尿试验

2.先扫查输尿管的3个狭窄处，从而判断输尿管扩张的范围，可明显缩短检查时间和缩小扫查范围。

3.当腹腔肠管内气体干扰输尿管显示时，可嘱受检者放松腹壁或改变体位，并适当加压，将肠管内气体推开即可提高输尿管的显示率。

**（五）超声报告的书写**

1.超声所见 双侧输尿管未见扩张。

2.超声提示 双侧输尿管未见扩张。

## 三、膀胱

**（一）检查前准备**

1.仪器条件 成人首选凸阵探头，频率为3～5MHz，新生儿、婴幼儿探查时可选用高频线阵探头。

2.检查前准备 嘱受检者饮水，充盈膀胱。

**（二）基本扫查手法**

患者仰卧位经下腹部探查，探头置于耻骨联合上方，进行横切和纵切扫查。（图8-2-14，图8-2-15）

**（三）标准切面**（图8-2-16，图8-2-17）

扫查时主要观察膀胱的以下几个方面。

1.形态 膀胱因充盈情况不同，所以其大小、形态及位置会发生较多变化。充盈良好时，横切面可呈椭圆形或类方形，纵切面呈三角形；当膀胱过度充盈时，会呈球形。

2.膀胱壁 膀胱充盈时，膀胱壁为线样强回声，厚度<3mm，当膀胱充盈欠佳时，膀胱壁增厚，且毛糙。

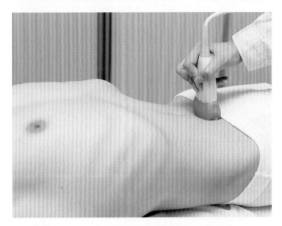

图8-2-14 仰卧位经下腹部探查（横切面）

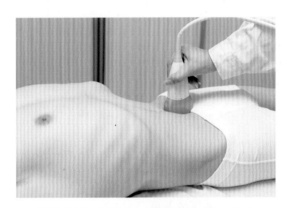

图8-2-15 仰卧位经下腹部探查（纵切面）

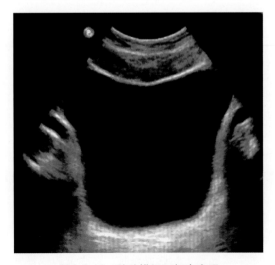

图8-2-16 膀胱横切面超声表现

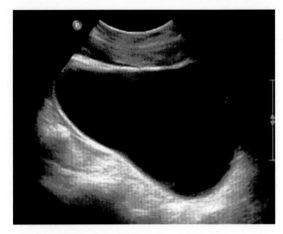

图8-2-17 膀胱纵切面超声表现

3.膀胱内部回声　膀胱内部为无回声，当患者饮水较少或为晨尿时，内部可出现细小光点漂浮，且随体位改变而移动。

（四）超声扫查时的注意事项、要点和技巧

经腹壁探查膀胱时要注意纵切面：探头置于耻骨联合上方，垂直于腹壁，探头方向与身体长轴平行，以髂骨为界线，由右侧髂骨内侧开始，向左侧连续性扫查，扫查至左侧髂骨内侧为止，直至膀胱完全显示。

横切面：探头置于脐水平，垂直于腹壁，探头方向与身体长轴垂直，并向下连续性扫查，直至膀胱颈部，可获得完整的横切面图像。

（五）测量方法（图8-2-18，图8-2-19）

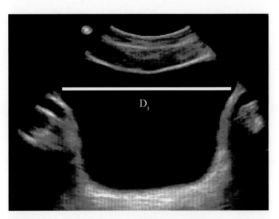

$D_1$

图8-2-18 膀胱左右径测量

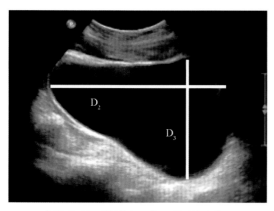

图8-2-19 膀胱上下径及前后径测量

1.膀胱尿容量测定 $0.7 \times$ 左右径（$D_1$）$\times$ 上下径（$D_2$）$\times$ 前后径（$D_3$）。

2.膀胱残余尿测定 $0.5 \times$ 左右径（$D_1$）$\times$ 上下径（$D_2$）$\times$ 前后径（$D_3$）。

**（六）超声报告的书写**

1.超声所见 膀胱充盈好，内壁光滑完整，厚约3mm，且层次清晰，内部液区清晰，未见明显异常回声。

2.超声提示 膀胱充盈好，图像未见明显异常。

# 第三节 肾脏疾病超声诊断

## 一、肾积水

**【病理生理】** 尿液从肾盂排出受阻，蓄积后肾内压力增高，肾盂肾盏扩张，肾实质萎缩，功能减退，称为肾积水。发生在肾盂和输尿管膀胱开口以上称为上尿路梗阻，病情发展快，对肾功能影响大。单侧多发，也可双侧。发生在膀胱及其以下称为下尿路梗阻，对肾功能影响较缓慢，造成双侧肾积水。引起尿路梗阻的病因包括机械性和动力性。前者指被机械性病变阻塞，如结石、肿瘤、狭窄等；后者指中枢或周围神经疾病造成某部分尿路功能障碍，如神经性膀胱功能障碍。梗阻以后天性多见，也有先天性和医源性。梗阻病因在不同年龄和性别有一定差异。儿童以先天性疾病，如肾盂输尿管连接处狭窄较多见；青壮年以结石、损伤、炎性狭窄常见；妇女可能与盆腔内疾病有关；老年男性以良性前列腺增生最常见，其次为肿瘤。因积水程度不同可分为轻度、中度、重度及巨大肾积水4种类型。

**【临床表现】** 肾积水的临床表现因病因、梗阻部位、程度和时间长短不同，临床表现也不一样或全无症状。先天性疾病导致肾积水时，发展常较缓慢，症状不明显或仅有腰部隐痛不适，严重时腹部可出现包块。继发性肾积水时多表现为原发病变的症状和体征。肾积水严重时临床多表现为不同程度的肾功能损害，甚至出现贫血、乏力、衰弱、食欲缺乏、恶心、呕吐等尿毒症症状。

**【超声表现及诊断要点】**

**（一）超声表现**

1.二维超声图像特点

（1）轻度肾积水：肾大小正常，肾盂回声分离，宽径＞1cm，一般＜2cm，内为无回声区。

（2）中度肾积水：肾大小正常或轻度增大，肾实质厚度正常或稍变薄。肾盂肾盏扩大，内为无回声区，扩大的肾盏呈棒槌状，冠状切面可显示肾盏与肾盂相通。在偏外侧的矢状切面上可见2～3个圆形无回声区呈串状相邻。在偏内侧的矢状切面上则显示椭圆形无回声区。

（3）重度肾积水：肾增大，肾实质明显变薄，肾盂肾盏明显扩大，相邻肾盏互相交通，并与肾盂相通（图8-3-1）。

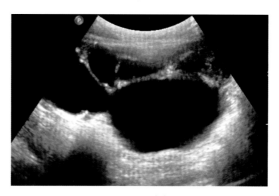

图8-3-1 重度肾积水

（4）巨大肾积水超声表现：肾区无正常肾图形，仅见巨大无回声区，或有不全带状分隔，肾实质回声消失或仅有少许肾实质。

（5）可能显示尿路梗阻原因的超声征象。

2.彩色多普勒超声特点　因肾实质变薄，彩色血流信号稀疏，动脉血流阻力指数增高。

### （二）诊断要点

肾盂肾盏分离，内为无回声区。

【鉴别诊断】　巨大肾积水与腹部巨大囊性包块相鉴别：巨大肾积水时该侧肾区无正常肾图形，而腹部其他囊性包块则可找到正常肾脏图像，再结合巨大囊肿的部位、内部有带状分隔等表现特征，一般可做出鉴别。

【临床意义】　超声诊断肾积水及评估其程度正确性高，且对其引起积水的原因，如肾结石、输尿管结石、肾盂肿瘤、膀胱肿瘤、前列腺增生等，有可能显示及诊断，故有重要的应用价值。若患者病情较危重，不允许做较大手术或梗阻暂时不能去除时，可在超声引导下经皮肾穿刺造瘘，将尿液直接引流出来，以利于感染的控制和肾功能的改善。

## 二、肾结石

【病理生理】　肾结石病因复杂，尿路机械性梗阻、感染、代谢紊乱、水质、饮食等因素都可引起肾结石。男性发病率高于女性。肾结石的化学成分主要是草酸钙和磷酸钙。其他结石成分如磷酸铵镁、尿酸及胱氨酸等，也可以是以上各种成分的混合物。草酸钙结石质硬，棕褐色，表面光滑或粗糙，呈桑葚状。磷酸钙结石易碎，灰白色、黄色、粗糙，不规则，多因尿路感染和梗阻而引起，多呈鹿角形。肾结石可位于肾盏、肾盂或肾盂与输尿管移行部。结石可单发，也可多发。大小不定，小者粟粒样或泥沙样，大者可充满整个肾盂和肾盏呈鹿角状或珊瑚状铸型结石。当结石嵌顿于盂管连接部，会造成肾盂肾盏积水，嵌顿于肾盏颈部则引起肾盏扩张积水。

【临床表现】　肾结石常见临床症状是脊肋角和上腹部隐痛或钝痛，发作时呈绞痛，放散至下腹和会阴部，且常伴有血尿。结石梗阻可

造成肾积水，肾肿大时可扪及上腹部包块。

【超声表现及诊断要点】

### （一）超声表现

1.肾集合系统回声区内见到强回声，可呈团状、弧形带状或点状，其后方有声影（图8-3-2）。回声强度与结石成分密度相关。

2.可伴肾积水图像，肾盂扩大呈无回声区，内有强回声，后方有声影。

3.肾盏结石伴积水时，可见扩大的肾盏无回声区内有强回声，后方有声影。

4.肾结石绞痛发作时或发作后，肾结石可下降至输尿管，显示输尿管结石图像。

5.彩色多普勒可观察到结石强回声呈闪烁伪像（图8-3-3）。

### （二）诊断要点

肾集合系统内强回声。

【鉴别诊断】　肾盏结石与肾实质内钙化灶

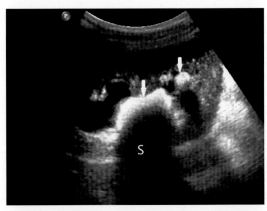

图8-3-2　肾结石（箭头所示为结石，S.声影）

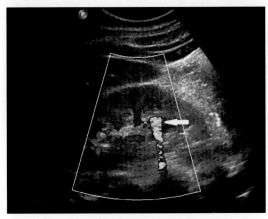

图8-3-3　肾结石闪烁伪像（箭头所示）

的鉴别：前者在肾盏回声区内，且强回声的周围有扩大的肾盏无回声区；后者在肾实质内，其周围没有无回声区。

【临床意义】 超声是临床检查肾结石的首选影像学方法。超声显示肾结石可明确提示其数目、大小、是否合并肾积水等，诊断正确性高，对有些小结石的显示优于腹部X线片。对急性肾绞痛者，检查及随访有助于结石下降情况的观察及预后判断，对临床有重要意义。

## 三、肾囊肿

【病理生理】 肾囊肿可为单发或多发，多发较常见。中老年人多见。囊肿壁薄，位于肾实质内，常生长于肾近表面。肾囊肿病因不明。髓质海绵肾是不常见的具有遗传倾向的先天性良性肾髓质囊性病变。病理特征为远端集合管扩张，形成小囊或囊样腔，小囊内常伴有小结石形成。肾实质外肾囊肿是指与肾皮质和髓质集合管无关的肾囊肿，常见的有肾盂旁囊肿和肾盂源性囊肿。肾盂旁囊肿位于肾窦脂肪中，可能源于淋巴组织或为胚胎的残留组织；肾盂源性囊肿为肾小盏梗阻所致的小盏积水或肾盏憩室。

【临床表现】 绝大多数囊肿进展缓慢，患者一般无明显临床症状及体征。当囊肿巨大或合并感染、出血时，可出现腰痛、腹痛。

【超声表现及诊断要点】

### （一）超声表现

1.肾实质内 可见边界清楚、壁薄的圆形或椭圆形无回声区，其内部液区清晰，后回声增强，近表面或较大者可向肾外突出（图8-3-4）。内有出血或感染时，囊内出现可浮动的散在或密集的点状低回声。

2.多发性者 肾实质内散在分布多个无回声区，大小不等，互不通连。

3.多房性囊肿 囊肿无回声区内见薄而光滑的线状分隔。若分隔增厚，且不均匀，或有实性回声结节，彩色多普勒可见血流信号，则提示囊肿可能为恶性肿瘤（图8-3-5）。

4.囊肿囊壁钙化 少数囊肿囊壁可见斑片状强回声，可伴有"彗星尾征"。

5.钙乳症肾囊肿 邻近肾窦的小囊肿，内

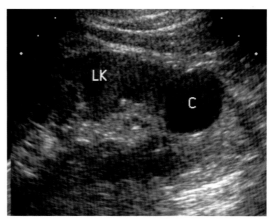

图8-3-4 肾囊肿
LK.左肾；C.囊肿

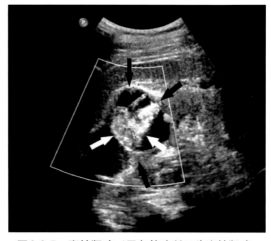

图8-3-5 囊性肾癌（黑色箭头所示为囊性肾癌，白色箭头所示囊内实性结节，内有血流信号）

有强回声的小结石，伴声影，可移动。

6.肾盂旁囊肿 肾窦高回声区内出现圆形或类圆形无回声区，与肾盂不相通。

7.肾盂源性囊肿 肾小盏扩张，内为液区，肾盏口常可见结石强回声。

8.髓质海绵肾 肾髓质回声显著增强，高回声肾锥体呈放射状排列，与皮质分界清楚。

9.集合系统 其余肾实质回声正常，集合系统回声一般正常。较大囊肿且靠近肾盂者可能挤压集合系统使其稍变形。

10.囊肿穿刺 超声引导下囊肿穿刺，抽出囊液多较清亮。

### （二）诊断要点

在肾实质内见圆形或类圆形无回声区，边

界清楚，液区清晰，内无血流信号。

【鉴别诊断】

1.肾囊肿与肾积水相鉴别 当囊肿巨大、重度肾积水时，由于肾内结构完全不能显示，有时很难鉴别。巨大肾囊肿有时可见被囊肿挤压的肾脏结构，肾积水时可见带状分隔。

2.肾囊肿与肾动脉瘤相鉴别 应用彩色多普勒检查可明确诊断。

3.肾囊肿与肾恶性囊性肿瘤相鉴别 多房良性囊肿的分隔细而光滑，恶性肿瘤的分隔杂乱且较厚，超声造影或增强CT可见分隔内有造影剂灌注。

【临床意义】 肾囊肿较小者一般无须治疗。超声常在查体时发现及诊断肾囊肿，并对其大小、部位等做出准确描述，对临床确定是否需要治疗及治疗方法有重要意义。较大肾囊肿既往需行手术治疗，而今在超声引导下穿刺抽吸并注入硬化剂治疗已取得满意的治疗效果，介入性超声为非手术治疗肾囊肿的首选方法，深受临床医师及广大患者欢迎。

## 四、多囊肾

【病理生理】 多囊肾是一种先天性遗传性疾病，属常染色体显性遗传，发病率约1/1250。该病发病机制不明。肾实质中有无数大小不等的囊肿，表面有高低不平的囊肿突起，囊肿之间的肾实质由间质性肾炎或受挤压而被退化的纤维组织代替，使肾单位减少，肾体积增大。常为双侧性，并可伴有多囊肝或多囊胰、多囊脾。

【临床表现】 患者大多在40岁左右才出现症状，主要临床表现为疼痛、腹部肿块与肾功能损害。伴有结石或尿路感染者，可出现相应症状。并发症包括尿毒症、高血压等。体检可在两侧肾区触及巨大囊性感肾。

【超声表现及诊断要点】

（一）超声表现

1.双侧肾增大，轮廓不规则，表面高低不平。

2.肾实质内有无数大小不等的无回声区，互相不连通，弥漫性分布，相互重叠挤压，其间有增强的实质回声，分布不均匀，几乎无正常肾实质的回声（图8-3-6）。

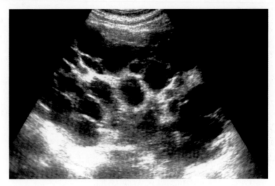

图8-3-6 多囊肾

3.集合系统结构不能完整显示。

4.可能伴有其他脏器多囊病变图像，如多囊肝超声征象。

（二）诊断要点

双侧肾增大，全肾布满无数大小不等的无回声区，几乎无正常肾实质的回声。

【鉴别诊断】

1.多囊肾与多发性肾囊肿相鉴别 后者囊肿数目虽多，但可计数，且囊肿之间有正常回声肾实质，发病年龄也较前者大。

2.多囊肾与肾积水相鉴别 积水多为单侧，无回声区大而且分隔不完全、互相连通。

【临床意义】 超声可明确诊断多囊肾，并可与多发性肾囊肿、肾积水做出鉴别，对临床诊断及选择治疗具有重要意义。

## 五、肾结核

【病理生理】 肾结核多发生于20～40岁。其病理改变主要为结核性结节及结核肉芽肿形成，继之发生干酪坏死及空洞、溃疡、纤维化、钙化等改变。早期结核结节在肾皮质部位，后渐侵入髓质并破坏肾盏、肾盂，晚期可全肾钙化，称"自截肾"。由于病程及病灶在肾内蔓延和破坏程度的不同，肾的病理表现相差很大。

【临床表现】 肾结核早期无明显的临床表现。随着病变进一步的发展，可出现尿频、尿急、尿痛、脓血尿，晚期腰痛、肾增大及肾功能减退。

【超声表现及诊断要点】

（一）超声表现

根据结核病灶的病理改变，将声像图分为以下几种类型。

1.结节型 为肾结核早期改变。肾实质内出现异常回声，边界清楚的等回声或高回声区，病灶体积增大时多呈边界欠清的混合回声。集合系统回声正常。

2.早期空洞型 见于结核病灶侵及肾乳头或进一步破坏，形成髓质空洞。肾大小正常或略有增大，髓质区内低回声区或无回声区，轮廓欠清晰、不规则（图8-3-7）。

3.结核性肾积脓 肾重度破坏，肾内淤滞大量脓液。肾增大，肾盂肾盏明显扩张，肾盂回声厚而不光滑，液区透声差，有点状低回声（图8-3-8）。

4.混合型 肾增大，包膜凹凸不平，肾内部回声复杂，实质及肾盏区内多个低回声或无回声区，混杂点、团块状强回声，伴不同程度肾积水。

5.钙化型 肾实质内纤维化、钙化时可见强回声，呈团状或带状，后方有声影。肾外形不规则，包膜隆凸不平。全肾钙化者表现肾区呈带状强回声，后方为声影（图8-3-9）。

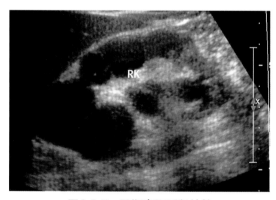

图8-3-7 早期空洞型肾结核
RK.右肾

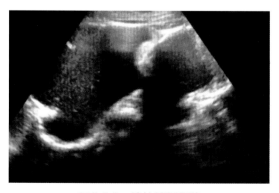

图8-3-8 结核性肾积脓

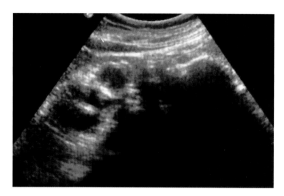

图8-3-9 钙化型肾结核

## （二）诊断要点

肾的外形增大，包膜凹凸不平，肾髓质内出现轮廓不清晰的无回声区，肾盂肾盏分离，内为液区，肾盂回声厚而不光滑，病变内可伴有斑片状或团块状强回声等，不能用其他肾脏疾病解释时，首先要想到肾结核的可能，临床常用"四不像"形容肾结核的超声表现。

【鉴别诊断】

1.肾结核与肾盏结石相鉴别 肾结核所见的无回声区位于肾实质区内，且轮廓不规则，有钙化时，强回声伴声影也在肾实质区内；而肾盏结石时扩大的肾盏无回声区轮廓较规则，强回声在无回声区之内。

2.肾结核与肾积水相鉴别 脓性积水和结核性肾积脓的无回声区均透声差。但是前者实质回声正常，肾盂肾盏边缘回声无中断；后者伴有髓质脓腔，肾盂肾盏壁不规则增厚或中断。

【临床意义】 肾结核早期超声检查可无明显异常，中晚期可有上述表现，但均非特异性征象，故需密切结合临床和其他检查结果综合考虑其诊断。

## 六、肾肿瘤

【病理生理】 肾肿瘤可发生于肾的各种组织，其中90%以上的肾肿瘤为恶性。临床上较常见的恶性肿瘤有肾细胞癌、肾盂癌、肾母细胞瘤，良性肿瘤最常见为肾血管平滑肌脂肪瘤。

肾癌又称肾细胞癌，占原发性肾恶性肿瘤的85%左右。引起肾癌的病因尚未明确，可能与吸烟、肥胖、职业接触等因素有关。肾癌常累及一侧肾,多单发,发生于肾实质,类圆形,表面多光滑,一般边界清楚,外有假包膜。肿瘤内可有出血坏死、液化、钙化。肾癌局限在包膜内时恶性度较小,当肿瘤增大穿透假包膜后,除侵及肾周筋膜和邻近器官组织,向内侵及肾盂肾盏外,还可直接扩展至肾静脉、下腔静脉形成癌栓。

**【临床表现】**

1.肾癌高发年龄为50～70岁,男性多见。早期缺乏临床表现,多在体检或做其他疾病检查时发现。晚期临床症状有间歇无痛性全程肉眼血尿、腰痛、肾增大等。

2.肾盂癌多数为移行细胞乳头状肿瘤,肿瘤沿肾盂黏膜扩散。好发年龄同肾癌,早期即可出现间歇无痛性肉眼血尿,患者会有腰部钝痛等症状。

3.肾血管平滑肌脂肪瘤又称肾错构瘤,为肾脏良性肿瘤,一般无临床症状,常在查体中发现。

4.肾母细胞瘤又称肾胚胎瘤或Wilms瘤,多见于7岁以下儿童,可在肾实质任何部位发生,为圆形、椭圆形或结节状,较大者肿瘤内有不同程度的变性、液化及出血。临床常因腹部包块就诊。

**【超声表现及诊断要点】**

**(一)超声表现**

1.肾细胞癌

(1)肾内包块表现:于肾实质内探及边界清楚、轮廓多较规则的低回声区,可向表面或上、下极突出,大小不一,内部回声较其周围肾实质稍低或略强,分布不均匀。少数肿瘤包块显示为强弱不等的回声(图8-3-10)。

(2)肿瘤内有出血坏死、液化时表现:肾实质内低回声区,其中有不规则无回声区。

(3)肾集合系统回声改变:显示集合系统高回声受压、变窄、移位或部分消失。

(4)肾局部增厚、突出或全肾增大。

(5)晚期可见肾静脉或下腔静脉内癌栓,呈实性低回声充填管腔,或肝转移、淋巴结转移征象。

(6)CDFI显示肾血管走行异常,多数瘤体内可见彩色血流,周边为环绕血流,多为动脉血流,高速血流信号对诊断有价值。

2.肾盂癌 肾可增厚或增大,肾盂扩大呈无回声区,其中可见轮廓不规则的低回声包块,全部或部分充填无回声区。CDFI很少能显示肿瘤内的血供,但对显示血管内癌栓和肾内血管移位有价值。超声造影可以明确肿瘤内血流灌注情况(图8-3-11)。

3.肾血管平滑肌脂肪瘤

(1)常见表现为肾实质内边界清楚、轮廓规则的强回声区,其内部回声分布均匀或不均匀,有的其后方衰减或伴有声影。位于近表面较大者可向肾外突出(图8-3-12)。

(2)肿瘤也可出血液化,则表现为强回声区内有无回声区。

(3)CDFI很少能显示内部血供。

4.肾母细胞瘤

(1)肾实质区见异常回声区,回声强弱不等,分布不均匀,内部有无回声区,集合系统受压、移位(图8-3-13)。

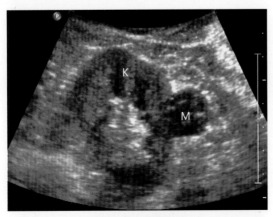

**图8-3-10 肾细胞癌**

K.肾脏;M.肿块

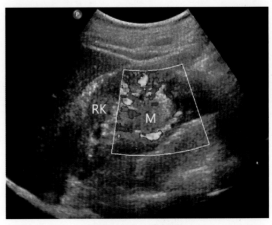

**图8-3-11 肾盂癌**

RK.右肾;M.肿块

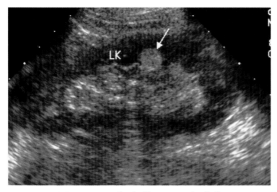

**图8-3-12　肾血管平滑肌脂肪瘤**

LK.左肾；箭头所示为血管平滑肌脂肪瘤

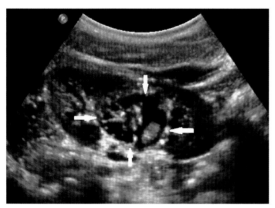

**图8-3-13　肾母细胞瘤（箭头所示）**

（2）晚期肾区无正常肾结构回声，仅显示不均质的包块回声，为强弱不等、分布不均匀且有不规则的无回声区。

### （二）诊断要点

肾实质内出现类圆形高回声占位，多考虑为肾血管平滑肌脂肪瘤。肾实质内低回声占位或体积大伴有出血液化等，多考虑为肾细胞癌，小儿则考虑为肾母细胞瘤。肾盂内实性占位考虑肾盂癌。

**【鉴别诊断】**

1.肾肿瘤与肾正常结构的轻度改变相鉴别　肾内某些正常结构轻度改变，如肾柱增大，在肾中部冠状切面上，可在其外侧部形成"假肿瘤"征象，而疑为小的肾癌包块，应仔细行多个切面观察，可见此"假肿瘤"区与周围肾实质间无界线，其回声强度也与周围肾实质相等。CDFI显示正常的弓状动脉。

2.肾肿瘤与肾上腺肿瘤相鉴别　后者与肾有界线，并且会向下挤压肾。当患者做呼吸动作时，肾肿瘤与肾的动度一致。CDFI显示肾肿瘤血供来自肾。

3.肾盂癌与凝血块相鉴别　若CDFI在肾盂低回声占位内发现血流信号即可鉴别，超声造影可明确诊断。

4.其他　肾癌、肾盂癌、肾血管平滑肌脂肪瘤的超声鉴别诊断见表8-3-1。

**【临床意义】**　超声对肾肿瘤检出率高，肾癌1cm直径以上一般可检出，因此除用于血尿患者的鉴别诊断外，尚可在查体时发现无症状者，正确诊断静脉肾盂造影阴性的较小肿瘤或肾脏无功能而肾盂造影不显影的病例，且多数可鉴别其良、恶性。故可将超声作为肾肿瘤诊断的首选可靠诊断工具。

## 七、弥漫性肾脏疾病

**【病理生理】**　弥漫性肾脏疾病是由多种原因引起广泛性肾实质损害。常见病因有急慢性肾小球肾炎、肾病综合征、糖尿病、高血压、肾盂肾炎、肾血管病等。所造成的肾损害可以是原发的，也可是继发的。病理基础各异，可归纳为三大类：①以肾实质充血、水肿为主；②以肾实质

表8-3-1　肾癌、肾盂癌、肾血管平滑肌脂肪瘤的超声鉴别诊断

| 部位 | 肾癌 | 肾盂癌 | 肾血管平滑肌脂肪瘤 |
| --- | --- | --- | --- |
| 病变部位 | 实质区 | 肾盂内 | 实质区 |
| 肾轮廓 | 局部增厚、突出 | 可增厚 | 多无改变，少数较大位于表面者可突出 |
| 病变内回声 | 多为低回声 | 低回声 | 强回声 |
| 集合系统回声 | 受压、移位、消失 | 分离、多伴积水 | 多无改变 |
| 肾静脉及下腔静脉癌栓 | 可伴有 | 可伴有 | 无 |

结缔组织增生为主；③肾实质萎缩、纤维化。

**【临床表现】** 弥漫性肾脏疾病因病因不同临床表现差异很大，但大多数患者有蛋白尿、血尿、管型尿和不同程度的血压升高。

**【超声表现及诊断要点】**

**（一）超声表现**

轻度肾实质弥漫性损害时，无明确声像图异常；只有当损害严重时，超声图像才有改变。根据病理改变超声表现如下。

1.肾实质充血水肿 肾体积增大，宽径和厚径更明显。肾实质增厚，多数实质回声减低，髓质更显著。肾窦与实质分界清楚。肾内血管无明显异常。

2.肾实质结缔组织增生 肾体积正常、轻度增大或缩小，表面可不光滑，重者边缘模糊。肾实质回声增强，皮髓质界线模糊。肾窦无明显异常。部分肾动脉阻力指数增高。

3.肾实质萎缩、纤维化 肾体积缩小，表面不光滑，与周围组织界线不清。实质变薄，回声明显增强，皮髓质及肾窦分界不清。肾窦缩小。实质内血流减少，动脉阻力指数明显增高（图8-3-14）。

**（二）诊断要点**

弥漫性肾脏疾病主要是判断实质回声的异常。右肾可以和肝回声对比，左肾可以和脾回声对比。皮、髓质之间也可做回声对比。

**【鉴别诊断】**

1.弥漫性肾脏疾病与先天性肾脏发育不全相鉴别 后者一侧肾明显缩小，对侧肾代偿性增大，实质回声正常。

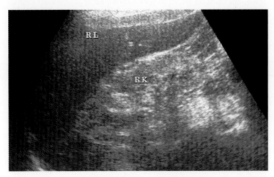

**图8-3-14 右肾萎缩**

RL.右肝；RK.右肾

2.弥漫性肾脏疾病与肾动脉狭窄相鉴别 动脉狭窄的肾体积缩小，实质回声增强，狭窄处血流异常加快，远端皮质内血流明显减弱，加速度时间延长。

**【临床意义】** 超声检查对轻度弥漫性肾脏疾病不能显示，若超声发现异常，则提示肾实质损害较重。超声检查尽管对弥漫性肾脏疾病的病因诊断无价值，但在判断其损害的严重程度及监测其病程变化方面有一定的价值。

## 八、肾皮质脓肿和肾周围脓肿

**【病理生理】** 肾皮质脓肿初期病变位于肾皮质，也可侵入髓质。致病菌大多为金黄色葡萄球菌，也有大肠埃希菌和变形杆菌等。多数患者因远处炎性病灶经血供播散引起。

肾周围炎可因肾皮质脓肿蔓延到肾周围而成，发展成脓肿时即为肾周围脓肿。病变位于肾固有筋膜与肾周筋膜之间。由于肾周组织脂肪丰富且疏松，感染易蔓延。脓液流入髂腰间隙，形成腰大肌脓肿。

**【临床表现】** 肾皮质脓肿临床表现主要有寒战、高热、腰痛、肌紧张等症状。实验室检查血常规示白细胞及中性粒细胞上升。发展成肾周围脓肿时，局部压痛明显。若脓肿沿腰大肌扩散，刺激腰大肌使髋关节屈曲不能伸展，脊柱弯向患侧。

**【超声表现及诊断要点】**

**（一）超声表现**

1.肾皮质脓肿时表现为肾增大，肾实质区出现边界不清的低回声区或混合回声区，动态观察可发展为透声差的无回声区。CDFI显示低回声内无明显血流信号（图8-3-15）。

2.肾周围脓肿时表现为肾脂肪囊增厚，回声强度不一，分布不均匀，或为肾周围低回声区，或无回声区。肾受压。

**（二）诊断要点**

超声发现肾皮质或肾周围脓肿回声，且有典型临床表现时即可诊断。

**【鉴别诊断】** 肾皮质脓肿与肾肿瘤相鉴别，前者边界不清，CDFI显示低回声内无明显血流信号；后者一般边界清楚，血供较丰富。鉴别

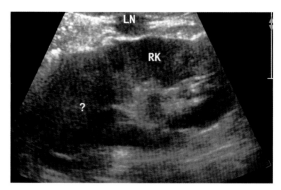

图8-3-15 肾皮质脓肿

?.脓肿；RK.右肾；LN.淋巴结

困难时可结合病史及临床表现判断。

【临床意义】 超声可早期发现肾皮质和肾周脓肿病变，并动态观察病程进展及临床治疗效果。超声引导下穿刺抽吸脓液或置管引流，可避免手术治疗。

## 九、肾先天畸形

【病理生理】 先天畸形是由遗传或环境因素造成的发育缺陷性疾病，胎儿出生时畸形已存在。肾先天畸形包括肾数目异常、大小异常、形态异常、位置异常等，如孤立肾、重复肾、肾发育不全、马蹄肾、异位肾等。

【超声表现】

1.孤立肾 一侧肾区不能探及肾脏图形，另侧肾脏代偿性增大，肾内部回声正常。

2.肾发育不全 一侧肾明显缩小，另一侧肾代偿性增大，内回声正常。

3.马蹄肾 中腹部腹主动脉与下腔静脉前方见椭圆形低回声区，回声强度与肾实质相似，其两侧与双肾下极相连。双肾下极均靠近中线，相距较近（图8-3-16）。

4.重复肾 肾集合系统强回声分为上部及下部两堆，不相融合。如伴肾盂积水，可见上、下2个肾盂及输尿管（图8-3-17）。

5.异位肾 肾窝不能探及肾脏图形。在腹腔其他部位，如较常见在盆腔探及肾结构图形，此图形不能还纳到肾窝。

【鉴别诊断】

1.孤立肾与异位肾相鉴别 两者均在一侧

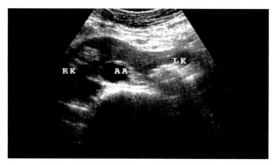

图8-3-16 马蹄肾

RK.右肾；LK.左肾；AA.腹主动脉

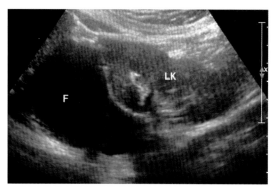

图8-3-17 重复肾上位肾积水

F.积水；LK.左肾

肾区不能探及肾脏图形，而异位肾可在腹腔其他部位找到肾脏结构图形，可以鉴别。

2.马蹄肾的峡部与其他腹主动脉前包块相鉴别 马蹄肾的峡部一般较扁平，并与两侧肾下极相连接，注意此连接关系可与其他包块相鉴别。

3.先天性肾发育不全与肾萎缩相鉴别 前者肾结构图形基本正常，后者则除肾大小改变之外，常伴有肾轮廓不清楚、肾实质回声增强等表现。

【临床意义】 超声能确定肾的各种先天畸形，对临床诊断及治疗有帮助。

## 十、肾创伤

【病理生理】 肾创伤可分为4种类型，即肾挫伤、肾裂伤、肾粉碎伤及肾蒂伤。肾挫伤包括肾实质挫伤和小而浅的肾皮质伤，肾实质内有淤血或血肿，或出现包膜下血肿。肾裂伤为肾实质深部裂伤，达皮、髓质交界处，肾包膜破裂，出血较多，形成肾周围血肿，如累及肾盂肾盏则有尿外渗，大量时形成尿性囊肿。肾粉碎伤为肾实质广泛破裂、出血及尿外渗严重。肾蒂伤包括肾动静脉及肾盂伤，多数来不及救治。

【临床表现】　肾损伤的临床表现与损伤程度有关，常不相同，尤其在合并其他脏器损伤时，肾损伤的症状不易被察觉。其主要症状有休克、血尿、疼痛、腰腹部肿块、发热等。

【超声表现及诊断要点】

（一）超声表现

1.肾挫伤表现为肾大小正常或稍增大，肾实质回声局部增强或呈低回声或无回声，分布不均匀，肾包膜下可有小血肿回声。

2.肾包膜下或肾周围血肿时表现为肾周围有轮廓规则或不规则的低回声区或无回声区（图8-3-18）。而肾结构图形基本正常。

3.肾裂伤、粉碎伤引起的肾周围、腹膜后血肿、尿液积聚显示为肾周围或腹膜后大片不规则的无回声区或低回声区，并伴有肾图形异常。

（二）诊断要点

有明确腰背部外伤史，并伴有血尿者，结合声像图改变，超声诊断肾创伤并不困难。

【临床意义】　多数肾创伤可经非手术治疗治愈，重度创伤则应早期实施手术治疗。超声可迅速准确判断肾创伤程度及分型，为临床选择合理的治疗方案提供依据。超声还可动态观察治疗效果。

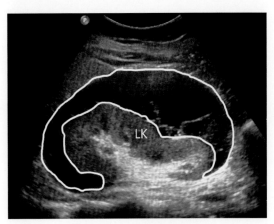

图8-3-18　肾包膜下血肿
白色曲线范围内为血肿；LK：左肾

## 十一、移植肾

### （一）肾移植的适应证和禁忌证

1.适应证　一般来讲，肾移植是慢性肾功能不全最理想的治疗方法，故凡是慢性肾功能不全发展至终末期，均可用肾移植治疗。但为了提高肾移植存活率，临床上选择合适的患者较为严格，一般从病情、原发病种类、年龄等方面考虑。从原发病来讲，最常见的适合做肾移植受者的原发病是原发性肾小球肾炎，其次慢性肾盂肾炎、间质性肾炎和囊性肾病。近10年来，糖尿病肾病及高血压肾病有明显的上升趋势。年龄虽然不是选择的主要指标，但以在15～55岁的青壮年为好。

2.禁忌征

（1）当肾脏疾病是由全身疾病所引起的局部表现时，不能考虑肾移植，因为这一疾病将蔓延到移植的肾。如淀粉样变性、结节性动脉周围炎和弥漫性血管炎等。

（2）全身严重感染、肺结核、消化性溃疡和恶性肿瘤患者，不能考虑肾移植。因在移植后应用免疫抑制药和类固醇时，疾病将迅速恶化。

（3）当患有严重的内科疾病无法耐受手术或麻醉时，不能考虑肾移植。如严重的心脏病、慢性阻塞性肺疾病等。

（4）因为移植后需要终身维持治疗，患有精神性疾病、依从性差患者，不能考虑肾移植。

### （二）肾移植的优点

肾移植已经成为绝大部分终末期肾病患者的首选治疗方法。成功的肾移植可以使患者免除透析，而且比腹膜透析或血液透析更能有效地治疗肾衰竭。成功移植一只肾能够提供比透析多10倍的功能。移植患者与透析患者相比，所受的限制更少，生活的质量更高。大多数患者比透析时感觉更好，更有体力。

### （三）正常移植肾超声表现

1.二维超声表现　正常移植肾形态、皮质回声与正常原肾的超声表现基本一致，体积与正常肾基本相同或稍大，无肾盂积水及肾周积液。移植肾边界清楚，形态规则，表面光滑，皮质区为密集低回声，分布均匀，肾锥体呈三角形，回声较皮质低。肾盂无积水。

2.彩色多普勒表现　正常移植肾中，彩色多普勒或能量多普勒可以清晰显示各级血流。肾血流从肾门至肾皮质呈"树枝样"分布，血流由粗变细。皮质内可见动、静脉血流信号，抵达肾包膜，充满全肾。吻合口处血流通畅。

3.频谱多普勒表现　移植肾主要血管正常RI≤0.75（图8-3-19）。当RI＞0.80时提示阻力增高。

### （四）移植肾并发症

1.肾移植后排斥反应　排斥反应是导致移植肾功能丧失的主要原因，分为以下4种。

（1）超急性排斥反应：发生在移植肾恢复血供后的24h之内，多数在开放血管数分钟到1h，严重的在手术台上即可见到移植肾由坚实、粉红色迅速变软和发绀。病变为不可逆性，此时只能将移植肾切除，等待再次移植。

（2）加速性排斥反应：一般发生在肾移植术后2～5d。术后一段时间移植肾功能和血肌酐趋于恢复，有些患者的肾功能已恢复正常，而突然发热39℃以上，伴有乏力、恶心、腹胀、肾区胀痛，继而少尿、无尿，肾功能很快减退至丧失。一旦出现加速性排斥反应，可试用甲泼尼松龙、抗淋巴细胞制剂或血浆置换术，有时可逆转。若处理无效，也只能尽早切除移植肾。超声表现：肾体积多无明显异常，皮质回声减低，肾周可有渗出液。肾内彩色血流信号

稀疏，皮质内多不见血流，频谱显示舒张期血流消失或呈负向血流。

（3）急性排斥反应：多发生在术后早期，早则5d至3个月，迟则术后10年。主要表现为低热（多在38℃以下），尿量逐渐减少，体重增加，移植肾区肿大和压痛，腹胀，血压升高，血肌酐上升，出现蛋白尿等。急性排斥反应一旦诊断明确，要立即使用大剂量的激素冲击治疗或使用抗淋巴细胞抗体制剂，可抑制免疫反应使病情逆转。大部分急性排斥反应在积极抗排斥治疗下能够逆转，并恢复正常的肾功能。超声表现（图8-3-20，图8-3-21）：①移植肾体积迅速增大，形态饱满，前后径增大明显；②肾锥体水肿，显著增大，回声减低，由三角形变成类圆形；③皮质回声增强，肾窦与肾实质分界不清，肾窦宽度相对变窄，肾窦与实质宽度比例＜1/2；④血流灌注差，血流信号不能达肾包膜；⑤肾动脉呈"高阻型"，RI＞0.80。

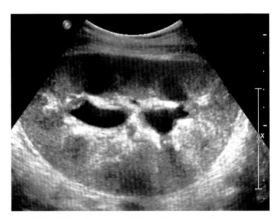

**图8-3-20　移植肾急性排斥反应二维超声图像**

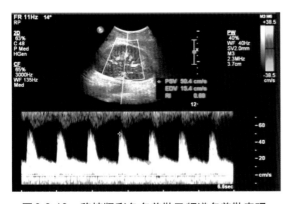

**图8-3-19　移植肾彩色多普勒及频谱多普勒表现**

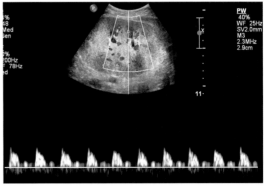

**图8-3-21　移植肾急性排斥反应频谱多普勒**

（4）慢性排斥反应：多发生在肾移植术后6个月以上，是影响患者长期存活的主要因素之一。其临床表现和实验室检查酷似慢性肾小球肾炎，主要表现为肾功能渐进性损害，血肌酐逐渐升高，并伴有蛋白尿、高血压和贫血。慢性排斥反应目前尚无方法逆转，是移植肾失去功能的主要原因。超声表现：移植肾体积初期增大，以后逐渐缩小；实质变薄，回声增强，肾窦与肾实质分界不清；血流灌注差；RI无明显升高。

**2.移植肾术后血管并发症**

（1）肾动脉狭窄：原因包括术中肾动脉内膜损伤、肾动脉过长及吻合技术不佳。临床表现为持续性高血压。超声表现：狭窄常见部位有吻合口、动脉干、肾门处。狭窄处五彩镶嵌的高速血流（图8-3-22）。最高流速＞2m/s；肾动脉和髂动脉最高流速比值＞3.0。收缩期加速度时间≥0.06s。

（2）肾动脉血栓：形成因素较多，手术中技术因素，如动脉内膜损伤、低血压、脱水、高凝状态等。临床表现为局部疼痛，突然无尿，移植肾缩小、变软。确诊依靠超声和DSA。一旦确诊应立即手术。栓塞早期，可以直接取栓，再次行动脉吻合，若是栓塞时间过久，移植肾已无活力，应切除肾，等待二次移植手术。彩色多普勒无法显示肾内血流时，可诊断为肾动脉血栓形成。超声造影可提高诊断信心。

（3）肾静脉血栓：多来源于髂外静脉，原因主要与术中静脉吻合困难等有关，也可发生在急性排斥反应之后。临床表现为局部肿痛、

血尿、蛋白尿、无尿、同侧下肢肿胀等。超声表现为肾增大；静脉血流减少或消失；增加了动脉阻力，常导致舒张期反向血流。

**3.移植肾周围并发症**

（1）单纯性肾周积液：通常于术后床旁超声监测发现。超声表现为移植肾外周三角形、弧形、带状无回声区，透声性好，于数日或数周可消退。

（2）肾周血肿：超声表现主要为移植肾肾周或包膜下规则或不规则局限性无回声区，其内可有强回声或分隔带，数日后因机化呈非均质高回声（图8-3-23）。若血肿对移植肾没有压迫，一般不需要特殊处理，可自行吸收。

（3）尿性囊肿：尿性囊肿表现不具特异性，呈无回声区，通常很大，与肾盂相通，有时呈分叶状；位置不定；囊内分隔较血肿少见。经皮穿刺抽取液体做实验室检查显示肌酐升高可判断是否为尿液。观察超声图像，液区清晰，超声引导下抽吸后很快会再次出现。

（4）淋巴囊肿：形成原因是血管吻合时手术损伤髂外静脉外膜组织内的淋巴通道或肾淋巴回流的阻断。超声表现为移植肾周较大范围液性无回声区，形态多不规则，张力较高，其内可见分隔带。体积大时对周围组织产生压迫。

（5）尿瘘：超声表现为移植肾下极与膀胱之间不规则液性无回声区，边界清楚，液区清亮。动态观察可发现其范围进行性增大。

**4.输尿管并发症** 尿路阻塞性病变，最常

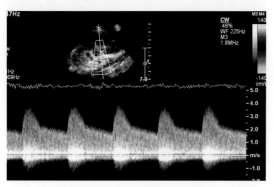

图8-3-22 肾动脉吻合口处狭窄

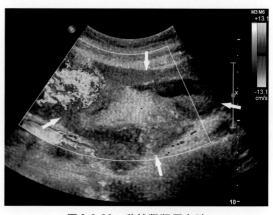

图8-3-23 移植肾肾周血肿

箭头所示范围内无血流信号

见发生于输尿管置入膀胱处。超声提示肾盂积水、输尿管扩张或并发结石。

5. 肾移植术后长期的免疫抑制使移植受体肿瘤的风险增高 据报道，在这些患者中恶性肿瘤发生率为6%，病例中主要包括皮肤癌及淋巴瘤。移植物受体的淋巴瘤较发生在正常人群中的常见淋巴瘤具有更积极的非典型功能。移植术后的淋巴组织增生紊乱（PTLD）与EB病毒相关，发生在约1%的肾移植受体患者。局限性的移植术后的淋巴组织增生紊乱可发生在近移植肾肾门位置，并可导致肾动脉及静脉狭窄或者压迫输尿管致肾积水。

# 第四节 输尿管疾病超声诊断

## 一、输尿管结石

【病理生理】 绝大多数输尿管结石是由肾结石下行而来。多为单侧，双侧较少。结石向下移动时易停留在3个生理性狭窄部位，即肾盂输尿管移行处、输尿管跨过髂血管处和输尿管进入膀胱处。

【临床表现】 输尿管结石引起的主要症状是疼痛和血尿，如长时间梗阻可导致肾积水。

【超声表现及诊断要点】

**（一）超声表现**

1. 二维超声图像特点

（1）由扩大的肾盂追踪探查到扩张的输尿管，可显示扩张的输尿管无回声区的下端有强回声（呈带状或团状），其后方有声影（图8-4-1）。

（2）位于下端的结石，于膀胱充盈时检查，可见膀胱无回声区的后壁一侧相当于输尿管开

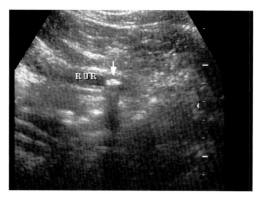

**图8-4-1 输尿管结石**
RUR. 右输尿管（箭头所示为结石）

口部的后方有团状强回声及声影。有时并可见强回声周围及其上方的扩张的输尿管无回声区。

2. 彩色多普勒特点

（1）CDFI显示结石后方有闪烁伪像（图8-4-2）。

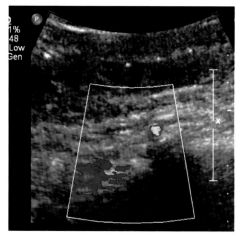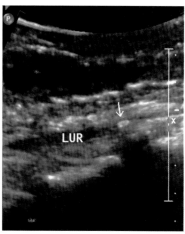

**图8-4-2 输尿管结石闪烁伪像**
LUR. 左输尿管（箭头所示为结石）

（2）彩色多普勒显像多数可见输尿管开口喷尿现象有异常，如：输尿管开口喷尿现象消失、频率减少、形态异常（形态细、流速低、喷射距离短）等。

### （二）诊断要点

患者有典型临床症状并伴有肾积水时，应仔细扫查输尿管寻找结石，CDFI可辅助诊断。

【鉴别诊断】 膀胱壁内段输尿管结石与膀胱肿瘤相鉴别：输尿管结石最易停留在下段第3个狭窄处，因长期嵌顿，引起炎症、粘连，向膀胱内隆起等，超声显像可误认为膀胱肿瘤。应注意观察团状回声的强度及有无声影，如回声强，且有声影，应考虑结石。另外需结合病史分析。

【临床意义】 超声检查可以检出及确诊多数输尿管结石，并对其部位、大小、造成梗阻的程度做出正确判断，指导临床治疗及随访。超声检查中，众多不利因素可影响输尿管结石的检出率和诊断准确率。因此，对少数临床有典型输尿管结石表现，而声像图正常者，不能排除输尿管结石。

## 二、输尿管囊肿

【病理生理】 输尿管囊肿为输尿管末端的囊性扩张，囊肿的内层为输尿管黏膜，外侧为膀胱黏膜，中层则为少量平滑肌和纤维组织，囊上有小的输尿管开口，治疗可通过膀胱镜切除囊肿。直径为0.5～4.0cm，单侧或双侧，可引起梗阻或感染。

【临床表现】 囊肿造成梗阻或感染而引起尿频、尿血、尿痛或排尿困难等症状。

【超声表现及诊断要点】

### （一）超声表现

1.二维超声图像特点

（1）于膀胱充盈时观察，在膀胱一侧或双侧相当于输尿管开口处之后壁显示类圆形或圆形纤细环状回声。随输尿管喷尿现象其大小可有改变。囊肿较小者，仅见弧形或半圆形环状回声（图8-4-3）。

（2）伴有结石、肾积水或输尿管扩张时有相应的超声表现。

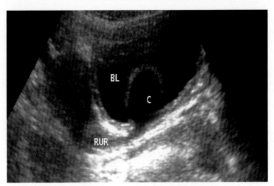

**图8-4-3 输尿管囊肿**
BL.膀胱；C.囊肿；RUR.右输尿管

2.彩色多普勒特点 CDFI可显示囊壁向膀胱的尿流信号。

### （二）诊断要点

膀胱三角区显示圆形或椭圆形囊性结构回声，随喷尿现象时大时小，CDFI可显示囊壁向膀胱的尿流信号，即可诊断输尿管囊肿。

【鉴别诊断】

1.输尿管囊肿与小膀胱憩室相鉴别 输尿管囊肿位于膀胱后壁相当输尿管开口处，环状回声在膀胱无回声区内；而膀胱憩室的无回声区为突向膀胱外，且与膀胱无回声区间有交通的通道。

2.膀胱内留置的带水囊导尿管与输尿管囊肿相鉴别 膀胱内留置的带水囊导尿管的水囊表现为一圆形环状回声，但此环状回声在尿道内口处，且可见导尿管回声；而输尿管囊肿环状回声在两侧。注意询问病情亦可帮助避免误诊。

【临床意义】 超声可检出并正确诊断输尿管囊肿，并判断有无结石、梗阻等并发症，对临床诊疗有重要意义。

## 三、输尿管肿瘤

【病理生理】 输尿管肿瘤以恶性肿瘤居多。原发性输尿管癌主要为移行细胞癌，多发生于输尿管中下段。转移性输尿管癌可来自肾盂癌，也可来自其他部位肿瘤的转移。

输尿管良性肿瘤多为输尿管息肉。息肉以输尿管中上段多发，表面覆盖输尿管移行上皮，有蒂固定，悬于输尿管内。

【临床表现】 血尿和上尿路梗阻是输尿管肿瘤的主要临床症状。

【超声表现及诊断要点】

（一）超声表现

1.患侧肾盂积水，病变上段输尿管扩张。

2.恶性肿瘤表现为输尿管壁连续性中断，管腔内可见软组织团块或管壁局部增厚（图8-4-4），CDFI显示内有血流信号（图8-4-5）。

3.良性肿瘤表现为输尿管壁连续性好，壁薄而均匀，管腔内可见团块回声，部分息肉超声难以显示。

（二）诊断要点

输尿管扩张伴管腔内软组织团块或管壁局部增厚，提示输尿管肿瘤。

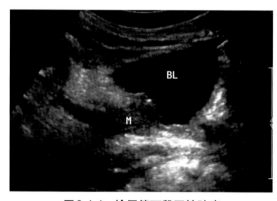

**图8-4-4 输尿管下段恶性肿瘤**
M.肿块；BL.膀胱

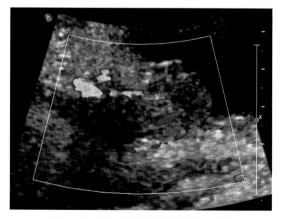

**图8-4-5 输尿管下段肿瘤彩色多普勒**

【鉴别诊断】 输尿管肿瘤与输尿管内凝血块相鉴别：输尿管内凝血块与管壁界线清楚，CDFI显示内无血流信号，超声造影可明确诊断。

【临床意义】 虽然超声在显示输尿管肿瘤方面的敏感性较差，但是超声检查较易发现肾盂积水和输尿管扩张，可提示临床进一步检查。

## 四、输尿管狭窄

【病理生理】 先天性输尿管狭窄病因不明，多见于儿童，多为单侧发病，以肾盂输尿管连接部或输尿管膀胱交界处狭窄最多见。病理改变为狭窄段肌层增厚和纤维组织增生。

后天性输尿管狭窄多因结核、炎症、肿瘤、扭曲及折叠引起。

【临床表现】 腰痛、腹痛是输尿管狭窄主要临床表现。

【超声表现及诊断要点】

（一）超声表现

1.肾盂肾盏 明显扩张，狭窄部位越高，肾盂扩张越严重。

2.肾盂输尿管连接部狭窄 肾盂明显扩张，无回声区突然中断，外形呈"烟斗状"，输尿管不显示。

3.输尿管膀胱交界处狭窄 可显示扩张的输尿管，近膀胱处管腔逐渐缩窄，管壁回声增厚增强。

4.继发性输尿管狭窄 狭窄管腔不规则，管壁增厚不均匀。

（二）诊断要点

肾盂积水明显，输尿管内未见明确占位及结石，结合其他影像学检查，可提示输尿管狭窄。

【鉴别诊断】 输尿管狭窄与异位血管压迫相鉴别：两者均表现为肾盂积水，CDFI可帮助寻找压迫输尿管的异位血管，诊断困难时要行CT等其他检查。

【临床意义】 虽然超声显示输尿管狭窄直接征象有困难，但可提示输尿管狭窄的可能。

# 第五节　膀胱疾病超声诊断

## 一、膀胱炎

【病理生理】　膀胱炎是泌尿系统的一种常见疾病，可由细菌、真菌、放疗或化疗等所致，按病程分为急性和慢性。急性膀胱炎以黏膜充血、水肿为主，少数可发展形成浅溃疡。慢性膀胱炎可由急性膀胱炎迁延而来，也可继发于下尿路梗阻性病变继发所致。慢性膀胱炎可累积膀胱各层并增厚，也可出现纤维化，甚至形成膀胱周围炎，膀胱扩张受限，容量减小。

【临床表现】　主要为膀胱刺激症状，有尿频、尿急、尿痛、血尿，甚至脓尿。

【超声表现及诊断要点】

1.急性膀胱炎在声像图上的表现主要是膀胱黏膜表面不光滑，内膜粗糙不平，膀胱内透声差，有模糊感（图8-5-1）。

2.慢性膀胱炎则表现为膀胱壁增厚，壁回声增强，甚至小房小梁形成（图8-5-2）。

【鉴别诊断】　膀胱炎是膀胱壁的广泛性改变且不会破坏膀胱壁完整，比较容易与膀胱占位性疾病相鉴别。

## 二、膀胱结石

【病理生理】　膀胱结石的发病男性远多于女性。原发性膀胱结石少见，多以营养不良为重要因素。大多数是继发性膀胱结石多来自于

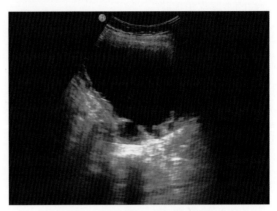

图8-5-2　慢性膀胱炎小房小梁形成

肾盂或输尿管结石，滞留于膀胱，并继续增大。结石成分多为草酸钙、磷酸盐和尿酸盐混合而成。

【临床表现】　膀胱刺激症状，如尿痛、尿频、排尿困难和终末血尿。尿痛因结石梗阻所致并伴有尿流中断，改变排尿姿势可以缓解。

【超声表现及诊断要点】

1.膀胱液性无回声区内一个或多个强回声光团或弧形光带呈卵圆形或珊瑚状、

2.强回声光团后方有声影（图8-5-3）。

3.强回声光团随体位改变而移动。

【鉴别诊断】　膀胱肿瘤表面钙盐沉积，易误诊为结石，但是其不随体位改变而移动，容易鉴别。

【临床意义】

1.对于直径＜3mm小结石可清晰地在声像

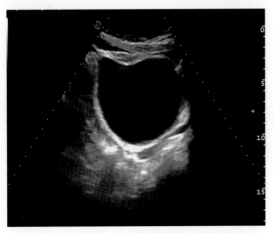

图8-5-1　急性膀胱炎

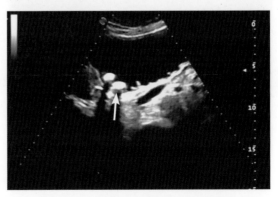

图8-5-3　膀胱腔内强回声光团伴声影

图中显示。

2.在X线不能显示的阴性结石均可明确诊断。

3.超声能够明确结石的大小、形态及数目。

## 三、膀胱肿瘤

【病理生理】 膀胱肿瘤是泌尿系最常见的肿瘤,几乎均为恶性。移行上皮癌、鳞状上皮癌和腺癌约占膀胱肿瘤的95%以上。肿瘤好发于膀胱三角区,发生于膀胱顶部者少见。本病的病因仍未十分明确,但致癌物、吸烟、病毒、射线、前列腺增生、尿道狭窄等病变均可能为其病因或诱因。

【临床表现】 无痛性、间歇性、全程性肉眼血尿为本病最常见的症状,也可出现尿频、尿急、排尿困难等症状。

【超声表现及诊断要点】

1.膀胱壁有局限性低回声至高回声突向腔内,突起物大小不一,形态多样,呈乳头状、结节状、菜花状甚至不规则状。

2.膀胱壁突起物和膀胱壁间多有宽蒂相连,有的浸润范围大则无蒂且膀胱壁连续性破坏或中断(图8-5-4)。

3.膀胱壁突起肿块不会随体位改变而移动;CDFI:内有血流信号(图8-5-5)。

4.较大肿块如伴钙化或表面钙盐沉积后方可有声影,但不会随体位改变而移动或有形态改变。

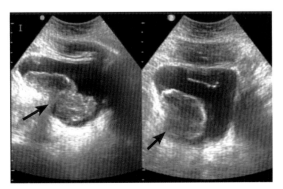

图8-5-4 膀胱壁有宽基底肿物(箭头)且连续性破坏或中断

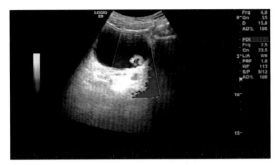

图8-5-5 结节内有血流信号

【鉴别诊断】

1.血凝块与膀胱肿瘤的区别在于前者可随体位移动并发生形态改变,无血流信号。

2.前列腺增生突入膀胱与膀胱肿瘤的区别在于多切面显示"肿块"来源于增生的前列腺内腺组织。

【临床意义】 超声检查对膀胱肿瘤诊断是一种简便、准确的方法。肉眼血尿患者因尿路狭窄或其他因素不宜行膀胱镜时,超声可以弥补膀胱镜不足。超声可判断肿瘤浸润膀胱壁的深度,是否浸润膀胱周围组织。

## 四、膀胱憩室

【病理生理】 膀胱憩室分为先天性和后天性,以后天性常见。先天性憩室发生于输尿管芽及未闭的脐尿管,以及局部膀胱壁缺陷。后天性憩室发生于膀胱颈及尿道等,由尿路梗阻所致。膀胱憩室可合并憩室内感染、结石和肿瘤。

【临床表现】 小的膀胱憩室无症状,巨大的憩室可以在盆腔触到囊性肿块。"2次排尿"常是膀胱憩室的一个典型的症状,后天性憩室常合并有尿路梗阻的症状。

【超声表现及诊断要点】

1.于盆腔内膀胱壁外有一个或数个类圆形薄壁囊肿。

2.膀胱憩室与膀胱连通的开口是诊断的主要条件,一定要在近膀胱壁处找到开口的缺口(图8-5-6)。

3.如果诊断为膀胱憩室,在排尿前后憩室的囊状物的体积或形态会发生改变。

（1）应用彩色多普勒超声在憩室口处检查，分别对膀胱或憩室加压，可见憩室口处尿流正反流向的彩色信号。

（2）如憩室合并结石则其内有强回声光团伴声影；如憩室合并感染则其内液区不清晰，有絮状回声及囊壁增厚；如合并肿瘤则其内有与憩室壁相连的乳突状或菜花状实性回声，不随体位改变而移动。

**【鉴别诊断】** 盆腔囊性脓块可见于多种疾病，如女性的盆腔内囊肿，需与膀胱憩室相鉴别，所有膀胱憩室外的病变，均不具备与膀胱相通的开口，因此，只要发现与确定憩室与膀胱的开口存在，膀胱憩室的诊断即可确立。

**【临床意义】** 超声可以明确憩室的位置、大小、数目，以及有无合并结石、出血和肿瘤。超声可以重复检查并观察憩室排空程度。

（李金莲 巩 雪 于 铭 高 良）

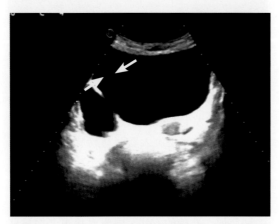

图8-5-6 膀胱后壁囊性肿块与膀胱由交通口相通（箭头）

### 主要参考文献

[1] 李军.超声报告书写示例.北京：人民军医出版社，2013

[2] 王纯正.超声诊断学.2版.北京：人民卫生出版社，1999

[3] 关根智纪.腹部超声入门.万晓荆，译.北京：人民军医出版社，2015

# 第9章　腹部大血管

## 第一节　腹部大血管解剖概要

### 一、腹主动脉

　　腹主动脉是腹部的动脉主干，其分支有壁支和脏支两种，脏支远较壁支粗大。壁支分布于腹后壁、膈下面和盆腔后壁等处，主要有腰动脉、膈下动脉、骶正中动脉等。脏支包括成对脏支和不成对脏支。

#### （一）成对脏支

　　成对脏支有肾上腺中动脉、肾动脉、睾丸动脉（男性）或卵巢动脉（女性）。

　　肾动脉：左、右肾动脉在第1、2腰椎之间自腹主动脉的两侧水平方向发出，左肾动脉较短，发出后转向后外侧进入肾门；右肾动脉较

长，沿脊柱向右绕过下腔静脉后方进入右侧肾门。右肾动脉发出的位置比左肾动脉略低。

#### （二）不成对脏支

　　不成对脏支有腹腔干、肠系膜上动脉和肠系膜下动脉。

　　1.腹腔干　为一粗短动脉干，在主动脉裂孔稍下方起自腹主动脉前壁，迅即分为胃左动脉、肝总动脉和脾动脉（图9-1-1）。①胃左动脉：向左上方走行，至胃贲门附近转向右，沿胃小弯走行于小网膜两层之间，沿途分支至食管腹段、贲门和胃小弯附近的胃壁。②肝总动脉：沿胰头上缘行向右前方，至十二指肠上部的上缘进入肝十二指肠韧带，分为肝固有动脉

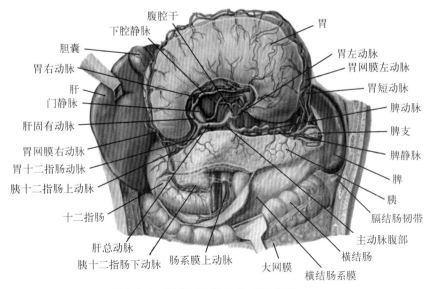

图9-1-1　腹腔干及其分支（胃后面）

和胃十二指肠动脉，前者再发出胃右动脉、肝固有动脉左右支和胆囊动脉；后者又分为胃网膜右动脉和胰十二指肠上动脉，分支分布于肝、胆囊、胰头、十二指肠和胃。③脾动脉：沿胰上缘蜿蜒左行至脾门，分为2～3支入脾，沿途还发出胰支、胃后动脉、胃短动脉、胃网膜左动脉等分支分布于胰体、胰尾、胃和大网膜。

2.肠系膜上动脉 在腹腔干稍下方，约平第1腰椎高度起自腹主动脉前壁，经胰头与胰体交界处后方下行，越过十二指肠水平部前面进入小肠系膜根，斜行向右下，至右髂窝处，其末端与回结肠动脉的回肠支吻合。其分支主要有胰十二指肠下动脉、空肠动脉、回肠动脉、中结肠动脉、右结肠动脉、回结肠动脉等，分布于十二指肠降部至结肠左曲之间的消化管及胰头等（图9-1-2）。

3.肠系膜下动脉 在约平第3腰椎高度发自腹主动脉前壁，行向左下方，在左髂窝从髂总动、静脉前方越过，经左输尿管内侧入乙状结肠系膜，末端下降移行为直肠上动脉，沿途发出左结肠动脉和乙状结肠动脉，分布于降结肠、乙状结肠和直肠上部（图9-1-2）。

## 二、髂内动脉

腹主动脉在第4腰椎体的左前方，分为左、右髂总动脉。髂总动脉行至骶髂关节处又分为髂内动脉和髂外动脉。

髂内动脉是盆部动脉的主干，沿小骨盆后外侧壁走行，分支有壁支和脏支。壁支有闭孔动脉、臀上动脉、臀下动脉、髂腰动脉和骶外侧动脉等，分布于大腿内侧群肌、臀肌、髂腰肌、盆腔后壁及骶管内结构和髋关节等。脏支有脐动脉、膀胱下动脉、直肠下动脉、阴部内动脉、子宫动脉等，分布于盆腔脏器（膀胱、子宫、直肠下段、肛门、会阴部和外生殖器等）（图9-1-3）。

## 三、盆部的静脉

盆部的静脉有壁支和脏支之分。壁支与同名动脉伴行。脏支起自盆腔脏器周围的静脉丛，如膀胱丛、子宫阴道丛和直肠丛等。壁支和脏支均汇入髂内静脉。髂外静脉是股静脉的直接延续，与同名动脉伴行沿盆侧壁斜向内上方，至骶髂关节前方与髂内静脉汇合成髂总静脉。髂外静脉的主要属支有腹壁下静脉，主要收集下肢和腹前壁下部的静脉血。

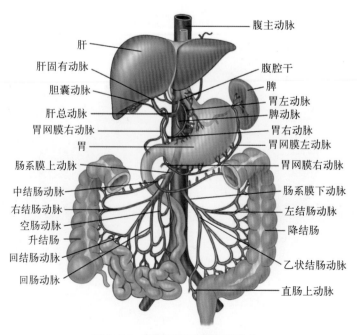

图9-1-2　肠系膜上动脉及其分支

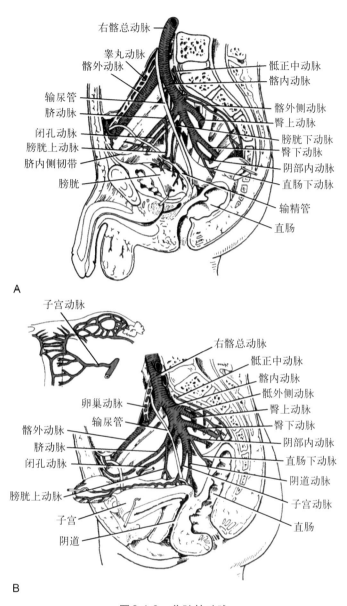

图9-1-3 盆腔的动脉

A.右侧面观,男性;B.右侧面观,女性

## 四、腹部的静脉

腹部的静脉有壁支与脏支之分。壁支与同名动脉伴行,包括1对膈下静脉和4对腰静脉,均与同名动脉伴行,直接注入下腔静脉。脏支与动脉相同,也可分为成对脏支和不成对脏支。

成对脏支有睾丸静脉(男性)或卵巢静脉(女性)、肾静脉和肾上腺静脉。

肾静脉:左、右肾静脉分别起自左肾和右肾,走行于肾动脉的前方,于第1腰椎水平从侧方汇入下腔静脉。右肾静脉较短,呈水平走行;左肾静脉较长,穿行于腹主动脉与肠系膜上动脉之间。

另外,还有肝左、肝中和肝右静脉3条肝静脉,均包埋于肝实质内,收集肝窦回流的血液,在肝下后面的腔静脉沟(第二肝门)处分别注入下腔静脉。

不成对脏支有起自肠、脾、胰、胃的肠系膜上静脉、肠系膜下静脉和脾静脉等,它们汇合形成一条静脉主干称为肝门静脉(图9-1-4)。

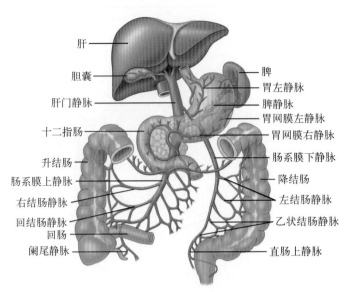

图9-1-4　肝门静脉及其属支

肝门静脉长6～8cm，直径约1.25cm，主要由肠系膜上静脉和脾静脉在胰颈后方汇成，斜向右上行，进入肝十二指肠韧带的游离缘内，居于胆总管和肝固有动脉的后方，上行至第一肝门，分为左、右两支入肝（图9-1-4）。在肝内反复分支，最后形成小叶间静脉，最终与肝动脉的分支小叶间动脉共同汇入肝血窦。肝血窦同时接受肝门静脉和肝固有动脉两分支导入的血液，而后汇合成肝内小静脉，再经三支肝静脉注入下腔静脉。门静脉是附属于下腔静脉系的一个特殊部分，它将大量由胃肠道吸收来的物质，运送至肝，由肝细胞进行合成、解毒和贮存。肝门静脉是介于两种毛细血管之间的静脉干，且肝门静脉及其属支无功能性静脉瓣，故当肝门静脉内压力升高时，血液易发生逆流。

肝门静脉的属支除了肠系膜上静脉、肠系膜下静脉外，还有胃左静脉、胃右静脉、脾静脉、胆囊静脉和附脐静脉（图9-1-4）。通过各属支，肝门静脉收集腹腔内不成对器官（肝除外），包括食管下段、胃、小肠、大肠（直至直肠上部）、胆囊、胰和脾等的静脉血。

肝门静脉系与上、下腔静脉系之间的吻合：门静脉系和上、下腔静脉系间存在着广泛的侧支吻合，正常情况下这些吻合处于闭锁状态（图9-1-5）。但在门静脉压力升高时，则形成门-腔静脉系的侧副循环路，使门静脉血液部分经过侧副循环回流于上、下腔静脉。其具体途径如下。

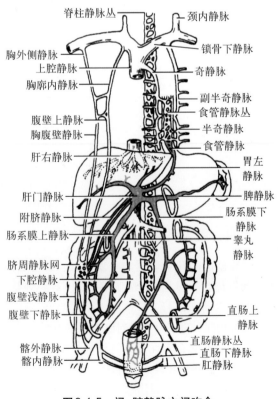

图9-1-5　门-腔静脉之间吻合

（1）肝门静脉系的胃左静脉、胃短静脉和胃后静脉，与上腔静脉系的奇静脉和半奇静脉的属支食管静脉，在食管下段和胃底处的食管静脉丛相交通。

（2）肝门静脉系的肠系膜下静脉的属支直肠上静脉，与下腔静脉系的髂内静脉的属支直肠中、下静脉和肛静脉，在直肠下段相交通。

（3）肝门静脉系的附脐静脉与上腔静脉系的腹壁上静脉、胸腹壁静脉和下腔静脉系的腹壁下静脉、腹壁浅静脉在脐周围相互吻合形成脐周静脉网。

（4）肝门静脉系的脾静脉、肠系膜上静脉、肠系膜下静脉的属支与下腔静脉系的腰静脉、肋间后静脉、膈下静脉及睾丸（卵巢）静脉等，在腹膜后间隙相吻合，形成Retzius静脉网。

当肝门静脉高压时，肝门静脉的血液可经上述交通途径形成侧支循环，通过上、下腔静脉系回流，进而出现静脉曲张，如食管静脉曲张、痔和脐周静脉丛曲张（海蛇头）。如果食管静脉丛和直肠静脉丛曲张破裂，则可引起呕血和便血。

# 第二节 腹主动脉、下腔静脉、肠系膜动脉、肠系膜静脉检查手法、常用切面及测量

## 一、检查前准备及体位

1.仪器准备 选用凸阵、相控阵或线阵探头，频率为2.0～5.0MHz或9～12MHz，应选用穿透性较高、血流敏感性高的探头，血流声速夹角应<60°。

2.患者准备 与一般腹部脏器超声检查要求相同，禁食4～8h，最好安排在上午检查。对于肠道粪块较多者，可以行常规肠道准备。

3.检查体位 大多数情况下，患者取仰卧位，部分特殊患者可采取侧卧位。

## 二、基本扫查手法

1.腹主动脉、腹腔干、肠系膜上动脉

（1）二维、彩色多普勒超声图像：横切面扫查确定腹主动脉的位置，一般在腹部正中偏左1～2cm，从上向下或者从下向上连续扫查，可以依次扫查到腹腔干和肠系膜上动脉（图9-2-1）。然后探头旋转90°纵行扫描显示腹主动脉、腹腔干及肠系膜上动脉的长轴（图9-2-1，图9-2-2）。在矢状切面上可以观察腹主动脉的全长，注意血管有无扩张，管径较正常值扩张<50%时称为动脉扩张，50%以上可诊断动脉瘤。另外还需观察动脉的管壁结构，内膜有无毛糙及斑块。

注意观察肠系膜上动脉有无狭窄、闭塞及肠系膜上动脉与腹主动脉的夹角。动脉粥样斑块累及肠系膜上动脉时，可见管壁上有强回声光斑及狭窄处的"五彩斑斓"血流信号。肠系膜上动脉闭塞时，管腔内暗淡回声充填，内无血流信号。肠系膜上动脉与腹主动脉的夹角，正常为40°～60°，当肠系膜上动脉与腹主动脉夹角<9°时，则出现"胡桃夹"现象。腹膜后占位时，肠系膜上动脉与腹主动脉的夹角增大，有助于判断肿块的来源。

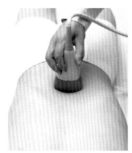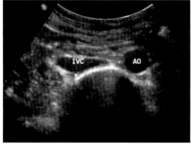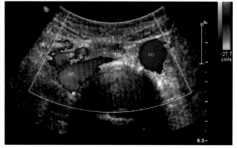

**图9-2-1 腹主动脉横切图**

IVC.下腔静脉；AO.主动脉

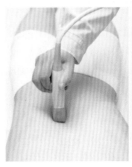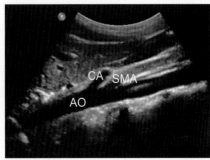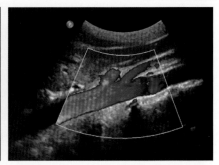

图9-2-2 腹主动脉、腹腔干、肠系膜上动脉纵切图

AO.腹主动脉；CA.腹腔干；SMA.肠系膜上动脉

（2）频谱多普勒图像：腹主动脉的频谱在收缩期上升陡直，频带较窄，频谱形态随部位不同而有差异。峰值流速尚无公认的标准，临床以50～110cm/s为界，近端到远端流速略减低（图9-2-3至图9-2-5）。

2.下腔静脉、肠系膜上静脉

（1）二维超声图像：肝后段下腔静脉有肝作为透声窗，容易显示。探头位于剑突下中线

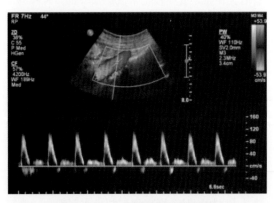

图9-2-3 腹主动脉的血流频谱

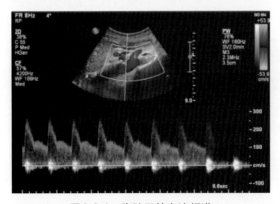

图9-2-4 腹腔干的血流频谱

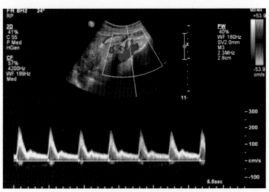

图9-2-5 肠系膜上动脉的血流频谱

稍右偏，先横切后纵切。静脉壁薄，容易受压，下腔静脉主要观察有无缺如，是否狭窄、扩张，管腔内是否有占位性病变。常见的下腔静脉疾病有布-加综合征、血栓、癌栓。探头在剑突下横切，显示胰腺横断面后，向下扫查，下腔静脉上方，肠系膜上动脉右侧可显示肠系膜上静脉。旋转探头90°后显示肠系膜上静脉长轴（图9-2-6，图9-2-7）。肠系膜上静脉主要观察血流是否反向，有无狭窄、闭塞或血栓形成。门静脉高压时肠系膜上静脉血流可以反向。血栓形成时，内径明显增宽，不能压瘪，内无血流信号。

（2）彩色、频谱多普勒超声图像：图9-2-8。

## 三、扫查时的注意事项、要点和技巧

1.影响腹部血管超声探查的因素 同一个人，不同的心动周期，会引起动脉内径搏动性变化。呼吸可以显著影响静脉的内径和血流。患者的体位、饮食、活动、药物均可以影响血管内径

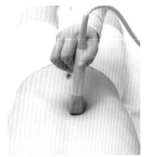
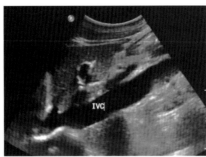
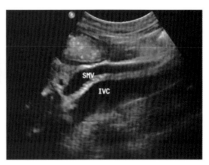

**图9-2-6　下腔静脉、肠系膜上静脉纵切面**

IVC.下腔静脉；SMV.肠系膜上静脉

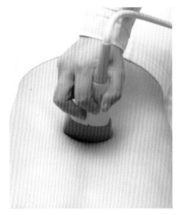
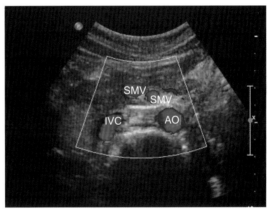

**图9-2-7　肠系膜上静脉横切面**

IVC.下腔静脉；AO.腹主动脉；SMA.肠系膜上动脉；SMV.肠系膜上静脉

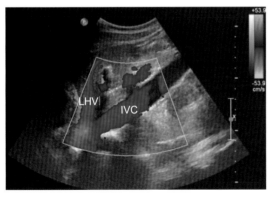
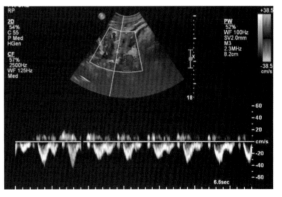

**图9-2-8　下腔静脉彩色及频谱多普勒**

IVC.下腔静脉；LHV.左肝静脉

和血流速度。不同个体之间血管的变异、性别、高度、体重、年龄均给血管内径及速度测量标准造成很大的困难。另外医师对超声仪器及各种参数设置的熟悉也会影响测量的准确性。

2.腹部血管超声检查要点及技巧　检查顺序为二维、彩色及频谱多普勒。探查血管时，尽量使声束与血管长轴垂直，必要时放大图像进行测量。调节合适的增益，使血管内膜显示清楚。应用彩色多普勒探查时，调节适当的彩色增益和速度量程，使血流信号刚好充盈管腔。

进行频谱多普勒检查时，选择血管长轴切面，使血流方向和声束夹角＜60°。

## 四、测量方法和正常值

1.腹主动脉　腹主动脉管腔内径的测量是一侧管腔内膜至对侧管腔内膜之间的距离。腹主动脉的血流速度是50～110cm/s。男性腹主动脉内径为（2.0±0.25）cm，女性腹主动脉内径为（1.7±0.15）cm。

2.腹腔干　腹腔干狭窄多位于起始段，因位置较深，难以显示管壁及管腔内结构，对于动脉狭窄的诊断以频谱峰值流速加快为主。腹腔干狭窄的诊断标准为峰值流速＞200cm/s。内径为（0.79±0.19）cm

3.肠系膜上动脉　正常内径约0.77cm，峰值速度（120±23）cm/s。肠系膜上动脉70%以上狭窄的诊断标准为峰值流速＞275cm/s。肠系膜上动脉小于70%狭窄时，通常无明显临床表现，且不会导致流速明显增高。

## 五、超声报告的书写

1.腹主动脉超声所见　腹主动脉：穿膈处内径＿＿mm，肝后段内径＿＿mm，肾动脉水平＿＿mm，分叉前＿＿mm。腹主动脉内径及走行正常，内膜连续光滑，管壁未见明显增厚及膨隆，管腔内液区清晰。彩色血流充填完整，血流方向正常。频谱及血流速度未见明显异常。

超声提示：腹主动脉二维、彩色血流未见异常。

2.下腔静脉超声所见　下腔静脉：右房入口处内径＿＿mm，肝后段内径＿＿mm，肾静脉水平处内径＿＿mm，汇合部处内径＿＿mm。下腔静脉内径、走行正常，静脉压缩性好。管腔内未见明显异常。彩色血流充填完整，血流方向正常。频谱及血流速度未见明显异常。

超声提示：下腔静脉二维、彩色血流未见异常。

3.肠系膜上静脉超声所见　肠系膜上静脉内径、走行正常，静脉压缩性好。管腔内未见明显异常。彩色血流充填完整，血流方向正常。频谱及血流速度未见明显异常。

肠系膜上静脉二维、彩色血流未见异常。

# 第三节　肾动脉、肾静脉超声检查手法、常用切面及测量

## 一、检查准备工作

1.仪器条件　成人通常选用凸阵探头，频率3～5MHz；新生儿、婴幼儿探查时可选用高频线阵探头。

2.受检者条件　无须特殊准备。空腹检查时因避免肠气的干扰，效果会更佳。

3.检查体位　平卧位或侧卧位，充分暴露上腹部。

## 二、基本扫查手法

### （一）肾动脉

1.肾动脉起始处扫查　一般于上腹部横切面进行扫查，将探头置于第1、2腰椎水平后，稍向上下左右调整探头（图9-3-1），可见腹主动脉两侧像"辫子"一样发出两条管状结构，即为两侧肾动脉。通常右肾动脉的发出点较左侧略低（图9-3-2至9-3-4）。

2.肾门处及肾内的肾动脉扫查　根据血流情况通常采用左、右肋弓下和左、右斜切面扫查（图9-3-2，图9-3-3）。肾门部为肾中央向内侧凹陷的部位，肾动脉穿行于其中。肾内血管在二维图像上较难显示，通常采用彩色多普勒技术，很容易显示肾内血流情况，依次为段动脉、叶间动脉、弓状动脉、小叶间动脉（图9-3-4，图9-3-5）。

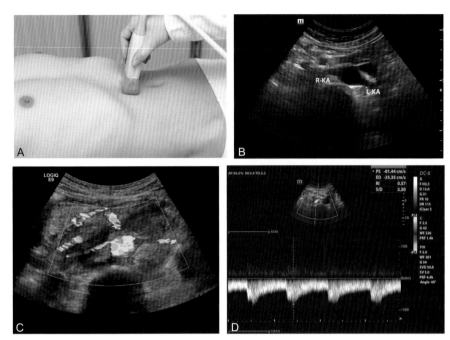

**图9-3-1　肾动脉起始处频谱**

A.仰卧位经上腹部横切面扫查；B.二维声像图；C.彩色多普勒图；D.血流频谱图

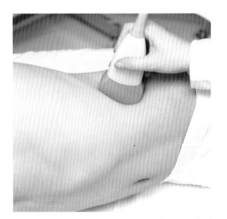

**图9-3-2　侧卧位经左肋弓下纵切面扫查**

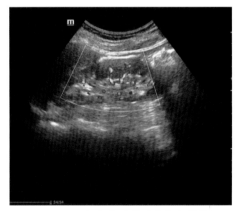

**图9-3-4　肾内血流灌注彩色多普勒**

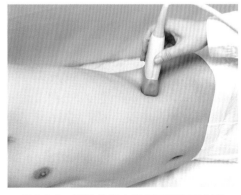

**图9-3-3　侧卧位经左肋弓下横切面扫查**

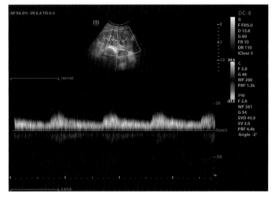

**图9-3-5　正常右肾段动脉血流频谱**

## （二）肾静脉

1.肾静脉起始处扫查 一般于上腹部横切面进行观察（图9-3-6），右肾静脉较短，于胰头钩突下方汇入下腔静脉；左肾静脉较长，走行于肠系膜上动脉后方，跨腹主动脉前壁，汇入下腔静脉。左肾静脉在肠系膜上动脉和腹主动脉之间的内径窄，在近腹主动脉左侧段内径明显增宽（图9-3-7）。

2.肾门处及肾内的肾静脉扫查 通常采用左、右肋弓下扫查（图9-3-8，图9-3-9）。

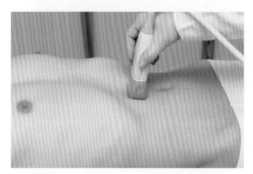

图9-3-6 仰卧位经上腹部横切面扫查

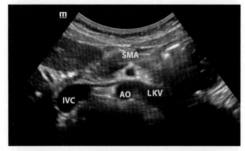

图9-3-7 上腹部横切面扫查左肾静脉

SMA.肠系膜上动脉；IVC.下腔静脉；AO.腹主动脉；LKV.左肾静脉

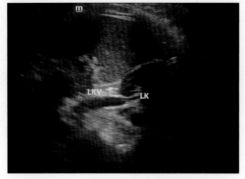

图9-3-8 经腰部纵切面扫查左肾静脉

LKV.左肾静脉；LK.左肾

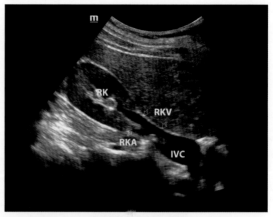

图9-3-9 经腰部纵切面扫查右肾静脉

RK.右肾；RKV.右肾静脉；RKA.右肾动脉；IVC.下腔静脉

## 三、扫查时的注意事项、要点和技巧

1.肾血管周围尤其是起始处的肾血管周围毗邻血管较多，应在熟练掌握相关解剖知识的基础上，才能打好肾血管切面。

2.扫查时，肾血管位置较深，易受胃肠气体及患者体形的干扰，应尽量在空腹状态下扫查。

3.同一断面很难显示肾动脉的全程，部分患者的肾外肾动脉显示不满意，并且左、右肾动脉常常不能同时显示。在上腹部第1、2腰椎水平打出腹主动脉横断面后，可稍向上翘探头。每位患者的肾动脉有一定变异，因此没有捷径可走，只有多加练习才能打出标准的切面图像。

4.超声需要观察肾动脉的内径、血流速度、阻力指数及肾内血流灌注情况。

5.扫查时还需注意观察肾静脉内血流是否通畅，有无血栓（癌栓）形成，肾静脉有无受压情况。

## 四、测量方法及正常参考值

1.经上腹部横切，探头从剑突下向下滑动，可探出腹主动脉，在肾动脉水平，探头稍做移动，可探到左、右肾动脉。在腹主动脉向左、右肾动脉发出的根部测量左、右肾动脉内径（图9-3-10）。

2.双侧肾动脉起始处内径：右肾动脉（4.5±0.6）mm，左肾动脉（4.4±0.6）mm。肾动脉阻力较小，其血流峰值50～150cm/s，

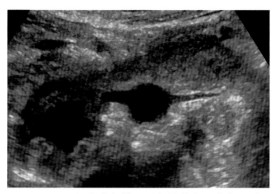

**图9-3-10 经上腹部横切后起始处左、右肾动脉**

# 第四节 腹部大血管疾病超声诊断

## 一、腹主动脉粥样硬化

【病理生理】 动脉粥样硬化有3个病理变化过程：第一阶段血液中的脂质在内皮下聚集；第二阶段脂类物质被巨噬细胞吞噬形成泡沫细胞；第三阶段平滑肌细胞从肌层迁移至内皮下。在上述动脉粥样硬化的进程中，斑块性质和稳定性是相对而言的，斑块的形成处于动态变化之中。动脉粥样斑块主要是由脂肪、纤维斑块、血小板、巨噬细胞、淋巴细胞、内膜细胞团块组成。

【临床表现】 动脉粥样硬化是血管常见疾病，也是腹主动脉真性动脉瘤和夹层动脉瘤的常见诱因。动脉粥样硬化易患因素或危险因素包括：①40岁以上中老年人；②男性较女性高发；③高脂血症；④高血压；⑤吸烟；⑥糖尿病。

临床发展过程可分为4个分期。①无症状或者隐匿期：其过程长短不一，包括从较早的病理变化开始，直到动脉粥样硬化已经形成，但尚无器官或者组织受累的临床表现。②缺血期：症状由于血管狭窄、器官缺血而产生。③坏死期：由于血管内血栓形成或者管腔闭塞而产生器官组织坏死。④硬化期：长期缺血，器官组织硬化和萎缩而引起症状。

【超声表现及诊断要点】

1.二维超声图像特点

（1）超声显示管壁不规则增厚，可呈低回声、不均质回声或强回声斑块。部分强回声病灶后方可伴声影，为钙化斑块。

（2）由于斑块的存在，造成动脉内径变窄。

（3）如果腹主动脉血栓形成，管腔内可见不均匀的实性等回声或偏低回声，造成管腔狭窄或闭塞。

（4）腹主动脉常走行弯曲，多表现为下段向左弯曲（图9-4-1）。

2.彩色多普勒特点 轻度或早期的动脉粥样硬化无彩色多普勒血流信号的异常，但通过彩色多普勒的观察，可有助于发现管壁增厚和斑块的位置及受累范围。斑块处局部血流信号充盈缺损。当发生狭窄时，狭窄处彩色多普勒出现混叠，血流信号亮度明显增高，可见"五彩镶嵌"血流信号。腹主动脉闭塞处不能探及血流信号。

## 五、超声报告的书写

1.超声所见 双侧肾动脉起始处内径___mm，血流速度___cm/s，阻力指数___；双侧段动脉血流速度___cm/s，阻力指数___。

双侧肾静脉内血流通畅，未见异常。

2.超声提示 双侧肾动、静脉未见异常。

但此值并不是绝对的，还应当与该患者的腹主动脉峰值流速比较。肾内动脉阻力指数通常＜0.7。

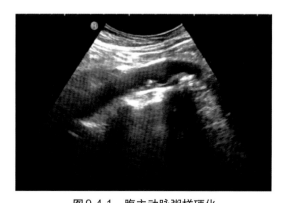

**图9-4-1 腹主动脉粥样硬化**

腹主动脉内膜不光滑，后壁见多个大小不等的中等至强回声斑块附着

3.脉冲多普勒特点　轻度或早期脉冲多普勒基本正常。当发生腹主动脉狭窄时，狭窄处峰值血流速度增高。如果是重度狭窄或弥漫性管腔狭窄，病变远端血流频谱呈单相，且收缩期峰值血流速度减低。在闭塞部位不能探测到血流频谱，仅在侧支循环内显示动脉血流频谱。

【鉴别诊断】　对于大部分患者，超声可以比较清晰地观察到腹主动脉粥样硬化斑块，诊断腹主动脉粥样硬化并不困难。彩色和脉冲多普勒超声有助于发现并诊断腹主动脉狭窄和闭塞。

【临床意义】　既往对腹主动脉闭塞性疾病的诊断主要依据临床表现和动脉造影。但是早期病变常无临床症状，当腹主动脉粥样硬化发展到出现脏器供血明显不足的时候，才能根据临床症状做出诊断。超声可以敏感而迅速地检出腹主动脉及其分支动脉粥样硬化、管腔狭窄或闭塞，显示局部血管壁和管腔的形态变化，对病变的性质（软斑、硬斑、钙化、血栓等）、表面溃疡、斑块内出血进行一定的评价。多普勒超声还可以方便地动态观察病变的进展，评价受累脏器的功能和预后。因此超声可对本病进行早期诊断，以利于临床对患者进行整体评价，有助于动脉粥样硬化的早期预防。

## 二、腹主动脉真性动脉瘤

真性动脉瘤的壁由动脉壁的全层构成，为腹主动脉管壁的延续，瘤体管径为相邻正常管径1.5倍或以上时称为真性动脉瘤。真性动脉瘤常呈局限性，但有时也可累及较长的动脉段。由于腹主动脉瘤多发生在肾动脉起始处水平以远的动脉段，其正常管腔直径不超过2cm，所以当直径＞3cm（外膜至外膜外缘测量）时就可直接诊断为腹主动脉真性动脉瘤。

【病理生理】　真性动脉瘤的瘤壁由动脉壁全层组成，动脉粥样硬化是最常见原因，为最常见的动脉瘤，瘤腔内可形成血栓。腹主动脉真性动脉瘤常位于肾动脉水平的远端，瘤体近侧端也可位于肾动脉水平以上。真性动脉瘤可发生以下继发性改变。

1.附壁血栓形成　瘤体膨大处血流缓慢，血流紊乱，加之瘤壁内面可能粗糙，易形成血栓。血栓可发生脱落，造成远端动脉闭塞。

2.破裂　薄弱的动脉瘤管壁受血流不断冲击而逐渐膨大，最后破溃出血。

3.继发感染　继发性感染可使瘤壁更为薄弱，容易破裂。

【临床表现】　腹主动脉真性动脉瘤常见于老年男性，多无任何症状。偶尔可在无意间于左下腹触及搏动性包块，或被医师检查发现，听诊时可闻及血管杂音。当瘤体不断增大，压迫周围组织或器官时，可能出现腹部不适、腹痛、腰背部疼痛，压迫周围器官可造成肾积水、肠梗阻等。如腹痛突然加剧，往往是瘤体破裂的先兆或已破裂。

腹主动脉瘤压迫髂静脉可引起下肢水肿，压迫精索静脉可见局部静脉曲张，压迫一侧输尿管可致肾盂积水、肾盂肾炎或者肾功能减退。

【超声表现及诊断要点】

（一）超声表现

1.二维超声图像特点

（1）动脉管腔呈梭形、囊状或圆柱状扩张。当腹主动脉瘤形成时，除了动脉管径增宽以外，还可出现长度增加，因此动脉瘤常常走行迂曲，并多向左侧偏移，很少偏向右侧。

（2）当发生附壁血栓时，血栓呈同心圆或偏心性层状分布于扩张的腹主动脉壁上，这种血栓是远端动脉栓塞的栓子重要来源。其在二维超声图像上显示低或中等回声，血栓的层状结构可以被显示或者显示不清。

（3）腹主动脉瘤最大直径的测量：是最重要的腹主动脉瘤测量指标。瘤体的最大直径与瘤体破裂发生率呈正相关，也是是否手术的主要依据。腹主动脉瘤最大直径的测量方法：测量瘤体外膜至外膜的距离，且应垂直于管腔的纵轴，而不是垂直于患者长轴。

2.彩色多普勒特点　瘤体内血流信号呈涡流状，瘤体内血栓部位表现为充盈缺损（图9-4-2）。

（二）诊断要点

超声诊断腹主动脉瘤并不困难，诊断标准如下。

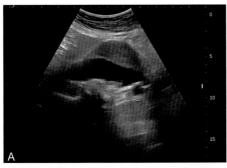 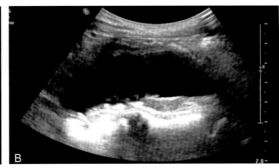

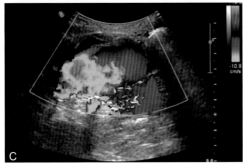

**图9-4-2 腹主动脉真性动脉瘤,患者,男,78岁**
A.腹主动脉呈瘤样扩张,瘤壁见粥样硬化斑块,并见低回声的血栓附着;B.腹主动脉管壁增厚,内膜不光滑,可见多个斑状强回声附着于管壁,上段内径约1.8cm,于肾动脉上段水平呈瘤样扩张,瘤体最大直径约3.7cm,长径约6.3cm,瘤体近端内径约1.5cm,远端至腹主动脉分叉处,瘤体内见低回声的附壁血栓形成;C与B图为同一患者.CDFI显示瘤体内血流呈涡流

1.病变处腹主动脉外径与远心段外径之比超过1.5：1。

2.腹主动脉局限性扩张外径＞3cm。

符合以上两条标准之一即可诊断为腹主动脉瘤。

**【临床意义】**

1.超声检查对腹主动脉瘤的早期发现及筛查具有重要意义,应全面扫查,特别要注意以下几点:

(1)腹主动脉近侧段累及的范围,测量瘤体最大直径及长度,判断其有无向双侧髂动脉延伸。

(2)测量瘤体近端、远端动脉内径。

(3)判断瘤体起始部位,起始于肾动脉水平以下还是以上,以及起始部位距肾动脉的距离。

(4)判断瘤体累及的动脉分支。

(5)评估继发性改变,如血栓、破裂等,为临床选择支架提供参考。

2.动脉瘤破裂是真性动脉瘤最严重的并发症,死亡率高达90%。超声检查应对可能发生破裂的动脉瘤进行预测。

(1)瘤体最大直径:瘤体前后径比横径更有意义;直径＞6cm,破裂风险明显增加。

(2)腹主动脉瘤增长速度:动脉瘤膨胀速度增加预示可能存在破裂风险。

(3)附壁血栓:附壁血栓增加了腹主动脉瘤增大和破裂的危险。

(4)性别:女性比男性破裂危险大。最常见的破裂部位是左侧后腹膜,常位于后壁或下壁。超声声像图表现主要为腹膜后血肿:高回声的腹膜后积液(尤其是主动脉周围,常将下腔静脉或肾推向腹侧)和腹水。

腹主动脉真性动脉瘤早期的治疗方法为人工血管置换,近年来多采用覆膜支架治疗(图9-4-3),其术后常见并发症包括支架移位、内漏等。内漏是指存在覆膜支架外,但在瘤体内的血流。覆膜支架置入后瘤体增大提示内漏存在。超声检查对支架置入术后的患者可进行随访复查,及时发现术后并发症,超声造影可帮助发现支架内漏。

## 三、腹主动脉假性动脉瘤

**【病理生理】**

腹主动脉壁局部壁全层破裂引起局限性出血及动脉旁血肿,造成局部瘤样膨出,形成假性动脉瘤。瘤壁由凝血块和周围组织构成,周围组织包括肌组织、机化的纤维组织等。

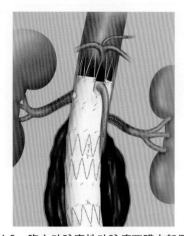

**图9-4-3 腹主动脉真性动脉瘤覆膜支架置入术**
来源：https://www.uvaphysicianresource.com/endovascular-aneurysm-repair-now-an-option-for-more-patients/

【临床表现】 临床少见，仅占所有腹主动脉瘤的1%。最常见的病因是创伤，可能是钝器伤或锐器伤，也可能是血管介入、血管吻合口处理不当、手术意外损伤等医源性损伤。动脉炎、感染也可引起。当动脉损伤后，血液进入肌组织和筋膜间隙，形成搏动性血肿。

不同原因、不同部位的假性动脉瘤症状有所不同。一般多有疼痛。如果瘤体压迫周围脏器组织可能产生局部压迫症状，也可能伴发感染。

【超声表现及诊断要点】

**（一）超声表现**

1.二维超声图像特点 动脉外侧可见无回声区，呈圆形或者不规则形，即假性动脉瘤的瘤腔。当伴有血肿形成时，瘤腔壁见厚薄不一的低回声或中等回声。瘤体与动脉血管之间存在一个狭窄的颈口，动脉血液由此进出。

2.彩色多普勒特点 瘤腔内血流紊乱或呈涡流状，彩色多普勒可以帮助确定瘤体与血管之间的开口位置和大小，表现为红蓝往返的血流信号进出颈口（图9-4-4）。

3.脉冲多普勒特点 于瘤颈口处可探及双期双向血流频谱，即收缩期由动脉流入瘤体的高速血流频谱，舒张期瘤体内的血流反流入动脉的低速血流频谱，这是假性动脉瘤的特点和诊断要点。

**（二）诊断要点**

1.二维超声显示腹主动脉旁一无回声包块。

2.彩色血流显示动脉与包块之间可见分流口，瘤体内血流信号紊乱。

3.分流口可探及双期双向血流信号，收缩期由动脉射入囊性包块内的高速血流和舒张期由包块流向动脉的反向低速血流信号。

4.多有外伤史或动脉内操作史。

【临床意义】 超声对动脉瘤的部位、大小、瘤体内有无血栓等提供证据，具有确诊价值。彩色多普勒可用于假性动脉瘤的随访，观察瘤体大小变化、瘤体内血流充盈情况，观察假性动脉瘤的治疗效果。

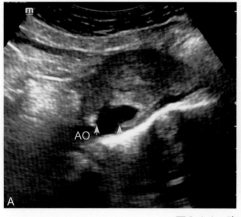
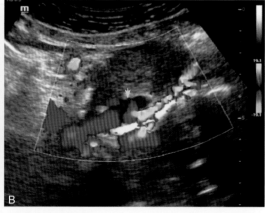

**图9-4-4 腹主动脉假性动脉瘤**
A.腹主动脉前壁见缺口（箭头所示），其腹侧见瘤样结构，瘤壁由厚薄不一的血肿构成，瘤腔较小；
B.CDFI示腹主动脉血流由破损口进出瘤腔，瘤腔内见涡流血流

## 四、腹主动脉夹层动脉瘤

主动脉夹层动脉瘤是一较为少见的致命性疾病,高峰发病年龄为50～70岁,男性发病率高于女性。它的发生与多种疾病有关,高血压是主动脉夹层的一个重要发病因素。其他危险因素包括动脉粥样硬化、心脏外科手术史、主动脉瘤和夹层动脉瘤家族史等。对于发病年龄<40岁的患者,最为重要的危险因素为马方综合征等结缔组织疾病。

【病理生理】 动脉内膜或中膜层撕裂后被血流冲击,使中层逐渐分离形成两个腔,即真腔和假腔。动脉原腔为真腔,动脉壁分离后血液进入形成的腔为假腔,真、假腔之间的开口称原发破裂口。动脉夹层的形成一般有两个过程:首先是动脉壁中膜疏松,其次是内膜破裂,动脉血流通过破裂处进入中膜。动脉中膜逐渐分离,形成两个腔。主动脉夹层原发性破裂口多见于升主动脉,也可见于降主动脉,因此腹主动脉夹层通常合并胸主动脉夹层。夹层动脉瘤受血流压力和冲击力的作用后,撕开的夹层动脉可向远端及大分支扩散。

主动脉夹层的分型有两种:DeBakey分型和Sanford分型。

1. DeBakey分型

Ⅰ型:病变发生于升主动脉,并扩展至主动脉弓与降主动脉。

Ⅱ型:病变局限于升主动脉,较少见。

Ⅲ型:病变从降主动脉左锁骨下动脉开口的远侧开始,可累及胸主动脉和腹主动脉。

腹主动脉夹层事实上为Ⅰ型或者Ⅲ型主动脉夹层延伸到腹主动脉。

2. Sanford分型

A型:升主动脉受累者为A型(包括De-Bakey Ⅰ型和Ⅱ型),又称近端型。

B型:凡病变始于降主动脉者为B型(相当于DeBakey Ⅲ型),又称远端型。

【临床表现】 患者主要症状是疼痛,几乎所有意识清楚的患者都会有疼痛,疼痛发生突然而且剧烈腹痛,向背部、骨盆、会阴及下肢扩散。夹层撕裂累及主动脉的分支造成急性闭塞,会造成动脉相关急性缺血症状。

【超声表现及诊断要点】

1. 二维超声图像特点 动脉夹层累及的动脉因为被分成真腔和假腔两个部分,而使整个外径较正常增宽,假腔内径一般大于真腔。真腔和假腔之间的隔膜随每一次动脉搏动而摆动,收缩期隔膜摆动朝向假腔。假腔内发生血栓时,真、假腔内隔膜摆动不明显。

2. 彩色多普勒及频谱多普勒特点 两者均可探及真、假腔内不同血流类型。真腔内血流方向与正常动脉相似,而假腔内血流常不规则,血流方向、流速可能不同。有时可能因为假腔内血流速度太低或者血栓形成而不能探及明确的血流信号。彩色多普和频谱多普勒还能帮助发现夹层破口,表现为收缩期由真腔流向假腔的高速血流(图9-4-5)。

【鉴别诊断】 超声检查不但能发现和诊断主动脉夹层动脉瘤,还应尽量描述夹层累及范围,有无向髂血管延伸,尽量描述清楚破口位置和

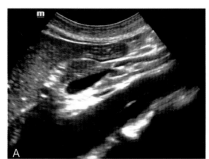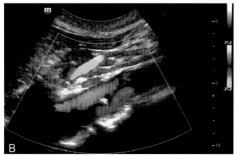

**图9-4-5 腹主动脉夹层动脉瘤**

A.腹主动脉管腔内见隔膜样强回声,将腹主动脉分为真、假两腔;B.CDFI示真、假两腔内见方向相反的血流信号,并见夹层破口

真、假腔位置，以及累及分支（分支发自于真腔还是假腔），有无继发性改变（如血栓等）。

真、假腔鉴别可根据以下特征：①假腔内径一般大于真腔；②假腔内可合并血栓；③真腔血流速度高，假腔流速低，双向血流；④收缩期隔膜摆动朝向假腔。

3 种腹主动脉瘤的鉴别诊断见表 9-4-1。

**【临床意义】** 主动脉夹层动脉瘤是危重病变，应及时诊断和治疗，许多医院都为该病的诊断和治疗开设了绿色通道。患者一般有严重高血压，诊断成立后一般会立即降压治疗，同时进行全面检查，为临床治疗方案抉择及外科治疗提供资料。

超声检查可对腹主动脉三种动脉瘤进行早期诊断和筛查，对动脉瘤术后随访观察也具有重要意义。但超声检查对动脉瘤的检查常较为粗略，也依赖于操作者的诊断经验。增强CT，尤其是增强CT的三维成像可提供给临床医师更多的诊断细节。

## 五、多发性大动脉炎

多发性大动脉炎是一种病因不明的多发性、慢性进行性、非特异性的动脉炎性疾病，主要累及主动脉及其分支、肺动脉，导致节段性动脉狭窄甚至闭塞，也可见血栓形成。多发于年轻女性，男性或者高龄女性也可患病。

**【病理生理】** 多发性大动脉炎病因不明，多数学者认为本病为自身免疫性疾病，与体内产生免疫反应相关。本病主要累及含弹性纤维的大、中动脉，最多发生于主动脉弓及其分支，如头臂下、锁骨下动脉或颈总动脉；其次发生于胸、腹主动脉及其分支，如肾动脉及肠系膜动脉等。

病变血管大体标本呈灰白色，管壁僵硬、钙化、萎缩，与周围组织粘连，管腔狭窄或闭塞。病变早期是动脉周围炎和动脉外膜炎，以后向血管中膜及内膜发展。有不同程度的浆细胞及淋巴细胞浸润，弹性纤维破裂，肌层破坏，纤维结缔组织增生。内膜增生、水肿，滋养血管增生，肉芽肿形成；后期则出现全层弥漫性或不规则增厚和纤维化，管腔变细，管腔内可有血栓形成，以致管腔闭塞。

**【临床表现】** 多发性大动脉炎多见于青年女性，占64%～93%，多发生于15～30岁。急性期常有全身不适、发热、多汗、肌肉关节疼痛、食欲缺乏、红细胞沉降率增快等非特异

**表 9-4-1　真性动脉瘤、假性动脉瘤和夹层动脉瘤的鉴别诊断**

| | 病因 | 起病 | 症状 | 好发部位 | 形态 | 声像图表现 | | | |
| --- | --- | --- | --- | --- | --- | --- | --- | --- | --- |
| | | | | | | 纵断面 | 横断面 | 彩色多普勒 | 频谱多普勒 |
| 真性动脉瘤 | 动脉粥样硬化 | 缓慢 | 常无症状，可有压迫邻近组织和器官症状 | 肾动脉水平以下 | 梭形、囊状 | 动脉梭形或囊状增宽 | 圆形、类圆形 | 湍流或涡流 | 湍流或涡流 |
| 假性动脉瘤 | 外伤、医源性损伤、感染 | 较慢 | 多有疼痛，可有压迫邻近组织和器官症状 | 囊状、偏向于主动脉的一侧 | | 类圆形或不规则形 | 动脉一侧，类圆形或不规则形 | 瘤腔内涡流，破口处高速血流 | 破口处双期双向血流频谱 |
| 夹层动脉瘤 | 高血压、动脉粥样硬化、马方综合征等 | 急剧 | 剧烈腹痛，向背部、骨盆、会阴及下肢扩散 | 常起始于胸主动脉 | 梭形或螺旋形 | 双腔，动脉内可见隔膜回声 | 双腔，动脉内可见隔膜回声 | 真腔内血流基本正常（真腔狭窄时也可异常），假腔内血流速流低或无血流信号 | 真腔内血流频谱基本正常（真腔狭窄时可录得高速血流）；假腔内血流频谱异常，破口处可录得双向血流频谱 |

性表现。病情发展数周或者数月后多出现大动脉狭窄和闭塞，呈慢性进行性发展。根据受累血管不同，分为4型。

1.头臂型 受累动脉为主动脉弓及其向头臂发出的3条动脉，即颈总动脉、锁骨下动脉及头臂干。可以单独一个分支受累，也可同时累及上述分支。

2.胸腹动脉型 主要累及左锁骨下动脉起始端以下的降主动脉和腹主动脉，可导致胸腹主动脉的狭窄或闭塞，引起上肢血压升高和下肢的血流量减少。患者主要有头晕、头痛、心悸、下肢发凉、双下肢酸麻无力、间歇性跛行等。体检时发现双下肢皮温降低，腹主动脉、双侧股动脉、腘动脉及足背动脉的搏动性明显减弱或者消失。上肢动脉脉搏可洪大有力，血压明显升高，可达180～246/90～136mmHg，用普通的降压药物无效。

3.肾动脉型 此型主要累及肾动脉，引起肾动脉狭窄和闭塞，有时也可累及肾内动脉。当肾动脉狭窄导致肾供血减少时，就可以并发肾血管性高血压，引发一系列肾性高血压的症状和体征。在肾动脉走行区域可闻及血管杂音。

4.肺动脉型 病变可累及肺动脉主干、叶动脉、段动脉，产生广泛性、节段性狭窄。

5.混合型 同时有上述两种类型以上病变为混合型。

**【超声表现及诊断要点】**
**（一）超声表现**

本节主要讲述大动脉炎累及腹主动脉的超声表现。

1.二维超声图像特点 病变动脉正常结构消失，管壁全层增厚，呈不规则形或均匀增厚，回声偏低或者不均匀。外膜与周围组织分界不清晰，管腔呈不同程度狭窄。

2.彩色多普勒特点 病变处有血流充盈缺损。如果病变较局限，则其内血流速度增高，呈五彩斑斓样血流。如果病变为弥漫性，则无明确高速血流，呈低速血流，血流颜色偏暗。

3.脉冲多普勒特点 在局限性狭窄段内可见高速的血流频谱；在弥漫性病变的管腔内可探及单相低速血流频谱。

**【鉴别诊断】**

上述超声表现结合临床资料可以做出相应的诊断。具有诊断价值的临床表现如下。

1.患者年轻女性，尤其是纤细瘦弱女性。

2.单侧或者双侧上肢出现缺血症状，伴有脉搏搏动减弱或者消失。

3.脑缺血症状伴有单侧或双侧颈动脉搏动减弱或者消失。

4.高血压二级以上并伴有上腹部高调收缩期血管杂音。

5.不明原因低热，伴有血管杂音及四肢脉搏、血压差异。

**【临床意义】** 超声是一种非创伤性检查方法，能够有效显示动脉管壁病变和管腔形态变化，同时可以判断狭窄程度及血流变化情况。因此超声是诊断多发性大动脉炎的可靠检查方法。

## 六、肠系膜血管缺血性疾病

**【病理生理】** 肠系膜血管缺血性疾病指肠系膜动脉（一般指肠系膜上动脉）狭窄或闭塞后肠道缺血而引起的综合征。病因主要为动脉粥样硬化、栓子、夹层动脉瘤等，也可为继发于休克和心力衰竭的供血不足等。

**【临床表现】** 肠系膜上动脉栓塞性疾病是较少见的外科急症，起病急、病情重，如不及时诊治病死率高。

临床症状主要表现为剧烈腹痛、呕吐和腹泻。其症状与栓塞时间有关。早期有脐周或上腹绞痛，腹软，肠鸣音增强；6～12h后，肠肌麻痹，持续性腹痛，肠鸣音减弱，肠黏膜可发生坏死或溃疡，导致便血或呕吐咖啡样物。此时如手术解除血管阻塞，肠缺血尚可恢复；12h后可有腹膜刺激征，肠鸣音消失，发热、脉速和中毒性表现，提示病变已不可逆。如栓塞发生在分支，侧支循环较好，急性发病后可自行缓解。

**【超声表现及诊断要点】**
**（一）超声表现**
1.直接征象
（1）二维超声图像特点：肠系膜上动脉栓塞患者，动脉腔内可见血栓样弱或等回声，至管腔狭窄甚至闭塞；肠系膜上动脉粥样硬化患

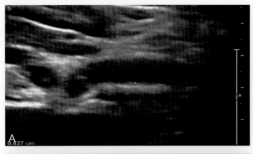

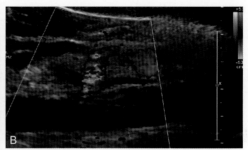

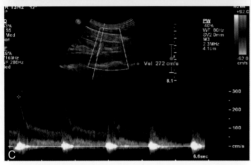

### 图9-4-6 肠系膜上动脉起始部狭窄

A.肠系膜上动脉近端管腔增宽，内见低回声的附壁血栓；B.CDFI示肠系膜上动脉起始部狭窄，彩色血流信号呈"五彩镶嵌"状；C.PW示肠系膜上动脉起始部血流速度加快，收缩期峰值流速约272cm/s

者，可在其内壁见不光滑、不规则的粥样硬化斑块，并造成管腔不同程度的闭塞或狭窄；肠系膜上动脉夹层动脉瘤患者，可在肠系膜上动脉内见隔膜样回声，将血管分为真、假两腔，真腔狭窄。也可为腹主动脉夹层动脉瘤，超声示肠系膜上动脉发自假腔，由于假腔供血不足，肠系膜上动脉内血液流速低而造成肠道缺血。

（2）彩色及频谱多普勒超声特点：闭塞管腔充盈缺损；狭窄处呈高速湍流，频谱多普勒可录得高速血流，通常$V_{max} > 200cm/s$（图9-4-6，图9-4-7）。

2.间接征象

（1）肠腔扩张积液或积气。

（2）肠壁增厚。

（3）腹水。

（4）肠壁未见任何血流信号。

### （二）诊断要点

肠系膜缺血征患者年龄多在50岁以上，典型急性发病症状结合超声图像可对患者做出初步诊断，增强CT可进一步明确诊断。该病的诊断关键点在于临床医师及超声医师应根据患者症状推测到该病存在的可能性，并通过肠系膜动脉的超声检查对患者进行鉴别诊断。

**【临床意义】** 超声诊断此病易受到患者肠腔气体的影响及操作者技术的影响，选择性腹主动脉或肠系膜上动脉造影结果确切可靠，但彩超具有操作简便、迅速、无创、价格低等特点，如患者自身条件良好，操作者技术提高，并且随着超声诊断仪的不断发展，分辨率的不断提高，超声诊断肠系膜上动脉栓塞的正确率据报道已经达到80%。此外，超声检查对于患者术后疗效判定和随访观察同样具有重要作用（图9-4-8）。

## 七、肾动脉狭窄和闭塞

肾动脉狭窄可引起高血压和肾萎缩，是继发性高血压常见病因之一。

**【病理生理】** 肾动脉狭窄常由动脉粥样硬化、纤维肌发育不良及大动脉炎引起。其中动脉粥样硬化占60%～80%，常见于老年男性；

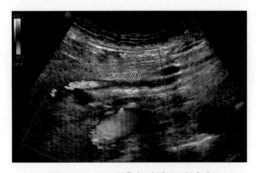

### 图9-4-7 肠系膜上动脉远端狭窄

肠系膜上动脉远端管壁增厚，管腔狭窄，血流充盈稀疏

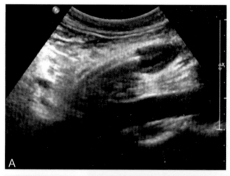
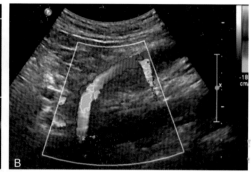
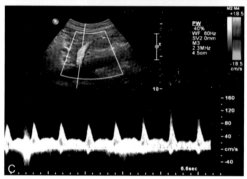

**图9-4-8 肠系膜上动脉支架置入术后**

A.肠系膜上动脉管径增宽,较宽处约1.9cm,内见低回声附壁血栓,近端管腔内见支架,显示长度约4.6cm;B.CD-FI示支架内见血流信号充填,血流通畅;C.PW测得支架内血流收缩期峰值流速约86cm/s

后两者占20%～40%,常见于中青年女性。西方国家常见于前两种疾病,而我国大动脉炎发病率较高。绝大多数发生于一侧,也可双侧同时狭窄,受累肾脏可发生缺血性萎缩。

肾动脉狭窄造成肾血流量减少,刺激肾小球旁小体结构的近球细胞和致密斑,促进肾素的合成和释放,再通过肾素-血管紧张素系统引起高血压,进而引起肾功能损害。

【临床表现】 患者常出现肾血管性高血压,其主要特点为:新近发生的无家族史高血压,发病者多数青年<30岁,老年>50岁;原发性高血压突然加剧;进行性血压增高;急性肾功能异常;腹部血管杂音;药物效果不佳等。

【超声表现及诊断要点】

(一)超声表现

正常主肾动脉峰值血流速度为50～150cm/s,肾动脉起始处收缩期峰值流速与肾动脉水平腹主动脉峰值流速的比值(RAR)正常值约为1:1。

1.二维超声图像特点 肾动脉狭窄的肾可以出现肾体积缩小(长径<9cm)或回声增强,也可未见明显异常。肾动脉主干狭窄的肾脏肾内血流较对侧稀疏。

2.彩色多普勒及频谱多普勒特点

(1)肾动脉狭窄处灰阶超声可显示肾动脉内径变细(内径<4mm),彩色多普勒显示该处血流信号呈"五彩镶嵌"样,频谱多普勒显示峰值流速增高,>180cm/s。RAR≥3.5。完全闭塞时,主肾动脉内不显示血流(图9-4-9A、B、C)。

(2)肾内动脉血流频谱呈现低速低阻,频谱形态异常,呈三角形、圆顶形或平坦形,即"小慢波"。小慢波收缩期的上升加速度减慢($<300cm/s^2$),加速时间延长($\geqslant 0.12s$),阻力指数RI<0.5。(图9-4-9D、E)

(二)诊断要点

肾动脉狭窄的诊断不能单纯依靠灰阶超声确诊,必须结合彩色多普勒和脉冲多普勒检查结果综合分析。笔者经验,狭窄处动脉峰值流速增高(>180cm/s),结合其远端动脉(主要为肾内动脉)血流频谱呈"小慢波"样改变,诊断准确率高。

【临床意义】 正确诊断肾动脉狭窄的意义:它是一种可以治愈的疾病,纠正肾血流动力学障碍后,不仅能纠正高血压,而且能保护受损的肾功能。超声可以无创方便地对肾动脉狭窄进行筛查,并可对肾动脉治疗后效果进行随访

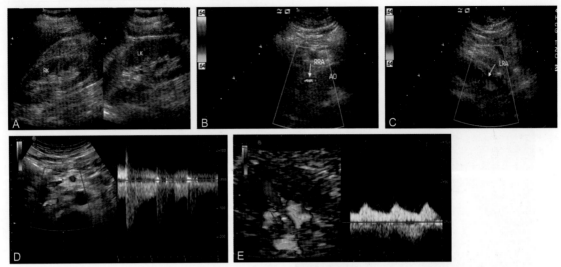

**图9-4-9　右肾动脉起始部狭窄**

A.右肾较左肾明显缩小；B、C.在同样彩色多普勒标尺（64cm/s）的情况下，左肾动脉主干起始部显示为均匀暗淡的蓝色血流信号，而右肾动脉主干起始部则显示为"五彩镶嵌"状，提示右肾动脉主干起始部狭窄；D.右肾动脉起始部峰值流速明显加快，$V_{max}$=222cm/s；E.右肾段动脉频谱形态异常，呈"三角形"，即"小慢波"。RK.右肾；LK.左肾；RRA.右肾动脉；LRA.左肾动脉；AO.腹主动脉

及评估。但是超声诊断肾动脉狭窄的准确性受多因素影响，包括患者体形和配合程度、仪器的分辨率和多普勒血流信号的敏感性，以及操作者的熟练程度等。

## 八、布-加综合征

布-加综合征（Budd-Chiari综合征）是指各种原因引起的肝静脉流出道及其开口以上段下腔静脉部分或完全性梗阻而导致的肝后性门静脉高压和下腔静脉高压综合征。

【病理生理】

1.局部病理改变　根据布-加综合征的病因不同而病理各异，表现为肝静脉主干和下腔静脉局部隔膜形成、血液高血凝状态导致血栓形成、癌栓栓塞、血管壁的炎性狭窄或闭塞、局部肿瘤的浸润压迫等。

2.继发性病理改变　主要表现为肝静脉回流障碍和下腔静脉回流障碍两个方面。

（1）肝静脉流出道梗阻：长期肝静脉梗阻，进而门静脉压力增高，导致肝脾大（肝尾状叶增大显著）、食管-胃底静脉曲张、胃肠道淤血水肿。肝静脉回流受阻、侧支循环明显不足时，血浆流入肝淋巴间隙，漏入腹腔，形成顽固的

难以消退的腹水。肝静脉淤血扩张和交通支大量形成，可与膈静脉相通，肝静脉与门静脉间、肝静脉与肝动脉间也可建立吻合支。晚期纤维结缔组织增生，肝硬化形成。

（2）当下腔静脉血液回流障碍时，下腔静脉及其属支淤血扩张。相对应的组织脏器充血水肿。下腔静脉—上腔静脉间侧支循环广泛建立，如躯干浅静脉上行性曲张，腰静脉、腰升静脉、奇静脉、半奇静脉、肋间静脉、膈上下静脉均显著淤血扩张，并伴有淋巴管扩张。

【临床表现】　本病病程缓慢，以青年男性多见，男女之比为（1.2～2）：1，年龄在2.5～75岁，先天性患者多在20～40岁发病。

1.以肝静脉回流障碍为主要表现　患者自觉腹胀、腹痛、恶心、食欲缺乏，伴肝脾大、顽固性腹水等。

2.以下肢静脉回流障碍为主要表现　表现为双下肢肿胀及浅表静脉曲张，胸腹壁、腰背部浅静脉上行性曲张，小腿色素沉着、溃疡等皮肤营养不良性改变。

【超声表现及诊断要点】

1.二维超声图像特点

（1）下腔静脉梗阻型：①隔膜型，其上段

管腔内可见隔膜状强回声；②狭窄型，管腔变窄，局部管壁可增厚；③闭锁型，局部可见条索样强回声，无管腔结构；④栓塞型，于下腔静脉近心段或肝静脉流出道管腔内可见实性栓子回声。下腔静脉梗阻远端扩张。

（2）肝静脉梗阻时，表现为肝静脉近心端有狭窄、闭锁、栓子或隔膜图像，肝内见异常走行、扩张的肝静脉，肝静脉间可见交通支形成。

（3）伴有肝脾大，肝尾状叶增大显著，肝形态异常、实质回声增粗增强；门静脉高压表现为肝门静脉增宽、门静脉血栓、侧支循环形成、腹水等。

2.彩色多普勒超声特点

（1）下腔静脉完全梗阻时，梗阻处无血流显示。下腔静脉不完全梗阻时，彩色显示血流变细，血流速度增高，呈"五彩镶嵌"样血流信号。如血流经肝外血管分流者，远心侧下腔静脉内血流缓慢呈涡流或呈反向血流；如血液经肝内侧支分流者，下腔静脉远心段血流方向可正常。

（2）肝静脉流出道狭窄时，彩色多普勒显示病变处血流速度增快，呈"五彩镶嵌"样血流信号，远心段血流淤滞，血流速度减慢。肝静脉流出道完全梗阻时，病变处无血流信号，梗阻远侧见反向血流、交通支形成。继发性肝后门静脉高压时，可出现门静脉血流的异常改

变，如门静脉双向或反向血流、脐旁静脉开放、门静脉血栓处血流充盈缺损。

3.频谱多普勒超声特点 下腔静脉或肝静脉不全梗阻时，病变段呈高速射流，且不受呼吸影响；下腔静脉及肝静脉完全梗阻时，病变部位无血流信号（图9-4-10）。

【诊断要点】

①肝静脉近段狭窄或闭塞，远段扩张。②肝静脉间交通支形成。③下腔静脉近心端狭窄或闭塞，表现为管腔内有隔膜、实性梗阻物或外部有肿瘤压迫。④下腔静脉波动消失，频谱平直；狭窄处血流呈花色血流，血流加快。

【鉴别诊断】

1.其他病因引起的肝硬化 肝硬化患者常有肝炎病史，门静脉高压所致的腹壁浅静脉曲张以脐部为中心呈放射状分布，可无腹壁及腰背部上行性浅静脉曲张。布-加综合征可无肝炎病史，常伴有顽固性腹水和肝大，肝大以尾状叶增大最为显著，躯干性浅静脉上行性曲张，伴有下肢肿胀和静脉曲张，超声检查可有肝静脉及下腔静脉梗阻征象，肝内常发现异常走行的肝静脉侧支循环。

2.右心衰竭 可出现肝脾大、腹水、黄疸的类似症状。其特点是发作性心力衰竭，心力衰竭控制后肝可缩小，腹水可减轻或者消失，

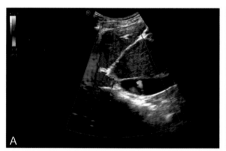
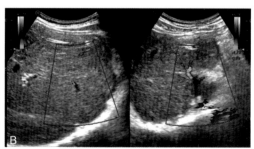
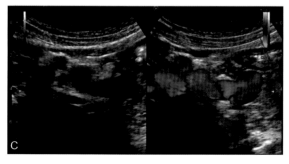

**图9-4-10 布-加综合征**
A.下腔静脉近右房入口处闭塞，未见血流信号通过，其远端内径增宽，约2.1cm，腔内血流缓慢；B.肝实质回声增粗，呈肝硬化表现，肝静脉内径细，血流信号稀疏；C.门静脉扩张、走行迂曲

具有心力衰竭的体征（右心或者全心大、功能性三尖瓣关闭不全）。

【临床意义】 超声可以显示布-加综合征病变的位置、形态、范围和程度，了解肝脏实质、脾脏及腹腔的情况。同时了解肝静脉及下腔静脉的血流动力学资料，观察侧支循环形成情况，是诊断布-加综合征的首选检查方法。此外，超声检查还可用于布-加综合征术后随访和疗效判断。

（李金莲　吴裕明　罗　璐　宋宏萍）

## 主要参考文献

[1] 李云庆.人体解剖学.2版.西安：第四军医大学出版社,2010

[2] 李云庆.临床应用解剖学.郑州：河南科学技术出版社,2006

[3] 柏树令.系统解剖学.7版.北京：人民卫生出版社,2013

[4] 曹海根，王金锐.实用腹部超声诊断学.2版.北京：人民卫生出版社,2014

[5] 张梅.超声诊断标准切面图解.北京：人民军医出版社,2014

[6] 唐杰.腹部和外周血管彩色多普勒诊断学.3版.北京：人民卫生出版社,2008

[7] 曹海根，王金锐.实用腹部超声诊断学.2版.北京：人民卫生出版社,2006

[8] 中国医师协会超声医师分会.腹部超声检查指南.北京：人民军医出版社,2013

# 第10章 男性生殖系统

## 第一节 男性生殖系统解剖概要

男性生殖系统包括内生殖器和外生殖器两部分。内生殖器包括生殖腺（睾丸），输精管道（附睾、输精管、射精管和男性尿道），附属腺（精囊腺、前列腺和尿道球腺）。睾丸是产生精子和分泌男性激素的器官，睾丸产生的精子，贮存于附睾和输精管内，当射精时经射精管和尿道排出体外（图10-1-1）。附属腺分泌的液体供给精子的营养并增强其活动，其与精子共同构成精液。外生殖器包括阴囊和阴茎。

### 一、内生殖器

#### （一）睾丸

睾丸位于阴囊内，左右各一，呈微扁的椭圆球体（图10-1-1）。睾丸的表面光滑，包被一层致密结缔组织膜，称为白膜。白膜凸入睾丸内形成睾丸小隔，把睾丸实质分隔成许多锥体形的睾丸小叶。每个小叶内含2～3条曲细精管，其上皮是产生精子的场所。曲细精管之间的结缔组织内有间质细胞，可分泌男性激素。曲细精管在呈锥体形的睾丸小叶尖端处形成直细精管，再互相交织成睾丸网，最后在睾丸后缘发出10余条输出小管进入附睾。睾丸鞘膜来源于腹膜，分为壁、脏两层。壁层包绕睾丸至后缘处移行为脏层。壁、脏两层间为鞘膜腔（图10-1-2），内有少量液体。因炎症或其他原因可能会导致鞘内液体增多，形成鞘膜积液。

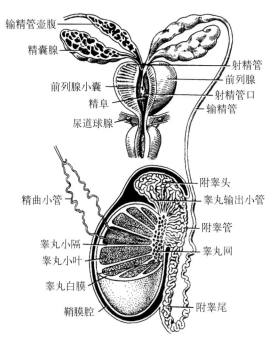

图 10-1-1 睾丸和附睾的结构及排精径路

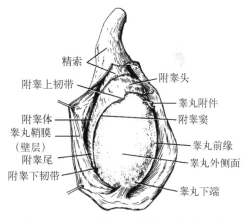

图 10-1-2 左侧睾丸和附睾（外侧面观）

### （二）附睾

附睾呈新月形，紧贴睾丸的上端和后缘（图10-1-2）。可分为头、体、尾三部：上端膨大为附睾头，由睾丸输出小管进入附睾后弯曲盘绕而成，末端汇合成一条附睾管，长4～5m。中部为附睾体，下端为附睾尾，都由附睾管迂曲盘曲而成。附睾尾向后上弯曲移行为输精管。附睾除暂时储存精子外，还能分泌附睾液，供给精子营养，并促进精子进一步成熟。

### （三）输精管和射精管

1.输精管　输精管是附睾的直接延续，长约50cm，从阴囊到外阴部皮下，再通过腹股沟管入盆腔（图10-1-1）。管壁较厚，肌层比较发达而管腔细小，活体触摸时有坚硬的索条状感觉。输精管行程较长，依其行程分为四部：

（1）睾丸部：始于附睾尾，沿睾丸后缘上行至睾丸上端。

（2）精索部：自睾丸上端行向腹股沟管浅环，此段位置较为表浅，在活体上可扪及，呈坚实的圆索状，输精管结扎常在此处进行。

（3）腹股沟管部：行于腹股沟管内，腹股沟疝修补时，应注意勿伤及。

（4）盆部：经腹股沟管深环沿盆侧壁行向后下，经输尿管末端前方至膀胱底部并逐渐扩大形成输精管壶腹，其末端变细，与精囊腺排泄管汇合成射精管。射精管全长约2 cm，斜行穿过前列腺实质，开口于尿道前列腺部（图10-1-1，图10-1-3）。

2.精索　精索是位于腹股沟腹环和睾丸上端之间的一对柔软的圆索状结构。其质地柔软，主要有输精管、睾丸动脉、蔓状静脉丛、输精管血管、神经、淋巴管和腹膜鞘突的残余物（鞘韧带）等。精索表面包被三层被膜，从外向内依次为精索外筋膜、提睾肌和精索内筋膜。

3.射精管　射精管是由输精管的末端与精囊的排泄管汇合而成，长约2 cm，向前下方穿过前列腺实质，开口于尿道前列腺部（图10-1-1，图10-1-3）。

### （四）精囊腺

精囊腺为椭圆形的囊状器官，位于膀胱底的后面，输精管壶腹的外侧，左右各一。精囊腺表面凹凸不平，内部主要由迂曲的管道组成，其排泄管与输精管壶腹的末端汇合成射精管（图10-1-1，图10-1-3）。精囊分泌物参与精液的组成。

### （五）前列腺

前列腺位于盆腔内，耻骨联合的后方，膀胱的下方，后方为直肠壶腹（图10-1-3，图10-1-4）。前列腺由腺体和肌肉组织构成，呈前后稍扁的栗子形状。前列腺的表面包被前列腺囊，囊与前列腺之间有前列腺静脉丛。前列腺的分泌物是组成精液的主要成分。

前列腺的上端宽大称为前列腺底，与膀胱

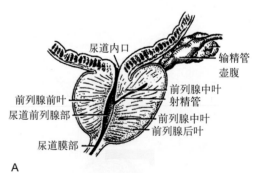

A

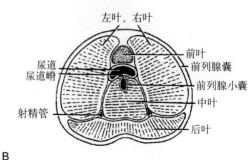

B

**图10-1-4　前列腺的形态和分叶**

A.矢状切面；B.横切面

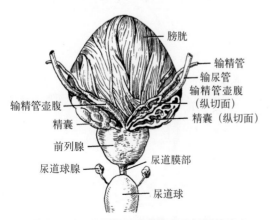

**图10-1-3　前列腺、精囊腺及输精管终末段**

颈邻接。下端尖细，称为前列腺尖，紧贴尿生殖膈上面。底与尖之间的部分称为前列腺体，体的后面平坦，在正中线上有一浅沟，称为前列腺沟。直肠指诊时可触及前列腺及其后面的前列腺沟。如该沟消失，则提示前列腺肥大，特别是后叶肥大。男性尿道在腺底近前缘处穿入前列腺，经腺实质前部，由前列腺尖穿出。腺底部的后缘处，一对射精管穿入前列腺，开口在尿道前列腺部（图10-1-4）。前列腺的排泄管开口于尿道前列腺部的后壁。

前列腺可分为5个叶，即前、中、后叶和两个侧叶（图10-1-4）。前叶小，位于尿道前列腺部的前方，左、右侧叶之间。中叶呈楔形，位于尿道与射精管之间。左、右侧叶位于前叶、尿道前列腺部和中叶的两侧。后叶位于中叶和两侧叶的后方。40岁以后，前列腺因结缔组织增生而引起前列腺肥大，常发生在中叶和侧叶，从而压迫尿道引起排尿困难甚至尿潴留。

### （六）尿道球腺

尿道球腺位于会阴深横肌内，是一对豌豆大的球形器官，腺的排泄管细长，开口于尿道球部。其分泌液参与精液的组成（图10-1-3）。

## 二、外生殖器

### （一）阴囊

阴囊是位于阴茎后下方的皮肤囊袋，由皮肤、肉膜、精索外筋膜、提睾肌和精索内筋膜组成。阴囊的皮肤薄而柔软，色素沉着明显。皮肤深面的浅筋膜由致密结缔组织和少量平滑肌组成，称为肉膜。平滑肌可随外界温度变化而反射性地收缩和舒张，调节阴囊内的温度，以利于精子的生存和发育。皮肤中线处有纵行的阴囊缝，对应的肉膜向深部发出阴囊中隔，将阴囊腔分为左、右两部，分别容纳两侧的睾丸、附睾及部分精索。

阴囊深面有包被睾丸和精索的被膜，由外向内分别为：①精索外筋膜，为腹外斜肌腱膜的延续；②提睾肌，来自腹内斜肌和腹横肌的肌纤维束；③精索内筋膜，为腹横筋膜的延续；④睾丸鞘膜，来自腹膜，分壁层和脏层，壁层紧贴精索内筋膜内面，脏层包绕睾丸和附睾等表面，两层在睾丸后缘互相移行，形成的腔隙称为鞘膜腔，内有少量浆液，可因炎症等原因而增多，形成鞘膜积液。

### （二）阴茎

阴茎可分为头、体和根三部分（图10-1-5）。阴茎头为阴茎前端的膨大部，尖端处有矢状位的尿道外口，头后稍细的部分为阴茎颈。阴茎根藏于阴囊和会阴部的皮肤深面，固定于耻骨下支和坐骨支，为固定部。中部为阴茎体，呈圆柱形，以韧带悬于耻骨联合的前下方，为可动部。

阴茎主要由两条阴茎海绵体和一条尿道海绵体组成，外面包以筋膜和皮肤（图10-1-5）。左、右两条阴茎海绵体并列于阴茎的背侧，紧

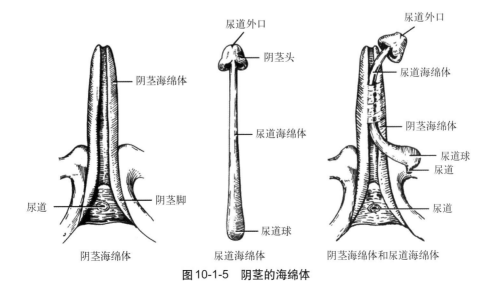

图 10-1-5　阴茎的海绵体

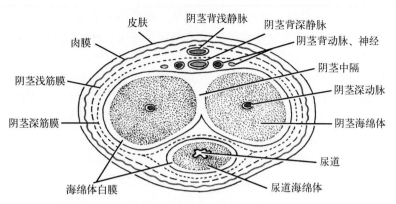

**图 10-1-6　阴茎中部横断面**

密相连，前端嵌入阴茎头后面的凹陷内。后端左、右分离，称为阴茎脚，分别附于两侧的耻骨下支和坐骨支。尿道海绵体位于两条阴茎海绵体的腹侧中央，尿道贯穿其全长。尿道海绵体的两端均膨大，前端膨大形成阴茎头；后端的膨大为尿道球，固定于尿生殖膈下面。每个海绵体的外面都包有一层厚而致密的纤维膜，分别称为阴茎海绵体白膜和尿道海绵体白膜（图 10-1-6）。海绵体内部由许多海绵体小梁和腔隙构成，腔隙是与血管相通的窦隙。当腔隙充血时，阴茎即变粗变硬而勃起。

阴茎皮肤薄而柔软，皮下组织疏松，易于伸展。但阴茎头的皮肤无皮下组织，不能活动。阴茎体部的皮肤至阴茎颈游离向前，继而返折，形成包绕阴茎头的环形皱襞称为阴茎包皮。在阴茎头腹侧正中线上，包皮与尿道外口相连的皮肤皱襞称为包皮系带，进行包皮环切术时注意勿损伤该系带。

### 三、男性尿道

男性尿道具有排尿和排精功能，起于膀胱的尿道内口，穿经前列腺、尿生殖膈和阴茎海绵体，止于尿道外口。成年人尿道长 16 ～ 22cm，管径 5 ～ 7mm。全程可分为前列腺部、膜部和海绵体部三部分。临床上把前列腺部和膜部合称为后尿道，海绵体部为前尿道。

前列腺部为尿道穿过前列腺的部分，管径最宽。后壁中央有一纵行隆起称为尿道嵴，嵴中部隆起的部分称为精阜，精阜上有一小凹窝，称前列腺小囊，其两侧有一对射精管开口。精

阜两侧还有许多小的前列腺排泄管的开口（图 10-1-4，图 10-1-7）。

膜部为尿道穿过尿生殖膈的部分，长约 1.5cm，是三部尿道中最短的一段（图 10-1-4）。膜部周围有尿道外括约肌环绕，该肌属于骨骼

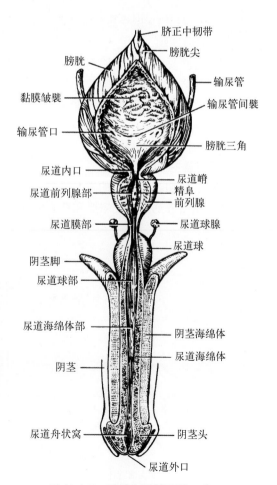

**图 10-1-7　膀胱和男性尿道（前面）**

肌，有控制排尿的作用。膜部管腔狭窄，位置比较固定，当骨盆骨折或会阴骑跨伤时，易损伤此部。膜部距尿道外口约15cm，在做膀胱镜检查或插导尿管时要予以注意。

海绵体部为尿道穿过尿道海绵体的部分（图10-1-6），长12～17cm。其起始处膨大，称为尿道球部，尿道球腺开口于此。在阴茎头内的尿道扩大成尿道舟状窝。尿道的黏膜下层内有许多尿道腺，其排泄管开口于尿道，分泌的黏液具有润滑尿道的作用。

男性尿道全程中有3个狭窄、3个扩大和两个弯曲。3个狭窄分别是尿道内口、膜部和尿道外口，尿道结石常易停留于这些狭窄处。3个扩大分别是前列腺部、尿道球部和尿道舟状窝。两个弯曲是耻骨下弯和耻骨前弯。耻骨下弯位于耻骨联合下方2cm处，凹向上方，由前列腺部、膜部和海绵体部的起始部形成，此弯曲恒定无变化。耻骨前弯位于耻骨联合前下方，凹向下方，位于阴茎根和体之间，若将阴茎向上提起，此弯曲可消失。临床上需插入导尿管或其他器械时，应注意男性尿道两个弯曲的方向和特点。

# 第二节　前列腺超声检查手法、常用切面及测量

## 一、检查准备

1.设备准备　检查前列腺时，一般使用凸阵探头，频率为3.5MHz。

2.患者准备　检查前，患者应适度憋尿，使膀胱充盈，以便进行前列腺的扫查。

## 二、检查操作

患者应选仰卧位平躺于检查床，充分暴露下腹部。医师检查前，应叮嘱患者平静呼吸，将探头放于耻骨联合处与皮肤相接处，先获得膀胱横切面，再将探头向下方移动，可获得前列腺的横切面图像。扫查完全后，将探头纵置并向两侧移动，可获得一系列纵切图像。正常前列腺横切呈堆成的栗子形，回声均匀，包膜回声稍强（图10-2-1A）。前列腺纵切呈椭圆形，正中矢状切面可见尿道口（图10-2-1B）。

## 三、检查内容

主要观察前列腺的测值大小、回声特点、形态、血流情况；有无结节，结节的物理诊断；结合临床推断良、恶性。

## 四、测量方法及正常值

1.标准测量切面　前列腺的一系列纵断面中选择前列腺实质长度最长处为标准测量切面（图10-2-2）。

2.测量位置　分别选在前列腺横径最宽处和上下径、前后径最大处的包膜高回声线的边缘上。

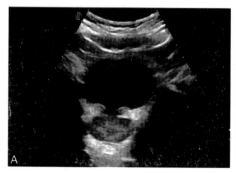 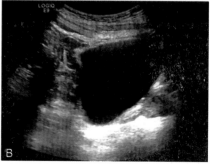

图 10-2-1　前列腺
A.横切面；B.纵切面

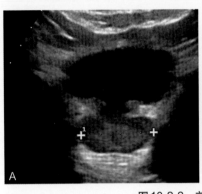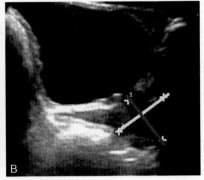

图 10-2-2　前列腺的测量

A.横径的测量；B.上下径和前后径的测量（红线为前列腺前后径、黄线为前列腺上下径，上下径沿尿道长轴）

前列腺的正常值（成人）：横径＜4cm，前后径＜2cm，上下径＜3cm。

## 五、超声报告的书写

1.超声所见　前列腺大小___cm，___cm，___cm，边界清楚，形态规则，包膜光滑，回声中等，分布均匀。

2.超声提示　前列腺大小正常，图像未见明显异常。

# 第三节　阴囊超声检查手法、常用切面及测量

## 一、检查前准备

1.设备准备　检查睾丸、附睾和精索静脉时，一般使用线阵探头，探头频率10MHz最常用，阴囊严重肿大时则选用低频探头检查。

2.患者准备　患者应将外阴充分暴露。

## 二、检查操作

患者一般取仰卧位平躺于检查床（特殊病因可取站立位，如可复性疝、鞘膜积液、精索静脉曲张等）。检查前，嘱咐患者呈瓦式位，将阴茎向头侧提拉，探头轻轻与睾丸接触，采用滑行扫查法，对双侧睾丸和附睾连续进行常规的长、短轴扫查，并观察睾丸、附睾及邻近组织各层切面图像，同时显示双侧睾丸，进行对照。再用CDFI连续扫查睾丸动、静脉，嘱咐患者做Valsalva动作。

正常睾丸呈椭圆形，表面光滑，由强回声白膜包被，部分正常人睾丸鞘膜腔内可见少量液体（图10-3-1，图10-3-2）。

正常附睾附着于睾丸后外侧，头尾部膨大，体部狭小，呈中等回声（图10-3-3至图10-3-5）。

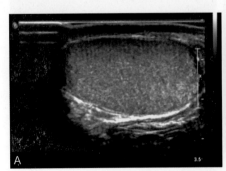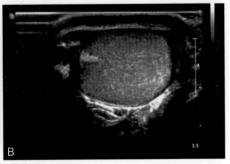

图 10-3-1　正常睾丸的二维超声图像

A.纵切面；B.横切面

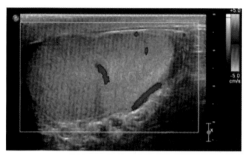

图 10-3-2　正常睾丸的血流情况

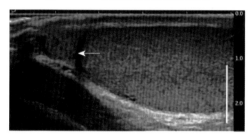

图 10-3-3　附睾头

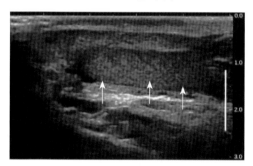

图 10-3-4　附睾体

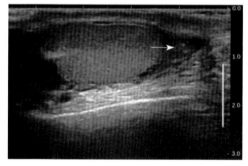

图 10-3-5　附睾尾

## 三、检查内容

1.睾丸、附睾　测值大小、回声特点、形态、血流情况；有无结节，结节的二维超声诊断；结合临床推断良、恶性。

2.精索　精索的形态，内可见数条管状条索结构（图 10-3-6）。

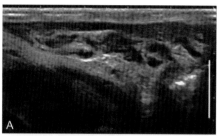

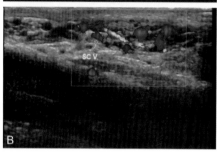

图 10-3-6　正常精索静脉二维（A）和多普勒（B）图像

## 四、测量方法及正常值

1.睾丸、附睾测量

（1）标准测量切面：在睾丸、附睾的一系列纵断面中选择睾丸、附睾实质长度最长处为标准测量切面。

（2）测量位置：分别选在睾丸、附睾厚度最厚和左右径最宽处的包膜高回声线的边缘上，要求检查者手持探头压力要尽可能轻（图 10-3-7）。

2.正常值

（1）睾丸大小正常值（成人）：长 3～4cm，宽 2～3cm，厚 1～2cm。

（2）附睾大小正常值：附睾头＜1.0cm，附睾体＜0.5cm，附睾尾＜0.3cm。

（3）精索静脉内径正常值：内径＜2.0cm。

## 五、超声报告书写

1.超声所见　双侧睾丸大小：左＿＿cm；右＿＿cm，回声密集中等，分布均匀；双侧附睾大小：左侧头＿＿cm，体＿＿cm，尾＿＿cm；右侧头＿＿cm，体＿＿cm，尾＿＿cm，回声密集中等，分布均匀。

2.超声提示　双侧睾丸、附睾大小正常，图像未见明显异常。

3.彩色多普勒　睾丸、附睾内彩色血流有无明显减少或异常增多。

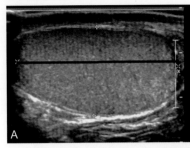
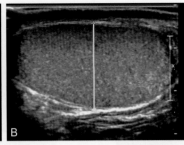
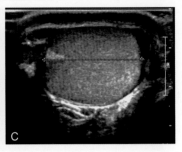

图 10-3-7　睾丸各径测量声像图

A.黑线为睾丸长径；B.黄线为睾丸厚度；C.红线为睾丸横径

# 第四节　前列腺疾病超声诊断

## 一、前列腺增生症

【病理生理】　前列腺增生症又称良性前列腺肥大，是老年男性常见病和多发病，发病率随年龄的增长而增加。前列腺增生症是前列腺内腺的腺体出现增生压迫外腺和尿道引起梗阻，致排尿困难。前列腺增生症的病理变化分 3 个阶段：间质中结节形成、前列腺移行区的普遍增大、结节增大。

【临床表现】　排尿障碍的症状，如排尿困难、尿频、尿急、尿等待、尿不尽、夜尿多及尿潴留。临床简便而较为可靠的方法为直肠指检。

【超声表现及诊断要点】

### （一）超声表现

1.前列腺形态改变是前列腺增生症的重要指标。正常前列腺的内、外腺比值为 1：1，前列腺增生时比值＞2：1，内腺呈球形。前列腺增生的程度越重，比值越大（图 10-4-1）。

2.前列腺移行区增大、回声增强并出现增生结节，增生的前列腺组织突入膀胱，膀胱颈部抬高变形。

3.前列腺体积一般会增大，内腺增大常为重要标准（图 10-4-1）。

4.间接表现如前列腺腺体内多发性潴留性囊肿，内、外腺交界处弧形排列的结石，残余尿量增加，肾积水，膀胱小房小梁形成。

### （二）诊断要点

前列腺增生诊断最重要的依据是前列腺增大，以内腺为著，内外腺比例失调，比值＞2：1，而前列腺内外腺之间的结石形成、膀胱小房小梁、肾积水等声像图改变则是前列腺增生的辅助依据。

【鉴别诊断】

1.前列腺增生与膀胱肿瘤相鉴别　多切面观察突出物与膀胱壁的关系，如果突出物表面与膀胱壁界线清楚，且膀胱壁连续性好为前列腺增

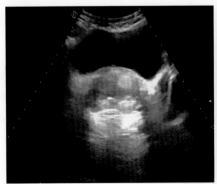
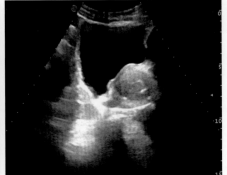

图 10-4-1　前列腺增大，以内腺为主

生，如果局部膀胱壁回声中断、破坏则为膀胱肿瘤。经直肠腔内超声检查也较容易鉴别两者。

2. 前列腺增生与前列腺癌相鉴别　前列腺增生与前列腺癌从发病部位、回声特点、病变形态等方面进行鉴别并无困难。结合 PSA，甚至穿刺活检以确定诊断。

## 二、前列腺癌

【病理生理】　前列腺癌是老年男性泌尿系肿瘤中较为常见的一种，大多数为腺癌，其生长速度有较大差异。欧美国家发病率较高，我国的发病率明显上升的趋势。前列腺癌 10% 发生于移行区，70% 发生于外周带，一般发生在近边缘处。前列腺腺癌在组织学上有两种类型：①结节性或结节-浸润型（70%）；②浸润型（30%）。

【临床表现】　前列腺癌在早期无任何症状，肿瘤发展到足以引起下尿路梗阻时，出现类似前列腺增生症的症状，但发生血尿的机会多于前列腺增生。晚期出现骨转移而疼痛。血清 PSA 的放射免疫检验是一种敏感的前列腺癌的实验室检查法，具有很高的敏感性，已在临床上广泛应用，并且成为前列腺癌最重要的肿瘤标志物。

【超声表现及诊断要点】
### （一）超声表现
1. 病灶位于外周带，形态不规则，以偏低回声为主且分布不均匀与外腺界线不清，结节常向前列腺外侧突出（图 10-4-2）。

2. 体积较大的前列腺癌呈局限性发展，使前列腺的整体形态失常，双侧叶不对称，不规则。前列腺被膜受侵遭到破坏被膜中断，失去

连续性。

3. 晚期膀胱及精囊受累征象，膀胱颈部壁不规则增厚；精囊失去正常的回声和形态病灶界线消失。

4. 前列腺周围、髂血管周围、腹主动脉旁多发低回声肿大淋巴结（图 10-4-2，图 10-4-3）。

### （二）诊断要点
前列腺癌多发生于前列腺外周带，以低回声为主，形态不规则，累及被膜时连续性中断。血清 PSA 检查有助于诊断。

【鉴别诊断】　前列腺癌主要与前列腺增生相鉴别：前列腺增生与前列腺癌由发病部位、回声特点，病变形态进行鉴别。结合 PSA，甚至穿刺活检以确定诊断。

【临床意义】　早期前列腺癌超声表现无特异性，可疑患者经直肠超声引导下穿刺活检已广泛应用，为前列腺癌早期诊断的有效手段。

## 三、前列腺炎

【病理生理】　前列腺炎好发于中年男性，有急性前列腺炎和慢性前列腺炎之分，后者多见。急性前列腺炎系细菌感染所致，一般由后尿道的前列腺管开口处感染所致，前列腺腺管及周围腺体浸润、充血、水肿。炎症甚至波及腺泡，病变加重可形成脓腔。慢性前列腺炎由慢性炎症、前列腺充血等引起，常伴有纤维组织增生。

【临床表现】　症状有排尿不适、尿频、尿急、会阴部疼痛，甚至可以放射至腰骶、下腹及股内侧。部分患者伴有腹胀和沉重感等直肠刺激症状。

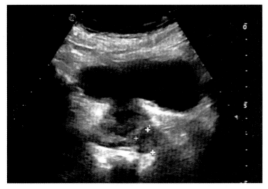

图 10-4-2　前列腺外周带低回声结节，界线不清

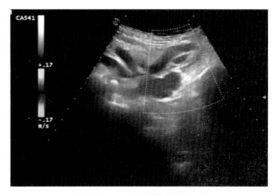

图 10-4-3　髂血管旁淋巴结

**【超声表现及诊断要点】**

**（一）超声表现**

1.急性前列腺炎　前列腺轻度或中度增大，前列腺被膜欠清晰，内部回声分布欠均匀，甚至出现边界模糊的片状低回声区。前列腺脓肿形成，则表现双侧叶不对称，腺体内可见局限性低至无回声。

2.慢性前列腺炎　前列腺的大小及形态无明显异常，腺体内回声分布杂乱不均匀，有中高回声甚至强回声钙化（图10-4-4）。

**（二）诊断要点**

急性前列腺炎声像图为前列腺增大，质不均，可出现低或无回声；慢性前列腺炎超声没有特异性，部分患者可显示钙化。

**【临床意义】**　前列腺炎超声表现无明显特征标准，需要结合病史、临床表现及实验室检查方可诊断。局限性炎症须超声引导下经直肠穿刺活检定性。

## 四、前列腺结石

**【病理生理】**　前列腺结石是指发生在前列腺腺泡内的结石。前列腺结石是由前列腺液中的钙盐及磷酸镁沉积而成。前列腺结石常与前列腺炎和前列腺增生并存。前列腺结石一般呈散在或簇状分布，在内、外腺交界处呈团状或弧形分布。

**【临床表现】**　单纯前列腺结石一般无任何临床表现，合并增生及炎症是有膀胱刺激症状和排尿困难。

**【超声表现及诊断要点】**

**（一）超声表现**

1.结石常位于内腺，呈"簇状"或不规则强回声斑块。

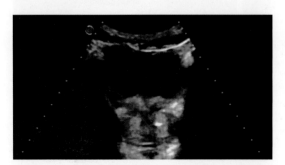

图10-4-4　前列腺体积增大，质地欠均匀，伴钙化

2.前列腺增生合并结石时图像表现为内、外腺交界处的弧形强回声光带，可伴声影（图10-4-5）。

**（二）诊断要点**

前列腺结节多继发于前列腺增生，常位于内外腺交界处，表现为强回声光带，可伴声影。

**【鉴别诊断】**　前列腺结石与尿道结石相鉴别：尿道结石位于尿道通路上，排尿时合并有尿血、尿中断等排尿困难症状。

## 五、前列腺囊肿

**【病理生理】**　前列腺囊肿分为先天性和后天性两种。先天性囊肿属于潴留性囊肿。后天性囊肿因炎症或增生引起导管梗阻，分泌物潴留形成囊肿。

**【临床表现】**　患者常无明显症状。

**【超声表现及诊断要点】**

**（一）超声表现**

1.前列腺先天性囊肿呈腺体内显示圆形或类圆形薄壁的无回声，多单发，大小一般为1～2cm（图10-4-6）。

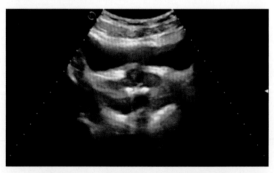

图10-4-5　前列腺内外交界处强回声

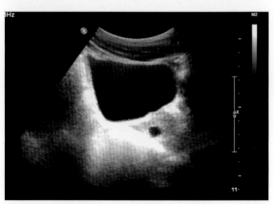

图10-4-6　前列腺圆形无回声

2.后天性囊肿常多发，大小不等的几毫米大小的囊肿。甚至可见"管腔样"扩张的结构。

#### （二）诊断要点

前列腺囊肿以后天性囊肿为主，多见于前列腺增生患者，超声表现为圆形或类圆形薄壁无回声。超声对前列腺囊肿诊断较容易，但前列腺囊肿临床意义不大。

## 第五节　睾丸、附睾疾病超声诊断

### 一、睾丸炎

【病理生理】　睾丸炎多由流行性腮腺炎、尿道炎、膀胱炎、前列腺炎及前列腺增生术后所引起。最常见的原因是流行性腮腺炎。睾丸充血肿胀、结缔组织水肿，实质内可有局部缺血性坏死，严重时睾丸脓肿形成甚至发生梗死，同侧附睾常同时受累。

【临床表现】　患者常伴有腮腺炎病史，阴囊皮肤红肿、触痛，可伴有发热等症状。疼痛向腹股沟区放射，也可有高热、寒战、恶心等全身症状。

【超声表现及诊断要点】

#### （一）超声表现

1.二维超声图像特点表现　患侧睾丸普遍增大，睾丸内部实质回声分布不均匀，可见片状或弥漫分布的低回声，形态不规则，边界清晰，后方回声增强效应。当有脓腔形成时，可见睾丸实质内不规则的低至无回声区，且内液区不清晰。阴囊壁水肿增厚，一般＜7mm，患侧常继发少量鞘膜积液。慢性炎症可使睾丸变小，回声不均匀。

2.彩色多普勒特点　睾丸炎的彩色多普勒血流变化先于二维图像的改变。有患者甚至只有血流变化。检查时可见血流信号明显增多，呈"彩球状"。当脓肿形成时，脓腔内无血流信号而周围组织血流信号增多（图 10-5-1）。

#### （二）诊断要点

【诊断要点】　睾丸炎声像图表现为睾丸弥漫性肿大，质地不均匀，血流丰富。细菌源性时，睾丸内可形成脓腔；病毒源性时，患者常有腮腺炎病史。可结合病史、临床表现及实验室检查进行诊断。

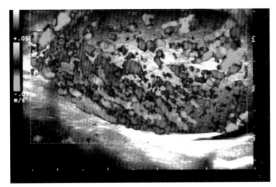

图 10-5-1　睾丸内彩色血流信号丰富

【鉴别诊断】

1.睾丸炎与睾丸肿瘤相鉴别　睾丸内弥漫性、浸润性的恶性肿瘤与睾丸弥漫性炎症相比血流信号均增多，但恶性肿瘤瘤体内血流信号虽然丰富但血管走行紊乱。局灶性睾丸肿瘤与局灶性睾丸炎症在彩色多普勒血流上不易鉴别，但通过二维图像，前者病灶具有占位效应，后者常伴有附睾增大，阴囊壁增厚和鞘膜积液。在必要时可以行超声引导下穿刺活检确诊。

2.睾丸炎与睾丸扭转相鉴别　睾丸扭转时，患侧睾丸进行性肿大，睾丸实质内血流信号较健侧明显减少或消失，而睾丸炎患侧的血流信号明显增多。

### 二、鞘膜积液

【病理生理】　鞘膜积液分为原发性和继发性两种。原发性原因不明，病理学检查常见鞘膜慢性炎症反应，可能与创伤和炎症有关。继发性则通常由疾病，如急性睾丸炎、附睾炎、结核、肿瘤等疾病引起。另外，创伤和疝修补术等也是引发积液的原因。60%的男性新生儿可有鞘膜积液，属正常现象，一般在出生后的头几个月消失。临床上鞘膜积液按发生部位可分为以下4种类型。

1.睾丸鞘膜积液 最为常见，鞘膜腔内积聚较多液体，呈球形或梨形，但鞘状突闭合正常。因睾丸和附睾被包绕，体检时睾丸不易触及。睾丸下降不全者，积液聚集在移动的睾丸部位，表现在腹股沟或者耻骨旁有囊性肿块。

2.精索鞘膜积液（精索囊肿） 鞘状突两端闭合，而中间的精索鞘状突未闭合而形成囊性积液。积液与腹腔和睾丸鞘膜腔均不相通，又称精索囊肿。肿块常在睾丸上方或腹股沟管内，一般呈条索形或椭圆形，多囊时呈哑铃状，囊状物可随精索移动。

3.睾丸精索鞘膜积液（婴儿型） 鞘状突在内环处闭合，精索处未闭合并与睾丸鞘膜腔相通。

4.交通型鞘膜积液（先天性） 鞘状突未闭锁，上端与腹腔相通，下端与睾丸鞘膜腔相通，又称为先天性鞘膜积液。

【临床表现】 患者一般无自觉症状，液体量多时表现为阴囊肿大、下坠感或牵拉痛。当鞘膜积液量达到一定程度时，阴茎可缩入包皮内，从而影响排尿、行走及劳动。鞘膜积液因张力大影响睾丸血供和温度调节，可引起睾丸萎缩，双侧积液时可影响生育能力。

【超声表现及诊断要点】

（一）超声表现

根据鞘膜积液的部位及鞘膜突闭合情况分为以下类型，超声有各自特点。

1.睾丸鞘膜积液 睾丸的前方和左右两侧，即3个面均可见液性无回声区包绕。一般睾丸鞘膜的脏、壁层之间夹角呈锐角（图10-5-2）。此特征也是区别于精索囊肿的重要依据。

2.精索鞘膜积液 相比较于睾丸鞘膜积液位置偏高。在精索部位可探及一与睾丸鞘膜腔不相通的液区，呈椭圆形（图10-5-3）。阴囊一般大小正常，但精索鞘膜积液严重时，可致阴囊肿大。此时，可在睾丸上方见一巨大的类圆形液性无回声区，需注意与巨大的附睾头囊肿相鉴别。

3.睾丸精索鞘膜积液（婴儿型） 在睾丸周围及精索区显示液性无回声区呈"梨"状，睾

丸鞘膜腔内的液性无回声区向上延伸至精索，且液性无回声区上端较为狭窄（图10-5-4）。

4.交通型鞘膜积液（先天性） 平卧位时鞘膜腔内液性无回声区范围较小，直立位时会逐渐增大，表现为随体位改变而变化，用探头或手推挤阴囊后可见液性无回声区范围缩小（图10-5-5）。

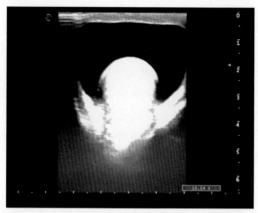

图10-5-2 睾丸周围液性无回声区，睾丸"三面环水"

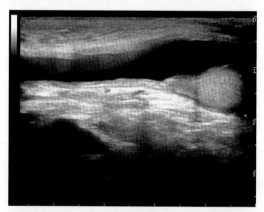

图10-5-3 睾丸上方精索内液性无回声区

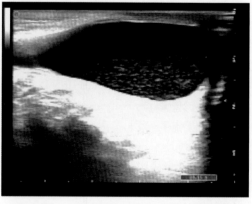

图10-5-4 睾丸周围及精索内液性无回声区

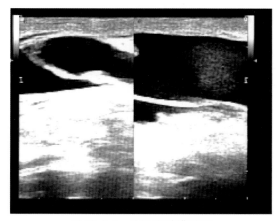

图10-5-5　交通型鞘膜积液

### （二）诊断要点

阴囊、精索区内出现液性无回声区。按其发生部位区分鞘膜积液的类型。

**【鉴别诊断】**

1.腹股沟疝　阴囊内、腹股沟管内有异常回声肿块，超声检查可明确肿块性质，是否为积液或其他。当增加腹压时可显示有内容（网膜样、肠管回声）物进入无回声区内（绞窄疝除外）。

2.精液囊肿　常位于睾丸上方，附睾头部多呈圆形，囊壁薄而光滑，体积小，一般＜2cm。

3.睾丸鞘膜积血　有外伤或局部穿刺史，超声图像中鞘膜积液无回声区液区不清，内有分隔和带状回声。

4.睾丸肿瘤　睾丸肿瘤一般不伴积液，或者仅有少量积液。超声检查能明确肿大的睾丸是实质性病变还是囊性病变。

**【临床意义】**　超声检查可明确类型及部位、积液性质和积液量。

## 三、睾丸肿瘤

**【病理生理】**　睾丸肿瘤病因尚不清楚，目前推测可能与隐睾、外伤、萎缩和内分泌等因素有关。睾丸肿瘤分为原发性和继发性两类，原发性肿瘤占绝大多数，并多为恶性，又分为生殖细胞肿瘤和非生殖细胞肿瘤。生殖细胞肿瘤以精原细胞瘤最常见，占90%～95%。继发性睾丸肿瘤少见。睾丸肿瘤占男性恶性肿瘤的1%～2%，但在青年男性中几乎全为恶性肿瘤。

5岁以下的儿童以卵黄囊肿瘤和畸胎瘤为主，几乎代表了所有睾丸生殖细胞肿瘤。青少年与成年人一样，以精原细胞瘤、胚胎癌、绒毛膜上皮癌及混合癌为常见。

**【临床表现】**　睾丸肿瘤典型的临床表现为阴囊可触及坚硬肿块，睾丸无痛性肿大。

1.精原细胞瘤　为常见的睾丸生殖细胞肿瘤，占40%～50%，多为单侧，恶性程度较低。该肿瘤对放疗敏感，预后较好。

2.胚胎细胞癌　即胚胎癌，亦为常见的生殖细胞瘤，占20%～50%，肿瘤呈浸润生长，恶性程度较高，早期即可侵犯组织结构，引起出血及囊性退行性改变。

3.畸胎瘤　较少见，占5%～10%。在儿童中良、恶性均有，但在成年人中，绝大多数为恶性。

4.睾丸表皮样囊肿　较少见，可发生于任何年龄，以20～30岁最多见，临床多无症状。

**【超声表现及诊断要点】**

### （一）超声表现

1.精原细胞瘤

（1）二维超声图像特点：睾丸体积增大，呈椭圆形，白膜完整，内可见单个或多个类圆形肿块，形态规则。早期可呈均匀性低回声，晚期内部发生出血、坏死液化、钙化时，内部回声不均匀，边缘可见不规则液化坏死的液性无回声区，另外可见多个散在强回声光点伴声影的钙化斑（图10-5-6A）。

（2）彩色多普勒特点：瘤体实性部分血供丰富，分布紊乱，部分呈"树枝状"（图10-5-6B）。当发生转移时，可在同侧髂窝或腹主动脉旁探及类似原发灶回声的肿块，边缘常不规则。

2.胚胎细胞癌　睾丸轮廓失常，瘤体较大，形态不规则，边界不清，33%肿瘤伴有囊肿，混合性回声内呈点状等回声或低回声，分布不均匀，其间有散在点片状强回声及蜂窝状无回声（图10-5-7）。

3.畸胎瘤　睾丸增大，形态不规则呈分叶状，边界清楚。瘤体内部回声不均匀，呈以实性为主的混合性肿块，亦内可出现不规则的钙化强回声团，后方伴声影（图10-5-8）。

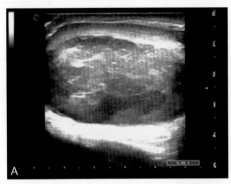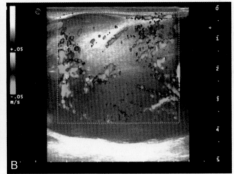

图10-5-6 精原细胞瘤

A.二维声像图；B.彩色多普勒

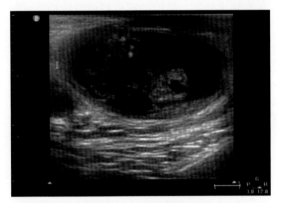

图10-5-7 胚胎细胞癌

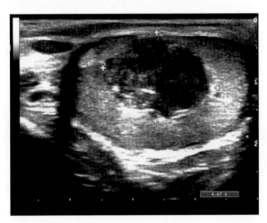

图10-5-9 睾丸表皮样囊肿，图像呈"洋葱皮样"

## （二）诊断要点

睾丸体积增大或伴有局部隆起，实质内有局限性或弥漫性的实性、混合性异常回声。恶性病变瘤体内彩色血流丰富紊乱。根据声像图像特征结合临床表现及辅助检查可以提示睾丸肿瘤病理类型。

**【鉴别诊断】**

1.睾丸肿瘤与急性睾丸炎相鉴别 急性睾丸炎也可表现睾丸肿大，但有急性感染症状，睾丸疼痛以触痛明显，声像图表现为均匀分布的细小光点且血流信号丰富，分布规则。

2.睾丸肿瘤与睾丸血肿相鉴别 睾丸血肿也可表现为睾丸肿大，患者常有外伤史，肿块内呈无回声或内含细小光点、光团的液性无回声区，且无血流信号。

**【临床意义】**

1.超声检查可用于鉴别阴囊肿大的原因。

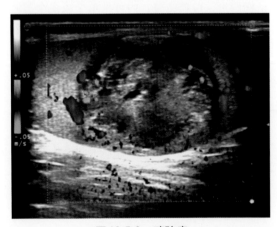

图10-5-8 畸胎瘤

4.睾丸表皮样囊肿 睾丸肿大，肿块直径在0.5～5.0cm，形态规则，呈圆形或卵圆形，边界清楚，或有包膜。囊壁较薄，囊内有淡黄色或棕色、质地较软或质地较硬的内容物。典型的超声表现呈"洋葱皮样"或"靶环征"（图10-5-9），超声造影时瘤体内未见造影剂灌注。

2.超声检查可鉴别睾丸肿瘤的类型,是否伴有腹膜后、锁骨上淋巴结转移。

## 四、隐睾

【病理生理】　隐睾是因胎儿发育过程中睾丸未能随睾丸引带下降至阴囊内所致。隐睾常位于腹股沟内、腹股沟外环下方,其次是腹膜后,阴囊上部及其他部位较少见。当睾丸位于腹股沟管时,常伴有发育不良,无明显生精现象;睾丸位于异常位置的时间越长则发生恶变的概率越大。

【临床表现】　患者单侧或双侧阴囊空虚,未能触及睾丸结构。有时可在腹股沟管内摸到发育不良的小睾丸。

### 【超声表现及诊断要点】

#### (一)超声表现

超声检查在患侧腹股沟处或腹股沟管外环处可见与正常睾丸回声相似的结构,体积较健侧睾丸小,部分隐睾内可见睾丸纵隔的较强回声带(图10-5-10)。隐睾内的血流信号较正常睾丸少;隐睾位于腹腔内时体积较小,其内部回声更低,常因气体干扰显示不清,腹腔内隐睾通常可在充盈的膀胱周围找到。检查时可嘱咐患者饮水,待膀胱充盈后再行检查。有时隐睾位于更低的位置,如股三角处,易于疏漏。隐睾如位于腹膜后时,常难以显示,不可轻易诊断为缺如。隐睾的检出率不仅与隐睾的位置有关,而且还与隐睾的发育程度有关。

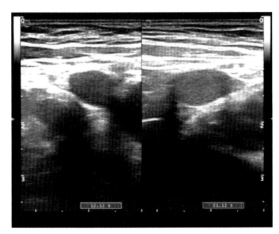

图10-5-10　双侧隐睾位于腹股沟管

#### (二)诊断要点

患侧阴囊空虚,于腹股沟管、腹腔内或其他部位显示类睾丸回声,与精索相连,内可见纵隔,体积较健侧小,血流信号亦减少。隐睾检出率与睾丸发育相关。

【鉴别诊断】　超声对于隐睾有很高的诊断率,检查时应注意部分患者睾丸有时会自阴囊内回缩至腹股沟内,瓦氏动作后又下降至阴囊。

1.肥胖儿童由于腹股沟和阴囊内脂肪组织充填,触诊时不能触及睾丸,容易误诊为隐睾,超声扫查可以发现正常的睾丸。

2.婴幼儿隐睾较小,应与淋巴结相鉴别。

3.于腹股沟处仔细扫查可发现变形缩小的隐睾。

4.注意腹腔内隐睾应与睾丸缺如相鉴别,超声检查若未能发现隐睾,不可贸然诊断“睾丸缺如”,可借助其他检查,如CT、MRI。

【临床意义】　超声对于隐睾的检出优于其他影像学检查,更方便、快捷、准确,且无放射性损伤。隐睾在青少年和小儿比较多见,睾丸长时间异位易发生恶变,所以早发现早期手术固定是保留患者生殖能力的关键。

## 五、睾丸扭转

### 【病理生理】

睾丸扭转分为鞘膜内型和鞘膜外型,又可分别称为睾丸扭转和精索扭转。鞘膜内型的发生与以下解剖结构异常有关。

1.睾丸发育不良,睾丸系带过长或缺如,睾丸、附睾及远端精索完全包绕在鞘膜之内,活动度过大。

2.睾丸下降不全或腹腔内睾丸,睾丸呈水平位。

3.睾丸仅与睾丸上、下极的某一极附着。

4.正常睾丸附睾的后侧方无鞘膜包绕,附着于阴囊后壁,当睾丸附睾完全被鞘膜包绕时容易发生扭转。

【临床表现】　多见于小儿和青年,因精索血管扭转造成睾丸实质缺血。患者表现为睾丸持续性疼痛,可伴有恶心、呕吐。睾丸扭转属于临床急症,扭转可造成睾丸实质缺血坏死。

**【超声表现及诊断要点】**

**（一）超声表现**

1.二维超声图像特点　患侧睾丸肿大，回声减低，鞘膜腔内可有少量积液（图10-5-11A）。晚期睾丸坏死，睾丸实质内回声不均匀，鞘膜腔内积液增多。慢性期（＞10d）特点为睾丸体积缩小，上方精索扭曲成团。睾丸扭转的二维声像图与扭转的时间有关，应结合临床。

2.彩色多普勒特点　患侧睾丸内血流信号显著减少或完全消失（图10-5-11B）。扭曲成团的精索无血流信号。在扭转的早期，由于静脉压力低，先是静脉阻断（应仔细检查频谱），动脉血供仍存在。双侧睾丸血流信号的对比观察有助于确诊和鉴别。

**（二）诊断要点**

1.检查者动作轻柔，一定要同健侧进行对比扫查。

2.避免因彩色增益、彩色滤波、彩色血流速度调节不当而造成假阴性结果。

**【鉴别诊断】**　睾丸扭转与附睾炎相鉴别：急性附睾炎声像图表现为睾丸和附睾炎性改变，以肿大、血流信号丰富为特点，睾丸扭转则血流信号明显减少或消失。

**【临床意义】**　对于睾丸扭转的确诊，往往超声医师的相关经验和检查时对彩色血流的观察非常重要，一旦发现一侧睾丸有明确的缺血改变，要即刻做出睾丸扭转的诊断，切忌犹豫不决做出不确定或者做出误判的结论，致使延误患者的救治时间。临床治疗一般在扭转6h内手法复位，手术的患者睾丸几乎全部可以存活，扭转12h以后处理的仅存活10%～20%。

# 六、阴囊、睾丸外伤

**【病理生理】**　阴囊外伤多以钝挫暴力或穿透伤，致睾丸出血肿胀、白膜裂开甚至睾丸与附睾脱落、睾丸鞘膜腔积血、阴囊壁血肿等。

**【临床表现】**　患侧睾丸剧烈疼痛，难以忍受，可出现晕厥，伴恶心呕吐。患者表情痛苦，阴囊触痛，逐渐肿大，皮下淤血、青紫，肿大阴囊致阴茎内缩，阴囊内容物触诊不清。

**【超声表现及诊断要点】**

**（一）超声表现**

1.阴囊血肿（鞘膜腔内积血）　超声在睾丸周围可探及无回声区，内透声差，可见漂浮细点状回声或低回声肿块，新鲜血块呈高回声（图10-5-12）。双侧对比可发现患侧阴囊壁增厚。

2.睾丸挫伤破裂

（1）二维表现：挫伤时睾丸增大，实质回声不均匀，强弱不等，但包膜完整，睾丸形态无异常。实质内有血肿时可见无回声区或低回声区，边界不清（图10-5-13A）。破裂时睾丸轮廓外形异常，失去整体边缘，包膜中断，裂口周围有大片液性暗区或不规则高回声区。

（2）彩色多普勒：睾丸实质内无血流信号（图10-5-13B）。

（3）睾丸延迟性损伤的观察，在外伤的当

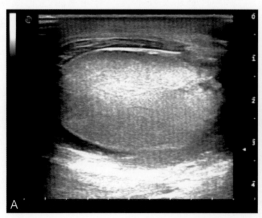
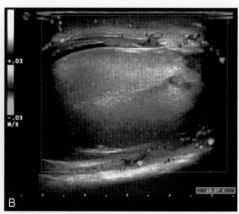

图10-5-11　睾丸扭转

A.睾丸增大，回声略低；B.睾丸内无血流信号

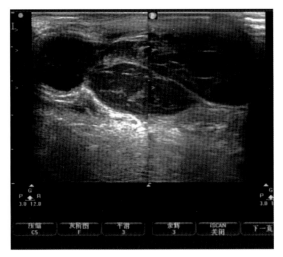

图 10-5-12 睾丸鞘膜腔内积血

时阴囊可能无明显异常表现，24h 后阴囊内可能有少量液性无回声区为积血或渗出液，见于损伤较轻微，会逐渐消失，不影响睾丸结构和功能。

### （二）诊断要点

有明确外伤史，超声检查可显示阴囊及睾丸有无损伤及程度，有无血肿及积液，根据声像图特征评估损伤程度及分型，重点评估是否有睾丸破裂。

阴囊损伤后，当患者的免疫力降低或是糖尿病患者，可能出现炎性改变，如睾丸附睾炎及鞘膜积液，患侧阴囊疼痛不适，睾丸和附睾内血流信号增加。

【临床意义】 超声检查快捷简便，能及时确定诊断，并明确部位、结构及损伤部位的血供情况，为判断预后及采取治疗措施，可提供强有力的保障。

## 七、附睾炎

【病理生理】

1.急性附睾炎 常见病菌为大肠埃希菌、变形杆菌、葡萄球菌和淋球菌，通过输精管逆行感染，也可通过血行和淋巴系统入侵。

2.慢性附睾炎 一般为严重急性附睾炎不可逆的终末期。附睾炎的发生率左侧高于右侧。附睾炎的早期表现是一种蜂窝织炎，晚期由于纤维增生显著，使整个附睾硬化。

【临床表现】 青春期的男性有阴囊肿胀及疼痛时，约 1/3 的病例为附睾炎。主要症状为局部疼痛及压痛，伴有放射痛，可放射至腹股沟及腰部，短时间内（几小时）附睾体积明显增大。慢性附睾炎多因治疗不当或迁延而来，病程＞3 个月，附睾增厚并增大，但无压痛。

【超声表现及诊断要点】

### （一）超声表现

1.二维超声图像特点 阴囊壁水肿增厚与附睾弥漫性或局限性增大，好发于尾部，呈结节样改变，边界不清晰，实质内回声减低，分布不均匀，部分可与阴囊壁粘连。当结节出现透声较差的无回声时，提示脓液形成，表现为边缘不规整，探头加压试验可见点状回声飘动。炎症时常

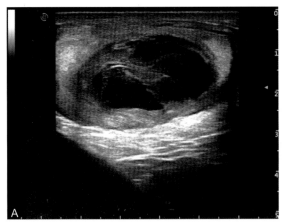
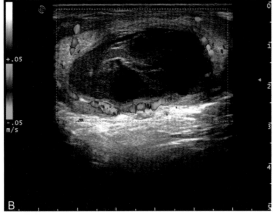

图 10-5-13 睾丸挫伤破裂
A.睾丸内低至无回声异常区；B.睾丸血肿内无彩色血流信号

继发鞘膜积液，无回声液区不清，可随体位改变。同侧精索增粗，回声减低，同侧的睾丸亦可增大，内部回声减低（图10-5-14A）。

2.彩色多普勒　患侧病灶血流信号明显增多。当继发附睾脓肿时，彩色多普勒显示在脓肿周围可见环形的彩色血流信号，而脓腔内无血流信号进入（图10-5-14B）。

### （二）诊断要点

相较于二维超声表现，彩色多普勒诊断附睾炎敏感性更高，因为约有1/5的附睾炎声像图可无明显异常，而此时血流信号的增多是唯一的超声表现。但慢性附睾炎亦可血供不明显。

【鉴别诊断】

1.睾丸附件的扭转或近期精索扭转复位后亦可继发附睾内血流增加，此时并非有真正的附睾炎存在。

2.慢性附睾炎的炎性结节常与某些附睾结核或肿瘤不易鉴别。

3.睾丸附睾外伤时，患者有明确的外伤史。

【临床意义】

1.超声检查用于鉴别急性阴囊疼痛，区别睾丸附睾扭转和急性炎性变，以明确诊断。

2.同时了解急性炎症累及的范围、程度，有无脓肿形成。

3.对疾病的转归和治疗效果进行评估。

## 八、附睾结核

【病理生理】　附睾为男性生殖系结核的好发部位，附睾结核是经尿路、前列腺、精囊结核病变沿输精管蔓延而来。附睾尾最常受到累及，病变可蔓延至整个附睾，形成结核结节、纤维化、干酪样坏死及钙化。附睾的干酪样变可与阴囊粘连，形成寒性脓肿，破溃流脓；侵犯睾丸时，引起附睾、睾丸结核。

【临床表现】　附睾结核病程缓慢，附睾逐渐肿胀，无明显的疼痛。极少数患侧可表现为起病急剧、高热、疼痛、阴囊迅速增大，类似睾丸炎。炎症消退后，遗留硬结、粘连、阴囊窦道。结核侵犯输精管时，管壁变硬、变粗呈"串珠状"。结核菌素试验阳性。

【超声表现及诊断要点】

### （一）超声表现

1.二维超声图像特点　附睾以弥漫性肿大为主，以尾部明显，呈边缘不规则的局限性结节，内为不均匀的低、中、强回声。当干酪样坏死形成或钙质沉积时，可见混合回声及局部显示强回声光斑、光团（图10-5-15A）。附睾可与阴囊粘连并窦道形成，常合并鞘膜积液。

2.彩色多普勒特点　附睾病灶内可见稀少点状血流信号。是因为睾丸白膜的屏障作用，使得附睾结核多数不侵犯睾丸，所以临床常见附睾结核，而睾丸结核相对少见（图10-5-15B）。

### （二）诊断要点

附睾结核常累及附睾尾，由于其病理改变的多样性，超声声像图亦表现多样：可表现为实性、囊实混合性或强回声钙化灶。睾丸结核

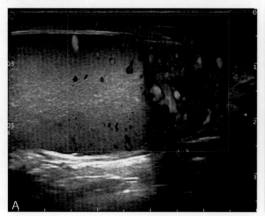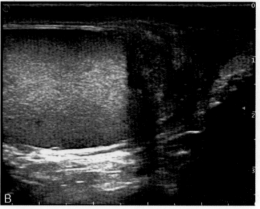

图10-5-14　附睾炎

A.附睾内血流信号增多；B.附睾尾增大，回声低、质不均

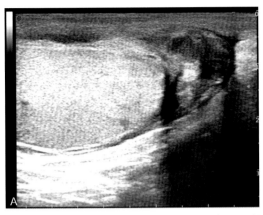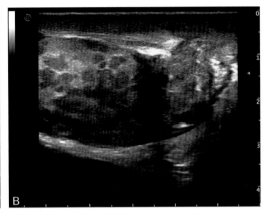

图10-5-15 附睾结核
A.附睾尾增大，质不均、有低至无回声；B.睾丸内弥漫性低回声结节灶

常累及阴囊壁，可造成阴囊壁粘连、窦道形成。早期结核药物治疗有效。

【鉴别诊断】 结核合并继发感染或充血时，可表现为增大的附睾病灶区无血流信号，与非特异性脓肿相似。细菌性脓肿液化明显，而结核性脓肿较稠，更趋向为低回声病灶。

1.早期附睾结核应与慢性附睾炎相鉴别：慢性附睾炎疼痛较明显，常有急性发作及反复发作病史，附睾肿块不如结核硬、大，很少形成局限性硬结，不形成窦道，也无皮肤粘连及输精管"串珠状"改变。仅累及附睾尾部的结核灶与慢性附睾炎超声声像图改变相似，很难鉴别。

2.睾丸鞘膜积液是慢性附睾炎的常见超声表现，而附睾结核多有分隔和粘连。

【临床意义】 超声诊断结核病变范围和程度有其特殊价值，准确性高，有利于临床选取适当的治疗措施。

## 九、精索静脉曲张

【病理生理】 精索静脉曲张是指精索内蔓状静脉丛的异常伸长、扩张和迁曲。

1.原发性精索静脉曲张 精索静脉曲张的病因主要是由于精索静脉血流淤积而引起的。有以下几种原因：首先，直立姿势影响精索静脉回流；其次，静脉壁及其周围结缔组织薄弱或提睾肌发育不全；再次，静脉瓣膜缺损或关闭不全。双侧精索静脉可单侧或双侧同时发生曲张，但左侧静脉曲张发病率高，其原因有以下几方面：左侧精索静脉比右侧长8～10cm，并呈直角进入肾静脉，静脉压力高；左侧精索静脉可能受结肠压迫；左肾静脉走行于主动脉和肠系膜上动脉之间，受压时影响精索静脉回流，形成所谓近端"钳夹"现象；右侧髂总动脉可能压迫左侧髂总静脉，使左侧精索静脉回流受阻，形成所谓远端"钳夹"现象。

2.症状性精索静脉曲张 肾肿瘤时，肾静脉、下腔静脉可形成癌栓，或后腹膜肿瘤压迫、肾积水或异位血管等均可引起症状性精索静脉曲张。

【临床表现】 轻者可完全无明显症状，重者患侧阴囊有坠胀痛。阴囊表面见扩张迁曲的静脉，触诊呈蚯蚓状软性团块，平卧时症状减轻或消失；重度精索静脉曲张严重影响睾丸生精能力，可导致男性不育。

【超声表现及诊断要点】

（一）超声表现

1.二维超声图像特点 患侧精索静脉增多，迁曲扩张，最大宽度＞2mm。直立位或Valsalva动作试验时，管状结构明显增多，管径增宽，可有侧支循环形成。病变沿精索静脉上游发展，可延及附睾甚至睾丸静脉曲张，管径增宽，血流淤滞。

2.彩色多普勒特点 扩张的管道呈静脉血流，Valsalva动作试验后可见反流，根据反流程度划分精索静脉曲张的程度。

精索静脉曲张的分级如下（图10-5-16，图10-5-17）。

0级（正常）：平静呼吸及Valsalva动作时均未见静脉反流信号。

1级：呼吸时未见静脉反流信号，于Valsalva动作时见少许静脉反流信号。

2级：平静呼吸时见少许静脉反流信号，于Valsalva动作时血流信号增多。

3级：于平静呼吸时见明显静脉反流信号。

注意：静脉曲张程度判断主要依据血流情况，而不完全依赖管径大小。

## （二）诊断要点

超声检查根据精索静脉丛内径并结合Valsalva试验，可以明确诊断精索静脉曲张及其程度。但应注意区别精索区偏后部的精索外静脉。

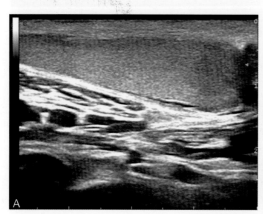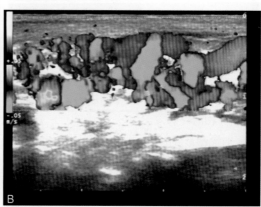

**图10-5-16 轻度精索静脉曲张**

A.二维声像图；B.彩色多普勒

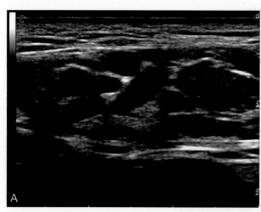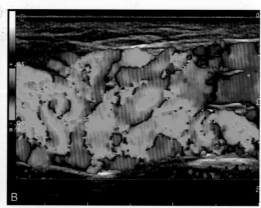

**图10-5-17 重度精索静脉曲张**

A.二维声像图；B.彩色多普勒

（李金莲 何 宁 高 良）

# 第11章 妇 科

## 第一节 女性生殖系统解剖概要

女性生殖系统包括内生殖器和外生殖器两部分（图11-1-1）。内生殖器包括卵巢、输卵管、子宫、阴道。卵巢是产生卵细胞和分泌女性激素的器官。成熟的卵细胞从卵巢表面排出，经腹膜腔进入输卵管，在管内受精后移至子宫内膜发育生长，成熟的胎儿于分娩时经阴道娩出。外生殖器即外阴。

### 一、卵巢

卵巢是实质性器官，呈扁椭圆形，左右成对，位于骨盆上口平面，相当于髂内、外动脉之间的卵巢窝内。卵巢有内外两面，上下两端和前后两缘。内侧面朝向盆腔，外侧面贴靠卵巢窝。上端与输卵管末端相接触称为输卵管端，并借卵巢悬韧带附着于骨盆上口，内有卵巢的血管、神经和淋巴管等；下端借卵巢固有韧带（由结缔组织和平滑肌构成）连于子宫底的两侧，又称子宫端。前缘借卵巢系膜连于子宫阔韧带的后层，又称为卵巢系膜缘，此缘中部为血管、神经和淋巴管等进出之处，称为卵巢门。后缘游离成为独立缘。

卵巢的大小、形状随年龄而有差异。幼年卵巢小而光滑，成年后卵巢增大并由于每次排卵后在卵巢表面留有瘢痕而显得凹凸不平，更年期后卵巢萎缩。

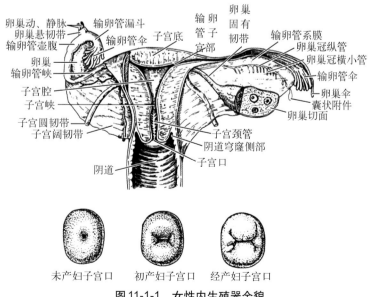

图11-1-1 女性内生殖器全貌

## 二、输卵管

输卵管是一对弯曲的喇叭状的肌性管道，左右各一，长为10～14cm，从卵巢上端连于子宫底的两侧，位于子宫阔韧带上缘内（图11-1-1）。输卵管由外侧向内侧可分为四部分。①输卵管漏斗部：为输卵管末端膨大成漏斗状的部分，其末端的中央有输卵管腹腔口，开口于腹膜腔，称为输卵管腹腔口。口周缘有许多指状突起称为输卵管伞，其中有一条最长的到达卵巢表面称为卵巢伞。输卵管伞是在手术中识别输卵管的重要标志。②输卵管壶腹部：续于漏斗部内侧，粗长、壁薄而管腔较大，血供较丰富，占输卵管全长的2/3，为卵子受精的场所。③输卵管峡部：在壶腹部的内侧，连于宫底，短而直，壁厚腔窄，血管分布少，输卵管结扎术常在此部位进行。④输卵管子宫部：位于子宫壁内，内侧端开口于子宫体腔，称为输卵管子宫口。

## 三、子宫

子宫是孕育胎儿的器官，呈前后略扁、倒置的梨形，长7～9cm，最宽直径约4cm，厚2～3cm，可分为底、体、颈三部分（图11-1-1）。子宫底为两侧输卵管子宫口连线以上的圆凸部分，底的外侧部与输卵管连接的部分称为子宫角，下端狭窄呈圆柱状为子宫颈，为肿瘤的好发部位。底和颈之间的部分为子宫体。底、体部的内腔呈前后压扁的、尖端向下的三角形，称为子宫腔。子宫颈的内腔称为子宫颈管，呈梭形，上口称子宫内口，通子宫腔；下口称子宫外口，通阴道。子宫口在未产妇为圆形，边缘光滑整齐；经产妇呈横裂状，分为前唇和后唇（图11-1-1）。

成年人子宫颈长2.5～3.0cm，其下端突入阴道的部分称为子宫颈阴道部；在阴道以上部分称为子宫颈阴道上部，此部上端与子宫体相连接处较为狭窄，称为子宫峡。子宫峡在未妊娠时不明显，长约1cm。在妊娠期峡部逐渐伸长、变薄、形成子宫下段。妊娠末期此部可长达7～11cm。产科常在此处实施剖宫取胎术，

以避开腹膜腔，减少腹膜腔感染和发生其他并发症的机会。

子宫壁由黏膜、肌层和浆膜三层构成。子宫黏膜称为子宫内膜，子宫底和子宫体的内膜随月经周期（约28d）而变化，呈周期性增生和脱落，脱落的内膜由阴道流出成为月经。颈部黏膜较厚而坚实，无周期性变化。肌层为很厚的纵横交错的平滑肌，妊娠时肌纤维的长度和数量都增加。浆膜即包绕子宫的腹膜脏层。

子宫位于小骨盆腔中部，前邻膀胱，后隔直肠子宫陷凹与直肠相邻。正常子宫呈前倾前屈位。前倾即整个子宫向前倾斜，子宫的长轴与阴道的长轴形成一个向前开放的钝角，稍大于90°，人体直立时，子宫体伏于膀胱上面。前屈是子宫体与子宫颈之间形成一个向前开放的钝角，约为170°。但子宫有较大的活动性，膀胱和直肠的充盈程度可影响子宫的位置。当膀胱充盈而直肠空虚时，子宫底向上使子宫伸直。若两者都充盈，可使子宫上移。

子宫主要靠韧带、盆底和阴道的托持及周围结缔组织的牵拉等作用维持其正常位置（图11-1-3）。这些固定装置一旦薄弱或受损，可引起子宫位置异常，形成不同程度的子宫脱垂（子宫口低于坐骨棘平面），严重者子宫可脱出阴道。重要的子宫韧带有以下几种。

1.子宫阔韧带 覆盖子宫前、后面，有腹膜自子宫侧缘向两侧延伸至盆腔侧壁，形成双层腹膜皱襞，即为阔韧带（图11-1-1）。阔韧带向外侧达到盆腔侧壁，移行为盆壁的腹膜壁层。上缘游离，内有输卵管，外侧端移行于卵巢悬韧带。子宫阔韧带可分为三部分（图11-1-2）：①卵巢系膜介于阔韧带后叶与卵巢前缘之间，内有卵巢血管、神经等通过；②输卵管系膜位于卵巢系膜根和输卵管之间，内有输卵管的血管、神经；③其余均为子宫系膜，内有子宫血管、子宫圆韧带通过。子宫阔韧带可限制子宫向两侧移动。

2.子宫圆韧带 子宫圆韧带是由平滑肌和结缔组织构成的圆索（图11-1-1），起自子宫角前下部，行经子宫阔韧带和腹股沟管，止于大阴唇皮下，为胚胎时期卵巢引带的遗迹。主要作用是维持子宫的前倾位。

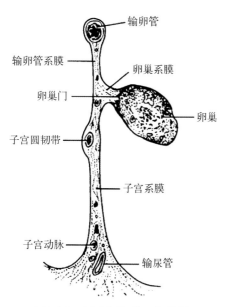

**图 11-1-2　子宫阔韧带（矢状断面）**

3.子宫主韧带　又称子宫（颈）横韧带或子宫旁组织，位于子宫阔韧带的底部，由子宫颈阴道上部两侧向外后方连于骨盆侧壁，内含平滑肌束、血管、淋巴管、神经和输尿管等（图11-1-3）。此韧带非常坚韧，是固定子宫颈位置、防止子宫脱垂的重要结构。损伤或牵拉造成该韧带松弛后，容易引起子宫脱垂。

4.子宫骶韧带　为腹膜外的结缔组织和平滑肌纤维构成的扁索状韧带，起于子宫颈，向后绕直肠外侧附着于骶骨（图11-1-3）。此韧带含有平滑肌束和结缔组织，外有腹膜覆盖，作用是向后上牵引子宫颈，阻止子宫颈向前移位，

维持子宫的前倾位。

## 四、阴道

阴道是连接子宫和外生殖器的前后扁平的肌性管道，由黏膜、肌层和外膜组成，富于伸展性，是性交器官，也是排出月经和娩出胎儿的管道。阴道大部位于小骨盆腔内，前邻膀胱和尿道，后邻直肠，其前、后壁相互贴近，向上接子宫颈，下部穿过尿生殖膈，以阴道口开口于阴道前庭（图11-1-4）。处女阴道口围以黏膜襞称为处女膜，呈环状、半月状、伞状或筛状。处女膜破裂后，阴道口周围留有处女膜痕。由于子宫颈阴道部突入阴道内，因而子宫颈与阴道壁之间形成环状的间隙称为阴道穹窿（图11-1-1）。阴道穹窿可分为前穹窿、后穹窿和左、右侧穹窿，以后穹窿为最深，直接与后上方的直肠子宫陷凹紧密相邻，因而可作为妇科盆腔手术的入路之一，也可经阴道后穹窿进行直肠子宫陷凹穿刺。阴道具有较大的伸展性，分娩时高度扩张，成为胎儿娩出的产道。

## 五、外生殖器

女性外生殖器，即女阴，包括阴阜，大、小阴唇，阴道前庭，阴蒂和前庭球等（图11-1-4）。

阴阜是位于耻骨联合前方的皮肤隆起，皮下脂肪较多。性成熟期以后，生有阴毛。大阴唇为一对纵行隆起的皮肤皱襞。其外侧面富有色素，在成年人生有阴毛。两侧大阴唇的前、

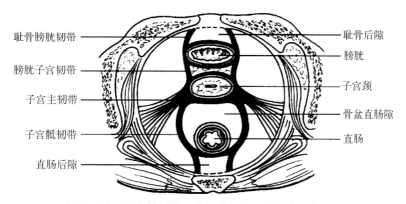

**图 11-1-3　子宫的韧带及盆筋膜间隙（盆部水平切面）**

后端互相连合，形成唇前连合和唇后连合。小阴唇是位于大阴唇内侧的薄而光滑、无毛的皮肤皱襞，其前端延伸为阴蒂包皮和阴蒂系带，后端两侧相互会合，形成阴唇系带。阴道前庭是位于两侧小阴唇之间的裂隙，前部有尿道外口，后部有阴道口。阴道口周围附有处女膜或处女膜痕。在阴道口的后外侧，在小阴唇与处女膜之间的沟内，约相当于小阴唇中、后1/3交界处，左、右各有一前庭大腺的开口。阴蒂由两个阴蒂海绵体构成，以阴蒂脚附于耻骨下支和坐骨支，向前与对侧者汇合形成阴蒂体，表面包以阴蒂包皮（图11-1-4）。露于表面的阴蒂头，富有神经末梢，感觉敏锐。

前庭球，呈 "U" 字形，分为中间部和两个外侧部。中间部位于尿道外口与阴蒂之间的皮

下。外侧部较大，前端细小，后端钝圆，位于大阴唇的皮下（图11-1-4）。

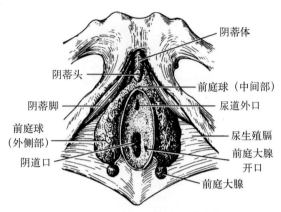

**图 11-1-4　阴蒂、前庭球及前庭大腺**

# 第二节　正常女性月经生理

## 一、正常月经周期调节机制

女性生理特点为周期性变化，月经是周期变化的重要标志，月经周期的调节主要是通过丘脑下部、脑垂体和卵巢的激素作用，称为丘脑下部-垂体-卵巢轴，垂体分泌卵泡刺激素（FSH）及黄体生成素（LH）。此轴又受中枢神经系统的控制（图11-2-1）。

## 二、卵巢周期性变化

卵巢分表面白膜、皮质、髓质，皮质中有大量卵泡细胞（数以万计），但每个妇女一生中成熟卵泡仅400～500个。髓质中含间质组织、血管、神经（图11-2-2）。

1.卵泡发育成熟　相当于子宫内膜增生期。由始基卵泡→发育卵泡→成熟卵泡。各个阶段均有很多卵泡发育，但每月仅有1～2个卵泡发育成熟，即形成卵母细胞。发育中卵泡内产生大量雌激素。成熟卵细胞直径为0.10～0.20mm（为人体最大细胞）。

2.排卵　相当于月经中期。成熟卵泡逐渐移行到卵巢边缘，卵巢表面白膜很薄，在垂体促性腺激素作用下排出卵子。卵子如与精子结

合，完成受精、着床，则受孕。相反未受精，卵子则死亡。

3.黄体形成　相当于子宫内膜分泌期排出卵子后剩余的卵母细泡形成黄体，分泌多量孕激素，少量雌激素，黄体直径为1～2cm。

4.黄体退化　黄体生存期为9～10d（即排卵后9～10d），如果未受精，黄体萎缩、机化、变成白体，几天后月经来潮，整个黄体寿命为14～16d。如果受精、着床，黄体可维持到妊娠3～4个月，胎盘形成后才逐渐消退。

## 三、子宫内膜周期性变化

子宫内膜分为基底层和功能层。功能层内膜发生周期性变化。增生期为子宫内膜再生，在雌激素影响下，内膜迅速增殖，厚可达3～5mm，腺体增多。增生期相当于月经周期7～14d。分泌期为排卵后，在孕激素影响下，内膜继续增厚，达7～10mm，腺体增大弯曲。腺体细胞内出现分泌颗粒，为营养物质，间质水肿，螺旋动脉弯曲。分泌期相当于月经周期15～28d。月经期由于雌激素和孕激素突然减少，螺旋动脉收缩、缺血、坏死、内膜剥脱出血，月经来临，持续1～7d。

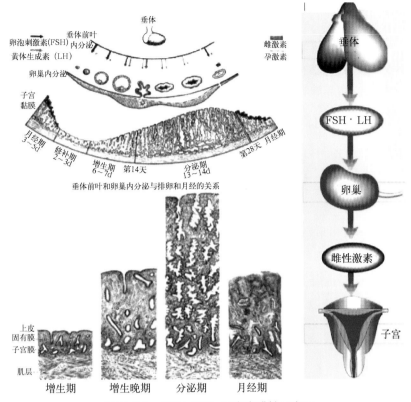

图 11-2-1 垂体-卵巢-子宫内膜轴示意图

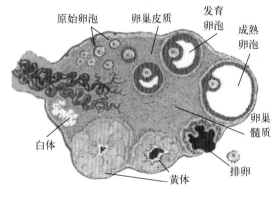

图 11-2-2 正常卵巢

## 四、正常女性生理表现

女性一生大致分4个阶段：新生儿及儿童期（出生4周至12岁）、青春期（13～18岁）、生育期（19～54岁）、绝经期（55岁以后），各阶段有不同的生理特征，以生殖系统变化最大，其生殖系统变化与全身各系统密切相关，且相互影响。

# 第三节 女性生殖系统超声检查手法、常用切面及测量

## 一、检查前准备

1.一般检查途径 包括经腹部、经阴道、经直肠和经会阴，常用经腹部和经阴道超声检查。

2.超声仪器选择 采用实时扫描超声仪器，扫查时选择合适的探头频率。经腹部进行检查时可选用凸阵腹部探头，通常使用探头频率为2.5～5.0MHz；经阴道超声进行检查时选用阴道探头，常用频率为5～7.5MHz。

3.患者的准备

（1）经腹部超声检查时，患者需适度充盈膀胱，经阴道超声检查时，需排空膀胱。

（2）患者体位：经腹部超声检查患者取平卧位，经阴道超声检查患者取膀胱截石位。

## 二、基本扫查手法及标准切面

### （一）经腹部超声检查

一般先采用纵切面检查，以子宫矢状面为中心，探头缓慢向两侧滑行，然后探头转动90°改为横切面扫查，从上往下或从下往上平行切面连续扫查，扫查过程中对感兴趣部位灵活变动扫查方向。探头体表的位置如图11-3-1和图11-3-2。

1.经腹部超声检查子宫纵切面扫查见图11-3-1。

2.经腹部超声检查子宫横切面扫查见图11-3-2。

### （二）经阴道超声检查

阴道探头套上加入少量耦合剂的消毒避孕套，将阴道探头缓慢轻柔插入阴道内，顶端到达子宫颈部。扫查时先找到子宫，显示子宫颈管至宫腔线的子宫纵切面，观察宫颈管及子宫内膜、宫腔内的情况；然后探头向左、向右观察子宫两侧壁，并旋转探头横切面的扫查；最后在子宫的左右两侧找出卵巢的位置。

1.经阴道超声检查子宫纵切面见图11-3-3。

2.经阴道超声检查子宫横切面见图11-3-4。

## 三、检查时观察内容及图像特点

1.子宫　着重观察子宫的大小、形状及位置，子宫肌层的厚度、回声，肌层内有无包块及包块的大小、位置、回声和血供情况。图像特点：子宫位于膀胱后方正中或偏一侧，纵切面呈倒置梨形，横切面子宫底呈三角形，体部呈椭圆形。子宫体为均匀中等回声，轮廓清楚，

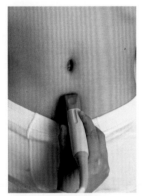
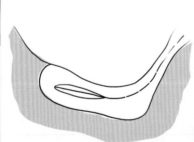
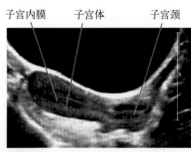

**图11-3-1　经腹超声检查子宫纵切面声像图**

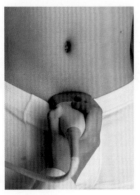
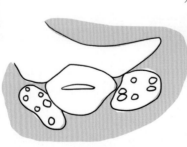
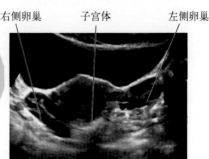

**图11-3-2　经腹超声检查子宫横切面声像图**

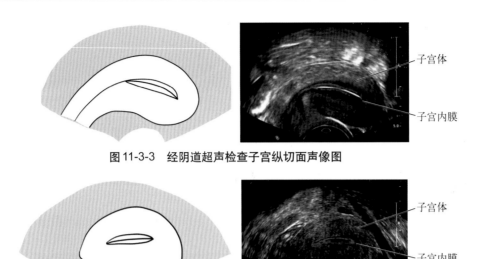

图 11-3-3　经阴道超声检查子宫纵切面声像图

图 11-3-4　经阴道超声检查子宫横切面声像图

边界清晰；CDFI显示子宫肌层内血流信号以浆膜下为多，散在分布。

2.子宫内膜　观察并测量子宫内膜厚度和回声、观察子宫腔内有无占位性病变、观察节育器的有无及其位置。图像特点：子宫腔呈线状高回声，宫腔线周围有内膜层，其厚度和形状随月经周期而变化；月经期（月经第1～4天）内膜较薄，回声不均匀，内膜的分层结构不清，两层内膜间宫腔线清晰；增殖期（月经第5～14天），内膜腺体增生，内膜功能层表现为低回声，基底层呈高回声，与中间的宫腔线形成了"三线征"；分泌期（月经第15～28天），内膜呈较高回声。

3.子宫颈和阴道　观察形状、回声及有无包块。图像特点：子宫颈呈圆柱形，回声较子宫肌层稍强；子宫颈纵切面向下可见阴道回声，中央为高回声的气线，周围为低回声的阴道壁。

4.卵巢　观察卵巢形态、大小及与子宫的位置关系。图像特点：卵巢一般位于子宫体侧面，髂内动脉前方。育龄妇女卵巢呈卵圆形，边界稍有凹凸，中央部回声略高，周围为皮质，可显示大小不等、边界清楚的圆形液性无回声区，为卵泡图像；CDFI显示月经期卵巢内血流信号较少，卵泡期卵巢内血流信号逐渐增多，黄体期可显示特征性的卵巢黄体环状或半环状

丰富的血流信号。

5.输卵管　正常输卵管难以辨认。在输卵管发生病变尤其是扩张时才能观察到，发现输卵管异常应观察其活动度、与周围组织有无粘连、其内有无包块。

6.子宫直肠陷凹　观察有无积液或包块。图像特点：正常子宫后方可有少量液性无回声区。

## 四、测量方法

### （一）子宫

1.子宫体的测量　长径与前后径测量取子宫纵切面，清楚显示子宫腔线和子宫颈管线相连为准；横径测量取子宫底部的横切面，显示宫腔线最宽处。（图11-3-5）。

（1）子宫体长径：子宫底部浆膜层至子宫颈内口的距离，正常值为5.0～7.5cm。

（2）子宫前后径：垂直于子宫长径的子宫前后壁间最大距离，2个标尺分别置于前后壁浆膜面，正常值为3.0～4.5cm。

（3）子宫横径：于子宫角平面稍下子宫横断面上测量子宫底最宽处两侧浆膜层之间的距离，正常值为4.5～6.0cm。

2.子宫颈的测量　子宫颈长径与前后径与子宫体长径、前后径测量同一平面；横径测量取子宫颈横切面最大宽径。

（1）子宫颈长径：宫颈内口至外口的距离，

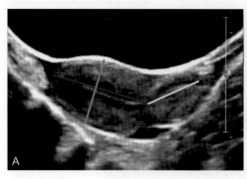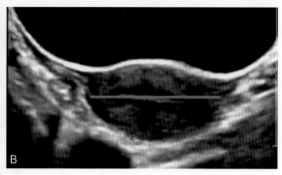

图 11-3-5　子宫体的测量

A.纵（红色）径线为子宫体长径，前后（蓝色）径线为子宫前后径，宫体下方（黄色）径线为子宫颈长径；B.横切（蓝色）径线为子宫横径

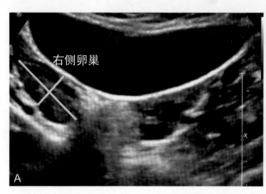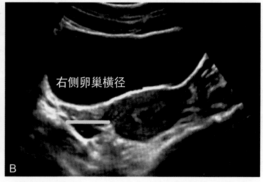

图 11-3-6　卵巢的测量声像图

正常值为 2.0～3.0cm。

（2）子宫颈前后径：垂直子宫颈管纵轴的最大前后距离，正常值为 1.5～2.0cm。

（3）子宫颈横径：子宫颈横切面最大宽径，正常值为 2.0～3.0cm。

子宫长径＝子宫体长径＋子宫颈长径

### （二）卵巢

卵巢大小的测量：在最大长轴切面上测量长径，与长径相垂直的切面测量前后径，而后探头旋转 90°，在卵巢最大横切面上测量横径，正常约为 4cm×3cm×1cm（图 11-3-6）。

### 五、扫查时的注意事项、要点和技巧

1.子宫和阴道是盆腔器官及结构的定位标志，髂内动脉是辨别卵巢的标志，卵巢位于其前方。

2.子宫体与子宫颈的比例因年龄变化而有差异，青春前期为 1：2，生育期为 2：1，绝经期为 1：1。子宫内膜厚度测量时注意内膜外低回声晕为内膜周围肌层，不应包括在内。

3.经腹部超声检查时患者需适度充盈膀胱，膀胱过多或过少充盈均会影响图像质量；经阴道超声检查时，对于前位子宫患者，可抬高臀部以便获得较好图像。

### 六、超声报告的书写

1.经腹（阴）超声所见　子宫前（后/平）位，大小：__cm×__cm×__cm，形态正常。子宫肌层前后壁对称，回声均匀，未见异常回声。子宫颈形态正常，回声未见异常。

子宫腔线居中，内膜厚度：__cm，回声（不）均匀，宫腔内未见异常回声。

双侧卵巢大小：左侧__cm×__cm×__cm，右侧__cm×__cm×__cm，形态未见异常。双侧附件区未见异常回声。

子宫直肠陷凹（未）探及游离无回声区。

2.超声诊断提示　子宫及双侧附件未见明显异常。

## 第四节 妇科疾病超声诊断

妇科是研究妇女生殖系统的生理和病理变化的一门学科，包括解剖、生理变化、炎症、损伤、发育畸形和肿瘤等，而超声诊断则是在妇科学中不可缺少且为首选的影像学检查方法。近年来，科技迅速发展，超声检查从二维超声、频谱超声、彩色多普勒超声、三维及四维超声、弹性超声成像到超声造影成像，同时也发展到介入超声和高频超声治疗。

### 一、子宫疾病超声诊断

#### （一）子宫畸形

【病理生理】 胚胎时期的一对副中肾管，是女性生殖管道的始基。而男性则是一对中肾管，为副睾及精索的始基。输卵管、子宫、子宫颈和阴道均由副中肾管发育成熟，双侧副中肾管末端结合形成单个腔，分化为子宫及阴道，双侧副中肾管头端分化为输卵管。双侧生殖腺形成卵巢。男性中肾管在女性萎缩，剩下胚胎遗迹，形成卵巢冠囊肿、卵巢旁体及泡状附件

（图11-4-1）。

子宫、子宫颈和阴道发育异常多见以下几种（图11-4-2）。

1.双子宫、双子宫颈、双阴道。

2.双角子宫、双子宫颈、单阴道或双阴道。

3.双角子宫、单子宫颈、单阴道。

4.中隔子宫（完全及不完全中隔）、可伴有阴道中隔。

5.单角子宫。

6.弓形子宫。

7.子宫发育不良（幼稚子宫或先天性无子宫）。

8.阴道及处女膜闭锁。

【临床表现】 一般表现为无月经、月经失调、不孕，流产及早产等。

【超声表现】

1.二维超声图像特点 显示常见的部分子宫畸形，（图11-4-3）。

（1）双子宫、双宫颈、双阴道：二维超声

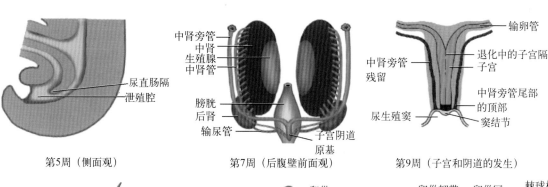

第5周（侧面观）　　　　　　第7周（后腹壁前面观）　　　　　　第9周（子宫和阴道的发生）

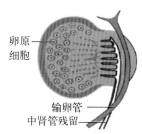

第5个月（卵巢和生殖管道的发生）

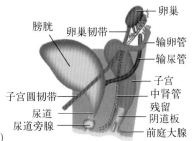

12周胎儿（女性）

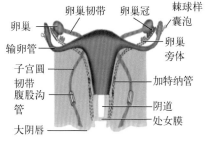

女性新生儿

**图 11-4-1　女性器官胚胎发育**

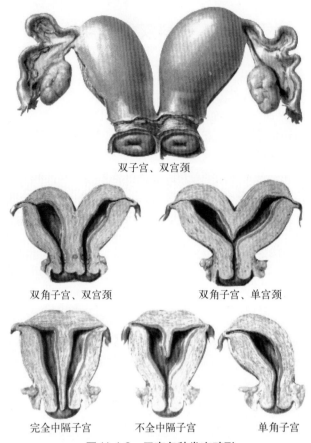

双子宫、双宫颈

双角子宫、双宫颈　　　　　双角子宫、单宫颈

完全中隔子宫　　　　不全中隔子宫　　　　单角子宫

图 11-4-2　子宫各种发育畸形

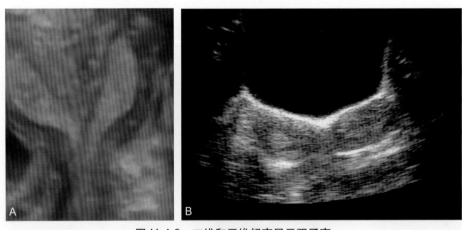

图 11-4-3　二维和三维超声显示双子宫

A.三维成像双子宫声像图；B.二维成像双子宫声像图

检查清晰显示各自独立的子宫体、内膜、子宫颈及阴道。

（2）双角子宫、单子宫颈：二维超声显示子宫横径宽，双侧子宫角稍突出，子宫腔内膜线呈浅"V"形，仅一个子宫颈。

（3）单角子宫：二维超声显示为单一子宫，有内膜。子宫向左侧或右侧偏斜，常较小。

（4）处女膜闭锁：少女期无月经，但每月

周期性腹痛仅发生在近三四个月时间。二维超声显示：纵切面宫腔、输卵管及阴道均不同程度扩张，其内无回声基础上可见细小光点。横切面扩张的阴道极易误诊为卵巢囊肿（图11-4-4）。

（5）幼稚子宫：子宫体与子宫颈之比为1 : 1，而正常育龄期子宫体与子宫颈之比应为2 : 1。

2.三维超声图像表现

（1）子宫中隔

1）完全中隔：三维超声显示。

2）不全中隔：见图11-4-5。

（2）弓形子宫（图11-4-6）。

### （二）子宫肌瘤

【病理生理】 子宫肌瘤为实质性良性肿瘤，由平滑肌和少量纤维组织组成，切面呈漩涡状线纹，借疏松结缔组织与子宫肌壁分界形成假包膜。其周围常有新生血管包绕或伸入瘤体内。根据肌瘤与子宫肌壁的关系分为壁间肌瘤、浆膜下肌瘤、黏膜下肌瘤3种类型。肌瘤可发生玻璃样变、囊样变、钙化、红色变性等，恶性变为肉瘤样变，较为少见。

【临床表现】 月经不规律，或经量增多，可发生贫血。肌瘤长大可压迫膀胱及直肠，发生尿频、尿急。下腹部不适、触及包块。常发生在30～50岁妇女，且多次流产，患子宫肌瘤的概率增加。如果短期内肌瘤迅速长大，应怀疑恶变的可能。

【超声表现及诊断要点】

1.超声表现

（1）二维超声：子宫增大，形态不规则，可有局限性突出，肌壁回声不均匀，常呈漩涡状、栅栏状低回声或中等回声。

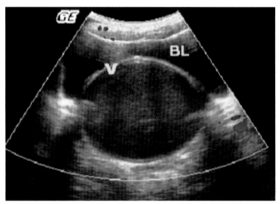
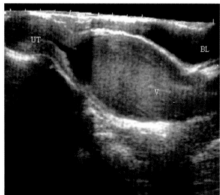

图11-4-4 处女膜闭锁声像图（图中可见阴道内存积月经）

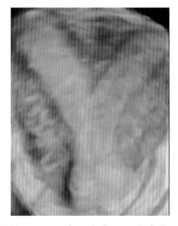

图11-4-5 子宫不全中隔三维声像图

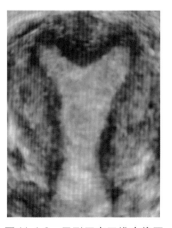

图11-4-6 弓形子宫三维声像图

肌壁间肌瘤：位于子宫肌壁内，结节与周围正常肌组织分界清晰，似一"包膜"，为假包膜，宫腔线状回声可偏移或变形。

浆膜下肌瘤：声像图可见肌瘤从肌壁突向子宫以外；肌瘤结节突向阔韧带内，称为阔韧带肌瘤。肌瘤也可位于子宫一侧，与子宫相连。

黏膜下肌瘤：肌瘤部分突向宫腔，也可完全突向宫腔，有时形成长蒂，达宫颈口或阴道内。

肌瘤变性常显示小的不规则低回声、光点不均匀，如有液化则显示无回声区。若肌瘤钙化则形成强回声光斑，其后伴声影。当妊娠合并子宫肌瘤时，易发生红色变性，肌瘤增大伴局部疼痛。肌瘤肉瘤样变为短期迅速增大，肌瘤结节内回声紊乱，不均匀。

（2）彩色多普勒特点：肌瘤周边假包膜内显示环状或半环状血流，部分粗大血管伸入肌瘤瘤体内，使肌瘤迅速增大。血流均呈高流速、高阻型特征。肌瘤变性时瘤体内血流减少，肌瘤肉瘤样变时血流增多，阻力指数常减低（图11-4-7）。

（3）超声造影特点：超声造影在诊断子宫肌瘤中有很大价值，临床多采用Sono Vue造影剂针对二维超声诊断难以确诊的肌瘤和评估肌瘤治疗后效果。应用造影剂后，图像表现为肌瘤周边首先增强，形成一个特征性的半环状增强影，瘤体内主要供血血管以树枝状伸入，继之整个瘤体增强；达峰后，整个瘤体强度明显高于正常子宫肌壁，与周围组织分界清楚，形

成明显边界。瘤体内如有变性坏死区，则出现不规则的造影剂充盈缺损。瘤体内部造影剂消退速度先于包膜和正常子宫肌壁。

2. 诊断要点

（1）子宫增大，形态不规则，肌瘤常呈漩涡状、栅栏状低回声或中等回声，肌瘤周边假包膜内显示环状或半环状血流。

（2）肌壁间肌瘤位于子宫肌壁内，可使宫腔线移位。突出子宫以外为浆膜下肌瘤；突向子宫腔内为黏膜下肌瘤。

【鉴别诊断】 应与单纯子宫肥大症、子宫腺肌瘤及子宫腺肌病、子宫内膜增殖症、子宫畸形、卵巢实性肿瘤等相鉴别。

【临床意义】

1. 随访观察 肌瘤小、无症状则可观察3～6个月进行超声检查，观察肌瘤有无变化。

2. 治疗方案 子宫全切除术、子宫肌瘤核除术；高强度聚焦超声治疗、介入治疗（射频、微波、栓塞等）。

### （三）子宫腺肌病

【病理生理】 子宫腺肌病是指子宫内膜侵入和扩散到子宫肌层。既往曾称其为内在性子宫内膜异位症，近年来研究子宫内膜异位症及子宫腺肌病这两种病的发病机制、病理改变及临床症状完全不同，应看作两种独立疾病。子宫腺肌病为子宫内膜由基底层向肌层生长，常弥漫分布于整个肌层。周期性出血使子宫均匀性增大，如病灶局限，酷似肌瘤结节，称为腺肌瘤。常伴有卵巢内膜性囊肿，称为巧克力囊肿。其发生原因与多次终止妊娠和分娩时子宫肌壁创伤等因素有关，此外由于子宫内膜基底层处无黏膜下层，在雌激素作用下，内膜向肌层内扩散也是一个原因。

【临床表现】 该病多发生在30～50岁妇女，伴有进行性、加重性痛经，月经不规律、量多，常易不孕。

【超声表现及诊断要点】

1. 二维超声图像特点 子宫圆钝，饱满，呈球形增大，前壁或后壁增厚明显，宫腔线呈弓状向前或向后移位，子宫肌壁回声不均匀，可呈斑片状强回声（图11-4-8）。子宫大小及肌

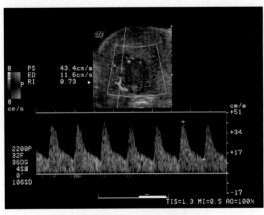

**图11-4-7 子宫肌瘤**

周边环状血流伴高阻力频谱图

壁变化常随月经周期变化而变化。如有子宫腺肌瘤，大小为1～3cm，形似肌瘤样结节，回声强，有时也可合并子宫肌瘤。常合并有一侧或双侧卵巢巧克力囊肿，位于子宫左后方或右后方，与子宫紧贴。囊肿壁增厚、不规则，囊腔内无回声区基础上，伴有少许光点和光带，囊肿多为中等大小，与周围组织粘连。随月经周期变化而变化。

2.彩色多普勒特点

（1）子宫肌壁的血流信号丰富。动、静脉增粗，排列紊乱，浆膜下尤为显著，呈蚯蚓状；峰值流速增高。

（2）卵巢巧克力囊肿可在囊壁增厚，其上见少许点状血流，囊肿内为密集细小光点，无血流信号（图11-4-9）。

3.超声造影　子宫腺肌病造影表现为整个子宫内造影剂分布不均匀，与正常肌层无分界。腺肌瘤内首先出现散在点线状增强，继之整个腺肌瘤迅速增强，达峰后腺肌瘤内部与周围腺肌病组织无明显分界，均呈强回声，消退一致或消退慢。

**【鉴别诊断】**　应与子宫肥大症、子宫肌瘤、子宫内膜异位症、子宫畸形、卵巢实性肿瘤相鉴别。

**【临床意义】**　本病很少恶变，但患者腹痛症状明显，较痛苦，无有效的根治方法。可用药物治疗，如用中药或激素类药物，以减轻症状。也可行子宫切除术，但对年轻患者不适宜。

**（四）子宫内膜疾病**

1.子宫内膜息肉

子宫内膜息肉由于子宫内膜有周期性变化，因此鉴别其正常、异常非常重要，超声检查能提供一些信息，但最后诊断仍需依靠病理。尤其对子宫内膜息肉，单纯根据超声检查不能确诊。

**【病理生理】**　子宫内膜息肉是由内膜腺体和间质增生组成，突向子宫腔内，可呈单个或多个，大小不等。

**【临床表现】**　本病可发生任何年龄，一般无症状。可有阴道分泌物、月经增多或不规则，也可绝经后阴道少量出血。

**【超声表现及诊断要点】**

（1）二维超声图像特点：经腹部超声检查常见子宫内膜模糊不清、不规则、暗淡光团或强光团，可有内膜增厚及少许无回声区。阴道超声检查可见稍强或强回声光团，宫腔内膜线呈弧形偏移或杂乱分布。

（2）彩色多普勒特点：子宫内膜处中央和基底部可显示点状小血流信号（图11-4-10）。

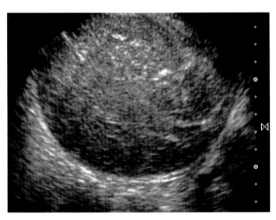

图11-4-8　子宫腺肌病声像图

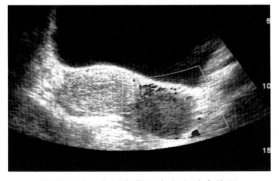

图11-4-9　左侧卵巢巧克力囊肿声像图

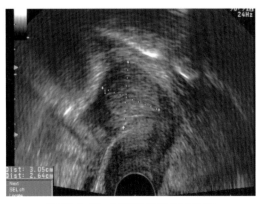

图11-4-10　子宫内膜息肉声像图

【鉴别诊断】 子宫内膜息肉应与子宫内膜癌相鉴别。

【临床意义】

（1）诊断性刮宫送病理检查。

（2）宫腔镜检查、诊断及治疗。

2.子宫内膜粘连伴积液

【病理生理】 由于各种细菌及病毒感染生殖系统，以致子宫炎症、渗出，宫颈内口粘连，造成宫腔积液，可累及输卵管和卵巢。

【临床表现】 白带增多，有异味，月经不调，小腹疼痛、不适，绝经后出现白带或少量出血。

【超声表现及诊断要点】

（1）二维超声图像特点：经腹部超声显示宫腔不规则增大，其内无回声区清亮，子宫内口关闭或开放。部分无回声区内有多个光带回声，有时可伴有输卵管腔增粗及腔内少许带状无回声区。严重时盆腔内可见无回声区包绕子宫和附件。

（2）彩色多普勒超声特点：宫腔内光带上可有少许点状血流或无血流（图11-4-11）。

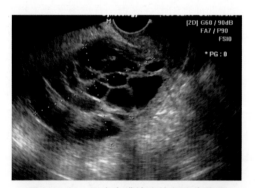

图11-4-11 子宫内膜粘连伴积液声像图

【鉴别诊断】 子宫内膜粘连伴积液应与子宫内膜癌伴出血渗出相鉴别。

【临床意义】 在使用抗生素情况下行宫腔镜诊断及治疗。

3.子宫内膜癌

【病理生理】 子宫内膜癌绝大多数为腺癌，占女性生殖系统恶性肿瘤的20%～30%。癌肿为结节状或菜花状，呈灰黄色，质脆，可坏死、溃疡、出血、感染。分为弥漫型和局限型，好发于子宫角处。

【临床表现】 临床多表现为无痛性阴道出血、月经不规律，多见绝经前、后月经量增多，不规则或阴道排出脓性分泌物。

【超声特点及诊断要点】

（1）二维超声图像特点：子宫内膜增厚，多超过1.4cm、回声增强、边缘不整齐、不规则、厚薄不均，回声不均匀、光点粗大、不规则光团。

（2）彩色多普勒超声：子宫内膜血流丰富、杂乱，有时浅层内膜呈繁星点状血流，深层内膜呈网状或团状血流。阻力指数RI≤0.4（图11-4-12）。

（3）超声造影：注入超声造影剂后，显示子宫内膜迅速增强，呈树枝状伸入宫腔内，达峰后，整个内膜强度明显高于正常子宫肌壁，与周围组织分界清楚，形成明显边界。

【鉴别诊断】 子宫内膜癌应与子宫内膜单纯增生及内膜息肉相鉴别。

【临床意义】 根据肿瘤类型、累及范围，分期结合年龄及全身情况决定手术、放疗、化疗激素等治疗方案。

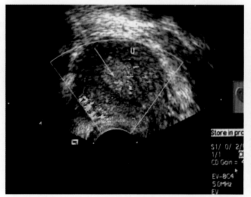
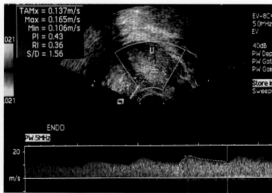

图11-4-12 子宫内膜癌彩色多频谱（声像图伴低阻力血流图）

## 二、卵巢肿瘤超声诊断

卵巢肿瘤是女性生殖器官最常见的肿瘤，可发生在任何年龄，但多见于生育期妇女，是妇科常见肿瘤，占女性生殖器肿瘤的32%。近些年来卵巢恶性肿瘤发病率增加2～3倍，并有逐渐上升趋势。尽管目前生化检测及影像技术发展很快，由于卵巢小而组织复杂，又有周期性变化，规律难以掌握，故恶性肿瘤仍无完善、有效的早期诊断方法，晚期病例疗效不佳，故其死亡率较高，成为妇科三大恶性肿瘤中威胁最大的疾病。在所有检查手段中，超声诊断卵巢肿瘤仍然是必不可少的有效方法，同时经阴道超声及超声造影技术，可为诊断卵巢肿瘤提供更多的信息。

### （一）卵巢非赘生性囊肿

【病理生理】 卵巢非赘生性囊肿不属于卵巢真性肿瘤，为潴留性囊肿，多数能自行消退，不需要手术切除。一般直径在5cm左右，有时亦可增大。

【临床表现】 无临床症状，绝大部分不影响月经，不需要手术切除。常在妇科检查及超声检查时发现卵巢非赘生性囊肿，可自行消退。

【超声表现及诊断要点】 最常见的为囊肿型，囊壁光滑、规则，其内无回声区清亮，透声性好。常见有以下几种。

1.滤泡囊肿 由于卵巢内的卵泡闭锁，卵泡液积聚而形成，可为单个增大囊肿或多个小的滤泡聚集而成为较大囊肿，囊液清亮为无回声。可占据一侧卵巢，自行吸收、消退，卵巢则恢复正常大小。一般滤泡囊肿大小为3～5cm，偶可较大（图11-4-13）。

2.黄体囊肿 由妊娠黄体血肿液化而形成，分泌孕激素，常于早期妊娠时出现，早孕期过后能自行消退。一般直径为3～5cm（图11-4-14）。

3.黄素囊肿 发生于滋养细胞疾病时，由大量绒毛促性腺激素刺激而形成。常为双侧性，囊壁光滑，囊内无回声区有多个分隔光带，形成多房。滋养细胞疾病消除后，囊肿即自行消退。若黄素囊肿达小儿头大小，不易消退，也可手术切除，有利于滋养细胞疾病恢复（图11-4-15）。

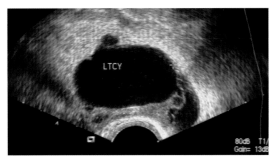

图 11-4-13 左侧卵巢滤泡囊肿声像图

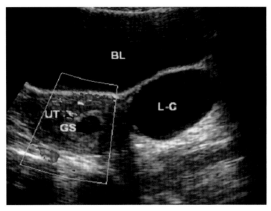

图 11-4-14 早孕期伴左侧卵巢黄体囊肿声像图

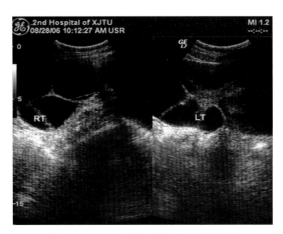

图 11-4-15 双侧卵巢黄素囊肿声像图

4.多囊卵巢综合征 双侧卵巢一致性增大，表面光滑、壁增厚，其中有大小不等的闭锁滤泡，呈小囊泡状。超声检查在一个切面上卵泡数目在10个以上。由于分泌大量雄性激素，引起月经失调、多毛、闭经、肥胖、不孕等症状，治疗后可恢复正常（图11-4-16）。

5.单纯卵巢冠囊肿 可为卵巢冠囊肿或单纯卵巢囊肿，卵巢冠囊肿位于输卵管及卵巢门的前后两叶阔韧带之间输卵管系膜内，系单层上皮细胞壁囊肿，内为清亮无回声区。中等大小，位于子宫旁或直肠陷凹内。单纯卵巢囊肿则与其图像相似，仅囊壁上皮细胞结构不同。两者超声图像不易区别（图11-4-17）。

6.卵巢血肿　可分为卵泡血肿及黄体血肿。前者为成熟卵泡膜破裂出血，后者为排卵时血管破裂出血。若出血流入卵巢内，卵巢可增大4～5cm，其内无回声区基础上细小光点，为出血所致，可自行吸收。如果出血多进入腹腔，造成急腹症，需进行手术。

【鉴别诊断】　上述6种不同的非赘生性囊肿，可根据病史、临床表现，结合超声图像做出正确诊断。

【临床意义】　卵巢非赘生性囊肿一般不用手术切除，可观察或用药即可治愈。

### （二）卵巢赘生性肿瘤

卵巢赘生性肿瘤属真性肿瘤，即便是良性也应切除，防止恶变。有关卵巢赘生性肿瘤种

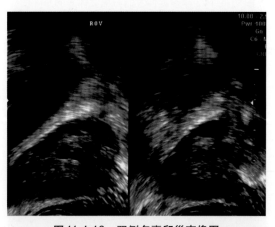

图11-4-16　双侧多囊卵巢声像图

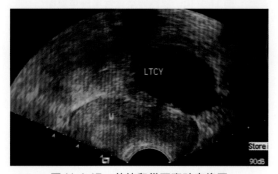

图11-4-17　单纯卵巢冠囊肿声像图

类很多，现按照世界卫生组织将常见的上皮性肿瘤、性索间质肿瘤、生殖细胞肿瘤、转移性肿瘤介绍如下。

1.卵巢上皮性肿瘤（囊腺瘤及囊腺癌）

【病理生理】　上皮性肿瘤占原发性肿瘤50%～70%，来源于卵巢表面的生发上皮，具有分化为各种上皮的能力，向输卵管上皮分化形成浆液性肿瘤，浆液性囊腺瘤则为淡黄色清亮液体。向子宫颈黏膜分化形成黏液性肿瘤，黏液性囊腺瘤内含胨冻样黏液，多为单侧多房。向子宫内膜分化形成子宫内膜样肿瘤。其余还有透明细胞中肾样瘤、未分化癌等。而纤维上皮瘤（勃勒纳瘤）属良性。囊腺癌可为囊腺瘤恶变即浆液性囊腺癌和黏液性囊腺癌，也可为原发性囊腺癌。单侧或双侧，肿瘤生长快，表面粗糙、壁厚呈结节样突起，质软而脆，可出血、坏死为囊腔，伴有腹水，病程发展快而预后差。上皮性肿瘤可有良性、交界性、恶性3种类型。

【临床表现】　凡囊腺瘤均为良性病变，好发于生育年龄，多为单侧发病，月经可无变化。早期囊腺瘤较小，无症状，不易发现。肿瘤长大，腹部膨隆、增大，出现腹胀、心悸、尿频等症状。凡囊腺癌早期无症状，一旦出现症状即为晚期、腹胀、腹痛、腹部肿块伴腹水，下肢水肿。消瘦、贫血和恶病质。肿瘤标志物是肿瘤细胞异常表达所产生的蛋白抗原或生物活性物质，常在肿瘤患者的组织、血液或体液及排泄物中检测出，有助于肿瘤诊断、鉴别诊断及监测。

（1）癌抗原125（CA125）：是目前世界上最广泛的卵巢上皮性肿瘤标志物，多数卵巢浆液性囊腺癌可表达阳性，阳性准确率达80%以上，用来鉴别卵巢上皮性肿瘤良、恶性及监测治疗效果。

（2）糖链抗原19-9（CA19-9）：对卵巢上皮性肿瘤也有约50%的表达阳性，卵巢黏液性囊腺癌阳性表达率可达76%。

（3）癌胚抗原（CEA）：卵巢上皮性肿瘤可表达阳性，卵巢黏液性囊腺癌阳性率最高，尤其黏液性低分化癌明显。交界性黏液瘤阳性率

也可增高，良性勃勒纳瘤可以升高。

**【超声表现及诊断要点】**

（1）囊腺瘤：呈囊性，大小不一，单房或多房，壁光滑，壁上多有乳头状结节。浆液性囊腺瘤内为无回声清亮液体。分为单纯性及乳头状两型，一般直径为5～10cm。黏液性囊腺瘤内含胶冻样黏液，多为单侧多房。囊腺瘤囊壁上彩色血流信号多不丰富、壁或乳头上少许点状血流。

①浆液性囊腺瘤

二维超声图像特点：双侧居多，囊壁光滑，囊腔内无回声区清亮，其中多个纤细分隔光带上，可见乳头状的密集点状回声与分隔的囊壁紧贴（图11-4-18）。

彩色多普勒超声特点：壁上可有少许点状血流信号。

②黏液性囊腺瘤

二维超声图像特点：体积可较大，囊壁光滑；胶冻样黏液在腔内显示为无回声基础上密集细小光点并可见多个纤细的分隔。内壁上有乳头状光团（图11-4-19）。

彩色多普勒特点：有时可见壁上少许点状血流。

（2）囊腺癌

①浆液性囊腺癌

二维超声图像特点：囊壁增厚，囊壁或分隔光带上乳头状光点及光团常较大且增多，向囊壁外生长。腔内无回声区清亮，并伴有腹腔无回声积液（图11-4-20）。

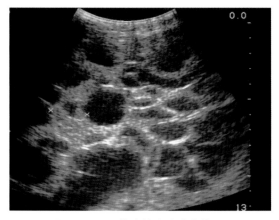

图11-4-18 浆液性囊腺瘤声像图

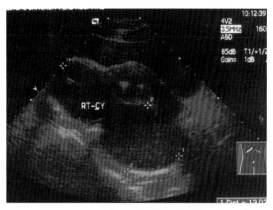

图11-4-19 右侧黏液性囊腺瘤声像图

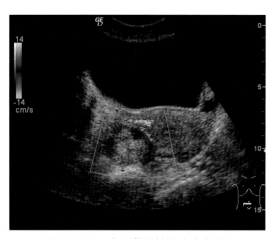

图11-4-20 右侧浆液性囊腺癌声像图

彩色多普勒特点：囊壁上血流丰富。

②黏液性囊腺癌

二维超声图像特点：囊壁增厚，分隔增厚或粗细不均，壁上乳头状结节常穿破囊壁或分隔，呈现外壁结节并伴腹膜及大网膜上转移结节，腹腔内为无回声区积液。

彩色多普勒特点：囊壁和分隔均可见血流丰富信号（图11-4-21）。

**【鉴别诊断】** 主要需鉴别囊腺瘤良、恶性的性质，尤其需要早期诊断，较为困难。

**【临床意义】** 卵巢恶性囊腺癌仍无完善、有效的早期诊断方法。晚期病例疗效不佳，死亡率较高，成为妇科三大恶性肿瘤中威胁最大的疾病。近年来超声造影技术对卵巢良、恶性肿瘤的鉴别起了较大作用，但仍不能解决所有问题，特别是早期诊断问题仍待解决。

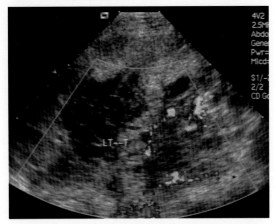

图11-4-21 卵巢浆液性囊腺瘤声像图（左侧）

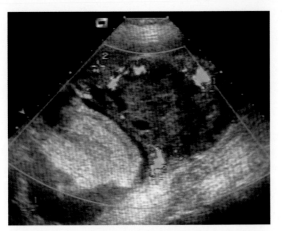

图11-4-22 卵巢浆液性囊腺瘤声像图（右侧）

### 2.卵巢性索间质肿瘤

【病理生理】 卵巢性索间质肿瘤占卵巢肿瘤的5%，来源于原始体腔的间叶组织，可向男女两性分化，向上皮分化形成颗粒细胞瘤；向间质分化形成卵泡膜细胞瘤或间质细胞瘤。此类肿瘤有内分泌功能。

【临床表现】 由于此类肿瘤常有内分泌功能，又称功能性卵巢肿瘤。常见为颗粒细胞瘤、卵泡膜细胞瘤、睾丸细胞瘤及两性母细胞瘤。一般为低度恶性卵巢肿瘤。早期无症状，常在妇科检查或超声普查时发现卵巢实性或囊实性肿块，无法确定性质，需要手术病理证实。

【超声表现及诊断要点】

（1）二维图像特点：卵巢性索间质肿瘤多为实性肿瘤，可为低回声、等回声或强回声。光点均匀或不均匀，包膜完整，常有液化的无回声区。不易转移。

（2）彩色多普勒特点：包膜及实性肿瘤部位均为少许点状血流（图11-4-22）。

【鉴别诊断】 卵巢性索间质肿瘤本身类型难予确诊，因此很难鉴别良、恶性。

【临床意义】 无法确定肿瘤性质，发现卵巢肿瘤，需手术切除。

### 3.卵巢生殖细胞肿瘤

【病理生理】 卵巢生殖细胞肿瘤占卵巢肿瘤20%～40%。生殖细胞来源于生殖腺以外的内胚叶组织。在其发生、移行及发育过程，均可变异形成肿瘤，生殖细胞有发生所有组织的功能。未分化者为无性细胞瘤，胚胎易分化为胚胎瘤，向胚外结构分化为内胚窦瘤、绒毛膜癌；向胚胎结构分化为畸胎瘤。成熟畸胎瘤是良性卵巢肿瘤，囊壁光滑，囊内含有皮脂样物及毛发、牙、骨骼等，分化较好。畸胎瘤可为囊性，也可为实性，也可两者兼有。通常中等大小，圆形或椭圆形，可达20cm。未成熟畸胎瘤属恶性肿瘤，由分化程度不同的未成熟胚胎组织构成，实质部分多伴有出血坏死。

【临床表现】 成熟畸胎瘤是良性卵巢肿瘤，多发生在育龄妇女，不影响月经。通常中等大小，圆形或椭圆形。未成熟畸胎瘤属恶性肿瘤，常见少女或经绝后妇女，临床上无明显症状，不易与成熟畸胎瘤区分。

【超声表现及诊断要点】

（1）二维超声图像特点

①光团型：囊壁光滑，包膜清楚、规则，椭圆形，囊内液性无回声区基础上有强光团、光斑（图11-4-23）。

②脂液分层型：囊壁光滑，包膜清楚，囊肿内见一水平线，线上为均质密集点状回声，线下为无回声区。内夹杂强光团或纤细光带。

③类囊型：囊壁光滑，囊内无回声区基础上均匀细小点状回声。

④强气体型：整个畸胎瘤为一弧形强光团，其内结构不清晰。极易误认为肠腔气体。

（2）彩色多普勒特点：上述类型彩色多普勒检查多数无血流或少许点状血流。

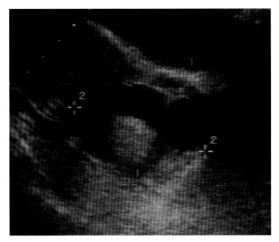

图 11-4-23 右侧卵巢良性畸胎瘤声像图

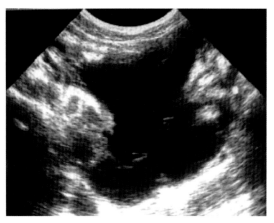

图 11-4-24 胃癌双侧卵巢库肯勃瘤声像图

【鉴别诊断】 成熟畸胎瘤与未成熟畸胎瘤很难从超声检查中鉴别。

【临床意义】 一般育龄妇女畸胎瘤虽多数为良性，也需即时切除。而少女及绝经后妇女必须尽快切除。

4.卵巢转移性肿瘤

【病理生理】 由全身其他部位癌肿如胃肠道、乳腺及盆腔器官转移至卵巢，转移性肿瘤占卵巢肿瘤5%～10%。均为实质性，常呈肾形或椭圆形，表面为结节状，可有出血坏死。

【临床表现】 最多见的是胃肠道、乳腺及盆腔器官转移至卵巢，一般为双侧，临床上称库肯勃瘤。

【超声表现】 双侧附件区可见大小相似的卵巢实质性肿块，肿瘤边界清楚，其内回声均匀细小，可伴有腹腔无回声区积液。超声检查时需注意，腹腔其余脏器有无原发病灶及转移病灶（图11-4-24）。

【鉴别诊断】 应注意与单纯卵巢腺癌相鉴别，注意询问患者的病史。

【临床意义】 凡转移性卵巢癌较难治愈预后差。

（三）卵巢肿瘤良、恶性鉴别

1.二维及彩色多普勒特点

（1）肿瘤内回声是否均匀，肿瘤表面是否光滑、有无包膜对鉴别良、恶性肿瘤有一定帮助。

（2）如果肿瘤周边即及内部有丰富的血流信号和动、静脉瘘形成，频谱低阻力型血流，则可确诊。如果未探测到明确血流及低阻力型动静脉瘘，也绝不能轻易否定恶性肿瘤。

①卵巢良性肿瘤：内部无血流，$RI > 0.4$。

②卵巢恶性肿瘤：血流丰富，呈网状，$RI < 0.4$，低阻力型。

2.超声造影特点

（1）良性肿瘤：超声造影显示良性肿瘤包膜或分隔及细小乳头回声均呈缓慢强化、弱强化或未强化。超声造影强化开始增强时间晚，达峰时间晚，造影剂灌注强度低，时间-强度曲线上升支及下降支均平缓。肿瘤内部无论是囊内出血、黏液及类脂质回声造影剂均无强化表现。

（2）恶性肿瘤：超声造影显示恶性肿瘤包膜及内部造影剂均快速强化，造影强化的开始增强时间早，达峰时间早，消退时间早，造影剂灌注强度高，时间-强度曲线上升支及下降支均陡直。

3.临床评价 卵巢肿瘤是最常见及多发的肿瘤，早期正确诊断、区分肿瘤良恶性十分重要，但需将临床与生化检查、各种影像手段结合，尽可能达到早期诊断。应用经腹部超声及经阴道超声诊断已成为妇产科必不可少的检查手段，目前加上超声造影可大大提高早期诊断的水平。但是所有检查手段都不是绝对正确的，尚需不断研究和总结。

### 三、输卵管疾病超声诊断

#### (一)正常输卵管超声造影

1.输卵管生理解剖　输卵管为一对细长而弯曲的管道,长8~14cm。内侧与子宫角相连,通于子宫腔内,外端游离而靠近卵巢,开口于腹腔。输卵管由内向外分四部分:间质部、峡部、壶腹部及末端的伞部。正常输卵管不易显示,输卵管超声造影可用来显示输卵管全程及诊断疾病。

2.超声造影方法与显像　患者于月经干净3~8d,在经阴道三维超声监控下,将输卵管通水管放入子宫腔内。造影剂用sonovue 1.5ml加入0.9%氯化钠注射液8.5ml[其中加入庆丰大霉素8万单位+阿托品(0.25mg)+地塞米松2.5mg+利复卡因50mg稀释至20ml溶液中]振摇后,形成微泡混悬液。通过通水管将造影剂缓缓注射入宫腔内。使用具有脉冲减影谐波成像技术的四维动态彩色多普勒超声诊断仪,主要观察造影剂沿输卵管腔全程移动的实时情况,注意观察输卵管伞端及溢出状态。立体成像显示清晰,患者无不适(图11-4-25)。

#### (二)输卵管积水

【病理生理】　输卵管积水由于炎症(性病、结核、细菌感染等)致使伞端闭锁,管腔内渗出物聚集而成,管腔膨胀,形成"腊肠"状。急性感染也可形成输卵管积脓。

【临床表现】　由于慢性炎症引起输卵管管腔局部炎性、粘连,使输卵管不通畅,液体集聚在输卵管腔内。常表现为白带增多,月经可规律,也可不规律,下腹稍感不适。如有发热、白细胞升高、脓性白带则考虑急性炎症或积脓。

【超声表现及诊断要点】

(1)二维超声图像特点:输卵管积水显示在附件区"腊肠样"无回声区,清亮、囊壁薄、光滑,无血流。卵巢常可显示。如果无回声区内有细小光点,又有发热,血象高,脓性白带则考虑输卵管积脓(图11-4-26)。

(2)彩色多普勒特点:囊壁则可见少许点状血流信号。

【鉴别诊断】　输卵管积水应与输卵管结核相鉴别。

【临床意义】　急性炎症应及时用抗生素治疗。如为慢性炎性渗出或输卵管积水、包裹,可用中药治疗。

#### (三)附件炎性肿块及盆腔炎性肿块

【病理生理】　女性盆腔生殖器官炎症是妇女常见疾病,主要包括子宫内膜炎、输卵管炎、输卵管卵巢脓肿、盆腹膜炎、盆腔脓肿等,急性期临床易确诊。输卵管卵巢炎症引起渗出,纤维化增生包绕肠管、大网膜及子宫,可局限在附件区及子宫直肠陷窝,也可延伸到整个盆腔内。

【临床表现】　由于慢性炎症引起附件区局部炎性、粘连,使输卵管不通畅,液体可集聚在输卵管内、子宫直肠陷凹内,与肠管网膜粘连。常表现为白带多,月经不规律,下腹胀痛、不适,小便次数多,或曾有急性炎症表现。

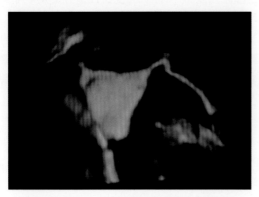

图11-4-25　正常输卵管全程超声造影术

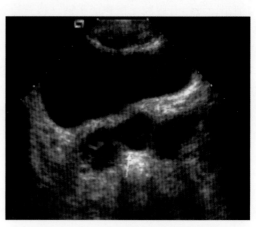

图11-4-26　右侧输卵管积脓声像图

**【超声表现及诊断要点】**

（1）二维超声图像特点：急性期易确诊，超声检查可探及不规则无回声区，无明显包膜，其内细小密集光点。常延伸到子宫两旁及子宫直肠陷凹处。无包膜，边界不清晰、不规则、周围有肠管气体包绕，无回声区内有纤维素样光带；有时包块可粘连成实性团块。

（2）彩色多普勒特点：急性炎症时呈网状或环状血流信号；粘连形成的实性包块其内有少许点状血流信号（图11-4-27）。

**【鉴别诊断】** 附件炎性肿块及盆腔炎性肿块应注意与结核性腹膜炎相鉴别。

**【临床意义】** 急性炎症应该及时用抗生素治疗。如为慢性炎性渗出或包裹可用中药治疗，必要时可以手术治疗。

### （四）结核性盆腹膜炎

**【病理生理】** 结核性盆腹膜炎分腹水型及包裹型，均可见肠管僵直，肠管内为潴留的肠内容物。腹膜增厚，表面布满大小不等的散在灰黄色结节，腹腔内有大量积水为腹水型。包裹型则为局限型积水，周围有粘连肠管及大网膜包裹，形态不规则，可有粘连纤维素光带。盆腹膜结核多合并输卵管结核。

**【临床表现】** 低热、腹胀、结核菌素试验阳性、红细胞沉降率快等症状。也有些人症状不明显，仅感觉到腹胀或咳嗽，常于查体时发现。

**【超声表现及诊断要点】**

*1.结核性盆腹膜炎腹水型*

（1）二维超声图像特点：盆腹腔内可有较多的无回声积液区。肠管增粗、僵直，肠管内可见潴留的肠内容物，蠕动差。腹膜增厚，表

面布满大小不等的结节，有时在腹膜上也可见点状或片状强光点或光斑，为钙化斑。

（2）彩色多普勒特点：结节上可见点状血流信号。

*2.结核性盆腹膜炎包裹型*

（1）二维图像特点：局限型无回声区，周围有粘连肠管及大网膜包裹，形态不规则，亦有粘连纤维素光带，有时可见点状或片状强点或光斑，为钙化斑。盆腹膜结核多合并输卵管结核（图11-4-28）。

（2）彩色多普勒特点：结节上多无血流信号。

**【鉴别诊断】** 应与单纯的感染性炎性腹水、肝硬化腹水、肿瘤伴腹水相鉴别，必要时可行腹水穿刺，检查细胞性质以确诊。

**【临床意义和治疗】** 按结核疗程进行治疗，如果因为粘连发生肠梗阻则需手术治疗。

### （五）原发性输卵管癌

**【病理生理】** 原发性输卵管癌常见于绝经前后、不孕症及慢性输卵管炎症。输卵管癌为腺癌，单侧、好发于壶腹部，病变起自输卵管黏膜层，输卵管增粗呈腊肠形或梨形，实性，大小不等，常与周围组织、网膜、肠管粘连，形成肿块。

**【临床表现】** 典型症状为无任何不适的阴道大量排液，早期为清亮液体，晚期为血性。此病少见，极易误诊。早期不易诊断，待转移至其他脏器时，才发现。

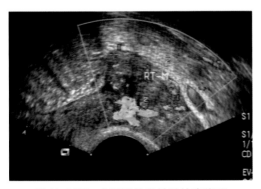

**图11-4-27 右侧附件炎性肿块声像图**

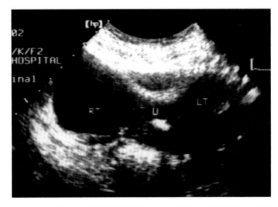

**图11-4-28 结核性盆腹膜炎伴子宫双侧附件结核声像图**

**【超声表现及诊断要点】**

1.二维及超声图像特点　一侧及两侧附件区可见呈实性腊肠形或梨形肿块，与子宫紧连，向盆侧壁延伸及转移。子宫常增大、边界毛糙、分界不清伴腹腔无回声区。如有网膜及腹膜转移，可出现网膜及腹膜上小结节。

2.彩色多普勒特点　肿块内血流丰富；若有网膜及腹膜转移，则网膜及腹膜上小结节均可见彩色血流信号（图11-4-29）。

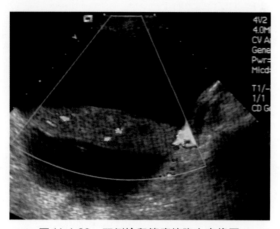

图11-4-29　双侧输卵管癌伴腹水声像图

**【鉴别诊断】**　应与卵巢肿瘤伴腹水及其他脏器肿瘤伴腹水相鉴别。需注意有无其他脏器转移。

**【临床意义】**　因早期诊断困难，故建议女性应每年做妇科检查及超声检查。

（李金莲　王　音　雷小莹）

## 参考文献

[1] 陈忠年,杜心谷.1982.妇产科病理学.上海：上海科学技术出版社,1982

[2] 张晶.妇产科超声检查指南及报告书写示范.中国超声医学杂志,2007,3:238-240

[3] 谢红宁.妇产科超声诊断学.北京：人民卫生出版社,2005

[4] 田家玮,姜玉新.超声检查规范化报告.北京：人民卫生出版社,2015

[5] 谢幸,孔比华,段涛.妇产科学.9版.北京：人民卫生出版社,2018

# 第12章 产 科

## 第一节 早期妊娠及胎儿附属物超声检查

### 一、胚胎学基础

早期妊娠胚胎阶段是人生长发育过程中最复杂的过程，了解这一过程的变化，对于妊娠早期超声声像图的认识和评价都是非常重要的。

#### （一）胚胎前期

胚胎前期是指受精开始至第2周末二胚层胚盘的出现。

第1周：精子首先经子宫颈管入子宫腔，卵子经卵巢排出后运行到输卵管壶腹部等待受精。月经周期第15天左右，精子与卵子在壶腹部相遇结合成为受精卵。受精卵借助输卵管蠕动及其内膜纤毛的摆动向宫腔移动并同时进行有丝分裂，约在受精后第3天，受精卵分裂成16个细胞组成的形如桑葚的实心细胞团，称为桑葚胚。桑葚胚继续分裂，细胞间逐渐出现囊腔和囊液，形成囊胚（图12-1-1），此时约为受精后第4天。在受精后6～7d，子宫内膜正处于月经周期的分泌期，此时的子宫内膜水肿肥厚，十分有利于胚胎的植入，称为蜕膜。囊胚接触子宫内膜开始着床，也称为植入。植入的部位一般在子宫腔上部前壁或后壁。月经周期约第23天，着床完成，孕卵深深埋入蜕膜内。囊胚外层为滋养层，与胚胎营养有关，整个滋养层分化为两层，外层是合体滋养层，内层为细胞滋养层，合体滋养层内含有母体血液。

第2周：囊胚内的一端有一团细胞，称为内细胞团。受精第2周开始，内细胞团着床后分化发育成胚盘、羊膜囊、原始卵黄囊，三者形成一个复合体，胚盘是一薄片样组织，由内胚层

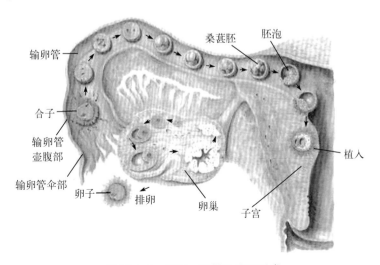

图 12-1-1 排卵、受精及囊胚形成

和外胚层组成。外胚层与滋养细胞间是羊膜囊，内胚层的周边部向下延伸形成原始卵黄囊。胚盘处于羊膜囊与原始卵黄囊之间，它是人体的原基，是胚胎最早期的结构。而滋养层、卵黄囊和羊膜腔则为其提供营养和保护。

起初，原始卵黄囊大于羊膜囊，但随后羊膜囊迅速增大，大于原始卵黄囊，并且包围了胚胎。囊胚的内腔称为胚外体腔。随着羊膜囊不断增大，胚外体腔越来越小。妊娠 13～16 周，羊膜与绒毛膜完全融合，胚外体腔消失。

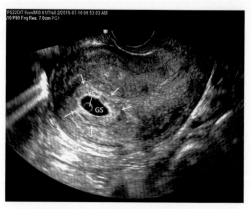

**图 12-1-2　妊娠"双环征"**

停经 42d，经阴道超声检查显示妊娠囊及"双环征"（箭头所示）。GS.妊娠囊；YS.卵黄囊

### （二）胚期

受精后第 3 到第 8 周为胚期。第 3 周开始二胚层胚盘分化出三胚层，分别为内胚层、中胚层、外胚层。此后，胚盘的 3 个胚层分别进行分化，逐步形成特征性组织和器官。外胚层形成神经管、皮肤等，中胚层形成肌肉、骨骼、结缔组织、泌尿生殖系统等，内胚层形成呼吸道、消化道、甲状腺等。

## 二、正常早期妊娠超声特点

### （一）妊娠囊

妊娠囊（gestational sac，GS）是早期妊娠超声首先发现的妊娠标志。随着超声医学的快速发展，宫内妊娠囊的发现时间不断提前，一般经腹部超声可以在停经后 5～6 周发现妊娠囊，而经阴道超声检查则可在停经后 4 周发现妊娠囊。早期妊娠囊超声图像表现为中央极小的无回声区，周边部为一厚度均匀的高回声，该高回声来自正在发育的绒毛和邻近的蜕膜。起初小妊娠囊常为圆形，随着妊娠月份增大，妊娠囊逐渐增大，变为椭圆形。早期妊娠囊的重要特征就是"双环征"（图 12-1-2），形成的原因可能是妊娠囊着床的过程中发生少量出血，致使子宫壁蜕膜和包蜕膜分离，表现为靠近妊娠囊无回声的强回声线和其外侧的另一强回声线，两者之间存在微量液体而呈低回声带。妊娠囊内侧的强回声线由平滑绒毛膜与包蜕膜形成，外侧的强回声线则由壁蜕膜形成。妊娠 5～6 周，经腹部超声尚未显示卵黄囊时，通过观察"双环征"来确诊宫内妊娠是非常有效的。"双环征"在妊娠 10 周后消失。

需要注意的是妊娠囊内未见卵黄囊和胚胎时诊断宫内早期妊娠要慎重，一定要和假妊娠囊进行鉴别。假妊娠囊轮廓不规则，无"双环征"，囊壁厚薄不等，内部回声不均匀，囊内无胚芽及卵黄囊，动态观察，假妊娠囊不随孕龄增长而增长。

### （二）卵黄囊

卵黄囊（yolk sac，YS）是妊娠囊内胚芽旁显示的一个小圆形囊状结构，直径为 5～6mm，经阴道超声在妊娠 5～6 周后可显示卵黄囊。妊娠 7 周时，卵黄囊直径最大（图 12-1-3），10 周后逐渐缩小（图 12-1-4）。超声发现妊娠囊内存在卵黄囊可以肯定为宫内妊娠，是胚胎良好、妊娠预后良好的标志，如未显示卵黄囊，则可能为枯萎妊娠囊或提示胎儿畸形可能。卵黄囊过大（10mm）或过小（3mm），均提示妊娠结局不良。

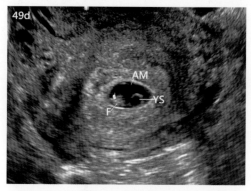

**图 12-1-3　停经 49d 经阴道超声显示卵黄囊**

YS.卵黄囊；AM.羊膜；F.胚胎

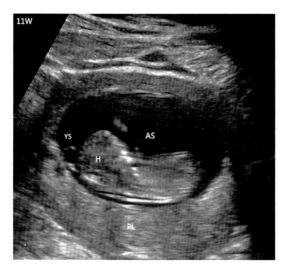

**图 12-1-4 停经 11 周经腹部超声显示卵黄囊**
YS.卵黄囊；AS.羊膜腔；H.胎头；PL.胎盘

### (三) 胚芽

最早妊娠 5～6 周可见胚芽 (fetal pole)。应用经阴道探头检查，可在卵黄囊一旁显示一强回声结构，长 1～2mm，中央可见微弱原始心管搏动，妊娠囊平均直径 5～12mm。妊娠 7 周，胚胎长约 4mm，超声显示一棒状结构，胎体向腹侧弯曲，可显示胎体头极和尾极轮廓，并可显示很短的上、下肢肢芽。妊娠 8 周，胚胎初具人形 (图 12-1-5)，脊柱轮廓及背部结构变得清晰，胎儿前腹壁开始观察到增厚的稍强回声，为生理性中肠疝 (midgut herniation)。妊娠 9 周开始称为胎儿。全身各部分迅速发育，四肢更加明显，生理性中肠疝更加清晰 (图 12-1-6)。

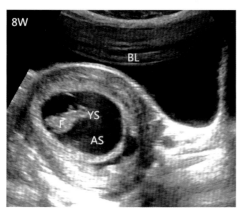

**图 12-1-5 停经 8 周经腹超声显示胚胎**
YS.卵黄囊；AS.羊膜腔；F.胚胎；BL.膀胱

妊娠 10 周，能显示上、下肢全长，肢体活动相当活跃，但心脏结构显示不清晰。妊娠 11～12 周，胎儿脊柱可辨认，头面开始显现，四肢骨骼可显示，生理性中肠疝缩小并开始逐渐消失。

### (四) 羊膜囊

羊膜囊 (amniotic sac) 是妊娠囊内的一个膜状结构，壁菲薄，早期常不易显示。起初羊膜囊和卵黄囊基本相等，有学者将此称为"双泡征"。以后随着羊膜腔快速发育，羊膜囊大于卵黄囊，"双泡征"在妊娠 7 周后不再出现。经腹部超声加大增益或经阴道超声检查可在绒毛膜腔内清楚显示一囊样结构即为羊膜囊，胚胎位于羊膜腔内 (图 12-1-7)。其外侧为胚外体腔，卵黄囊位于其内。羊膜腔增大速度快于绒毛膜腔，因此羊膜囊逐渐与绒毛膜靠近融合，最终两者紧密相接，胚外体腔消失。这一过程一般发生在 12～16 周，但是也有少数胎儿在妊娠晚期仍可见羊膜，目前尚无明确病理意义。

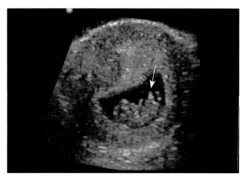

**图 12-1-6 停经 9 周生理性中肠疝，疝的大小约 0.61cm×0.60cm**

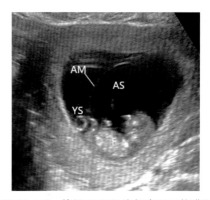

**图 12-1-7 停经 11 周经腹超声显示羊膜囊**
F.胎儿；AS.羊膜囊；YS.卵黄囊；AM.羊膜

### （五）胎盘

约在妊娠6周起，叶状绒毛膜和底蜕膜一起形成了原始胎盘（placenta，pl）。超声声像图显示妊娠囊的局部增厚，回声增强细密（图12-1-8）。妊娠9～10周，超声可显示到较典型的半月形胎盘，内部回声均匀一致，但胎盘边缘常在孕中早期才能明确。

### （六）胎儿颈项透明层测量

颈项透明层（nuchal translucency，NT）是指胎儿颈后部皮下的无回声带，是早孕晚期所有胎儿均出现的一种声像图表现。NT测量时间为妊娠11～13$^{+6}$周，此时胎儿头臀长相当于45～84mm。标准测量切面选择胎儿正中矢状切面，胎儿颈部自然伸展，不能仰伸或屈曲，将胎儿头胸部放大，尽量显示胎儿鼻骨及间脑，测量时应垂直于皮肤光带在NT最宽处测量，游标的内缘应放置于NT的外缘测量（图12-1-9）。

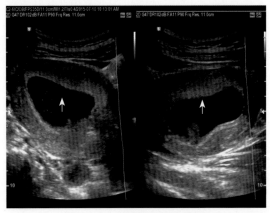

**图12-1-8 停经10周早期胎盘**

停经10周，子宫前壁显示胎盘回声

正常情况下NT测值<2.5～3mm。NT增厚与胎儿染色体畸形有关，主要是21-三体。当NT值为3mm，出现染色体三体的危险性增高29倍，当NT值在4mm以上，胎儿妊娠结局较差。

## 三、妊娠早期妊娠龄的估计

一般情况下，利用月经周期计算的妊娠龄常不准确，部分孕妇月经周期不规律、末次月经时间不准确、排卵提前或推迟都是造成妊娠龄估算不准确的原因。但是，不管以上指标如何变化，多数学者认为在妊娠早期根据胚胎和胎儿发育情况可以准确推算妊娠龄。

### （一）妊娠囊测量

妊娠早期卵黄囊和胚胎尚未显示时，通过妊娠囊的大小可以估计妊娠龄，但这种方法准确性不高，妊娠囊的显示是诊断早孕的依据，而胚胎的出现才能准确估计妊娠龄。多数学者通过测量妊娠囊平均内径和最大内径来估算妊娠龄。简便的估算方法有以下两种。

1.妊娠龄（d）=妊娠囊平均内径（mm）+30，妊娠囊平均内径（cm）=（纵径+横径+前后径）÷3。

2.妊娠龄（周）=妊娠囊最大内径（cm）+3。

以上估算方法仅适用于妊娠7周内的胎儿，各个测值只取内径。

### （二）胎儿头臀长（CRL）测量

在妊娠6～12周，根据胎儿头臀长来估计妊娠龄是最准确的方法。取胎体最长、最直的

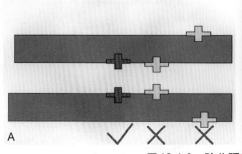
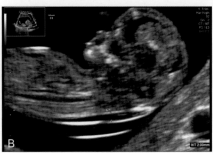

**图12-1-9 胎儿颈项透明层测量**

A. NT测量方法示意图（取胎儿正中矢状切面，测量游标的内侧缘放置于NT的外缘）；B. 12周胎儿NT测量，厚约2.0mm

正中矢状切面，测量胚胎的颅顶部到臀部外缘的距离。估算公式如下。

妊娠龄（周）=CRL（cm）+6.5

此方法适用于妊娠7～12周，测量时注意不包括胎儿肢体或卵黄囊。

### （三）妊娠囊内结构显示判断妊娠龄

妊娠5周妊娠囊内胚胎呈点状高回声，周边"双环征"。妊娠5～6周显示卵黄囊，确定宫内妊娠。妊娠6～7周显示胚芽和胎心搏动。妊娠7～8周显示胚胎轮廓。妊娠8～9周显示头体及肢芽。妊娠9～10周可见胎头。妊娠10～11周可见四肢骨及指趾。妊娠12周可见四腔心及脊柱（图2-1-10）。

## 四、胎儿附属物

胎儿附属物包括胎盘、胎膜、脐带和羊水，它们对维持胎儿宫内的生命及生长发育起重要作用。

### （一）胎盘

1.胎盘的构成

（1）羊膜：羊膜是构成胎盘的胎儿部分，为胎盘的最内层。羊膜光滑，无血管、神经及淋巴，具有一定的弹性。

（2）叶状绒毛膜：是构成胎盘的胎儿部分，是胎盘的主要部分。

（3）底蜕膜：是构成胎盘的母体部分。

2.胎盘的功能

（1）气体交换：在母体与胎儿之间，$O_2$ 和 $CO_2$ 以简单扩散方式进行交换。

（2）营养物质供应：葡萄糖是以易化扩散的方式通过胎盘，氨基酸、维生素C和维生素B以主动运输方式通过胎盘，游离脂肪酸、水、钾、钠和镁及脂溶性维生素以简单扩散的方式通过胎盘。

（3）排出胎儿代谢产物：胎儿代谢产物如尿素、尿酸、肌酐、肌酸等，经胎盘送入母血，由母体排出体外。

（4）防御功能：胎盘的屏障作用极有限。各种病毒（如风疹病毒、巨细胞病毒等）、分子量小对胎儿有害的药物，均可通过胎盘影响胎儿致畸甚至死亡。细菌、弓形虫、衣原体、螺旋体可在胎盘部位形成病灶，破坏绒毛结构进入胎体感染胎儿。母血中免疫抗体如IgG能通过胎盘。

（5）合成功能：主要合成激素（蛋白激素和甾体激素）和酶。

### （二）胎膜

胎膜由绒毛膜和羊膜组成。胎膜的外层为平滑绒毛膜，内层为羊膜。胎膜含有甾体激素代谢所需的多种活性酶，故与甾体激素代谢有关。胎膜在分娩发动上可能有一定作用。

### （三）脐带

脐带是连于胎儿脐部与胎盘间的条索状结构，脐带外覆羊膜，内含一条脐静脉和两条脐动脉。妊娠足月胎儿的脐带长30～100cm，血管周围为脐带胶质，有保护脐血管的作用。胎儿通过脐带血循环与母体进行营养和代谢物质的交换。

### （四）羊水

1.保护胎儿 胎儿在羊水中自由活动，防止胎儿自身与羊膜粘连而发生畸形；羊水温度

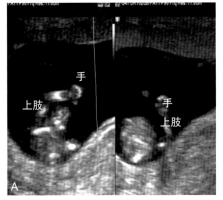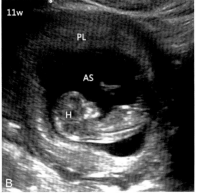

**图12-1-10 胚胎**

H.胎头；PL.胎盘；AS.羊膜腔

适宜，有一定活动空间，缓冲外界对胎儿的机械损伤；临产时，分散宫缩时压力，避免胎儿受压导致的胎儿窘迫。

2.保护母体 减少胎动所致的不适感；临产后，前羊水囊扩张子宫颈口及阴道；破膜后羊水冲洗阴道减少感染。

## 五、胎盘

### （一）正常胎盘

胎盘是一个"因妊娠而生，随分娩而去"的临时性器官，是母体与胎儿之间的"物资交换站"。胎盘因各种原因导致的发育不良，功能不全，发生绒毛血管梗死、痉挛、缺血等改变，都会影响母儿间的物质交换，影响胎儿的生长发育，导致胎儿宫内发育迟缓、宫内缺氧，甚至发生胎儿因严重缺氧引起的宫内死亡。

### （二）正常胎盘超声观察内容

超声所观察的内容包括胎盘所在位置、大小、数目、形状、内部回声、成熟度、下缘与宫颈内口关系、胎盘后结构回声及胎盘内多普勒血流情况等。正常胎盘实质呈中等回声，光点细而均匀，随着妊娠进展，胎盘趋于成熟，会出现不同程度的钙化斑。临床上主要根据绒毛膜板、胎盘实质、基底膜3部分的改变进行胎盘分级（图12-1-11），以估计胎盘功能及胎儿成熟情况（表12-1-1）。

表12-1-1 胎盘分级

| 分级 | 绒毛膜板 | 绒毛实质 | 基底层 |
| --- | --- | --- | --- |
| 0级 | 光滑 | 密集低回声，分布均匀 | 回声无增强 |
| Ⅰ级 | 小波浪状 | 有散在强光点 | 回声无增强 |
| Ⅱ级 | 呈锯齿状向胎盘实质凹进，但未与基底层相连 | 回声增强、增粗，分布不均匀 | 出现短线条状强回声 |
| Ⅲ级 | 呈锯齿状，与基底层相连，形成胎盘小叶 | 小叶中心有环状回声、强回声光团及声影 | 大片或有融合的光带回声 |

### （三）异常胎盘

1.副胎盘

【病理生理】 在离主胎盘的周边一段距离的胎膜内，有一个或数个胎盘小叶发育，副胎盘与主胎盘之间有胎儿来源的血管相连，副胎盘的发生率约3%。

【超声表现及诊断要点】 二维超声显示在主胎盘之外有一个或几个与胎盘回声相同的实性团块，与主胎盘之间至少有2cm的距离间隔。彩色多普勒血流显像显示此实性团块与主胎盘之间有血管相连接，且多普勒频谱提示为胎儿血管。如果副胎盘是从主胎盘跨过宫颈内口到对侧时，应注意有无血管前置。

【临床意义】

（1）副胎盘较易发生胎盘梗死和帆状脐带

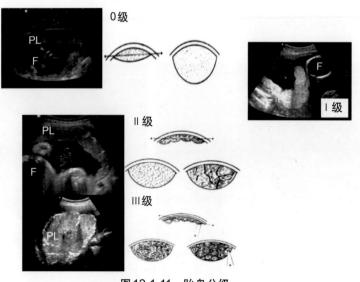

图12-1-11 胎盘分级

PL：胎盘；F：胎儿

附着。

（2）主胎盘排出后，副胎盘可能残留于子宫腔内，而引起严重的产后大出血。

2.轮状胎盘

【病理生理】 轮状胎盘是指胎盘的胎儿面中心内凹，周围环绕增厚的灰白色环，环是由双折的羊膜和绒毛膜构成，其间有退化的蜕膜及纤维。在环内，胎儿面为常见的外形，并附着于脐带上，可见到有大血管中断于环的边缘。轮状胎盘的发生率不到1/6000。

【超声表现及诊断要点】 轮状胎盘的特征性声像改变为胎盘边缘呈带状、阁板状或片状突向羊膜腔，内部回声与胎盘实质回声相似，有出血或梗死者，内部可出现无回声或低回声区。探头对胎盘做放射状扫查，即对胎盘边缘做360°扫查观察，有利于评估轮状胎盘的程度。有些情况下，如后壁胎盘，由于胎体的影响，可能未能显示而漏诊（图12-1-12）。

【临床意义】 部分型轮状胎盘不引起任何胎儿异常，但是完全型轮状胎盘与胎盘早剥、早产、宫内生长受限（IUGR）、胎儿畸形、围生儿死亡发生率增高有关。

3.胎盘实质回声异常

【病理生理】 根据Fox病因分类可以有以下几种。

（1）母血循环障碍引起：①绒毛周围纤维蛋白沉积；②绒毛膜下纤维蛋白沉积；③巨大的绒毛膜下血栓；④底蜕膜血肿；⑤绒毛下或边缘血肿。

（2）胎血循环障碍引起：①绒毛间血栓；②绒毛膜动脉干血栓形成；③羊膜下血肿。

【超声表现及诊断要点】

（1）胎盘钙化。

（2）局部无回声、低回声病灶。

4.胎盘血管瘤

【病理生理】 胎盘血管瘤又称胎盘绒毛膜血管瘤，是一种原发性良性非滋养层肿瘤，较少见，发生率约1%。

【超声表现及诊断要点】

（1）肿瘤为边界清楚的圆形或类圆形结节，位置通常邻近脐带入口周围，靠近绒毛膜表面，突向羊膜腔；内部回声以低回声或蜂窝状无回声较多见，强回声较少见，后者可能与肿瘤内部既往发生过出血、梗死、纤维化等病理变化有关。肿块较大者（直径＞5cm）常合并羊水过多、胎儿水肿及胎儿宫内生长迟缓，因此需对胎儿进行详细评估，看是否存在上述异常。

（2）肿瘤内部血流较丰富，彩色多普勒可显示肿瘤内有高速或低速血流。这一点可与血肿、绒毛膜下纤维蛋白、部分性葡萄胎、肌瘤变性及胎盘畸胎瘤等相鉴别。在有胎儿窘迫危险的病例中，彩色多普勒和谱频多普勒显示肿瘤内存在明显的高阻力血流。

（3）如果肿块直径接近5cm，即使无母儿并发症的有关异常超声表现，也应行系列超声检查追踪观察，一般2～3周复查1次。

5.胎盘畸胎瘤

【病理生理】 胎盘畸胎瘤是一种罕见的胎盘肿瘤，据报道例数不到10例。其性质属肿瘤起源还是双胎之一畸形胎儿，这个问题尚存在争论。

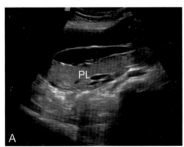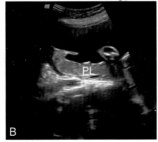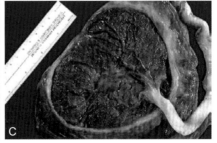

图12-1-12 轮状胎盘超声二维声像图（A、B）及病理标本示意图（C）

**【超声表现及诊断要点】**

（1）为囊实性混合性包块，因40%有钙化，故包块内常有强回声。

（2）具有畸胎瘤的常见声像特征，如有毛发油脂形成的"发团征""垂柳征""杂乱结构征"等。

（3）彩色多普勒显示大多数包块内部无血流。

6.前置胎盘 临床上通常将妊娠28周后若胎盘附着于子宫下段，甚至胎盘下缘达到或覆盖宫颈内口，其位置低于胎先露的情况，称前置胎盘。

**【前置胎盘的分类】** 通常根据胎盘下缘与宫颈内口的关系来定（图12-1-13，图12-1-14）。

（1）完全性前置胎盘指子宫颈内口完全被胎盘组织覆盖。

（2）边缘性前置胎盘，指胎盘下缘达到宫颈内口边缘。

（3）部分性胎盘指胎盘部分覆盖宫颈内口。

分类依时间而不同，妊娠中期胎盘覆盖于宫颈内口或周围者较为常见。随着子宫下段伸展，胎盘位置向上"迁移"，故超声在妊娠中期若发现前置胎盘征象，应随访观察，30～32周以后才能定论。

**【超声表现及诊断要点】**

（1）在膀胱过度充盈的情况下，子宫下段受膀胱压迫，前后壁贴近，造成宫颈内口上移假象，产生前置胎盘的假阳性。应在排尿后适度充盈膀胱的状态下再检查可减少这种假阳性的发生。

（2）侧壁胎盘易产生前置胎盘的假阳性，尤其在侧壁胎盘合并子宫正常旋转及宫颈旁矢状切面的情况下，易将侧壁胎盘误诊为中央性前置胎盘，应注意采取经过宫颈内口的正中的矢状切面来避免此假阳性诊断的发生。

（3）子宫下段局限性收缩使该处肌壁明显增厚并向羊膜腔突出，易产生宫颈内口上移假象，经验不足者易将收缩肌壁误认为胎盘实质回声，从而产生前置胎盘的假阳性诊断。应注意观察该回声是否与胎盘下缘实质回声相延续，并将其与胎盘实质回声进行仔细比较，或间隔

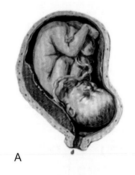
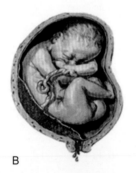
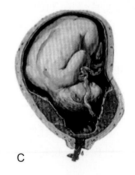

**图12-1-13 前置胎盘分类**

A.边缘性前置胎盘：胎盘下缘紧靠宫颈内口边缘，但未覆盖；B.部分性前置胎盘：胎盘部分覆盖宫颈内口；C.完全性前置胎盘：胎盘分布于子宫峡部以下的前后壁，完全覆盖宫颈内口

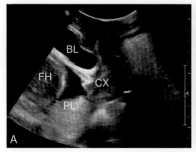
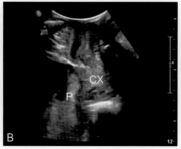
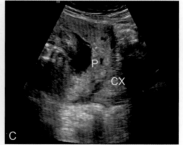

**图12-1-14 三种前置胎盘的二维声像图**

A.边缘性前置胎盘；B.部分性前置胎盘；C.完全性前置胎盘。FH.胎头；BL.膀胱；CX.宫颈；PL.胎盘

30min待子宫收缩波消失后再次检查确定。

（4）胎盘附着在子宫后壁，因胎先露部遮住胎盘回声，经腹部超声不能充分显示胎盘与宫颈内口的关系，容易漏诊前置胎盘。此时应将孕妇臀部垫高，在腹部用手向上轻推胎先露，使后壁胎盘在羊水的衬托下显示清楚，或采取经会阴和经阴道超声扫查以免漏诊。

7.血管前置

**【病理生理】** 血管前置指胎膜血管位于胎先露前方跨越宫颈内口或接近宫颈内口，是绒毛的异常发育所致。

**【超声表现及诊断要点】** 由于帆状胎盘及双叶状胎盘或副胎盘是最易发生血管前置的两种主要原因，因此只要超声检查怀疑这两种异常胎盘，则应考虑血管前置可能。其主要超声表现如下。

（1）二维超声显示位于宫颈之上的血管横切面呈多个圆形无回声，纵切面呈条形或曲线形无回声（图12-1-15）。

（2）位于胎盘下缘的帆状胎盘脐带入口，超声显示脐带的胎盘入口处的脐血管不立即进入胎盘组织，其脐带血管可互相分开，呈扇形，位于胎膜内。

（3）存在从主胎盘越过宫颈内口到对侧的副胎盘。

（4）频谱多普勒或彩色多普勒明确诊断位于宫颈上方的血管为胎儿动脉频谱。

（5）应注意与脐带先露、脐带脱垂、边缘性胎盘血管跨越宫颈内口、扩张突出的子宫下

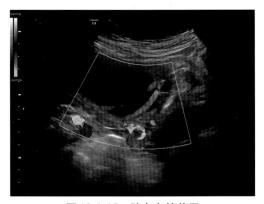

**图12-1-15　胎盘血管前置**

段及宫颈血管等几种情况相鉴别。

（6）经阴道超声扫查对显示覆盖在宫颈内口的血管较经腹部扫查更敏感。

8.胎盘植入

**【病理生理】** 胎盘植入是指胎盘附着异常，表现为胎盘绒毛异常植入到子宫肌层。植入的基本原因是蜕膜基底层的缺乏，蜕膜部分或完全由疏松结缔组织替代。发生植入的常见部位有子宫瘢痕、黏膜下肌瘤、子宫下段、残角子宫等部位。一般分3种类型：胎盘粘连、胎盘植入、胎盘穿透。超声不能区分。

**【超声表现及诊断要点】**

（1）胎盘后方子宫肌层低回声带（正常厚1～2cm）消失或明显变薄≤2mm，子宫壁与胎盘之间的强回声蜕膜界面消失。

（2）子宫与膀胱壁的强回声线变薄，变为不规则或中断。

（3）在胎盘植入时，胎盘内常存在显著的或多个无回声腔隙，通常也称作"硬干酪"现象。

（4）于胎盘的附着处出现子宫局部向外生长的包块。

（5）彩色多普勒显示胎盘周围血管分布明显增多增粗而不规则。虽然胎盘周围血管间隙在胎盘正常黏附的患者也很常见，但有胎盘植入的胎盘内血管间隙趋向于更多更大（图12-1-16）。

（6）注意与胎盘滞留和胎盘嵌顿相鉴别：胎盘内部是否有血流信号，边缘与子宫壁分界是否清楚。

9.胎盘早剥

**【病理生理】** 妊娠20周后至胎儿娩出前胎盘部分或全部从子宫壁剥离称为胎盘早剥，又称胎盘早期剥离，是晚期妊娠的严重并发症之一。妊娠高血压综合征（简称"妊高征"）患者或有外伤史的孕妇较正常孕妇发病率高。根据出血情况分为外出血型和内出血型。血液由宫颈口向外流出称为外出血型，又称显性出血；血液积于胎盘与子宫壁之间，没有外流称为内出血性型，又称隐性出血。其中外出血型占80%左右。

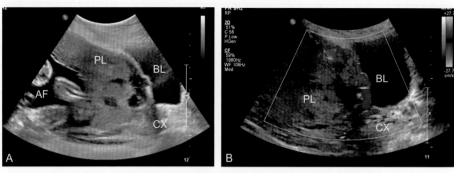

图 12-1-16　胎盘植入二维超声声像图（A）和彩色多普勒声像图（B）

CX.宫颈；BL.膀胱；PL.胎盘；AF.羊水

**【超声表现及诊断要点】**

（1）内出血型（图 12-1-17）：①在胎盘与子宫壁之间出现血肿形成的无回声区，如出血时间较长，内可见光点及光斑回声，呈半月形或带状；②剥离处绒毛板向羊膜腔突出；③当胎盘与血肿的界线不清时，表现为胎盘局部增厚。

（2）外出血型：①因不形成胎盘后血肿，故胎盘与子宫壁之间无明显暗区；②胎盘剥离面超过 1/3 时，出现胎儿窒息，甚至死亡。

**【鉴别诊断】**

（1）胎盘附着处子宫肌瘤：此处子宫肌瘤形态为圆形或扁圆形，边界清楚的低或高回声团块，向内或向外突出，并推挤胎盘或子宫壁，彩色多普勒显示周围可见环状或半环状血流信号。

（2）子宫壁局部收缩：一般发生在妊娠晚期。当子宫收缩时，局部可见低回声区并突向胎盘，当宫缩停止后局部隆起样回声消失。此情况下可延时超声观察。

（3）胎盘后静脉丛：当胎盘与子宫壁间可探及无回声区时，彩色多普勒可见丰富的静脉血流信号，并结合临床，形态上为迂曲条索样

无回声区，胎盘组织形态正常。

（4）胎盘后子宫壁上迂曲扩张的静脉丛可通过彩色多普勒相鉴别，声像图上在子宫壁上可见不规则无回声区，转换切面可见细长囊状无回声区，为血管长轴切面回声。

（5）胎盘静脉池：胎盘实质内出现一个或多个类圆形无回声区，其内透声差，胎盘形态大小正常。

## 六、羊水

充满在羊膜腔内的液体称为羊水，俗称"胞浆水"。妊娠早期的羊水，主要是母体血清经胎膜进入羊膜腔的透析液。妊娠中期以后，羊水主要来源是胎"尿"液，胎儿通过吞咽羊水使羊水量达到平衡。羊水对母儿双方都有保护作用，是必不可少的。临产后，前羊水囊借助宫缩力，有扩张宫口的作用，使产程得以顺利进行；破膜后，大量羊水冲洗阴道；羊水中的溶菌酶可减少感染机会。胎儿泌尿系统发育异常时，胎儿尿液排出过少可引起羊水量过少；胎儿消化系统发育异常，如食管或小肠闭锁时，胎儿吞咽羊水困

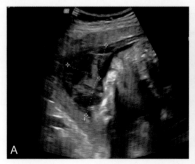
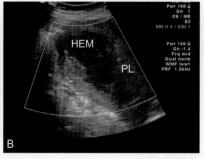
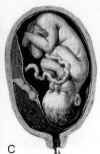

图 12-1-17　胎盘早剥二维超声声像图（A）、彩色多普勒声像图（B）及解剖示意图（C）

PL.胎盘；HEM.血肿

难，可导致羊水过多。因此，临床上常通过观察羊水量的多少，来发现胎儿生长发育正常与否。

超声诊断羊水量的标准如下。

1.羊水过多 ①羊水最大暗区深度（AFV）≥

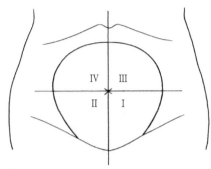

A    AFI=6.2+3.1+3.3+4.1=16.7cm

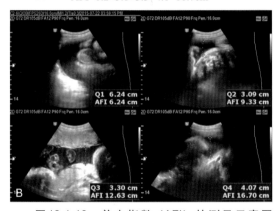

图 12-1-18 羊水指数（AFI）的测量示意图（A）及超声声像羊水指数（AFI）测量声像图（B）

8cm诊断羊水过多，其中AFV 8～11cm为轻度羊水过多，12～15cm为中度羊水过多，＞15cm重度羊水过多。②羊水指数（AFI）≥25cm诊断为羊水过多，其中AFI 25～35cm为轻度羊水过多，36～45cm为中度羊水过多，＞45cm为重度羊水过多。

2.羊水过少 ①羊水最大暗区深度（AFV）≤2cm为羊水过少，≤1cm为严重羊水过少。②羊水指数（AFI）≤5cm为羊水过少，≤8cm为羊水偏少。

羊水指数（AFI）测量方法：以脐横线和腹白线为标志，将腹部分为4个象限，各象限最大羊水暗区垂直径之和为羊水指数（图12-1-18，图12-1-19）。

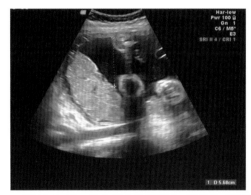

图 12-1-19 羊水最大暗区深度（AFV）的测量超声声像图

# 第二节 中期妊娠超声检查

中期妊娠筛查即系统产前超声检查，包括子宫、胎儿及附属物的全面检查。

## 一、中期妊娠检查时间及内容

### （一）检查时间

妊娠18～24周。值得注意的是，并非此次筛查即可排查胎儿的所有畸形，胎儿发育是一个动态过程，部分畸形如膈疝、梗阻性脑积水、胸腔积液、腹腔积液、心功能不全、胎儿肿瘤等妊娠晚期才可能表现出来。

### （二）检查内容

1.胎儿数目。

2.胎方位。

3.观察并测量胎心率。

4.胎儿生物学指标测量，包括双顶径（BPD）、头围（HC）、腹围（AC）、股骨长（FL）、肱骨长（HL）。

5.胎儿解剖结构检查

（1）胎儿头颅：颅骨强回声环、颅骨外方软组织及颅内结构（脑中线、大脑半球、侧脑室、透明隔腔、丘脑、小脑半球、小脑蚓部、颅后窝池等）。

（2）胎儿颜面部：鼻部及鼻骨、唇部、眼球、晶状体、眶间距、下颌等。

（3）胎儿颈部：有无包块、皮肤水肿、脐带有无绕颈。

（4）胎儿胸部：胸壁的完整性及有无包块、胸腺、双肺、心脏位置、心胸比、有无膈疝等。

（5）胎儿心脏：四腔心切面、左心室流出道切面、右心室流出道及大血管短轴切面、三血管-气管切面。怀疑胎儿心血管系统畸形者，建议行针对性胎儿超声心动图检查。

（6）胎儿腹部：腹壁完整性、肝、胃、脾、肠管、双肾、膀胱、脐动脉、脐带腹壁入口。

（7）胎儿脊柱：矢状面、横切面、冠状面相结合观察脊柱的连续性及椎体、椎弓结构。

（8）胎儿四肢：观察上肢（肩胛骨、肱骨、尺骨、桡骨及双手），下肢（髂骨、股骨、胫骨、腓骨及双足），注意长骨长度、形态、回声及有无手、足姿势异常。

6.胎儿附属物检查

（1）胎盘及脐带：胎盘大小、形状、位置、厚度及成熟度，有无胎盘早剥、植入等；脐带长度、附着位置、脐血管数目，有无脐带缠绕、打结、先露、脱垂等。

（2）羊水量：羊水最大深度、羊水指数。

7.孕妇子宫：宫颈管长度，有无子宫畸形及子宫肌瘤。

## 二、产前筛查标准切面

### （一）标准切面

1.丘脑水平横切面　即双顶径、头围测量切面。显示透明隔腔、双侧丘脑，感兴趣区放大至胎头占屏幕的1/2以上。

测量方法：双顶径测量近场颅骨外缘至远场颅骨内缘间垂直于脑中线的最大距离；头围测量用功能键沿颅骨外缘直接测出周长。注意尽可能使声束垂直于脑中线（图12-2-1）。

2.侧脑室水平横切面　显示侧脑室体部、后角及脉络丛结构，无异常时显示远场的侧脑室即可。放大至胎头占屏幕的1/2以上（图12-2-2）。

3.小脑水平横切面　脑中线居中，显示透明隔腔、两侧丘脑、小脑半球及蚓部、小脑延髓池。放大至胎头占屏幕的1/2以上。测量透明隔腔、小脑横径、小脑延髓池及颈项部皮肤层

厚度（图12-2-3）。

4.鼻唇冠状切面　显示鼻孔、鼻柱、鼻翼、上唇、下唇及颏部（图12-2-4）。

5.双眼眶水平横切面　取胎头横切面，声束尽可能从胎儿面部正前方指向枕部，显示眼眶最大横切面，眼球等大，球内晶状体等大（图12-2-5）。

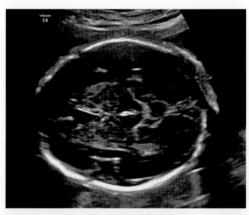

图12-2-1　丘脑水平横切面

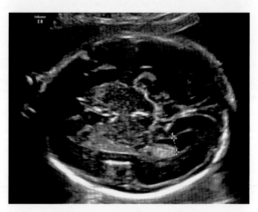

图12-2-2　侧脑室水平横切面

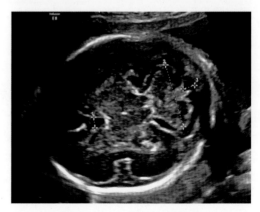

图12-2-3　小脑水平横切面

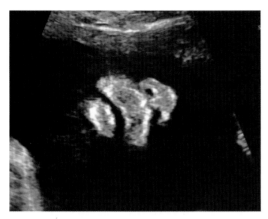

图 12-2-4 鼻唇冠状切面

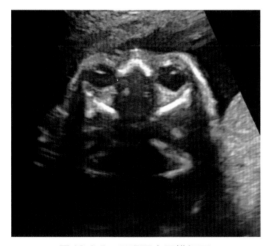

图 12-2-5 双眼眶水平横切面

6.双侧晶状体切面 旁矢状切面分别显示双侧眼球及晶状体(图12-2-6)。

7.颜面部正中矢状切面 声束尽可能正对胎儿面部,显示前额、鼻、鼻骨、上下唇、下颌。放大至颜面部占屏幕的2/3以上。切面内不

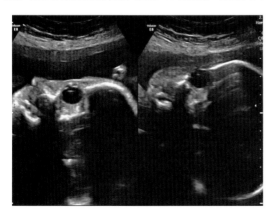

图 12-2-6 双侧晶状体切面

应显示眼眶,可以测量鼻骨的长度。鼻骨的测量方法:测量鼻骨两端的外缘(图12-2-7)。

8.四腔心切面 在腹部横切面的基础上,探头向头侧移动,显示心脏后适当调节探头角度,即可获得四腔心切面。显示左右心房、心室,房室瓣、房室间隔等结构(图12-2-8)。

9.左心室流出道切面 以胸骨旁四腔心切面为基础,探头向胎儿头侧移动,并向胎儿右肩部旋转20°~35°,即左心室流出道切面。该切面显示左心室流出道、主动脉瓣、二尖瓣及室间隔等结构(图12-2-9)。

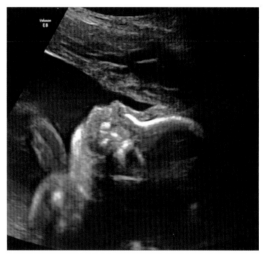

图 12-2-7 颜面部正中矢状切面

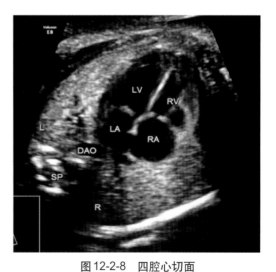

图 12-2-8 四腔心切面

LV.左心室;RV.右心室;LA.左心房;RA.右心房;SP.脊柱;DAO.降主动脉

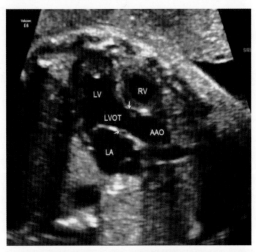

图12-2-9　左心室流出道切面

LV.左心室；LA.左心房；RV.右心室；LVOT.左心室流出道；AAO.升主动脉

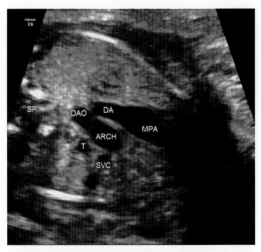

图12-2-11　三血管-气管切面

MPA.肺动脉；DA.动脉导管；DAO.降主动脉；ARCH.主动脉弓；SVC.上腔静脉；T.气管；SP.脊柱

10.右心室流出道切面　在胸骨旁四腔基础上，将探头向胎儿头侧平移，并向胎儿左肩旋转30°～45°，即可显示右心室流出道切面。显示右心室流出道、肺动脉瓣、肺动脉、大动脉交叉与环抱关系、室间隔膜周部等结构（图12-2-10）。

11.三血管-气管切面　以四腔心切面为基础，探头向胎儿头侧平移即可获得，从左前到右后依次显示肺动脉、主动脉弓、上腔静脉和气管。（图12-2-11）。

12.上腹部横切面（即腹围测量切面）　该切面显示胎儿胃泡、门静脉左右支及脊柱的横断面，尽可能使胎儿腹部横切面呈圆形，感兴趣区放大至胎儿腹部占屏幕的1/2以上。测量方法：用功能键测量胎儿腹壁皮肤外缘的周长。注意探头勿过度用力压迫孕妇腹壁，避免胎儿腹部受压变形或腹壁边界显示不清（图12-2-12）。

13.左、右侧膈肌冠状切面或矢状面　胸腹部冠状切面或矢状面显示胸腔与腹腔之间一个光滑的薄带状低回声结构（图12-2-13）。

14.脐带腹壁入口腹部横切面　腹部横切面显示脐带与腹壁的连接处（图12-2-14）。

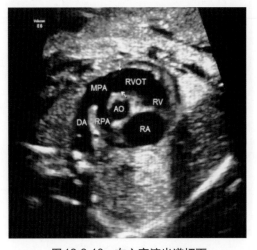

图12-2-10　右心室流出道切面

AO.主动脉；RVOT.右室流出道；RA.右心房；RV.右心室；RPA.右肺动脉；MPA.肺动脉内径

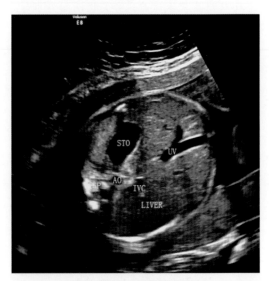

图12-2-12　上腹部横切面

STO.胃泡；SP.脊柱；UV.脐静脉；IVC.下腔静脉；AO.主动脉；LIVER.肝脏

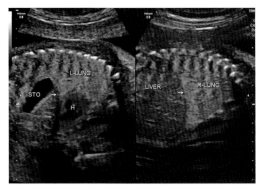

**图 12-2-13 左、右侧膈肌矢状切面**

L-LUNG.左肺；R-LUNG.右肺；H.心脏；STO.胃泡；
LIVER.肝脏；箭头（→）.膈肌

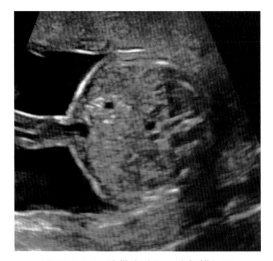

**图 12-2-14 脐带腹壁入口腹部横切面**

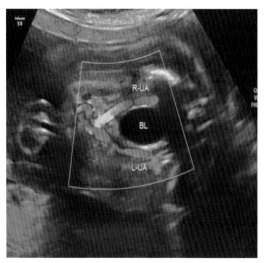

**图 12-2-15 膀胱＋脐动脉横切面**

BL.膀胱；R-UA.右侧脐动脉；L-UA.左侧脐动脉

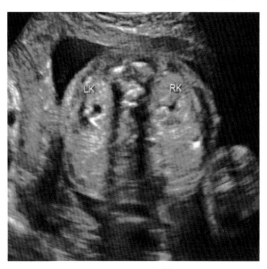

**图 12-2-16 双肾横切面**

LK.左肾；RK.右肾

15.膀胱＋脐动脉横切面 下腹部横切面，显示无回声区的膀胱，彩色多普勒可显示膀胱两侧正常走行的脐动脉（图12-2-15）。

16.双肾横切面 腹部横切面显示脊柱横切面及位于脊柱两侧的肾脏（图12-2-16）。

17.双肾血流图 腹部冠状切面显示双肾冠状切面，腹主动脉发出左、右肾动脉（图12-2-17）。

18.脊柱矢状切面 脊柱呈"双排串珠样"强回声，连续性好，尾端融合，骶尾部略向后翘，脊柱表面皮肤层完整（图12-2-18）。

19.脊柱冠状切面 脊柱呈"三条串珠样"平行线，且两侧强回声带在骶尾部逐渐靠拢（图12-2-19）。

20.脊柱横切面 从上至下连续横切扫查，显示各椎体与其后方的两个椎弓骨化中心呈"品"字形排列，表面皮肤层完整（图12-2-20）。

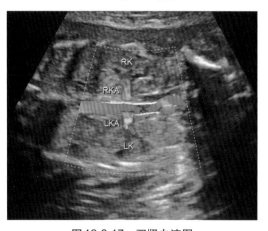

**图 12-2-17 双肾血流图**

RK.右肾；LK.左肾；RKA.右肾动脉；LKA.左肾动脉

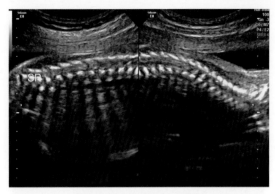

**图12-2-18 脊柱矢状面**

SP.脊柱

21.双侧肩胛骨横切面 上胸部横切面显示双侧肩胛骨（图12-2-21）。

22.肱骨长轴切面（左、右） 显示肱骨全长及两端呈低回声的骨骺端，感兴趣区应放大

至肱骨长占屏幕的1/2以上。测量方法：肱骨长实际是肱骨干的长度，测量点应为肱骨干两端斜面中点之间的距离，不包括骨骺端。注意测量时应选择近场肱骨，声束尽可能垂直于肱骨长轴（或两者夹角＞60°，图12-2-22）。

23.前臂和手的纵切面（左、右） 显示前臂与手的连接（图12-2-23）。

24.前臂横切面（左、右） 显示前臂尺骨和桡骨（图12-2-24）。

25.手的冠状切面或横切面 显示手腕、手掌及掌骨、手指及指骨回声（图12-2-25）。

26.双侧髂骨横切面 盆腔横切面显示双侧对称的髂骨（图12-2-26）。

27.股骨长轴切面（左、右） 显示股骨全长及两端呈低回声的骨骺端，感兴趣区放大至

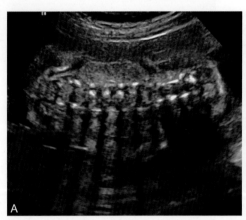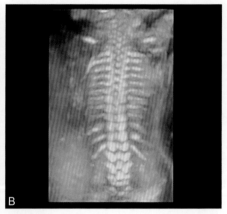

**图12-2-19 脊柱冠状面**

A.二维声像图；B.三维声像图

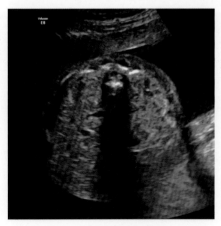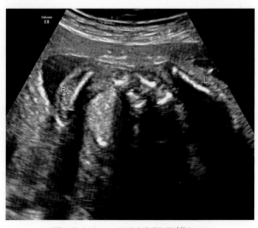

**图12-2-20 脊柱横切面**　　　　　　　**图12-2-21 双侧肩胛骨横切面**

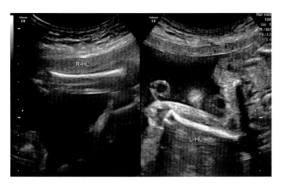

图 12-2-22　双侧肱骨长轴切面

HL.肱骨

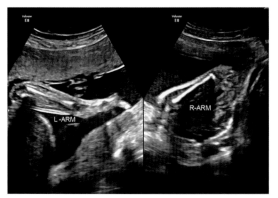

图 12-2-23　前臂和手的纵切面

ARM.前臂

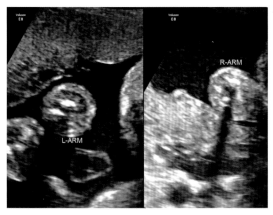

图 12-2-24　双侧前臂横切面

ARM.前臂

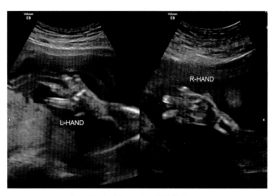

图 12-2-25　双手冠状切面

HAND.手

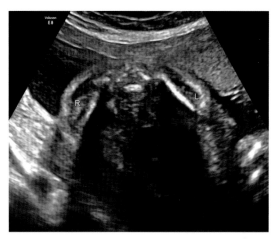

图 12-2-26　双侧髂骨横切面

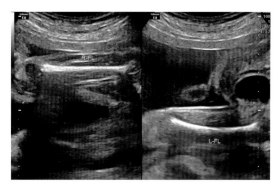

图 12-2-27　双侧股骨长轴切面

FL.股骨

股骨长占屏幕的 1/2 以上，股骨长轴与声束夹角应＞60°。测量方法：股骨长实际是股骨干的长度，测量点应为股骨干两端斜面中点之间的距离，不包括骨骺端。注意测量时应选择近场股骨，声束尽可能垂直于股骨长轴（或两者夹角＞60°）（图 12-2-27）。

28.小腿和足的矢状切面（左、右）显示小腿与足的连接（图 12-2-28）。

29.小腿横切面（左、右）显示小腿胫骨和腓骨（图 12-2-29）。

30.足底切面（左、右）显示足的形态、距骨、足趾及趾骨（图 12-2-30）。

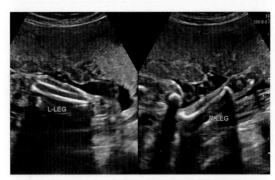

图 12-2-28　双侧小腿和足的矢状切面

LEG.小腿

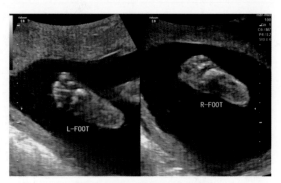

图 12-2-30　双侧足底切面

FOOT.足

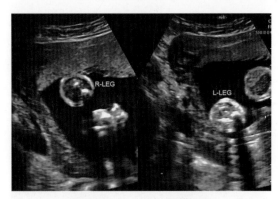

图 12-2-29　双侧小腿横切面

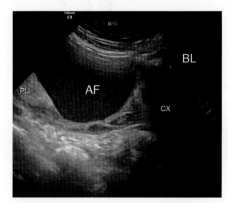

图 12-2-31　子宫颈内口矢状切面

BL.膀胱；PL.胎盘；CX.宫颈；AF.羊水

31.子宫颈内口矢状切面　观察子宫颈内口与胎盘关系（图 12-2-31）。

32.测量胎心率图　采用多普勒或 M 型测量，选择 M 型测量时，取样线上应同时包含心房和心室流出道；采用多普勒测量时，尽可能增大取样门使心房与流出道的频谱血流均包含于内，正常情况下心房率与心室率相同，测量两个连续心动周期中同一时相间的时间间隔即可计算出心率（图 12-2-32）。

33.脐动脉血流及测量　测量切面应取脐带游离段长轴。调节取样容积大小和角度，最好选取与声束夹角＞30°的游离段脐带测量，测量频谱选取轮廓清晰的波形。可用功能键自动获取所需数据，尽量避免在胎儿呼吸样运动时测量（图 12-2-33）。

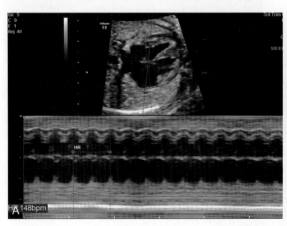

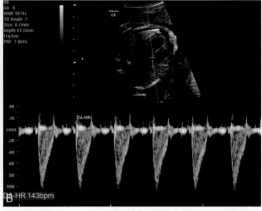

图 12-2-32　测量胎心率

A. M 型；B. PW

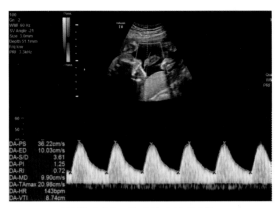

图 12-2-33 脐动脉血流及测量

34.胎盘脐带入口处彩色多普勒 观察脐带插入胎盘处（图12-2-34）。

35.胎盘厚度测量切面 声束应尽可能垂直于子宫壁和胎盘，测量胎盘最厚处，测量点分别为胎盘外缘和胎盘子宫交界处（图12-2-35）。

36.最大羊水深度测量切面 测量子宫腔内羊水最多处无回声区的深度，切面内不能包含肢体或脐带。将声束垂直于水平面，测量此无回声区的垂直深度（图12-2-36）。

37.生长指标 严格在标准切面上测量双顶径、头围、腹围、股骨长、肱骨长，用图表来显示测量结果（图12-2-37）。

（二）注意事项

1.虽然系统产前超声检查（Ⅲ级）对胎儿解剖结构进行了系统全面的筛查，胎儿的主要解剖结构通过上述各切面得以观察与显示，但期望所有的胎儿畸形都能通过系统产前超声检查检出，这是不现实的，也是不可能的。

2.系统产前超声检查（Ⅲ级）受诸多因素影响，如孕妇腹壁脂肪层厚度、胎方位、羊水量等。因此，当一次超声检查难以完成所有要

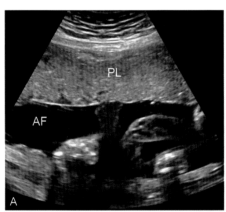
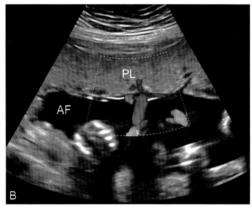

图 12-2-34 胎盘脐带入口处

A.二维声像图；B.彩色多普勒；PL.胎盘；AF.羊水

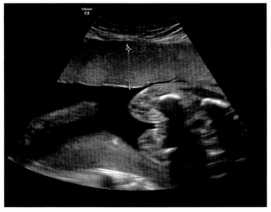
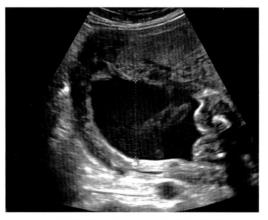

图 12-2-35 胎盘厚度测量切面　　　　　图 12-2-36 最大羊水深度测量切面

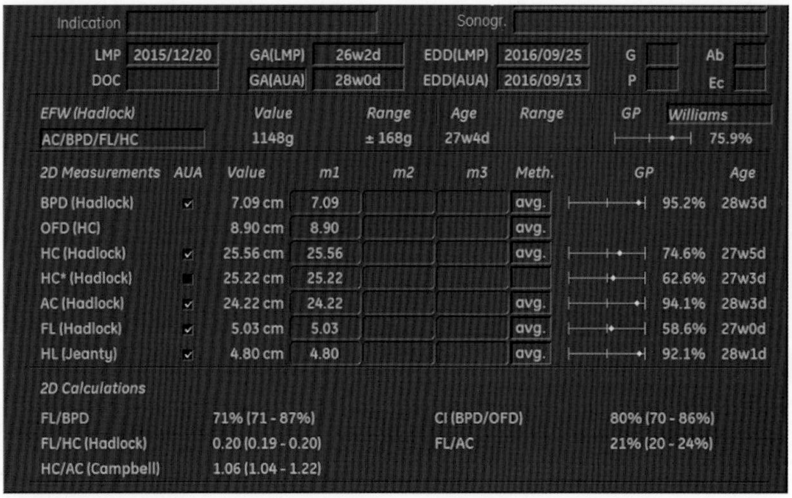

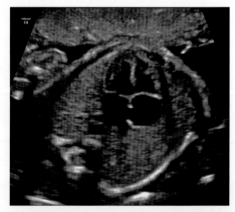

图 12-2-37　生长指标

求检查的内容时，应告知孕妇并在检查报告上提示，建议复查或转诊。

3.胎儿生长发育是一个动态过程，不同的畸形可能会出现在不同的孕周，如梗阻性脑积水、膈疝、胎儿肿瘤等。

4.系统产前超声检查（Ⅲ级）建议在妊娠 20 ~ 24 周进行，检查完后应嘱孕妇至少在妊娠 28 ~ 32 周复查。

# 第三节　胎儿胸部疾病超声诊断

胎儿胸廓由12个胸椎、12对肋骨及胸骨组成，胸腔内脏器包括肺、心脏、大血管、胸膜腔、胸腺、纵隔、横膈及食管。

胸腔正常声像图特征如下。

1.四腔心水平的胸腔横切面　是最重要的切面。在这一切面内，周边显示两根完整的肋骨，心脏位于胸腔内偏前偏左，心尖指向左前方，心胸面积比为1/3，两侧肺组织呈中等偏强回声环绕心脏，右肺面积略大于左肺。心脏位置异常是发现胎儿胸腔病变的一个重要标志（图12-3-1）。

2.胸骨旁矢状切面　可显示圆顶突向胸腔，呈带状低回声的膈肌，还可观察胎儿胸、腹腔的比例（图12-3-2）。

3.血管水平切面　可显示位于三血管前方的胸腺组织，胸腺比周围肺组织回声略增粗并减低（图12-3-3）。

## 一、肺发育不全

【病理生理】　胚胎期，肺芽发自气管末端膨大部分，再发育为支气管及多级分支，形成

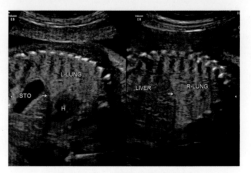

图 12-3-1　四腔心水平胸腔横切面

图 12-3-2　胸骨旁矢状切面

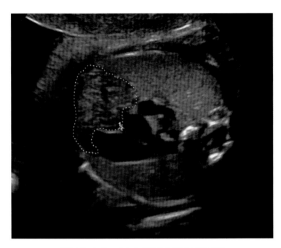

图 12-3-3 三血管水平显示胸腺

气管树，最终形成肺泡。肺芽在发育过程中发生异常或停滞，可导致不同程度的肺不发育。病因不十分清楚，原发性与染色体异常有关；继发性包括胸廓内占位性病变、骨骼系统异常所致胸廓畸形、泌尿系统发育异常所致羊水过少、胎膜早破、胸腹壁缺损及机械性因素等。Boyden 分型如下。

1. 肺缺如 无肺实质，没有支气管及血管发育。

2. 肺发育不全 有部分支气管发育，无肺实质及血管发育。

3. 肺发育不良 支气管和肺泡数量减少，导致肺体积和重量减低。

【临床表现】 胎儿期可存活，但常伴有其他系统多种先天性畸形，特别是心血管系统。出生后立即出现严重的呼吸功能不全，导致新生儿死亡。及时发现及诊断胎儿肺发育不良，意义重大。

【超声表现及诊断要点】

（一）超声表现

1. 二维超声图像特点 一侧肺、甚至双侧肺组织缺失或体积缩小，心脏位置发生改变。

2. 彩色多普勒特点 部分病例可伴有肺动脉畸形和肺静脉异位引流。

（二）诊断要点

心脏位置异常是发现肺发育不良的重要线索。

【临床意义】 超声评价胎儿肺发育的方法如下。

1. 肺径线（a）与胸围之比 ＜0.09 提示肺发育不良（图 12-3-4）。

2. 肺头比 ≥1.4 提示胎儿 100% 存活，≤1.0 提示胎儿 100% 死亡。健侧肺组织的两个垂直径线的乘积除以头围即为肺头比。

## 二、肺囊性腺瘤样病变

【病理生理】 先天性肺囊性腺瘤样病变（CCAM）属于肺错构瘤的一种，是指分化成熟的器官出现生长失控，其特点表现为末梢支气管呈腺瘤样过度生长，并损害肺泡。病因可能是由于气管与间充质之间未能正常连接，腺体未能分化形成肺泡，而呈息肉样增生导致的病理性改变。大多为单侧性或累及一叶肺，偶尔可累及双肺。病理分为三型。

Ⅰ型：最常见，多为大的囊肿，直径 2～10cm。

Ⅱ型：多个直径 0.5～2.0cm 的囊肿。

Ⅲ型：最少见，超声显示为实质性肿瘤，实际是大量小的囊肿（直径＜0.5cm）。

【临床表现】 病灶的压迫可导致胎儿出现非免疫性水肿；如食管受压，可出现羊水过多；产后由于肺组织发育不良可发生呼吸窘迫。

合并畸形：约 25% 合并其他系统异常，包括心血管系统、泌尿系统畸形、消化道异常和中枢神经系统等。

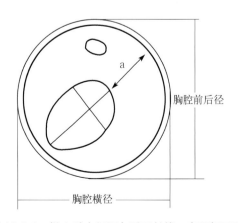

图 12-3-4 做心脏室间隔向后延长线，房顶部至胸壁的距离即肺径线（a）

## 【超声表现及诊断要点】

### （一）超声表现

1.二维超声图像特点

Ⅰ型：肺实质内一个或数个大小不等的类圆形无回声区，边界清楚，形态规则，较大囊肿直径2～10cm（图12-3-5A）。

Ⅱ型：肺实质内多个大小不等的类圆形无回声区，边界清楚，形态规则，较大囊肿直径0.5～2.0cm。

Ⅲ型：肺实质内异常均一的稍强回声区，边界清楚。这是由于存在无数界面反射而形成（图12-3-5B）。

2.彩色多普勒特点 肺囊性腺瘤样病变的滋养血管来自肺动脉。

### （二）诊断要点

肺实质内出现囊性或实性病变，心脏及纵隔受压移位，病灶滋养血管来源于肺动脉。

## 【鉴别诊断】

1.Ⅰ型、Ⅱ型与膈疝相鉴别 Ⅰ型大的囊肿要注意与胃泡相鉴别。胃泡壁较厚，动态观察可见其蠕动并大小有变化。Ⅱ型中等囊肿要注意与疝入胸腔的肠管相鉴别，后者动态观察可见其蠕动。

2.Ⅲ型与隔离肺相鉴别 隔离肺的好发部位是肺下叶，两者鉴别的关键是不同的滋养血管，隔离肺的血供通常源自降主动脉，肺囊腺瘤则来源于肺动脉。

## 【临床意义】

大多数病例预后良好，与预后相关的因素主要有：肺的发育情况，是否存在纵隔移位，是否出现胎儿水肿（胸腔积液、腹水及皮下水肿），是否存在合并畸形。值得注意的是，一部分病例超声显示病灶包块消失，其实仍然存在，并可通过MRI检出。

# 三、支气管肺分离

## 【病理生理】

支气管肺分离是由于某部分肺组织起源于非正常的气管或支气管树，或者在发育过程中未能与正常支气管树相沟通而形成。这些肺组织可能位于肺内，也可能位于肺外，其典型特征是血液供应来源于体循环，而不是肺循环。这些肺组织可能与叶内支气管之间有异常交通，或者从喉气管憩室分离出来的额外芽发育而来，甚至可能是从前肠的其他结构（如食管和胃）发育而来。

## 【临床表现】

肺分离可分为叶内型和叶外型，胎儿以叶外型多见，成年人以叶内型多见。肺分离最常见位于肺下叶与横膈之间，左侧大于右侧，其他部位有心脏旁、纵隔、心包下、膈下和腹腔内。

## 【超声表现及诊断要点】

### （一）超声表现

1.二维超声图像特点 肺分离呈均质楔形的稍强回声包块，多位于左肺下叶，部分可位于腹腔内横膈下（图12-3-6A）。

2.彩色多普勒特点 病灶内可见丰富血流信号，并可见来源于降主动脉的滋养血管（图12-3-6B）。

### （二）诊断要点

肺内或腹腔内横膈下方出现的均质楔形的稍强回声包块，彩色多普勒显示滋养血管来源于降主动脉。

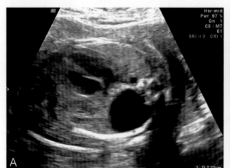
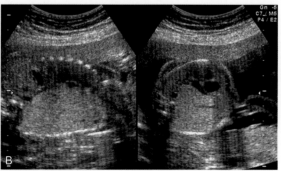

**图12-3-5 肺囊性腺瘤样病变**

A.Ⅰ型；B.Ⅲ型

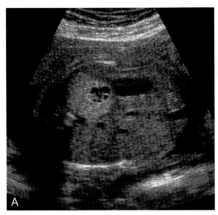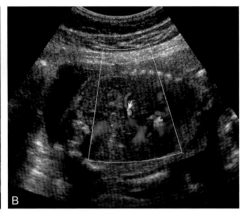

图12-3-6 支气管肺分离

A.二维；B. CDFI

**【鉴别诊断】**

1.肺分离与CCAMⅢ型相鉴别 前者滋养血管来源于体循环，后者滋养血管来源于肺循环，极少数病例中肺分离可与肺囊腺瘤合并存在。

2.肺分离与纵隔肿瘤相鉴别 后者内部回声杂乱，强回声后方多伴有声衰。

**【临床意义】** 大多数病例预后良好，若存在纵隔移位，胎儿水肿（胸腔积液、腹水及皮下水肿）或合并其他畸形，预后较差。

## 四、先天性高位气道闭锁

**【病理生理】** 先天性高位气道闭锁是一种罕见缺陷，在喉气管的发生过程中，由于血供障碍导致管腔重建受阻，出现喉气管狭窄或闭锁。可分为三型。

Ⅰ型：声门上或声门下部分闭锁。

Ⅱ型：声门下闭锁。

Ⅲ型：声门处闭锁。

**【临床表现】** 先天性高位气道闭锁常合并胎儿水肿、心力衰竭，出生后不能建立正常呼吸功能，很快死亡。

**【超声表现及诊断要点】**

**（一）超声表现**

1.双肺对称性体积增大，回声增强，横膈变平或反向，心脏受压呈"泪滴样"（图12-3-7）。

2.胎儿咽喉部长轴切面可显示闭锁部位及病变。

3.由于心脏及大血管受压，静脉回流受阻，

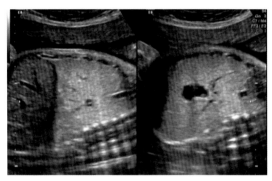

图12-3-7 先天性高位气道闭锁

导致胎儿水肿、心功能不全。

**（二）诊断要点**

双侧大白肺、"泪滴样"心脏。

**【鉴别诊断】**

先天性高位气道闭锁表现出的典型图像很容易与其他疾病相鉴别。

**【临床意义】** 预后极差。

## 五、先天性膈疝

**【病理生理】** 胸腔和腹腔之间的膈肌在胚胎发育过程中，某一部分发育停止或发育不全形成缺损薄弱部分。受腹腔内压力增高和胸腔负压的影响，胃、脾、肝、肠及其他脏器，可以通过膈肌缺损或薄弱部分进入胸腔而形成疝。疝进入胸腔可压迫心、肺，引起纵隔移位。

**【临床表现】** 根据膈肌的缺损部位可分为以下几型：胸腹裂孔疝、胸骨后膈疝、食管裂孔疝。临床以左侧膈疝多见，缺损发生于膈

肌左后外侧。值得注意的是膈疝常发生于妊娠12周，但内容物的疝入可发生于不同时机，部分病例可能在妊娠晚期或出生后发生，因此，膈疝属于进展性疾病。

**【超声表现及诊断要点】**

**（一）超声表现**

1. 左侧膈疝　左侧胸腔内见胃或肠管的回声及蠕动。心脏可受压移位（图12-3-8）。

2. 右侧膈疝　右侧胸腔内见一实质性肿块回声，与右上腹肝回声一致，两者可见连续关系。

**（二）诊断要点**

胎儿胸腔内出现腹腔脏器。

**【鉴别诊断】**

1. 左侧膈疝与肺囊腺瘤Ⅰ型相鉴别　左侧膈疝动态观察可见胃肠蠕动。

2. 右侧膈疝与肺囊腺瘤Ⅲ型及肺分离相鉴别　右侧膈疝实质性肿块与肝脏回声一致，并可见血管相连续。

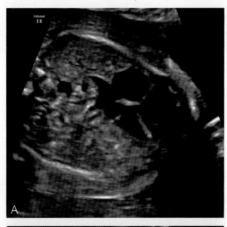

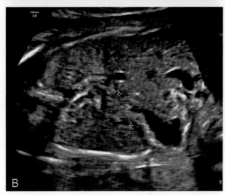

**图12-3-8　膈疝**

A.四腔心水平横切面；B.冠状切面显示疝孔

**【临床意义】**

1. 病情较轻，胎儿肝未通过疝孔，预后较好，出生后再行手术治疗。

2. 膈疝面积较大，移位的脏器较多时影响胎儿肺的发育，出生后可能死亡，需要进行宫内手术或选择性出生。

3. 膈疝严重程度的评估：胎儿肝的位置和肺头比值。

## 六、胸腔积液

**【病理生理】**　胸腔积液是指胎儿胸膜腔内出现液体的异常积聚。病因有：胎儿水肿、乳糜胸、心力衰竭、胎儿严重贫血、染色体异常等。

**【临床表现】**　胸腔积液比较常见，可为单侧或双侧。部分可伴有腹腔积液、皮下水肿、羊水过多等。

**【超声表现及诊断要点】**

**（一）超声表现**

胸腔内肺组织周围出现新月形液性无回声区，肺组织受压，单侧胸腔积液可出现纵隔移位（图12-3-9）。

**（二）诊断要点**

四腔心切面显示胸腔内出现液性无回声区。

**【鉴别诊断】**　少量胸腔积液注意与心包积液相鉴别。

**【临床意义】**　胸腔积液预后与病因及病情进展情况相关，单侧胸腔积液部分病例可自行吸收。如伴发其他系统畸形则预后差。

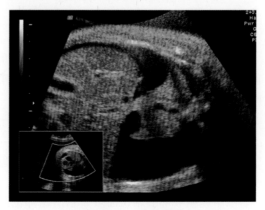

**图12-3-9　胸腔积液**

（管湘平　王　云）

# 第13章 浅表器官

## 第一节 乳　腺

### 一、乳房解剖概要

乳房是皮肤特殊分化的器官，为人类和哺乳动物特有的结构。男、女性均有乳房，正常情况下只是在女性发育良好。乳房内的乳腺在女性附属于生殖器官，在男性则未发育且无功能，仅由一些小导管组成。通常男性乳房有少量脂肪，腺组织系统不发育。乳房位于胸肌（胸大肌和胸小肌）上的皮下组织内，是前胸壁最显著的浅表结构（图13-1-1）。成年女性乳房的边界通常较外观大，其内侧2/3位于胸大肌之前，内侧缘达胸骨旁线，外侧1/3可达腋中线附近，其上、下界延伸于第2～7肋之间。女性一生中乳房的大小、形态、位置和功能与女性的发育、妊娠等因素有关。包绕腺组织脂肪量的多少决定乳房的大小。

乳房的中央部有乳头，乳头周围色深的区域称乳晕。乳晕表面有许多小隆起的乳晕腺，为变形的皮脂腺，可分泌脂性物质，以防止皮肤较薄的乳头和乳晕受损伤而感染。乳房内含有蜂窝状脂肪组织和15～20个囊状的乳腺小叶，每个小叶是一个囊管泡状腺，有一总导管称输乳管。输乳管以乳头为中心呈放射状排列，各输乳管向乳头汇集，至乳头的基底部呈壶腹样膨大，称输乳管窦，在乳头尖端处变细为输乳孔，开口于乳头。由于乳腺叶和输乳管均以乳头为中心，故乳房脓肿切开引流时，应采取放射状切口，以避免损伤输乳管。

胸壁浅筋膜不仅包裹整个乳房，构成乳腺囊，还发出许多小的纤维束伸入到各小叶间形成小叶间隔，对乳腺组织和脂肪组织起支持和固定作用。这些纤维间隔称为乳房悬韧带或库珀（Cooper）韧带（图13-1-2），连于皮肤与胸肌筋膜之间。当患乳腺癌时，腺组织肿胀、增生，乳房悬韧带并不随之伸展，牵拉皮肤形成许多小凹陷。另外，淋巴回流受阻引起皮肤淋巴水肿，使局部皮肤呈"橘皮样变"。

女性乳房的淋巴管网非常丰富，淋巴流向与炎症的扩散和癌细胞转移的途径关系密切，因此具有重要的临床意义。乳房的淋巴管网可分为浅、深两组，两组之间有丰富的吻合。乳房的淋巴管回流大体可归纳如下。

1.乳房外侧部和中央部的淋巴管向外上方走行，绕胸大肌下缘和穿过胸大肌，注入沿胸外侧动脉分布的腋淋巴结前群，又称胸肌淋巴结群。

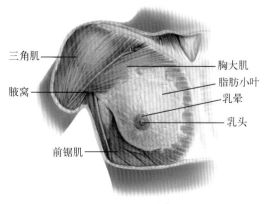

三角肌

腋窝

前锯肌

胸大肌

脂肪小叶

乳晕

乳头

图 13-1-1　乳房

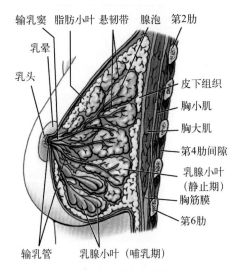

输乳窦 脂肪小叶 悬韧带 腺泡 第2肋
乳晕
乳头
皮下组织
胸小肌
胸大肌
第4肋间隙
乳腺小叶（静止期）
胸筋膜
第6肋
输乳管 乳腺小叶（哺乳期）

图13-1-2 乳房矢状断面

2.上部的淋巴管注入尖淋巴结和锁骨上淋巴结。

3.内侧部的淋巴管穿肋间隙，注入沿胸廓内动脉排列的胸骨旁淋巴结，并借之与前纵隔的淋巴结相联系。

4.乳房深面可形成2～3条淋巴管，穿过胸大肌，沿胸小肌表面向上直接注入腋窝尖淋巴结或锁骨下淋巴结。

5.两侧乳房之间借助浅淋巴管相互交通（图13-1-3）。乳腺癌发生淋巴转移时，可侵犯腋窝淋巴结和胸骨旁淋巴结，如果淋巴回流受阻，肿瘤细胞可转移至对侧乳房或肝。

乳房的血液供应非常丰富，主要来自胸外侧动脉、肋间后动脉及胸廓内动脉的穿支，静脉伴随动脉走行。

# 二、乳腺超声检查手法、检查常用切面及测量

## （一）检查前准备

1.仪器的准备　检查乳腺、腋窝时，使用宽频线阵探头，探头频率范围一般有5～10MHz、5～12MHz、8～15MHz、5～17MHz及8～17MHz，中心频率≥7.5MHz。当病变的位置较深且较大或置入隆胸填充物等可采用凸阵探头，频率为5MHz。

检查前应调节仪器的增益、动态范围、聚焦点等参数。

（1）调节增益、时间增益补偿（TGC）：以皮下脂肪组织为准，使其呈现中等灰色（图13-1-4）；若增益过大可能会把囊肿误认为实质病灶。

（2）调节图像深度：充分显示乳腺结构及后方胸壁组织。

（3）调节聚焦点：常规将聚焦点位置调节至腺体层的深度，随病灶位置的不同做相应调节。当病灶为多发时，深度应调节至需要检查的病灶。

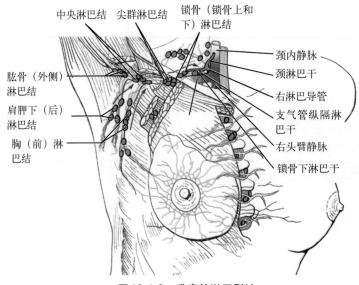

中央淋巴结 尖群淋巴结 锁骨（锁骨上和下）淋巴结
肱骨（外侧）淋巴结
肩胛下（后）淋巴结
胸（前）淋巴结
颈内静脉
颈淋巴干
右淋巴导管
支气管纵隔淋巴干
右头臂静脉
锁骨下淋巴干

图13-1-3 乳房的淋巴引流

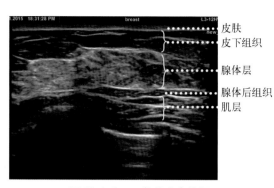

图 13-1-4　正常乳腺声像图

（4）局部放大：对于微小的病变，局部放大功能可以观察病变和周边的细节。

（5）彩色血流显像：发现病灶时使用彩色多普勒观察病变的血流信号，在血流信号显示最清晰的地方行多普勒取样，尽可能在不同的部位多次取样，取样容积 1.5 ～ 2.0mm，角度＜ 60°。

（6）脉冲多普勒测量：当病灶内有明显的血流信号，需要测量血流速度和阻力指数（RI）时声束与血流方向的夹角＜ 60°；当肿块内为星点状的血流信号，此时血流方向无法确定，则角度可以为 0°。

2. 患者的准备　检查前患者不必特别准备。检查时需要脱掉外衣，解下胸罩，充分暴露双侧乳房；患者取仰卧位或侧卧位（若乳腺过大，可将枕头垫在检查侧的肩膀下，或者身体稍向对侧倾斜）。检查侧的手臂应置于头部，充分暴露乳腺及同侧腋窝。如果直立位置时肿块更能清晰显示，也可采用坐位进行检查。乳腺超声检查可以使用大量的耦合剂，特别是乳头附近（图 13-1-5）。由于造影剂和出血会影响诊断，检查前不能行导管造影和穿刺活检。

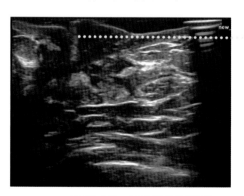

图 13-1-5　正常乳头声像图

乳腺超声分区（图 13-1-6，图 13-1-7）。

**（二）扫查方法**

1. 方法一　探头从上到下平行移动探头（虚线所示方向），逐一切面扫查（图 13-1-8）。

2. 方法二　探头从右至左（或从左至右）平行在乳腺表面移动（虚线所示方向、范围同方法一），逐一切面扫查（图 13-1-9）。

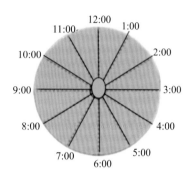

图 13-1-6　右侧乳腺钟表法

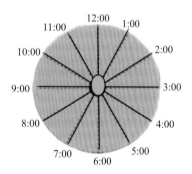

图 13-1-7　左侧乳腺钟表法

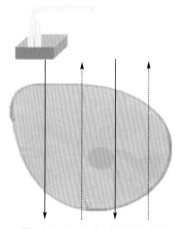

图 13-1-8　从上到下平行扫查

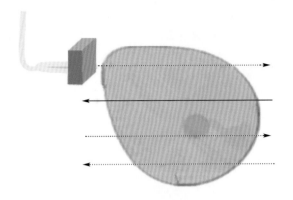

图 13-1-9 从右至左平行扫查

3.方法三 顺时针或逆时针方向，以乳头为中心，进行360°的钟表指针样扫查（虚线所示方向）（图13-1-10）。

4.乳头、乳晕后部位的检查方法 探头适当加压，提高耦合剂用量（亦可使用水囊），将探头置于乳头旁，检查者可以向探头方向推压乳头，以使图像显示更佳。

**（三）超声扫查的注意事项、要点和技巧**

1.乳腺超声检查观察要点 乳腺导管是否扩张，导管内有无病灶；乳腺腺体内有无单发或多发的局限性病变，尤其当触诊或钼靶摄影发现有包块或有微小钙化密集分布时应仔细检查有无局限性病变；病灶的二维超声表现：如位置，大小，纵横比，内部回声，有无微小钙化，边界是否清晰，形态是否规则，后方回声有无增强或衰减等；肿块的血流情况：肿块内部及周边是否有血流信号，血流是否粗

大，分布不均匀，并可测量动脉的流速和阻力指数（RI）等；乳腺淋巴引流区是否有肿大淋巴结，腋窝是否有副乳或其他病变；库珀韧带（Cooper韧带）走行、结构是否有改变。

2.扫查要点和技巧

（1）扫查时各断面应相互交叉覆盖，避免有遗漏区域。

（2）扫查速度不能太快；为了能全面扫查乳腺，探头要在同一部位反复扫查；筛查时，双侧乳腺一般需要3～5min。

（3）探头置于皮肤上，不宜加压，否则微小病灶不易显示，血流信号也不明显。

（4）乳腺腺体前后的脂肪层、库珀韧带等应在检查乳腺时作为常规检查。

（5）腺体内局部脂肪类似肿块，易造成误诊。鉴别时应注意腺体内脂肪与周围脂肪相比较，观察回声是否一致，并且探头在加压时可看到局部有明显变形。

（6）当恶性肿瘤浸润胸壁时，临床触诊不易区分乳腺肿块和胸壁占位。因此乳腺超声检查时，乳腺后方的胸壁结构应作为常规检查。

（7）扫查时最容易出现遗漏的部位是乳腺的外缘及乳头的下方，在检查结束前要再一次确认这些部位确实均扫查过。

（8）除多种扫查方式外，还应结合临床，联合问诊和触诊，以及借鉴其他影像学资料，以减少误诊、漏诊。

**（四）测量方法**

1.测量病灶的方法 应选取病灶显示最大切面进行最长径测量，与此垂直的切面上测量短径和前后径，以3个径线来表示。当病灶边界清楚时应沿边界测量，病灶边界不清时，应当记录病灶的边缘部分及周边的声晕。声晕可能代表肿瘤对周围组织的浸润或只是结缔组织反应性增生，应当作为肿块边界的部分一并测量，不能只限于低回声区。

2.乳头肿瘤间距 乳头的中央至肿瘤近乳头侧边缘的距离称为乳头肿瘤间距（NT）（图13-1-11）。

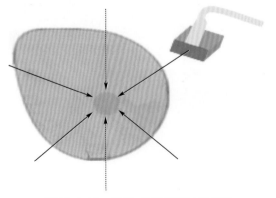

图 13-1-10 360°的钟表指针样扫查

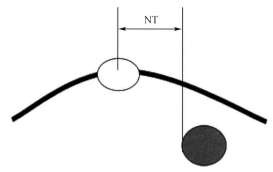

图13-1-11 乳头肿瘤间距

## （五）BI-RADS分类（表13-1-1）

表13-1-1 BI-RADS分类及相应的处理措施

| 分类 | 说明 |
| --- | --- |
| 0 | 超声检查不能全面评价病变，需要结合其他检查再评估 |
| 1 | 阴性，无异常发现，依年龄常规随访 |
| 2 | 良性，常规随访，12个月一次 |
| 3 | 可能良性，恶性风险≤2%，但需要短期随访6个月一次 |
| 4A | 低度可疑，恶性风险2%～10%建议活检 |
| 4B | 中度可疑，恶性风险10%～50%建议活检 |
| 4C | 高度可疑但不肯定，恶性风险50%～95%建议活检 |
| 5 | 高度怀疑恶性，恶性风险≥95%，需组织学活检 |
| 6 | 已经由病理：证实为恶性病变 |

BI-RADS分类评定标准如下。

2类标准：①单纯性的囊肿；②纤维腺瘤经随访后无明显变化也可归为2类标准。

3类标准：①形态为圆形或椭圆形；②纵横比＜1；③边界清晰；④与周围组织分界清晰；⑤后方有轻度增强效应或无明显变化；⑥周围组织无明显改变；⑦粗大钙化（≥0.5mm）和（或）规整的后方声影；⑧肿块内未见明显血流信号。

符合标准第1、2条，再加其余几条中的3条或3条以上者为3类标准。

5类标准：①形态不规则；②与皮肤不平行或纵横比＞1；③边界不清晰（有微小分叶、成角、毛刺等）；④肿块周边有强回声光带；⑤两侧边缘伴有侧方声影；⑥周围组织变化（库珀

韧带变直和增厚、正常结构中断或消失、皮肤增厚或凹陷（橘皮样改变）；⑦有时伴有微小钙化（＜0.5mm）；⑧内部可见血流信号。

符合以上8条中的3条或者3条以上者为5类标准。

不符合2、3或5级条件者为4类标准。

### （六）超声报告的书写

1.超声所见 _____乳____象限____点钟方向距乳头约____cm腺体层内可见一大小约____×____×____cm的_____回声区，边界（清楚、不清楚），形态（规则、不规则），内部回声（均匀、不均匀），（内可见点状强回声、内可见粗大斑片状强回声），CDFI显示（血供丰富，无明显血流信号，稀疏血流信号）。

2.超声提示 _____侧乳腺____象限腺体层内单发实性包块，BI-RADS___类（建议超声引导下穿刺活检）。

3.总结 结节要具体描述，结论要有良恶性倾向和建议。

## 三、乳腺疾病超声诊断

### （一）概述

1.超声在乳腺疾病中的作用 乳腺超声检查开始于20世纪50年代，Wild、贺井敏夫和Howry被称为乳腺超声的三位开拓者。国内自20世纪60年代起应用A型超声诊断乳腺囊性或实性占位，70年代末实时灰阶超声应用于临床。近十几年来，高频探头、彩色多普勒血流显像的广泛使用，超声造影的引入，以及三维超声、介入性超声乳腺穿刺病理学检查等技术的发展，使乳腺超声显像具有其他影像学技术无法比拟的优点，成为乳腺疾病诊断治疗的首选影像学方法，其主要作用包括以下几方面。

（1）无害性普查。

（2）术前诊断，包括常规超声检查及介入性穿刺活检。

（3）术前化疗的疗效评价，指导用药。

（4）术前乳腺包块导丝定位及术中定位。

（5）术后随访，监测局部复发及远处转移。

（6）乳腺液性疾病穿刺抽吸/冲洗、置管引流等。

(7) HIFU、ECHO-LASER等乳腺肿瘤的消融治疗。

**2.超声在乳腺疾病诊疗中的优点与不足**

(1) 优点：①无放射性，无痛苦，无检查盲区，无需特殊准备，可反复进行；②高频超声对软组织良好的分辨力，能清晰显示乳房及胸壁的各层结构、判断肿块物理性质（囊性、实性或混合性）；③显示血流方向及流速，观察肿瘤血流形态学特征；④超声引导下可行乳腺穿刺活检诊断及治疗；⑤对钼靶检查困难的致密型乳腺有助于诊断；⑥彩超仪器易移动、可以在床边、术中及急诊检查；⑦价格便宜，患者经济负担小。

(2) 不足：①超声成像范围小，成品图像不如CT及MRI清晰；②乳腺超声检查方位及手法尚不规范；③操作技法和识别异常声像图能力差异大；④特殊病例、<1cm包块识别能力有限，亚临床期微小钙化显示不如钼靶。

**3.乳腺超声的主要内容**

(1) 组织形态学检查：乳腺结构，有无包块及性质，腋窝淋巴结。

(2) 病变血流学检查：肿瘤等病变血流形态、血流动力学内容。

(3) 介入性超声诊断与治疗。

**4.乳腺肿瘤超声诊断的注意事项**

(1) 乳腺超声检查必须全方位、详细，避免遗漏乳腺边缘，乳头深层。

(2) 小包块检查要细致。

(3) 淋巴结检查要熟悉。

(4) 二维超声往往起决定性作用。

(5) 学会并重视慢性乳腺炎、炎性乳腺癌、硬化性腺病等特殊类型乳腺疾病的识别。

(6) 重视超声引导下粗针多点穿刺的重要意义。

(7) 充分重视术后随访的重要性。

**(二) 乳腺脓肿**

**【病理生理】** 乳腺脓肿多发生于急性乳腺炎，常见于产后，绝大多数为初产妇。多为葡萄球菌感染，因乳管阻塞、乳汁淤积，细菌直接侵入所致，或细菌自乳头或乳晕的皲裂处侵入乳管，并沿淋巴引流导管，造成乳腺小叶感染。

**【临床表现】** 乳腺脓肿在哺乳期妇女多见，临床表现为乳房红、肿、热、痛。

**【超声表现及诊断要点】**

**1.二维超声特点** ①乳腺表面隆起，红肿伴压痛；②乳腺炎性边界不清晰，腺体回声减低，周围组织光点增粗，炎性浸润；③若脓肿形成，可见不规则的液性无回声区，密集光点反映了其脓液黏稠，加压震动可见液体有波动感或见光点流动（图13-1-12）；若脓肿破溃至体表，可见暗淡"管道样"回声；④患侧乳腺同侧腋窝淋巴结肿大，但形态接近正常，皮质增厚不明显，呈"肾形"结构。

**2.彩色多普勒特点** 乳腺腺体内低回声区域周边及内部较为丰富的血流，血流速度增快，阻力减低。

**【鉴别诊断】** 急性乳腺炎造成的乳腺脓肿，红、肿、热、痛症状明显，声像图较为典型。若脓肿形成，更易诊断，但是需要和少见的炎性乳腺癌鉴别。后者的主要特点为皮肤明显水肿，毛孔变大，局部肤色暗红，压痛较脓肿轻，肿瘤发展迅速，常累及整个乳房。超声显示乳腺腺体内弥漫性团块样低回声，没有脓肿形成，彩色血流异形性显著。炎性乳腺癌多见于青年妇女，恶性程度极高。

**【临床意义】** 乳腺脓肿一经形成，需外科切开引流，超声可以较为敏感地确定脓肿是否

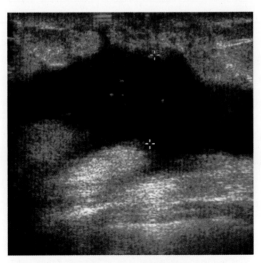

**图13-1-12　乳腺脓肿**
乳腺组织内形成不规则的液区，黏稠不清晰

形成，脓肿的位置、范围和深度，对外科医师把握切开引流时机有较好的指导意义。对于脓肿较深或较小者可行超声引导下穿刺抽吸冲洗，对于和炎性乳腺癌难以鉴别的病例可行穿刺活检，避免贻误诊治时机。

### （三）乳腺囊性增生病

乳腺囊性增生病，是乳腺增生性病变中的一种或一个临床阶段。组织病理学表现复杂，命名也较为混乱，如乳腺纤维囊性病、乳腺结构不良、周期显著性乳腺病、乳腺腺病等。世界卫生组织（WHO）统称为乳腺结构不良。

【病理生理】 本病为最常见的妇女乳腺疾病，可发生于青春期后任何年龄，30～40岁为发病高峰。病因是内分泌失调，黄体酮减少而雌激素分泌过多，造成乳腺导管和小叶在结构上退行性改变及进行性的结缔组织生长。依增生变化的形式，大致分为3种类型：乳腺组织增生、乳腺腺病、囊肿病。

【临床表现】 临床上突出的表现有乳房胀痛，触诊可有乳腺内肿块，少数患者可有乳头溢液。患者病程较长，发病呈间歇性。

【超声表现及诊断要点】

1.二维超声特点 ①两侧乳腺腺体弥漫性或局限性增厚，但边界光滑（图13-1-13）；②腺体内部结构紊乱，呈低-强不均的回声；③如有囊性扩张，乳腺内可见大小不等的无回声区，其后壁回声增强。

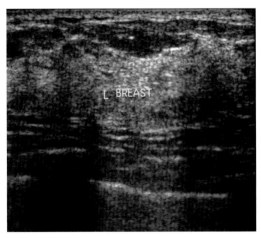

**图13-1-13　乳腺增生**
乳腺腺体局限性增厚，边界光滑，内部未见占位

2.彩色多普勒特点 在增生的腺体区域或结节内多显示较少血流或无明显血流。

【鉴别诊断】 乳腺增生病可表现为乳房肿块，需与纤维腺瘤及乳腺癌相鉴别。乳腺纤维腺瘤一般患者较年轻，单侧单发，边界明确，活动度大。超声图像上有明确的椭圆形或圆形低回声包块，少数纤维腺瘤可以出现双侧乳腺内多发，称纤维腺瘤病，但占位效应明显，与周围乳腺组织边界较明确。乳腺增生的肿块质地一般较软，或中等硬度，多为双侧多发，大小不一，可为结节状、片块状，表面有颗粒感，与皮肤及周围组织无粘连。乳腺癌肿块质地硬，有的坚硬如石，大多为单侧单发，回声明确，大多极暗淡，极不规则。

特殊类型的乳腺良性病变，如瘤样增生、硬化性腺病及慢性乳腺炎，可表现为腺体回声明显减低或增强，有形成团块样结构的趋势，但一般回声不像乳腺癌那么低。若瘤样增生的组织内发生癌变，超声显示容易遗漏，需小心扫查，以免漏诊。微小钙化的发现有助于诊断。

【临床意义】 临床医师乳腺触诊的准确性一般为70%～80%，有些包块仅凭触诊难以定性。超声检查可迅速明确包块的性质，此时超声医师的经验及细心程度十分重要。另外，需要强调手术后随访的重要性，只有长期进行乳腺超声检查，并尽可能随访，提高识别图像的能力，才能提高检查的准确性。对于鉴别诊断困难者，在高频超声引导下的乳腺包块穿刺活检是一种创伤小、效率高的好方法。

### （四）乳腺良性肿瘤

乳腺良性肿瘤种类较多，较常见的有脂肪瘤、乳腺纤维腺瘤及导管内乳头状瘤，另外还有一些比较少见的良性肿瘤，如软纤维瘤、神经纤维瘤、乳房错构瘤、平滑肌瘤等，由于发生部位不同，回声类型各异，超声一般比较容易鉴别。

1.乳腺脂肪瘤

【病理生理】 脂肪瘤是体表最常见的良性肿瘤，可以发生在有脂肪组织的任何结构中，多发生于较肥胖的女性患者，发病年龄以30～50岁多见。

【临床表现】 触诊为单个，圆形或分叶状柔软的肿块，边界清晰，生长缓慢，极少发生恶变。

【超声表现及诊断要点】

（1）二维超声特点：超声检查可探及位于乳腺皮下脂肪层内，基本为椭圆形，边界大致清楚，但往往无明确包膜，内回声较脂肪组织略强，分布不均匀。

（2）彩色多普勒特点：包块内部一般无彩色血流信号。

2.乳腺纤维腺瘤

【病理生理】 乳腺纤维腺瘤是发生在乳腺小叶内纤维组织和腺上皮的混合性瘤，发病率仅次于乳腺增生，是乳腺良性肿瘤中最常见的一种。纤维腺瘤可发生于青春期后的任何年龄女性，但以18～25岁的青年女性多见。

【临床表现】 大多为无痛性肿块，常在查体时无意中发现，呈椭圆形。触诊有隆突感，中等硬度，无压痛，活动度较大。

【超声表现及诊断要点】

（1）二维超声图像特点：边界清楚，可见包膜；一般为椭圆形，较大者可为类圆形，纵横比＜1（图13-1-14）；内部回声较周边乳腺组织回声低，细密而均匀；后方回声增强，侧方声影明显；直径较小时内部无钙化，直径超过3cm后有时可见少量较为粗大的钙化，并可出现液化；同侧腋窝淋巴结无肿大。

（2）彩色多普勒特点：瘤体较小时基本无血流信号，偶见内部斑点状血流或周边环绕的

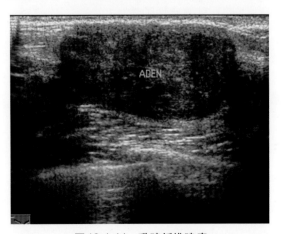

图13-1-14 乳腺纤维腺瘤

细小血流。瘤体较大时内部可见中等偏少的血流信号，走行自然，粗细均匀，血流异形性小。

3.导管内乳头状瘤

【病理生理】 导管内乳头状瘤是起源于导管上皮的一种良性肿瘤，可分为单发性和多发性两种。前者多发生于乳晕区大输乳导管内，生长缓慢。本病与雌激素过度刺激造成局限性乳头状生长有关。以40～50岁发病者最多见，男性少见。其生物学特性倾向于癌变，可视为癌前病变，尤其当乳头溢液由较清亮的黄色变浑浊血性时要警惕恶变的可能。

【临床表现】 大多数患者有自主性血性或浆液性乳头溢液。

【超声表现及诊断要点】

（1）二维超声图像特点：乳腺导管轻至中度扩张，常始于乳房外周部分而止于乳晕周围；导管扩张不明显时，一般不易探查瘤体本身，可由导管扩张推断其存在，若导管扩张明显，有时可在管腔内显示乳头状或结节状回声。

（2）彩色多普勒特点：实性部分内可检出血流信号，体积较大的肿块血流信号显示可较丰富。

【鉴别诊断】 本病需与乳腺增生病、乳腺癌相鉴别。

【临床意义】 相比乳腺瘤样增生、慢性乳腺炎、硬化性腺病等，乳腺良性肿瘤包块明确，边界清楚，形态规整，"第一感觉顺眼"，即超声"良性表现"典型；彩色血流检查基本属于少或无，不易误诊。个别类型如导管内乳头状瘤，不易看到瘤体本身，但一般导管都会增宽，也较易判断。因为导管内乳头状瘤属癌前病变，一经发现应及时手术治疗。

（五）乳腺癌

【病理生理】 乳腺恶性肿瘤绝大多数来源于乳腺的上皮组织，即乳腺癌；少数可源自乳腺的各种非上皮组织，包括各种肉瘤，偶可见到混合性的癌肉瘤。乳腺癌的病理分类方法较多，临床实用的方法是按肿瘤细胞的分化程度分为低分化和高分化两大类。最常见的乳腺癌为导管癌，由导管细胞构成；由腺叶或腺小叶细胞形成的癌称小叶癌。与其他类型乳腺癌相比，小叶癌更容易出现双侧乳腺癌。炎性乳腺

癌是一种不常见的乳腺癌，像常见的炎症一样，炎性乳腺癌患者会有乳房红、肿、热的症状，恶性程度较高。

**【临床表现】** 临床最常见的表现是乳房肿块，质地硬韧，常无痛、较固定。早期可有"酒窝征"、腋下淋巴结肿大；晚期可以出现乳头凹陷、锁骨上淋巴结肿大、"橘皮征"、局部皮肤破溃、远处转移等。

**【超声表现及诊断要点】** 乳腺癌在超声声像图上的主要表现有两种，一种是典型乳腺癌特征，另一种表现为"中间型"特点。

1.二维超声图像特点

（1）典型乳腺癌声像图特点（图13-1-15）

①包块边界不清，表面凹凸不平，无包膜。

②纵横比＞1，形态不规则，前后径大于左右径，常呈蟹足形""星芒形""煤块形"。

③回声比大，癌肿内部回声极低，与周边组织强回声形成明显对比。

④包块后方回声衰减，无侧方声影。

⑤视触比大，癌肿向周围组织浸润，触诊大小和超声所见与实际癌肿大小差异较大。

⑥同侧腋窝淋巴结肿大，部分病例可以出现同侧锁骨上、下及颈部淋巴结肿大。转移性癌性的淋巴结肿大表现为形态增大饱满，皮质明显增厚或完全实变，内回声、彩色血流与原发灶高度一致。

（2）"中间型"乳腺癌声像图特点（图13-1-16）：某些细胞成分多、间质少的乳腺癌，如髓样癌，二维超声具有较多的良性特征，可表现

为形态椭圆形或类圆形，内部回声不低，且较均质，后方回声可增强，出现侧方声影。但是仔细分辨，该类型乳腺癌一般均无完整的包膜，部分肿瘤内部容易出现细密钙化，表现为"撒盐征"）。

（3）彩色多普勒特点：过去认为乳腺癌包块具有丰富的血流，但研究发现，二维超声表现为典型的乳腺癌尤其是衰减明显的浸润性癌，周围及内部显示的血流丰富程度大多数为不丰富型，从血流形态学角度观察，往往都具有穿入性的血管。该穿入血管可能短小，可见其插入癌肿内部的特点，视为特征性（图13-1-17）。借助于血管造影的知识，这些年，超声也重点研究癌肿的血管形态，由于CDFI在小血管有明显的外溢，因此多使用能量多普勒加造影，显示肿瘤血管异常的形态，其中最具有特征的为

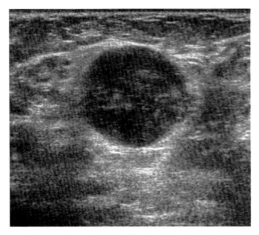

图13-1-16 "中间型"乳腺癌二维声像图

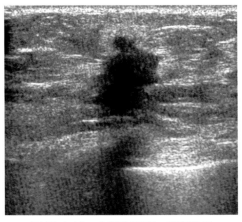

图13-1-15 典型乳腺癌二维声像图

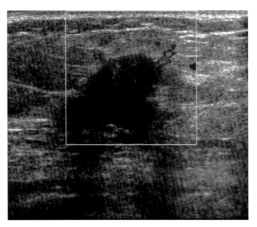

图13-1-17 乳腺癌穿入性血流

穿入性血管，另外还有血管分叉、折转等现象。而中间型的乳腺癌其彩色血流往往表现为典型的"丰富"血流，血流的异形性也较为明显。

2.诊断要点　在超声图像中，微钙化被定义为比周围乳腺实质回声强的斑点状回声。直径＜1mm的微钙化是X线诊断乳腺癌的重要征象，超声显示微小钙化的能力不及X线，因此发现早期亚临床乳腺癌的能力低于X线。但超声发现肿块内部钙化则具有很高的阳性预告值，对诊断中间型乳腺癌具有很好的指导作用。随着高分辨率超声探头技术的应用和经验的积累，这些年来超声对微钙化的检出率越来越高。

【鉴别诊断】　大多数的乳腺癌均具有典型的恶性特征，容易诊断，对于较难定性的乳腺肿块，可以从边界、形态、包膜、内回声、后方衰减、有无钙化、周围组织浸润特征、淋巴结转移这八个方面去判断，同时参考彩色血流特点，评估腋窝淋巴结肿大，但在鉴别时还需要注意以下事项。

1.乳腺检查要全方位，不能遗漏乳腺边缘及乳头深层。

2.检查脂肪化乳腺、小肿瘤要细致。

3.熟悉鉴别不同原因造成的淋巴结肿大。

4.充分重视二维超声的决定性作用，彩色血流可增强诊断信心。

5.对特殊类型的乳腺疾病，如慢性乳腺炎、硬化性腺病等要确定有无占位。

6.参考红外线检查及X线钼靶检查结果，但不能"人云亦云"。

【临床意义】　乳腺疾病中最大的问题就是鉴别包块的良、恶性。常规二维超声可提供80%的诊断信息，对于诊断经验丰富者，大多数的乳腺恶性肿瘤仅凭二维超声即可做出正确诊断。部分中间型的乳腺癌有典型的穿入性血流信号，为良好的补充信息。但是直径＜1cm的小乳腺癌仍是超声诊断乳腺癌的一个难点，需要借助于钼靶，仔细观察腋窝淋巴结的情况有助于增强诊断信心。对于常规超声较难做出诊断的病例，可以选用超声造影、三维超声成像、乳腺弹性成像等超声新技术帮助诊断，最后可以选择超声引导下乳腺包块穿刺活检获得正确诊断。

## 四、弹性成像技术在乳腺结节良、恶性鉴别诊断中的应用

近年来，弹性成像成为超声领域研究的热点，其基本原理是对组织施加一个内部或外部的动态或静态/准静态的激励，在弹性力学、生物力学等物理规律的作用下，组织将产生一个响应（如位移、应变、速度的分布等变化）。根据响应程度的不同，利用超声成像方法，结合数字信号、数字图像处理技术，反映组织内部弹性模量的差异。目前在乳腺和甲状腺中，弹性成像技术主要用于结节的良、恶性鉴别，使用的技术方法包括半定量的实时组织弹性成像（real-time tissue elastograph，RTE）和定量的声脉冲辐射力成像（acoustic radiation force impulse，ARFI）技术及剪切波弹性（shear wave elasticity，SWE）成像技术。

一般恶性结节的硬度大于良性结节和正常乳腺组织，根据这一原理，现将常用的弹性成像评价方法如下。

### （一）RTE技术的应用

RTE是一项以压缩波为成像基础的技术，该方法是通过操作者手法加压，然后对组织受压前后的形变进行比较，在同样的压力下，较硬的组织形变相对较小，而较软的组织形变相对较大，根据形变的大小用不同颜色编码显像，得到相关压力图。日本HITCHI公司研发的超声弹性成像设备就是利用这一方法，以彩色多普勒成像仪为基础，在其内部设置可供调节的弹性成像感兴趣区域（regions of interest，ROI），对加压过程中ROI内部组织与周围组织之间弹性差异进行比较，进而得到压力差异图像，具体评价方法包括评分法和比值法。

1.评分法　1997年Garra等提出采用灰阶彩色图来分析弹性图像。Hiltawsky等将标准化应变值从0到负值以彩色图上的红色至蓝色表示，从而为量化形式提供了可能。在目前的临床应用中，弹性系数小、受压后位移变化大的组织显示为红色，代表组织相对较软；弹性系数大、受压后位移变化小的组织显示为蓝色，代表组织相对较硬；弹性系数中等的组织则显示为绿色，代表

硬度中等。基于此，Itoh等提出了乳腺病灶超声弹性成像5分评分法（简称5分法，图13-1-18）。

（1）5分法评分标准。1分：病灶全体发生形变，图像显示为绿色；2分：病灶显示为大部分发生形变，小部分没有形变，图像显示为绿色和蓝色混杂，以绿色为主；3分：病灶周边发生形变，中心没有形变，图像显示为周边为蓝色，中心为绿色；4分：病灶全体没有形变，图像显示为整体为蓝色；5分：病灶整体及周边组织均未发生形变，均显示为蓝色。但由于在临床中很多病灶难以按其标准做出评分，国内外学者对其做了一系列研究，分别报道了7分法、8分法和改良5分法。其中罗葆明等提出的改良5分法（图13-1-18）在国内得到了临床医师较广泛的认同。

（2）改良5分法评分标准。1分：病灶整体或大部分显示为绿色；2分：病灶显示为中心呈蓝色，周边为绿色；3分：病灶范围内显示为绿色和蓝色所占比例相近；4分：病灶整体为蓝色

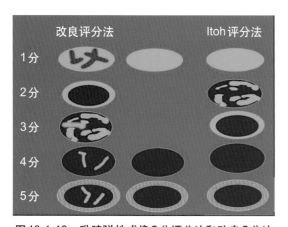

**图13-1-18 乳腺弹性成像5分评分法和改良5分法**

或内部伴有少许绿色；5分：病灶及周边组织均显示为蓝色，内部伴有或不伴有绿色。与5分法比较，改良5分法显示出更高的准确性（92.7% vs 89.0%）。弹性成像评分4分及4分以上为恶性，3分及3分以下为良性（图13-1-19）。

2. 比值法 相较于评分法的主观性，比值法更为客观些。应变率之比（strain ratio，SR）是通过比较病灶与其相邻的腺体组织或脂肪组织的平均应变率来评价病灶的弹性。组织在相同的深度受力基本相同，但不同组织类型其应变不同。一般选择病灶为感兴趣区A，同深度的正常腺体组织为感兴趣区B，SR = B/A，SR值越高，结节相对于周围组织质地越硬。Kumm等应用SR对乳腺病灶良恶性的诊断进行了初步探索，认为SR能减少操作者的主观影响，但在诊断的敏感度、特异度及准确性方面没有明显的提高。在随后的研究中，Zhi等以3.05为SR值临界点时，诊断乳腺癌的敏感度、特异度和准确性分别为92.4%、91.1%和91.4%；胡向东等以3.51为SR值临界点时，诊断乳腺癌的敏感度、特异度和准确性分别为90.0%、92.1%和90.8%。

**（二）剪切波弹性技术的应用**

剪切波可以定量测量组织的弹性模量。剪切波主要以横波方式传播，根据公式$E = 3\rho C^2$，弹性模量（$E$）与剪切波的传播速度（$C$）的平方成正比，因此通过测量组织中剪切波的传播速度，可以得到组织的弹性模量，进而定量评估组织硬度。

ARFI是利用声辐射力给组织施加局部辐射冲击力，组织受到辐射力的推动产生一定的

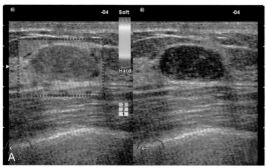
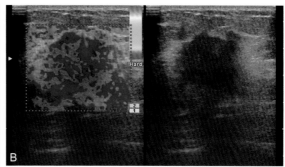

**图13-1-19 乳腺纤维腺瘤RTE图像（A），Itoh弹性评法2分，改良评分法1分；乳腺癌RTE图像（B），Itoh弹性评法4分，改良评分法4分**

纵向和横向位移，通过检测组织单位时间内横向位移，获得剪切波的传播速度（m/s），进而反映组织的弹性。剪切波传播速度越快，表明病灶越硬，恶性程度越大；剪切波传播速度越慢，表明病灶越软，恶性程度越小。西门子的Acouson S2000系统就包含利用声辐射力进行剪切波传播速度测量的功能，称为声触诊组织量化（virtual touch tissue quantification，VTQ）技术和声触诊组织成像（virtual touch tissue imaging，VTI）技术。

SWE的原理是利用快速的声辐射力激励产生线性振源，然后利用特殊且超高速的超声成像技术来追踪剪切波传播路径上各点的位移，基于这些位移的时空分布图利用各种算法计算组织的杨氏模量，更加直接且量化地反映组织的弹性。研究表明，评价乳腺肿块时在BI-RADS分类中增加弹性特征，会提高诊断的特异度而不会降低其敏感度。典型的乳腺癌多表现为"硬环征"，指在剪切波弹性成像时在病灶边缘区域出现的高硬度区域，多呈环状分布。造成"硬环征"的原因之一是由于恶性肿瘤边缘区域的纤维组织增生和肿瘤细胞浸润导致局部硬度增加，对声能的衰减也明显增加，导致肿瘤内部剪切波波型畸变，波幅下降，系统误判为低速度剪切波而显示为低硬度的蓝色，或是出现信号丢失不着色（图13-1-20）。

单就各项弹性成像技术而言，目前尚未有明确证据显示各项技术的诊断效能孰优孰劣。对于常规超声BI-RADS分级3类或4a类的病灶，良性的弹性图像表现可以降级为定期随访，而分级在4b类以上的病灶则不建议根据弹性图像表现来降级为良性，而必须要进行活检。世界超声医学与生物联合会（the World Federation for Ultrasound in Medicine and Biology，WFUMB）对于乳腺疾病的超声弹性成像基于BI-RADS分类各界值的总结见图13-1-21。

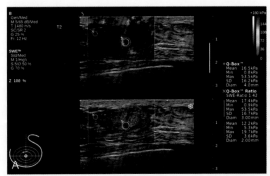
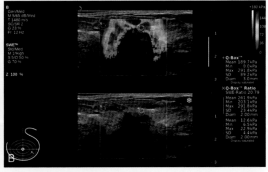

**图13-1-20　不同病理性质乳腺色块SWE图像**

A.乳腺肉芽肿性炎SWE图像，呈均匀蓝色，Emean = 17.4kPa；B.乳腺浸润性癌SWE图像，典型的表现为"硬环征"，Emean = 261.9kPa

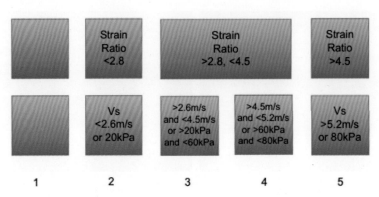

**图13-1-21　世界超声医学与生物联合会基于BI-RADS分类乳腺弹性成像界值的总结**

# 第二节 甲 状 腺

## 一、甲状腺超声常用切面、检查手法及测量

### （一）检查前准备

1.检查前准备 检查前可备枕垫和水囊，调节仪器，选择高频线阵探头。

2.患者体位 在患者背后部垫一平枕，常规取平卧位，嘱患者头部后仰，使颈前部皮肤充分伸展暴露，个别患者如甲状腺单侧肿大、肥胖及颈部短粗者也可视情况选取侧卧位。

### （二）基本扫查手法、要点和技巧

1.直接扫查 探头置于患者颈前部，对甲状腺左、右侧叶及峡部采用滑行扫查法，连续的进行纵向及横向扫查，并观察甲状腺及邻近组织各层切面图像。

2.间接扫查 在患者颈前加一水囊，探头置于水囊上对甲状腺进行扫查。

（1）横切面：呈蝴蝶形或马蹄形，两侧叶基本对称，并由峡部相连（图13-2-1）。

（2）侧叶纵切面：呈长椭圆形或长梭形，边界清晰，包膜完整（图13-2-2）。

（3）峡部横切面：呈窄细半弧形，连接两侧叶（图13-2-3）。

（4）峡部纵切面：呈窄细长条形，边界清晰（图13-2-4）。

3.检查内容 甲状腺大小、回声特点、形态、血流情况；有无结节，结节的物理诊断（囊性、实性、混合性）；结合临床推断良、恶性；鉴别是否来自甲状腺。

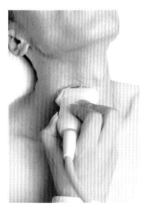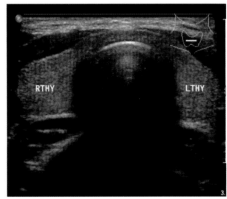

**图13-2-1 甲状腺扫查体位及横切面声像图**
RTHY.右甲状腺；LTHY.左甲状腺

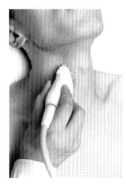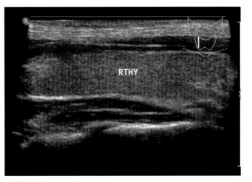

**图13-2-2 甲状腺侧叶扫查体位及纵切面声像图**
RTHY.右甲状腺

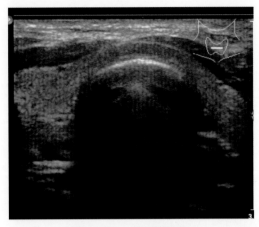

图13-2-3 峡部横切面

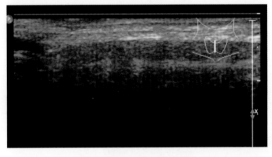

图13-2-4 峡部纵切面

### （三）甲状腺的测量方法

1.甲状腺前后径（厚度）及左右径（宽度）测量

（1）标准测量切面：在甲状腺的一系列横断面中选择甲状腺实质厚度最厚和左右径最宽处为标准测量切面，要求检查者手持探头压力要尽可能轻。

（2）测量位置：分别选在甲状腺厚度最厚和左右径最宽处的包膜高回声线的边缘上进行测量（图13-2-5）。

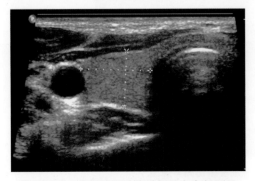

图13-2-5 甲状腺侧叶前后径及左右径测量

2.甲状腺侧叶上下径（长径）测量

（1）标准测量切面：在甲状腺的一系列纵断面中选择甲状腺实质长度最长处为标准测量切面，要求检查者手持探头压力要尽可能轻。

（2）测量位置：分别选取甲状腺侧叶长度最长处包膜高回声线的边缘上进行测量（图13-2-6）。

3.甲状腺大小参考值 见表13-2-1。

表13-2-1 甲状腺大小参考值

（单位：mm）

| | 男 | | 女 | |
| --- | --- | --- | --- | --- |
| | 左叶 | 右叶 | 左叶 | 右叶 |
| 左右径 | 14.0±5.5 | 14.6±5.3 | 12.6±4.5 | 13.5±4.7 |
| 前后径 | 13.6±5.7 | 14.7±7.3 | 12.8±6.3 | 13.4±7.3 |
| 峡部厚度 | 2～4 | | | |

### （四）超声报告的书写

1.甲状腺 大小（左/右叶横径×前后径×上下径及峡部厚度）、形态是否规则、边界是否清晰、包膜是否完整、内部回声强度情况、分布是否均匀、有无结节等。

2.彩色多普勒 甲状腺内彩色血流有无明显减少或异常增多。

## 二、甲状腺疾病

### （一）甲状腺组织学和生理学概要

甲状腺固有膜紧贴甲状腺腺体并伸入腺体内，将甲状腺分为大小不一的小叶，每个小叶内含20～40个紧密排列的滤泡。滤泡为甲状腺的基本结构，呈圆形或卵圆形，由单层立方的滤泡上皮细胞构成。滤泡腔内含有胶质，由滤

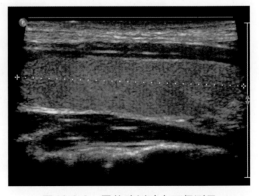

图13-2-6 甲状腺侧叶上下径测量

泡上皮分泌，胶质内主要为甲状腺球蛋白（含有各种碘化酪氨酸的蛋白质）、多糖及一些酶类。甲状腺约由300万个滤泡组成。滤泡旁细胞又称C细胞，具有分泌降钙素的功能，降低血钙、血磷。

甲状腺是机体代谢碘的主要器官，储存着体内总碘量的1/5，浓度高出其他组织几千倍，是合成甲状腺素的主要原料。

甲状腺素的合成、储存和分泌：碘经胃肠道吸收入血为甲状腺所摄取，与甲状腺球蛋白作用合成甲状腺激素（$T_3$、$T_4$），储存于腺泡胶质中。在水解酶的作用下，$T_3$、$T_4$释放入血。

甲状腺激素功能：增进生长发育，促进物质代谢。

### （二）正常甲状腺及先天性发育异常超声声像图

正常甲状腺呈蝶形或马蹄形，位于气管前方（图13-2-7），两侧基本对称，与中央的峡部相连，气管位于甲状腺峡部后方中央，呈一弧形强回声。甲状腺内部回声中等、均匀，呈细弱密集的光点，周围肌群为低回声（图13-2-7）。其浅层为舌骨下肌群：由内至外依次为胸骨舌骨肌、胸骨甲状肌、甲状舌骨肌、肩胛舌骨肌。

甲状腺大小超声测量正常参考值，侧叶：左右径2～2.5cm、前后径1～2cm、上下径3.5～5cm。峡部：前后径0.2～0.4cm。但应注意的是判断甲状腺大小应根据患者体形、甲状腺形态、测量值综合判断，而不应简单依据

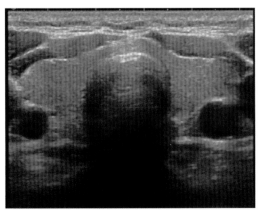

图13-2-7 正常甲状腺，双侧叶对称，回声强于肌肉组织回声，分布均匀，包膜光滑完整

测量参考值判定。如图13-2-8。患者女，43岁，甲状腺侧叶测值：左右径1.8cm、前后径1.9cm、上下径4.9cm，虽然3个径线测值均在正常参考值范围内，但患者甲状腺边缘圆顿、形态饱满，仍提示甲状腺增大。

甲状腺先天性发育异常包括甲状腺发育不全和异位甲状腺。甲状腺发育不全通常表现为单侧叶的缺如，常为左叶缺如（图13-2-9）。异位甲状腺是一种胚胎发育畸形，甲状腺不在颈部正常位置而出现在胚胎期甲状腺下降途中的其他部位，如咽部、舌内、舌骨上下、喉前、胸骨上、气管内、食管内、胸骨后及胸腔内等处（图13-2-10）。核素扫描可以对甲状腺发育异常进行进一步确诊。

### （三）弥漫性甲状腺疾病

弥漫性甲状腺疾病可分为甲状腺炎和甲状腺功能改变性疾病，前者可分为急性甲状腺炎、亚急性甲状腺炎和慢性淋巴细胞性甲状腺炎，

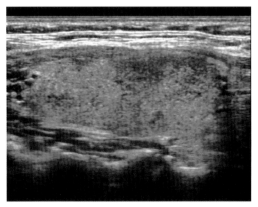

图13-2-8 患者女，43岁。甲状腺侧叶测值：左右径1.8cm，前后径1.9cm，上下径4.9cm

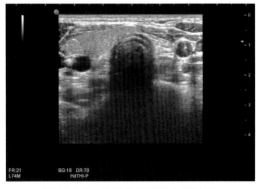

图13-2-9 先天性甲状腺左叶缺如

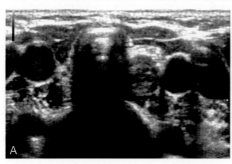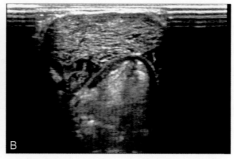

图 13-2-10 异位甲状腺

患儿女，3岁。甲状腺区未见正常甲状腺组织（A），于舌骨下缘见异位的甲状腺组织（B）

后者可分为弥漫性非毒性甲状腺肿、弥漫性毒性甲状腺肿和甲状腺功能减退。应注意的是弥漫性甲状腺疾病的声像图表现往往存在交叉，一些疾病的概念也存在着重叠，如慢性淋巴细胞性甲状腺炎是导致原发性甲状腺功能减退的最常见原因。因此大部分弥漫性甲状腺疾病的临床诊断需要结合其他检查，主要是实验室检查才能确诊。现将常见疾病分别叙述如下。

1. 急性甲状腺炎

【临床表现】 较少见，常见于青少年，多为颈部、上呼吸道感染扩散而来，少数经血行感染。多为细菌感染，以葡萄球菌、链球菌多

见。病情重，颈部累及部位红、肿、热、痛症状明显，常伴发热，病灶吸碘率低。

【超声表现及诊断要点】

（1）超声表现：病变累及部位甲状腺肿大，压痛明显，病变内部呈低回声区，脓肿形成则为无回声液区，内液区不清，见散在絮状、点状回声，可有气体回声，边界模糊、不清，内部回声常不均匀。

（2）诊断要点：由于炎症常由颈部、上呼吸道感染扩散而来，所以可见病灶累及周围软组织，受累甲状腺组织周围常伴有肿大淋巴结。结合临床症状诊断并不困难，可基本确诊（图13-2-11）。

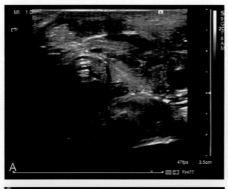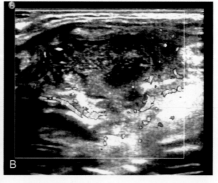

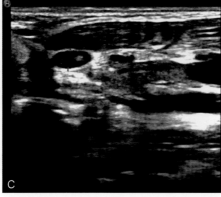

图 13-2-11 急性甲状腺炎

A.患儿女，4岁。甲状腺左叶肿大、结构不完整，内见不规则低回声区，边界不清，质地疏松。B.患者女，29岁。左侧颈部肌层内可见一范围约3.4cm×2.7cm的液性暗区，内液区不清晰，甲状腺左叶上极受累，CDFI示液区周边可见较丰富的血流信号。C.病灶周围肿大淋巴结

【鉴别诊断】 局灶性的急性甲状腺炎因表现为边界不清的低回声区，有时需与甲状腺癌相鉴别，一般结合临床症状两者鉴别并不困难。急性甲状腺炎伴有明显的局部疼痛症状，并常伴有发热病史，甲状腺癌无疼痛和发热症状，导致误诊的原因往往为病史询问不清所致。此外，两者均可致病灶周围淋巴结肿大，但肿大淋巴结的超声声像图表现不同，甲状腺癌转移性的淋巴结常表现为淋巴结皮质内结节样高回声浸润，伴有点状钙化或液化等特征。

2. 亚急性甲状腺炎　亚急性甲状腺炎简称亚甲炎，又称病毒性甲状腺炎、肉芽肿性甲状腺炎等，与病毒感染有关。

【病理生理】 甲状腺呈轻至中度增大，质实，常与周围组织有粘连，镜下见病灶呈灶性分布，范围大小不一，发展不一致，部分滤泡被破坏，胶质外溢，并有多量的中性粒细胞和不等量的嗜酸性粒细胞、淋巴细胞及浆细胞浸润，可形成微小脓肿，修复期巨噬细胞消失，滤泡上皮细胞再生或萎缩、消失，间质纤维化、瘢痕形成。

【临床表现】 女性多见，常发生于 20 ～ 60岁。常有呼吸道感染前驱症状，伴有咽喉痛及明显压痛等表现，可有短暂甲状腺功能异常，实验室检查可有白细胞升高、红细胞沉降率增

快等，临床起病急，病程短，有自限性，常在数月内恢复。

【超声表现及诊断要点】

（1）超声表现

1）二维超声图像特点表现为甲状腺单侧或双侧局部肿大，局部有压痛。甲状腺内可见单侧或双侧低回声区，边界模糊，形态不规则，占位效应不明显，后方一般无衰减。

2）彩色多普勒特点表现为甲状腺内血流信号正常或轻度增加，无环绕血管，呈点状或散在分布，无特异性（图 13-2-12）。

（2）诊断要点

1）甲状腺不对称性肿大，以病变部位局限性肿大为特点，常伴有疼痛，疼痛部位与炎症累及部位的先后顺序高度一致。

2）双侧叶或单侧叶内可见一处或多处片状回声减低区，边界模糊，形态不规则，无结节占位效应，或整个侧叶甲状腺呈低回声区，与颈前肌群间隙模糊；病变部位压痛明显。

3）CDFI 示无特异性血流信号，多数表现为病变区血流信号较正常腺体区稀少，无环绕血流特点。

4）可伴有甲状腺周围淋巴结肿大，尤其以颈部Ⅵ区淋巴结肿大最为常见。

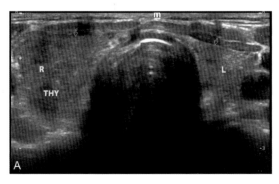

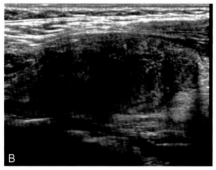

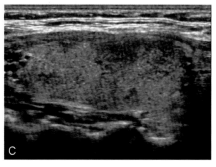

**图 13-2-12　亚急性甲状腺炎**

A. 甲状腺右侧叶肿大，内见片状低回声区，与周围甲状腺组织界线不清。THY. 甲状腺；R. 右叶；L. 左叶；B、C为同一患者，患者女，43岁，左叶大小1.5cm（左右径）×2.4cm（前后径）×4.3cm（上下径），右叶大小1.8cm（左右径）×1.9cm（前后径）×4.9cm（上下径），峡部厚0.6cm，左叶内可见片状低回声区，累及近整个左叶，并通过峡部累及右叶，右叶少许组织受累。B. 甲状腺左叶。C. 甲状腺右叶

【鉴别诊断】 急性甲状腺炎与亚急性甲状腺炎有时不易区别，两者共同之处为发热，甲状腺肿痛、触痛。但急性甲状腺炎起病急，中毒症状重，疼痛剧烈、皮温高，周围组织肿胀明显；声像图上，急性甲状腺炎肿胀更显著，病变范围更大，容易形成脓肿；而亚急性甲状腺炎范围较小，一般局限于甲状腺内，少数可波及周围组织，不易形成脓肿。

3.慢性淋巴细胞性甲状腺炎 慢性淋巴细胞性甲状腺炎又称桥本甲状腺炎或自身免疫性甲状腺炎，是自身免疫性甲状腺炎的最常见类型（还包括萎缩性甲状腺炎、无痛性甲状腺炎、产后甲状腺炎），可与其他免疫性疾病并存。

【病理生理】 甲状腺实质广泛破坏、萎缩，大量淋巴细胞和不等量的嗜酸性粒细胞浸润，早期滤泡表现为代偿性增生，淋巴滤泡形成，晚期滤泡结构破坏，纤维组织增生，质较韧，包膜轻度增厚，与周围组织无粘连。

【临床表现】 起病隐匿，进展缓慢，发病率高，多见于中年女性，女性发病率是男性的9～10倍，30～50岁高发，临床表现常不典型，甲状腺常肿大，也可不肿大，晚期一般有甲状腺功能减退的表现，是甲状腺功能减退的最常见原因，TSH较高，$T_3$、$T_4$低，患者血清甲状腺过氧化物酶抗体（TPOAb）和甲状腺球蛋白抗体（TGAb）增高，对诊断有重要意义。

【超声表现及诊断要点】

（1）超声表现

1）二维超声图像特点表现为甲状腺轻至中度弥漫性肿大，以前后径增大为主，也可不肿大。腺体回声不均匀，可减低，常见强回声分隔。可有假性结节表现，特别是弥散性分布的微小的斑片状低回声区。也可表现为局限性改变，于正常甲状腺实质内出现局部低回声区，周围为正常组织结构，与肿瘤相似，应注意鉴别。

2）彩色多普勒超声特点表现为彩色血流成像常无特异性，疾病早期可表现为血流信号增多，晚期甲状腺萎缩后常表现为血流信号减少（图13-2-13）。

（2）诊断要点

1）甲状腺弥漫性轻至中度肿大，或不肿大，因纤维组织增生甲状腺实质可表现为"网

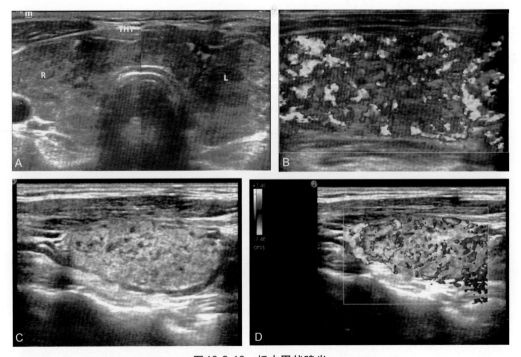

**图13-2-13　桥本甲状腺炎**

A、B.甲状腺轻度肿大、回声不均匀，包膜清晰，血流信号增多。THY.甲状腺；R.右叶；L.左叶。C、D.甲状腺轻度肿大、内见散在分布的微小斑片状低回声"结节"，甲状腺实质血流信号增多

格状"，内有散在分布的微小斑状低回声"结节"，甲状腺包膜强回声线清晰可见，与颈前肌群分界清楚。

2）常伴有颈部Ⅵ区淋巴结肿大。

3）局限性桥本甲状腺炎酷似肿瘤，腺体内可见局部低回声区，边界清楚，形态不规则，无包膜，占位效应不明显。

4）临床诊断应结合实验室检查，即血清TPOAb和TGAb增高。

【鉴别诊断】

（1）亚甲炎与桥本甲状腺炎相鉴别：压痛，亚甲炎患者有明显颈前区压痛的表现，而桥本甲状腺炎没有疼痛病史；声像图上亚甲炎病变与周围组织分界不清楚，特别是与颈前肌群间隙模糊，甲状腺包膜显示不清，而桥本甲状腺炎包膜清楚，与周围组织无粘连。

（2）局限性桥本甲状腺炎与甲状腺癌相鉴别：因均可表现为边界不清、形态不规则的低回声结节，常不易鉴别。实验室检查，甲状腺癌时甲状腺功能大多正常，而桥本甲状腺炎TPOAb和TGAb增高，也可伴有甲状腺功能异常，常为甲状腺功能减退。声像图表现：局限性桥本甲状腺炎无明显占位效应，病程长，病变发展缓慢，而甲状腺癌结节有占位效应，可伴有特异性的转移性淋巴结声像图表现（淋巴结回声不均匀，内有高回声浸润，或伴有液化、点状钙化），声像图若无法鉴别可采用超声引导下细针穿刺活检。

【临床意义】 超声可显示甲状腺回声状态、周围淋巴结肿大情况，对于甲状腺急性及亚急性炎症容易鉴别；对于慢性炎症，根据回声异常情况，结合甲状腺功能检查及其他血清学检查，多数可获得诊断，较难鉴别的病例，可利用超声引导下细针穿刺抽吸进行细胞学检查而获得最终病理诊断。

4.弥漫性毒性甲状腺肿 弥漫性毒性甲状腺肿又称原发性甲状腺功能亢进（甲亢）、Graves病，女性高发。50%患者有眼球突出，故又称突眼性甲状腺肿，是一种自身免疫性疾病。

【病理生理】 甲状腺弥漫性对称性肿大，表面光滑，血管充血，质较软，镜下显示滤泡上皮增生，滤泡腔内胶质稀薄，间质血管丰富、充血，淋巴组织增生。临床上甲状腺功能亢进手术之前常经碘治疗，治疗后甲状腺病变有所减轻，甲状腺体积缩小、质地实变，镜下见上皮细胞变矮、增生减轻，胶质增多变浓，间质血管减少、充血减轻，淋巴细胞也减少。

【临床表现】 临床患者主要表现为甲状腺肿大，基础代谢率和神经兴奋性升高，$T_3$、$T_4$高，吸碘率高，伴有甲状腺素分泌过多的症状，如心动过速、神经过敏、体重减轻、突眼等症状。本病多见于女性，男女之比为 1∶(4～6)，20～40岁高发。

【超声表现及诊断要点】

（1）超声表现

①二维超声图像特点：甲状腺对称性均匀性肿大或不均匀性肿大，偶可不肿大，内常见为弥漫性低回声，分布欠均匀或不均匀，一般无结节，可伴有结节或结节样回声。

②彩色及频谱多普勒超声特点：甲状腺内血流十分丰富，呈现"火海征"（图13-2-14）。甲状腺上、下动脉内径增宽；甲状腺上、下动脉高速低阻动脉频谱，呈"毛刺样"改变。

（2）诊断要点

①甲状腺弥漫性肿大，包膜光整，回声中等或减低，分布均匀或欠均匀。

②CDFI示腺体内血流信号丰富，呈"火海征"。

③甲状腺上、下动脉增宽，血流加速、阻力减低。

④患者表现为心率过快、手震颤、乏力、突眼等症状，超声检查时常容易观察到患者颈总动脉搏动明显。

⑤弥漫性毒性甲状腺肿的确诊应结合甲状腺功能检查，即$T_3$、$T_4$的升高，单纯依赖超声图像诊断该病容易造成误诊。

5.甲状腺功能减退 甲状腺功能减退（简称甲减）是因甲状腺素合成和释放减少或缺乏而出现的综合征。

甲状腺功能减退时超声表现无明显特异性征象，甲减病程较长者甲状腺体积缩小，回声增粗、不均匀，腺体内血流信号减少，结合临

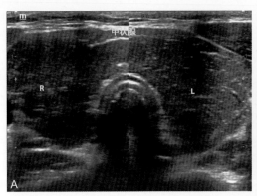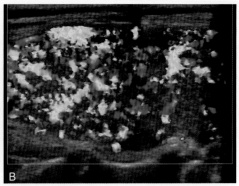

**图13-2-14 弥漫性毒性甲状腺肿**

A.甲状腺对称性弥漫性肿大，回声减低，包膜完整；B.甲状腺血供丰富，呈"火海征"

床症状及实验室检查可明确诊断。

### （四）甲状腺结节性疾病

良性甲状腺结节性疾病主要包括结节性甲状腺肿和甲状腺腺瘤，恶性结节性疾病主要为原发性甲状腺癌。

1. 结节性甲状腺肿　结节性甲状腺肿（简称结甲）是甲状腺结节性疾病的最常见类型，占所有甲状腺结节的80%，约5%的人群患有结甲。

【病理生理】　本病多在地方性甲状腺肿的基础上滤泡上皮局灶性增生、复旧或萎缩不一致，分布不均匀，形成结节，为非肿瘤性结节。甲状腺不对称结节状增大，结节大小不一，有的结节边界清楚，多无完整包膜，可有出血、坏死、囊性变、钙化和瘢痕形成，镜下可见部分滤泡呈柱状或乳头状增生，小滤泡形成，部分上皮复旧、萎缩，胶质贮积；间质纤维组织增生、间隔包绕形成大小不一的结节状病灶。

【临床表现】　本病主要表现为甲状腺不同程度肿大，一般无临床症状，由于超声检查的普及，许多病例可在结节形成而甲状腺未肿大期即被发现，部分患者后期因结节增多、增大，可出现压迫、窒息、吞咽和呼吸困难。可并发甲亢（毒性多结节性甲状腺肿），也可合并甲状腺癌。

【超声表现及诊断要点】

（1）二维超声图像特点：甲状腺双侧叶不对称肿大，表面不光滑，结节以多发为主，也可单发，结节呈椭圆形或类圆形，边缘模糊或清晰，多数无包膜，少数有不完整包膜，绝大多数无晕环，结节可呈实性、混合性或囊性，结节实性部分多呈高回声或等回声，可伴有出血、液化，周边和（或）内部可见粗大颗粒状钙化伴声影，结节之间分界较清楚，周边腺体分布不均匀或均匀，严重者整个肿大甲状腺内可完全被大小不等的结节占据。

（2）彩色多普勒特点：血流信号无特异性，多数结节周边可见环绕血流信号，结节内部血流不一致，有些血供明显增多，而已退化或液化的结节内无或有少许血流，但血管走行都比较自然（图13-2-15）。

（3）诊断要点：甲状腺腺体出现结节的特殊性改变，结节回声多样，多为双侧，弥漫分布，通常没有完整的纤维包膜，声晕多不完整。在病变发展过程中易发生囊性变和营养不良性钙化，在血流供应和血流状态上均接近于正常的甲状腺组织。

2. 甲状腺腺瘤　甲状腺腺瘤是甲状腺良性肿瘤，起自腺上皮组织，占所有甲状腺结节的5%～10%，女性发病率高，是男性的7倍。

【病理生理】　甲状腺腺瘤是由甲状腺滤泡上皮发生的常见良性肿瘤。病理上可分为滤泡状腺瘤和乳头状腺瘤两种，以滤泡状腺瘤较常见，特点是腺体内单发，圆形或类圆形，有完整包膜，常压迫周围组织，直径一般3～5cm，切面多为实性，可并发出血、囊性变、钙化和纤维化，形成囊肿样改变。

【临床表现】　患者一般无症状，常于无意中发现。40岁以下女性多见，腺体生长缓慢。

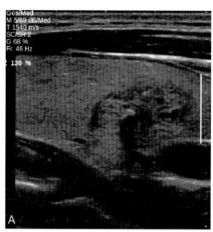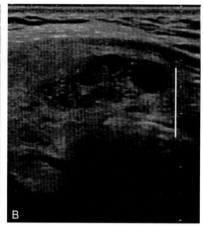

**图13-2-15 结节性甲状腺肿**

患者女性，44岁。甲状腺非对称性肿大，内多发结节。A.实性结节，边界清楚，形态规整，内呈中等回声，伴粗大钙化；B.混合型结节，边界清楚，形态规整，内无钙化

有20%属高功能性，可引起甲状腺功能亢进等症状。腺瘤发展缓慢，但合并肿瘤内突然出血，则肿块迅速增大，出现压迫症状；10%～25%的腺瘤可发生癌变。

**【超声表现及诊断要点】**

（1）超声表现

①二维超声图像特点：常见为单发，少数多发，呈圆形或椭圆形。肿块边界清楚，整齐，有包膜或周边低回声"晕环"，70%内部回声均匀，多数为等或强回声，少数为低回声，后方回声可正常或增强。腺瘤经常合并囊性变、出血及坏死，可伴钙化（粗糙、块状、弧形、蛋壳样）。周围实质回声一般均匀，但若合并结甲或其他甲状腺疾病，实质回声可不均匀。

②彩色多普勒特点：瘤体周边可见环绕血流信号，典型者可呈"轮辐状"高血供。（图13-2-16）。

（2）诊断要点

①甲状腺内呈圆形或椭圆形结节，边界清楚、形态规则，边缘光滑、完整，有完整包膜，边缘可见低回声"晕环"。

②多数为内部回声均匀的中等或强回声，少数为低回声（与周边正常甲状腺对比）。

③腺瘤伴囊性变时可见内部不规则无回声区。伴钙化时可见粗大强回声。

④CDFI显示结节周边可见环绕血流，内部血流丰富或不丰富。

**【鉴别诊断】** 腺瘤与结节性甲状腺肿相鉴别：两者之间鉴别有一定困难（图13-2-17），临床诊断时可不必须鉴别，见表13-2-2。

**表13-2-2 甲状腺腺瘤与结节性甲状腺肿的鉴别要点**

| 鉴别项 | 甲状腺腺瘤 | 结节性甲状腺肿 |
| --- | --- | --- |
| 数目 | 单发多见 | 多发常见 |
| 边界、边缘 | 清晰、光整 | 不清楚或部分较清楚、尚整齐或不整齐 |
| 包膜 | 完整、清晰、光滑 | 不完整或无、不清晰、不光滑 |
| 周边"晕环" | 大部分可见，均匀整齐 | 无或少数可见不均匀、不整齐 |
| 内部回声 | 稍强或中等，细密均等，少数可有液化 | 低回声、不均匀、粗糙可伴粗大钙化常呈囊实性 |
| 周边甲状腺组织 | 正常 | 不正常，结节间有不均匀纤维细条 |
| 整个甲状腺轮廓及表面 | 通常光整，边缘结节可凸向包膜外 | 轮廓不平，双侧叶不对称，表面呈波浪状或结节状隆起 |
| 甲状腺大小 | 多数正常，腺瘤较大时可局限性肿大 | 明显增大或不对称肿大 |

**3.甲状腺癌** 甲状腺癌约占甲状腺结节性疾病的5%。

**【病理生理】** 甲状腺癌按其组织学可分为以下4种类型。

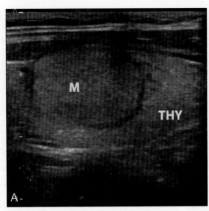
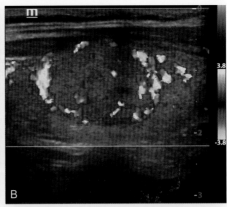
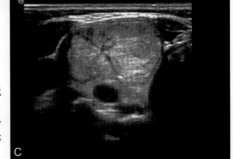

**图13-2-16 甲状腺腺瘤**

A.甲状腺内见椭圆形中等回声结节，边界清，周边见低回声晕，内回声均匀。THY.甲状腺，M.肿块；B.CDFI：结节周边见血流环绕，内见点、条状血流信号；C.患者女，49岁，右叶内可见一4.6cm×2.0cm的椭圆形中等偏强回声区，边界清楚，周边见低回声晕

（1）乳头状癌：为甲状腺癌中最常见的类型，约占60%，女性约为男性的3倍，肿瘤生长慢，恶性程度低，预后较好，肿瘤大小和是否有远处转移与生存率有关，而是否有淋巴结转移与生存率无明显关系。但局部淋巴结转移较早。肿瘤一般呈圆形，无包膜，质地较硬，切面灰白，部分病例有囊形成，囊内可见乳头，称为乳头状囊腺癌。肿瘤常伴有出血、坏死、纤维化和钙化，钙化为乳头内的砂粒体，即微钙化。乳头状癌有时以微小癌出现，直径＜1.0cm，甲状腺微小癌预后较好，远处转移少见。

（2）滤泡状癌：较常见，一般比乳头状癌恶性程度高、预后较差，仅次于甲状腺乳头状癌而居第2位。多发生于40岁以上女性。肉眼下呈结节状，包膜不完整，边界较清楚，切片灰白、质软。诊断滤泡状癌的最有意义的病理标准是侵犯包膜和血管。

（3）髓样癌：又称C细胞癌。是由滤泡旁细胞（即C细胞）发生的恶性肿瘤，属于神经内分泌肿瘤（APUD瘤），占甲状腺癌的5%～10%，40～60岁为高发年龄，部分为家

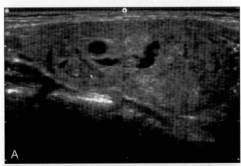
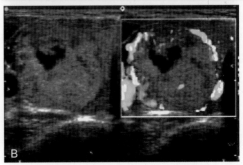

**图13-2-17 结节性甲状腺肿**

A.患者女，30岁。超声诊断：右叶5.0cm×2.5cm×2.3cm，中等回声区，边界清，形态规整，周边见低回声晕，内部回声以中等实性为主，见少许散在液区；B. CDFI显示结节周边血流环绕，内见少许血流信号，考虑腺瘤。病理：甲状腺滤泡大小不一，被增生的纤维间质分隔成结节状，腺腔内充满胶质，结节性甲状腺肿，局部腺瘤样增生

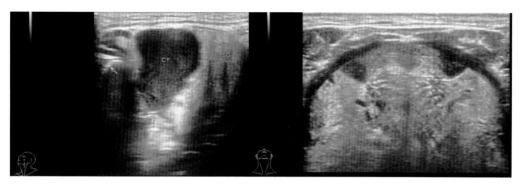

**图13-3-11 口外型舌下腺囊肿**

左图CY位于左颌下区；右图双侧舌下腺未见异常

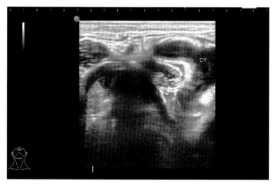

**图13-3-12 哑铃型舌下腺囊肿**

CY从口底舌下区至左颌下，且与左舌下腺L-SL相连

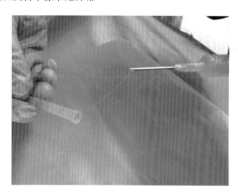

**图13-3-13 超声引导下穿刺抽出淡黄色拉丝状液体**

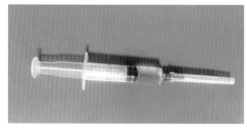
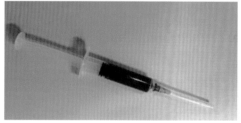

**图13-3-14 超声引导下穿刺抽出淡黄色或暗红色稀薄的液体**

## （二）腮腺囊肿

**【临床表现】**

1.潴留性囊肿多见于老年人，男性多见，约占77%，表现为缓慢生长的无痛性肿块，质软。

2.先天性囊肿又分表皮样囊肿、鳃裂囊肿和先天性腮腺导管囊状扩张3种类型。

**【超声表现】**

1.潴留性囊肿表现为腮腺内单纯性无回声区，边界清，囊壁较薄，后回声增强（图13-3-15），穿刺可抽出白色清亮液体。

2.表皮样囊肿表现为无回声区内充满细腻光点样回声或伴细团网状结构，边界清，囊壁较厚，后回声增强（图13-3-16）。

3.先天性腮腺导管囊状扩张表现为沿腮腺导管走行区的管道样无回声区。

4.鳃裂囊肿因易继发感染，表现为无回声区内伴数量不等的光点样中等回声或细网状结构，边界尚清，有时可见有蒂状结构与深部或表浅组织或皮下相连通，肿块有时大时小的变化，囊壁厚薄不一，若伴有皮下瘘口时诊断更明确（图13-3-17）。

5.病变区内无彩色血流显示，反复感染者

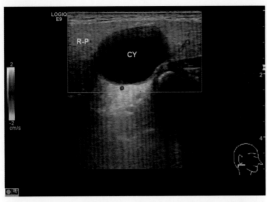

图 13-3-15 右腮腺 R-P 内囊肿，边界清，壁较薄，后回声增强，内无血流

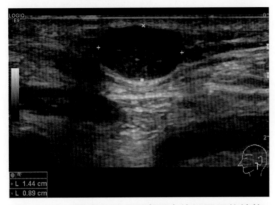

图 13-3-16 腮腺囊肿无回声区内伴细团网状结构，边界清，囊壁较厚，后回声增强

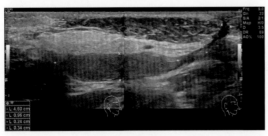

图 13-3-17 右腮腺区鳃裂囊肿，液区不清晰伴光点样回声，箭头示伴有窦道直通皮下瘘口

增厚囊壁上可见点状或短线状血流信号。

【临床意义】 超声是唾液腺囊肿的重要检查手段，其方法高效、准确、无创，并对临床诊治具有重要的指导意义。如超声术前诊断囊肿的来源至关重要，关系到手术方案的确定（如口内或口外切口等）和腺体去留问题。

### （三）唾液腺良性肿瘤

1. 多形性腺瘤 多形性腺瘤又名混合瘤，是唾液腺最常见的良性上皮性肿瘤，多位于腮腺，其次为下颌下腺，小唾液腺以下腭部最多见，颊部、上唇和舌等部位均可发生。

【病因病理】 多形性腺瘤基本结构含有腺上皮、肌上皮、黏液、黏液样组织和软骨样组织。一般认为，细胞丰富型较易恶变，间质丰富型较易复发。大体观察：形状呈结节状，剖面多为实性，呈灰白色或黄色，部分病灶内见囊腔形成，有时可见浅蓝色透明的软骨样组织或黄色的角化物，偶见出血及钙化。多数肿瘤包膜完整。

【临床表现】

（1）发病情况及部位：在大唾液腺中，多形性腺瘤最常见于腮腺，其次为下颌下腺，舌下腺极少见。发生于小唾液腺者，以腭部最常见。

（2）任何年龄均可发病，以 30～50 岁为多见，女性多于男性。

（3）为缓慢生长的无痛性肿块，病史较长，肿块质地中等，可活动，巨大肿瘤可引起面部畸形，一般不会引起功能障碍。肿瘤在缓慢生长一段时期以后，突然出现生长加速，并伴有疼痛、面瘫时，应考虑恶变。

【超声表现及诊断要点】

（1）肿块大多数为边界清楚的圆形或类圆形实性低回声或中等回声，局部呈结节状，分布欠均匀，后方回声增强，少部分伴有不规则无回声区，钙化少见（图 13-3-18A）。

（2）部分可呈不规则分叶状，边界欠清，包膜不完整，与周围结构有轻度粘连。

（3）肿块常为单发、部分可为单侧多发（复发者多见）（图 13-3-18B）。

（4）对于患者年龄较大、病程较长、近期肿瘤增大明显，声像图表现为混杂回声肿块，边缘不规则，与周围组织分界不清楚，则要考虑肿瘤恶变可能。

（5）大多肿块内可见少或稍多的星点状血流信号，部分肿块血流信号较丰富，呈周边型供血，血流分布呈"提篮样"（图 13-3-19）。

【鉴别诊断】

（1）腮腺腺淋巴瘤：较多形性腺瘤质软，回声更低，常伴有网状囊性结构，实性成分中血流较丰富，血流分布多呈内部分支型。

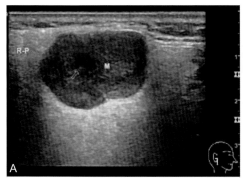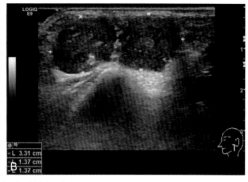

**图13-3-18 唾液腺肿块超声表现**

A.腺体内多发结节，边界部分欠清、包膜不完整，可见钙化灶；B.低回声肿物内伴少许无回声，边界清，后回声增强

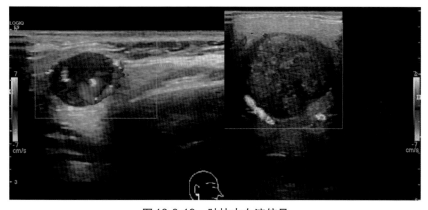

**图13-3-19 肿块内血流信号**

左图肿物内血流较丰富，呈提篮样；右图肿物内血流少，呈星点状

（2）淋巴结炎：数个结节、回声偏低，可见淋巴结门型结构，部分有红、肿、热、痛等炎症临床表现。

【临床意义】 多形性腺瘤处理不当，极易复发。多形性腺瘤以手术切除为主，未完整或扩大切除的多形性腺瘤多数可复发。复发者呈多发病变，手术切除更加困难，很难彻底根治，并有一定比例的恶变，因此，超声术前对肿瘤进行初步定性、定位诊断非常重要。

2.腺淋巴瘤

【病因病理】腺淋巴瘤又名沃辛瘤（Warthin tumor）或乳头状淋巴囊腺瘤。腺淋巴瘤病理组织成分为上皮和淋巴样组织。上皮成分形成不规则的大腺管或囊腔构成肿瘤的腺组织，具有一定的分泌功能；淋巴样组织包括淋巴细胞、浆细胞等。大体观察：外表圆形或卵圆形；质地柔软，剖面有大小不等的囊腔，含透明的黏液样或褐色液体，囊腔内可有乳头状突起。

【临床表现】

（1）几乎只发生于腮腺，绝大多数发生于腮腺后下极。

（2）多见于50岁以上的中老年男性，男女之比（6～10）:1，有吸烟史。

（3）患者多为偶然发现，有消长史，肿块质地较软，表面光滑。

（4）特征性表现：$^{99m}$Tc核素显像呈热结节。

【超声表现及诊断要点】

（1）肿块外形尚规则（类圆形或椭圆形），边界清，包膜完整，多呈混合性较低回声，部分伴有网格状囊性结构，后方回声增强。

（2）肿块可呈多发性，表现为回声相似的双侧腮腺肿块或一侧腮腺多个肿块。

（3）肿块内可见稍多或较丰富的血流信号，血流分布多呈内部分支型（图13-3-20至图13-3-22）。

【临床意义】 由于肿瘤常位于腮腺后下极，

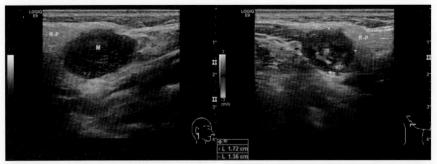

图 13-3-20　腮腺内腺淋巴瘤网格样低回声，边界清，彩色血流较丰富、呈内部分支型

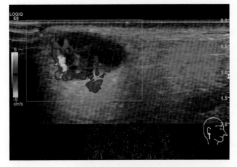

图 13-3-21　腮腺内腺淋巴瘤混合型回声，实性部分血流较丰富

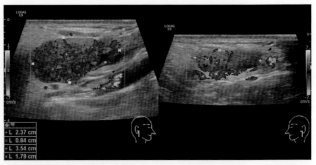

图 13-3-22　双侧腮腺腺淋巴瘤，肿物回声相似，为低回声内伴网状结构，血流较丰富

可考虑肿瘤及周围 0.5cm 以上正常腮腺的部分切除术，并且术中应切除腮腺后下部及其周围的淋巴结，以免出现新的肿瘤，对于多发病变术前最好做超声定位，防止遗漏。

### （四）唾液腺恶性肿瘤

1. 黏液表皮样癌　唾液腺恶性肿瘤中最常见者，女性多于男性，发生于腮腺者居多，其次为下颌下腺和腭部，也可发生于其他小唾液腺，特别是磨牙后腺。

【病理生理】　黏液表皮样癌是以表皮样细胞、产黏液细胞和中间型细胞构成的上皮性恶性肿瘤，病理上可分为低度恶性（高分化）、中度恶性（中分化）和高度恶性（低分化）三型。高分化者黏液细胞占 50% 以上，表皮样细胞分化良好，中间细胞不多；低分化者黏液细胞不足 10%，肿瘤系中间或表皮样细胞形成的实性团片。

【临床表现】

（1）唾液腺黏液表皮样癌以低度恶性多见，中度次之，高度恶性较少见。

（2）高分化黏液表皮样癌：临床可似多形

性腺瘤，生长缓慢，呈无痛性肿块。质地中等偏硬，可呈结节状。很少出现面瘫症状。颈淋巴结转移少见，术后生存率高，预后较好。

（3）低分化黏液表皮样癌：生长迅速，常有疼痛。与周围组织粘连，边界不清。肿瘤常侵及神经，出现面瘫或舌下神经麻痹症状。颈淋巴结转移率高，可有血行转移。术后易复发，预后较差。

【超声表现及诊断要点】

（1）中、高度恶性肿瘤大部分边界不清，无明显包膜或包膜不完整，形态不规则，内为强弱不等回声、分布不均匀，后方回声衰减；肿瘤侵及骨组织时，可见骨回声光带粗糙、凹凸不平或呈"虫蚀样"改变；弹性成像表现为质硬（Ⅲ至Ⅳ级）；伴有同侧颈深上肿大淋巴结。大多数肿块内见较丰富的彩色血流信号，呈杂乱或分支状血流型，频谱形态多呈高速高阻型（RI 0.55 ～ 1.0，44% PSV > 35cm/s），超声诊断准确率较高（图 13-3-23）。

（2）低度恶性唾液腺黏液表皮样癌肿瘤边

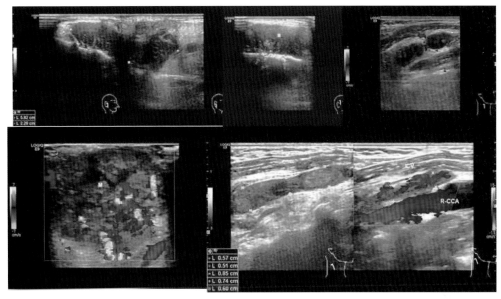

**图 13-3-23 右腮腺区低分化黏液表皮样癌**

上左：肿瘤回声不均，边界不清，后回声衰减；上中：肿瘤侵及颞骨，呈"虫蚀样"改变；上右：伴有同侧颈深上肿大淋巴结，转移淋巴结内血供较丰富；下左：肿瘤内血供较丰富，呈杂乱血流型；下右：合并颈内静脉内癌栓

界尚清晰，有时可见包膜回声，形态尚规则或欠规则，内为低回声、分布尚均匀或欠均匀，后方回声增强或稍增强。同侧颈深上未见有肿大淋巴结等，大多数肿块内可见少或稍多的星点状血流信号。低度恶性的高分化黏液表皮样癌少数可表现为以囊性为主的病变（图 13-3-24），超声误诊率较高。

【临床意义】 黏液表皮样癌的病理分级是治疗黏液表皮样癌的重要指标。高分化者可加用术中液氮冷冻及术后放射治疗，不必做选择性颈淋巴清扫术。低分化者手术要对原发灶做扩大切除，可考虑选择性颈淋巴清扫术，术后

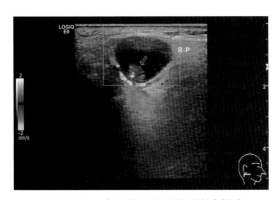

**图 13-3-24 右腮腺高分化黏液表皮样癌**

肿瘤大部分为囊性，边界清，表现为良性肿瘤

宜加用放射治疗。因此，超声围手术期诊断及对周围淋巴结的评估，为临床制订治疗方案提供了重要信息。

2.腺样囊性癌 腺样囊性癌又曾称圆柱瘤，为较常见的唾液腺恶性肿瘤之一。多见于腭部小唾液腺和腮腺，其次为下颌下腺，发生于舌下腺的实性病变，多为腺样囊性癌。

【病理生理及临床】

（1）根据组织学形态可分为腺样/管状型和实性型，前者分化较好，后者分化差。

（2）沿神经纤维束侵袭是其最突出的特点。

（3）生长缓慢，患者可带瘤长期生存。

（4）血行转移率高（高达40%），颈淋巴结转移率低。

（5）远处转移发生率较高，以肺部最常见。

【超声表现及诊断要点】

（1）肿块为类圆形或不规则形，大部分边界欠清，无明显包膜，内为低回声、分布不均匀。

（2）肿块较大时（>2.5cm）可见"筛网状"结构，为该肿瘤特征性表现（图 13-3-25）。

（3）多数肿块内见稍多或较丰富的血流信号，呈杂乱或分支状血流型。

（4）常伴有神经症状：腮腺肿瘤常出现面

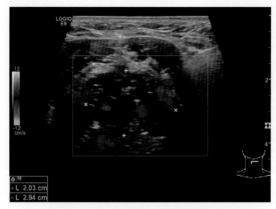

**图13-3-25　口底舌下区腺样囊性癌**

测量区肿物内血流稍多，呈筛网状结构

瘫或疼痛，下颌下腺及舌下腺肿瘤常出现舌麻木或舌下神经麻痹症状（图13-3-26）。

【临床意义】　手术除常规扩大切除外，术后常需配合放射治疗。因颈淋巴结转移率很低，一般不作选择性颈淋巴清扫术。影像学诊断有远处转移的术后可采用化疗。

### （五）唾液腺炎症

唾液腺炎症根据感染性质分化脓性、病毒性、特异性三类，好发于腮腺，其次下颌下腺，舌下腺及小唾液腺极少见。

**1.急性化脓性腮腺炎**

【病理生理】

（1）病原菌主要是金黄色葡萄球菌。

（2）全身疾病所致的唾液分泌减少和逆行感染。

（3）大手术后唾液腺功能降低，唾液分泌减少。

【临床表现】

（1）多为单侧受累，双侧少见。

（2）以耳垂为中心肿胀，局部红热、触痛明显。

（3）张口轻度受限，导管口可见红肿或流脓。

（4）伴有全身中毒症状，如高热、血常规改变等。

（5）严重者可扩散至外耳道、颌后间隙、咽旁间隙。

【超声表现及诊断要点】

（1）腺体弥漫性肿大、多数回声减低不均匀。

（2）可伴有局限性不规则低回声或混合性回声。

（3）伴有导管不均匀扩张且导管内液体不清晰。

（4）合并脓肿形成时可见局限性无回声区。

（5）腺体内血流信号较正常明显增多（图13-3-27）。

【鉴别诊断】

（1）流行性腮腺炎：多发5～15岁儿童，有传染接触史，血常规不高，超声示双侧腮腺受累，腺体弥漫性肿大、回声不均匀，导管无扩张，腺体可见小散在低回声，但大多数无较大局限性病变。

（2）咬肌间隙感染：多有冠周炎病史，重度张口受限，可见咬肌增厚伴局限性病变或脓腔，可伴有腮腺腺体受压或继发肿大。

（3）腮腺区淋巴结炎：多发于青少年及儿童，声像图显示腺体内多发肿大淋巴结。

**2.慢性复发性腮腺炎**　慢性复发性腮腺炎也称慢性化脓性腮腺炎，临床常见。病因尚不清楚，一般认为是唾液分泌减少及淤滞为重要因

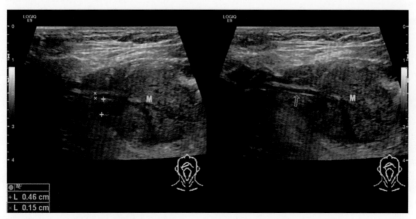

**图13-3-26　肿瘤包绕舌神经（箭头），同时压迫颌下腺主导管致其扩张（十字测量）**

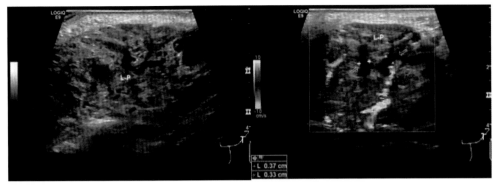

**图13-3-27 急性化脓性腮腺炎**

腮腺弥漫性肿大伴不规则囊性变，实性部分血供较丰富

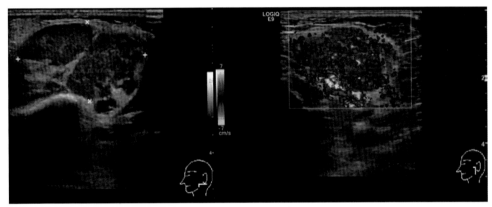

**图13-3-28 慢性复发性腮腺炎急性发作**

腮腺弥漫性肿大不均匀，血供较丰富

素。分成人复发性腮腺炎和儿童复发性腮腺炎。

【临床表现】

（1）成人患者常不明确起病时间，多因反复发作腮腺肿胀就诊。

（2）常为双侧性，压迫腺体后导管口流出浑浊的唾液或脓液。

（3）儿童患者不同于成人，发病年龄从婴幼儿至15岁，5岁左右最常见；腮腺反复肿胀，导管口有脓液或胶胨状液体，病程持续1周，间隔数周或数月发作1次，青春期后可逐渐自愈。

【超声表现及诊断要点】

（1）双侧腺体弥漫性肿大，外形饱满，回声欠均匀或不均匀。

（2）可伴有不规则低回声结节。

（3）导管轻度扩张且导管内液体不清晰，无导管阻塞病变。

（4）腺体内血流信号较正常稍多，炎性急性期血流明显增多（图13-3-28）。

【鉴别诊断】

（1）慢性阻塞性腮腺炎：多发于中年，无幼儿期发病史，肿胀与进食有关，声像图腺体回声与慢性复发性腮腺炎相似，但绝大多数有导管的不均匀扩张，导管内可合并结石或异物及导管口的狭窄等（图13-2-29）。

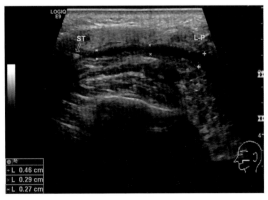

**图13-3-29 慢性阻塞性腮腺炎**

左腮腺L-P肿大质不均，合并导管不均匀扩张伴末端结石

（2）流行性腮腺炎：有传染接触史，血常规不高，无反复肿胀史，超声示双侧腮腺受累，腺体弥漫性肿大、回声不均匀，导管无扩张，腺体可见小散在低回声，但大多数无较大局限性病变。

（3）舍格伦综合征：腺体的弥漫性肿大，分布不均匀或呈斑片状及网状，部分可表现为局限性病变，多数累及多个腺体（如下颌下腺、舌下腺、泪腺等），腺体及病变区内可见较丰富的血流信号（图3-3-30）。患者多伴有口干症状。

【临床意义】 由于儿童复发性腮腺炎及成人复发性腮腺炎均有自愈性，宜非手术治疗。应增强抵抗力，调节免疫功能，防止继发感染，减少发作。

## （六）涎石病

涎石病是在腺体或导管内发生钙化团沉积引起的一系列病变，85%发生在下颌下腺，其次是腮腺，舌下腺很少见。

【病因及发病机制】 涎石使唾液排出受阻，继发腺体感染。涎石形成的原因不十分清楚，一般认为与无机盐代谢紊乱、炎症、异物、唾液滞留等有关。

【临床表现】

1.可发生于任何年龄，但以20～40岁中青年多见。

2.慢性多见，病程长，早期症状不明显。

3.反复肿胀，进食后肿胀及疼痛加重。

【超声表现】

1.早期腺体可肿大或正常，内部回声尚均匀，反复发作病程较长者腺体可缩小，内部回声强弱不等，分布不均匀。

2.导管扩张，合并腺体或导管内结石强回声或中等团状回声（图3-3-31）。

3.肿大或正常腺体内血流明显增多，缩小腺体内血流减少。

【临床意义】 可行非手术治疗或取石术。如影像学检查腺体明显受损，功能减退时应将相应腺体一并切除。

## （七）唾液腺良性肥大

唾液腺良性肥大又称唾液腺退行性肿大，是一种非肿瘤、非炎性、慢性、复发性、无痛性肿大的疾病。

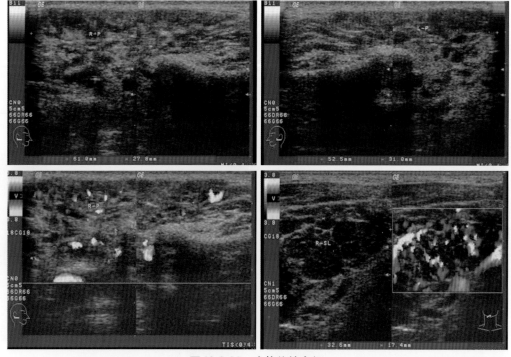

**图13-3-30 舍格伦综合征**

病变累及双侧腮腺及颌下腺，腺体不均匀肿大，伴斑片状及网状结构，血供较丰富

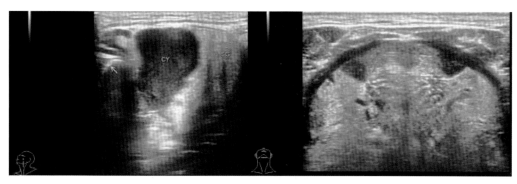

**图13-3-11 口外型舌下腺囊肿**
左图CY位于左颌下区；右图双侧舌下腺未见异常

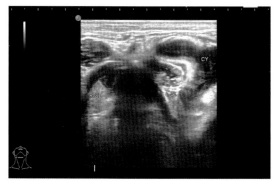

**图13-3-12 哑铃型舌下腺囊肿**
CY从口底舌下区至左颌下，且与左舌下腺L-SL相连

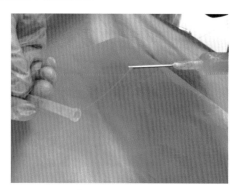

**图13-3-13 超声引导下穿刺抽出淡黄色拉丝状液体**

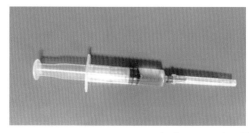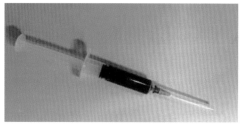

**图13-3-14 超声引导下穿刺抽出淡黄色或暗红色稀薄的液体**

## （二）腮腺囊肿

### 【临床表现】

1.潴留性囊肿多见于老年人，男性多见，约占77%，表现为缓慢生长的无痛性肿块，质软。

2.先天性囊肿又分表皮样囊肿、鳃裂囊肿和先天性腮腺导管囊状扩张3种类型。

### 【超声表现】

1.潴留性囊肿表现为腮腺内单纯性无回声区，边界清，囊壁较薄，后回声增强（图13-3-15），穿刺可抽出白色清亮液体。

2.表皮样囊肿表现为无回声区内充满细腻光点样回声或伴细团网状结构，边界清，囊壁较厚，后回声增强（图13-3-16）。

3.先天性腮腺导管囊状扩张表现为沿腮腺导管走行区的管道样无回声区。

4.鳃裂囊肿因易继发感染，表现为无回声区内伴数量不等的光点样中等回声或细网状结构，边界尚清，有时可见有蒂状结构与深部或表浅组织或皮下相连通，肿块有时大时小的变化，囊壁厚薄不一，若伴有皮下瘘口时诊断更明确（图13-3-17）。

5.病变区内无彩色血流显示，反复感染者

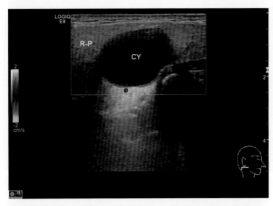

图 13-3-15 右腮腺 R-P 内囊肿，边界清，壁较薄，后回声增强，内无血流

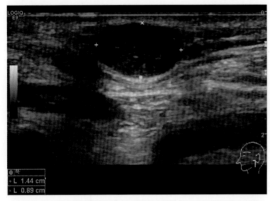

图 13-3-16 腮腺囊肿无回声区内伴细团网状结构，边界清，囊壁较厚，后回声增强

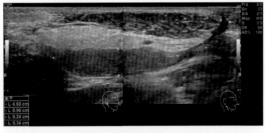

图 13-3-17 右腮腺区鳃裂囊肿，液区不清晰伴光点样回声，箭头示伴有窦道直通皮下瘘口

增厚囊壁上可见点状或短线状血流信号。

**【临床意义】** 超声是唾液腺囊肿的重要检查手段，其方法高效、准确、无创，并对临床诊治具有重要的指导意义。如超声术前诊断囊肿的来源至关重要，关系到手术方案的确定（如口内或口外切口等）和腺体去留问题。

### (三) 唾液腺良性肿瘤

1.多形性腺瘤 多形性腺瘤又名混合瘤，

是唾液腺最常见的良性上皮性肿瘤，多位于腮腺，其次为下颌下腺，小唾液腺以下腭部最多见，颊部、上唇和舌等部位均可发生。

**【病因病理】** 多形性腺瘤基本结构含有腺上皮、肌上皮、黏液、黏液样组织和软骨样组织。一般认为，细胞丰富型较易恶变，间质丰富型较易复发。大体观察：形状呈结节状，剖面多为实性，呈灰白色或黄色，部分病灶内见囊腔形成，有时可见浅蓝色透明的软骨样组织或黄色的角化物，偶见出血及钙化。多数肿瘤包膜完整。

**【临床表现】**

(1) 发病情况及部位：在大唾液腺中，多形性腺瘤最常见于腮腺，其次为下颌下腺，舌下腺极少见。发生于小唾液腺者，以腭部最常见。

(2) 任何年龄均可发病，以 30 ～ 50 岁为多见，女性多于男性。

(3) 为缓慢生长的无痛性肿块，病史较长，肿块质地中等，可活动，巨大肿瘤可引起面部畸形，一般不会引起功能障碍。肿瘤在缓慢生长一段时期以后，突然出现生长加速，并伴有疼痛、面瘫时，应考虑恶变。

**【超声表现及诊断要点】**

(1) 肿块大多数为边界清楚的圆形或类圆形实性低回声或中等回声，局部呈结节状，分布欠均匀，后方回声增强，少部分伴有不规则无回声区，钙化少见（图 13-3-18A）。

(2) 部分可呈不规则分叶状，边界欠清，包膜不完整，与周围结构有轻度粘连。

(3) 肿块常为单发、部分可为单侧多发（复发者多见）（图 13-3-18B）。

(4) 对于患者年龄较大、病程较长、近期肿瘤增大明显，声像图表现为混杂回声肿块，边缘不规则，与周围组织分界不清楚，则要考虑肿瘤恶变可能。

(5) 大多肿块内可见少或稍多的星点状血流信号，部分肿块血流信号较丰富，呈周边型供血，血流分布呈"提篮样"（图 13-3-19）。

**【鉴别诊断】**

(1) 腮腺腺淋巴瘤：较多形性腺瘤质软，回声更低，常伴有网状囊性结构，实性成分中血流较丰富，血流分布多呈内部分支型。

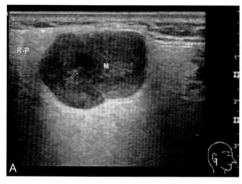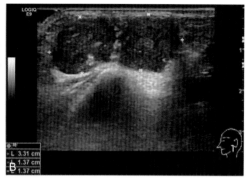

**图 13-3-18 唾液腺肿块超声表现**

A. 腺体内多发结节,边界部分欠清、包膜不完整,可见钙化灶;B. 低回声肿物内伴少许无回声,边界清,后回声增强

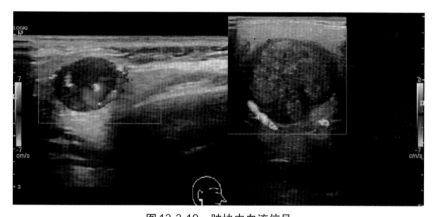

**图 13-3-19 肿块内血流信号**

左图肿物内血流较丰富,呈提篮样;右图肿物内血流少,呈星点状

(2)淋巴结炎:数个结节、回声偏低,可见淋巴结门型结构,部分有红、肿、热、痛等炎症临床表现。

【临床意义】 多形性腺瘤处理不当,极易复发。多形性腺瘤以手术切除为主,未完整或扩大切除的多形性腺瘤多数可复发。复发者呈多发病变,手术切除更加困难,很难彻底根治,并有一定比例的恶变,因此,超声术前对肿瘤进行初步定性、定位诊断非常重要。

2.腺淋巴瘤

【病因病理】腺淋巴瘤又名沃辛瘤(Warthin tumor)或乳头状淋巴囊腺瘤。腺淋巴瘤病理组织成分为上皮和淋巴样组织。上皮成分形成不规则的大腺管或囊腔构成肿瘤的腺组织,具有一定的分泌功能;淋巴样组织包括淋巴细胞、浆细胞等。大体观察:外表圆形或卵圆形;质地柔软,剖面有大小不等的囊腔,含透明的黏液样或褐色液体,囊腔内可有乳头状突起。

【临床表现】

(1)几乎只发生于腮腺,绝大多数发生于腮腺后下极。

(2)多见于50岁以上的中老年男性,男女之比(6~10):1,有吸烟史。

(3)患者多为偶然发现,有消长史,肿块质地较软,表面光滑。

(4)特征性表现:$^{99m}$Tc核素显像呈热结节。

【超声表现及诊断要点】

(1)肿块外形尚规则(类圆形或椭圆形),边界清,包膜完整,多呈混合性较低回声,部分伴有网格状囊性结构,后方回声增强。

(2)肿块可呈多发性,表现为回声相似的双侧腮腺肿块或一侧腮腺多个肿块。

(3)肿块内可见稍多或较丰富的血流信号,血流分布多呈内部分支型(图13-3-20至图13-3-22)。

【临床意义】 由于肿瘤常位于腮腺后下极,

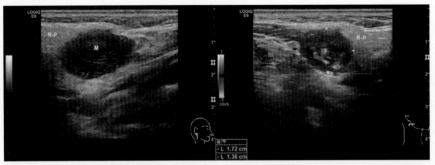

图13-3-20 腮腺内腺淋巴瘤网格样低回声，边界清，彩色血流较丰富、呈内部分支型

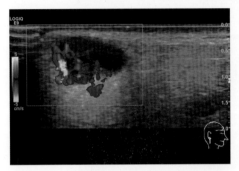

图13-3-21 腮腺内腺淋巴瘤混合型回声，实性部分血流较丰富

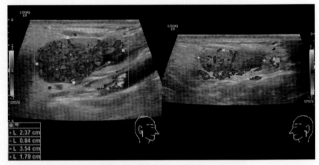

图13-3-22 双侧腮腺腺淋巴瘤，肿物回声相似，为低回声内伴网状结构，血流较丰富

可考虑肿瘤及周围0.5cm以上正常腮腺的部分切除术，并且术中应切除腮腺后下部及其周围的淋巴结，以免出现新的肿瘤，对于多发病变术前最好做超声定位，防止遗漏。

### （四）唾液腺恶性肿瘤

1.黏液表皮样癌　唾液腺恶性肿瘤中最常见者，女性多于男性，发生于腮腺者居多，其次为下颌下腺和腭部，也可发生于其他小唾液腺，特别是磨牙后腺。

【病理生理】　黏液表皮样癌是以表皮样细胞、产黏液细胞和中间型细胞构成的上皮性恶性肿瘤，病理上可分为低度恶性（高分化）、中度恶性（中分化）和高度恶性（低分化）三型。高分化者黏液细胞占50%以上，表皮样细胞分化良好，中间细胞不多；低分化者黏液细胞不足10%，肿瘤系中间或表皮样细胞形成的实性团片。

【临床表现】

（1）唾液腺黏液表皮样癌以低度恶性多见，中度次之，高度恶性较少见。

（2）高分化黏液表皮样癌：临床可似多形

性腺瘤，生长缓慢，呈无痛性肿块。质地中等偏硬，可呈结节状。很少出现面瘫症状。颈淋巴结转移少见，术后生存率高，预后较好。

（3）低分化黏液表皮样癌：生长迅速，常有疼痛。与周围组织粘连，边界不清。肿瘤常侵及神经，出现面瘫或舌下神经麻痹症状。颈淋巴结转移率高，可有血行转移。术后易复发，预后较差。

【超声表现及诊断要点】

（1）中、高度恶性肿瘤大部分边界不清，无明显包膜或包膜不完整，形态不规则，内为强弱不等回声、分布不均匀，后方回声衰减；肿瘤侵及骨组织时，可见骨回声光带粗糙、凹凸不平或呈"虫蚀样"改变；弹性成像表现为质硬（Ⅲ至Ⅳ级）；伴有同侧颈深上肿大淋巴结。大多数肿块内见较丰富的彩色血流信号，呈杂乱或分支状血流型，频谱形态多呈高速高阻型（RI 0.55～1.0，44% PSV＞35cm/s），超声诊断准确率较高（图13-3-23）。

（2）低度恶性唾液腺黏液表皮样癌肿瘤边

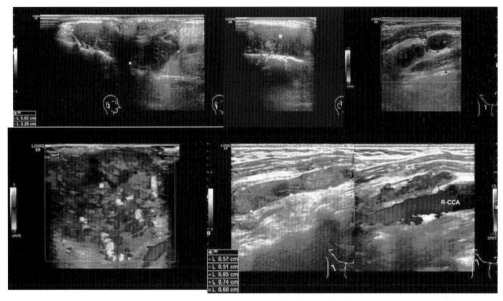

**图13-3-23 右腮腺区低分化黏液表皮样癌**

上左：肿瘤回声不均，边界不清，后回声衰减；上中：肿瘤侵及颞骨，呈"虫蚀样"改变；上右：伴有同侧颈深上肿大淋巴结，转移淋巴结内血供较丰富；下左：肿瘤内血供较丰富，呈杂乱血流型；下右：合并颈内静脉内癌栓

界尚清晰，有时可见包膜回声，形态尚规则或欠规则，内为低回声、分布尚均匀或欠均匀，后方回声增强或稍增强。同侧颈深上未见有肿大淋巴结等，大多数肿块内可见少或稍多的星点状血流信号。低度恶性的高分化黏液表皮样癌少数可表现为以囊性为主的病变（图13-3-24），超声误诊率较高。

【临床意义】 黏液表皮样癌的病理分级是治疗黏液表皮样癌的重要指标。高分化者可加用术中液氮冷冻及术后放射治疗，不必做选择性颈淋巴清扫术。低分化者手术要对原发灶做扩大切除，可考虑选择性颈淋巴清扫术，术后

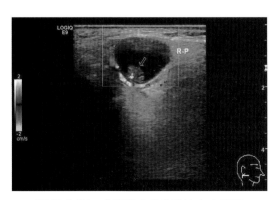

**图13-3-24 右腮腺高分化黏液表皮样癌**

肿瘤大部分为囊性，边界清，表现为良性肿瘤

宜加用放射治疗。因此，超声围手术期诊断及对周围淋巴结的评估，为临床制订治疗方案提供了重要信息。

2.腺样囊性癌 腺样囊性癌又曾称圆柱瘤，为较常见的唾液腺恶性肿瘤之一。多见于腭部小唾液腺和腮腺，其次为下颌下腺，发生于舌下腺的实性病变，多为腺样囊性癌。

【病理生理及临床】

（1）根据组织学形态可分为腺样/管状型和实性型，前者分化较好，后者分化差。

（2）沿神经纤维束侵袭是其最突出的特点。

（3）生长缓慢，患者可带瘤长期生存。

（4）血行转移率高（高达40%），颈淋巴结转移率低。

（5）远处转移发生率较高，以肺部最常见。

【超声表现及诊断要点】

（1）肿块为类圆形或不规则形，大部分边界欠清，无明显包膜，内为低回声、分布不均匀。

（2）肿块较大时（＞2.5cm）可见"筛网状"结构，为该肿瘤特征性表现（图13-3-25）。

（3）多数肿块内见稍多或较丰富的血流信号，呈杂乱或分支状血流型。

（4）常伴有神经症状：腮腺肿瘤常出现面

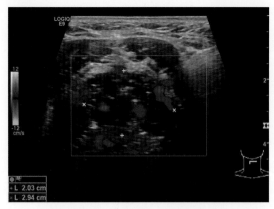

**图 13-3-25 口底舌下区腺样囊性癌**

测量区肿物内血流稍多，呈筛网状结构

瘫或疼痛，下颌下腺及舌下腺肿瘤常出现舌麻木或舌下神经麻痹症状（图 13-3-26）。

【临床意义】 手术除常规扩大切除外，术后常需配合放射治疗。因颈淋巴结转移率很低，一般不作选择性颈淋巴清扫术。影像学诊断有远处转移的术后可采用化疗。

**（五）唾液腺炎症**

唾液腺炎症根据感染性质分化脓性、病毒性、特异性三类，好发于腮腺，其次下颌下腺，舌下腺及小唾液腺极少见。

**1.急性化脓性腮腺炎**

【病理生理】

（1）病原菌主要是金黄色葡萄球菌。

（2）全身疾病所致的唾液分泌减少和逆行感染。

（3）大手术后唾液腺功能降低，唾液分泌减少。

【临床表现】

（1）多为单侧受累，双侧少见。

（2）以耳垂为中心肿胀，局部红热、触痛明显。

（3）张口轻度受限，导管口可见红肿或流脓。

（4）伴有全身中毒症状，如高热、血常规改变等。

（5）严重者可扩散至外耳道、颌后间隙、咽旁间隙。

【超声表现及诊断要点】

（1）腺体弥漫性肿大、多数回声减低不均匀。

（2）可伴有局限性不规则低回声或混合性回声。

（3）伴有导管不均匀扩张且导管内液体不清晰。

（4）合并脓肿形成时可见局限性无回声区。

（5）腺体内血流信号较正常明显增多（图 13-3-27）。

【鉴别诊断】

（1）流行性腮腺炎：多发5～15岁儿童，有传染接触史，血常规不高，超声示双侧腮腺受累，腺体弥漫性肿大、回声不均匀，导管无扩张，腺体可见小散在低回声，但大多数无较大局限性病变。

（2）咬肌间隙感染：多有冠周炎病史，重度张口受限，可见咬肌增厚伴局限性病变或脓腔，可伴有腮腺腺体受压或继发肿大。

（3）腮腺区淋巴结炎：多发于青少年及儿童，声像图显示腺体内多发肿大淋巴结。

**2.慢性复发性腮腺炎** 慢性复发性腮腺炎也称慢性化脓性腮腺炎，临床常见。病因尚不清楚，一般认为是唾液分泌减少及淤滞为重要因

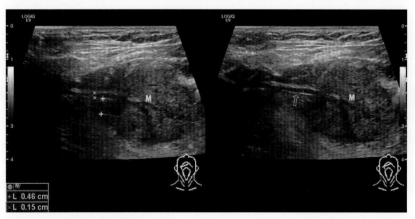

**图 13-3-26 肿瘤包绕舌神经（箭头），同时压迫颌下腺主导管致其扩张（十字测量）**

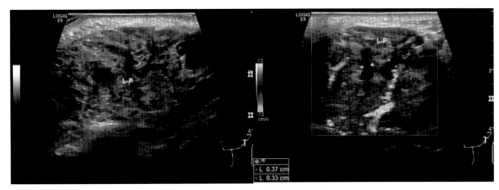

**图13-3-27 急性化脓性腮腺炎**

腮腺弥漫性肿大伴不规则囊性变，实性部分血供较丰富

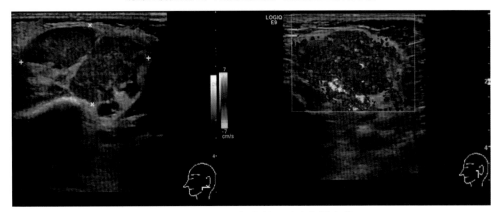

**图13-3-28 慢性复发性腮腺炎急性发作**

腮腺弥漫性肿大不均匀，血供较丰富

素。分成人复发性腮腺炎和儿童复发性腮腺炎。

**【临床表现】**

（1）成人患者常不明确起病时间，多因反复发作腮腺肿胀就诊。

（2）常为双侧性，压迫腺体后导管口流出浑浊的唾液或脓液。

（3）儿童患者不同于成人，发病年龄从婴幼儿至15岁，5岁左右最常见；腮腺反复肿胀，导管口有脓液或胶胨状液体，病程持续1周，间隔数周或数月发作1次，青春期后可逐渐自愈。

**【超声表现及诊断要点】**

（1）双侧腺体弥漫性肿大，外形饱满，回声欠均匀或不均匀。

（2）可伴有不规则低回声结节。

（3）导管轻度扩张且导管内液体不清晰，无导管阻塞病变。

（4）腺体内血流信号较正常稍多，炎性急性期血流明显增多（图13-3-28）。

**【鉴别诊断】**

（1）慢性阻塞性腮腺炎：多发于中年，无幼儿期发病史，肿胀与进食有关，声像图腺体回声与慢性复发性腮腺炎相似，但绝大多数有导管的不均匀扩张，导管内可合并结石或异物及导管口的狭窄等（图13-2-29）。

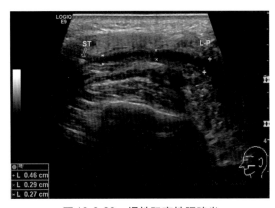

**图13-3-29 慢性阻塞性腮腺炎**

左腮腺L-P肿大质不均，合并导管不均匀扩张伴末端结石

（2）流行性腮腺炎：有传染接触史，血常规不高，无反复肿胀史，超声示双侧腮腺受累，腺体弥漫性肿大、回声不均匀，导管无扩张，腺体可见小散在低回声，但大多数无较大局限性病变。

（3）舍格伦综合征：腺体的弥漫性肿大，分布不均匀或呈斑片状及网状，部分可表现为局限性病变，多数累及多个腺体（如下颌下腺、舌下腺、泪腺等），腺体及病变区内可见较丰富的血流信号（图3-3-30）。患者多伴有口干症状。

【临床意义】　由于儿童复发性腮腺炎及成人复发性腮腺炎均有自愈性，宜非手术治疗。应增强抵抗力，调节免疫功能，防止继发感染，减少发作。

#### （六）涎石病

涎石病是在腺体或导管内发生钙化团沉积引起的一系列病变，85%发生在下颌下腺，其次是腮腺，舌下腺很少见。

【病因及发病机制】涎石使唾液排出受阻，继发腺体感染。涎石形成的原因不十分清楚，一般认为与无机盐代谢紊乱、炎症、异物、唾液滞留等有关。

【临床表现】

1.可发生于任何年龄，但以20～40岁中青年多见。

2.慢性多见，病程长，早期症状不明显。

3.反复肿胀，进食后肿胀及疼痛加重。

【超声表现】

1.早期腺体可肿大或正常，内部回声尚均匀，反复发作病程较长者腺体可缩小，内部回声强弱不等，分布不均匀。

2.导管扩张，合并腺体或导管内结石强回声或中等团状回声（图3-3-31）。

3.肿大或正常腺体内血流明显增多，缩小腺体内血流减少。

【临床意义】　可行非手术治疗或取石术。如影像学检查腺体明显受损，功能减退时应将相应腺体一并切除。

#### （七）唾液腺良性肥大

唾液腺良性肥大又称唾液腺退行性肿大，是一种非肿瘤、非炎性、慢性、复发性、无痛性肿大的疾病。

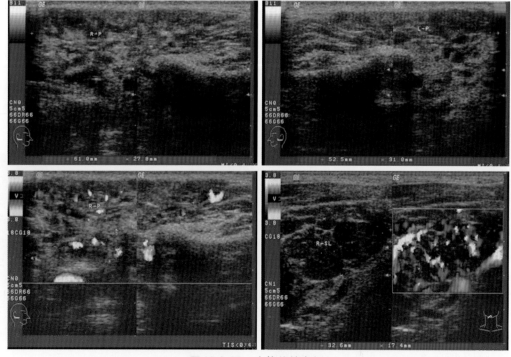

**图13-3-30　舍格伦综合征**

病变累及双侧腮腺及颌下腺，腺体不均匀肿大，伴斑片状及网状结构，血供较丰富

【病因及发病机制】 确切病因尚不清楚，可能的病因如下。

1.内分泌紊乱，多见于糖尿病、肥胖等。

2.营养不良。

3.自主神经功能失调，如心理因素或某些药物所致。

【临床表现】

1.大多数发病于腮腺，少数为下颌下腺。多为双侧、偶见单侧。

2.多见于中老年，腮腺逐渐肿大，反复发作而无痛。

3.有时大时小病史，病程较长者触之稍硬。

4.导管口无红肿，挤压腺体可见清亮液体分泌。

【超声表现及鉴别诊断】

1.腺体呈弥漫性肿大，外形饱满，边界清，回声较正常腮腺略增强、细腻，分布尚均匀，部分可伴有深层腺体的衰减（图13-3-32）。

2.腺体内导管及主导管无扩张。

3.彩色血流未见明显异常。

4.舍格伦综合征也可表现为腺体的弥漫性肿大，但多数累及多个腺体（如下颌下腺、舌下腺、泪腺等），腺体回声分布不均匀，可见稍增多的血流信号，患者多有口干症状。

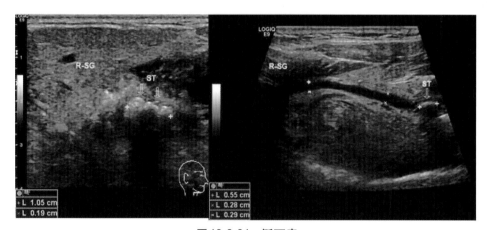

**图13-3-31 涎石病**

左图颌下腺肿大，腺体内导管多发结石；右图颌下腺缩小，主导管扩张伴末端结石

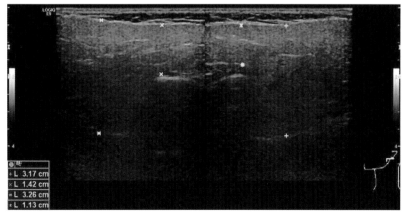

**图13-3-32 腮腺良性肥大**

双侧腺体呈弥漫性肿大，回声增强、细腻，多伴有后方衰减

## 第四节　浅表淋巴结及包块

### 一、淋巴结超声检查手法、常用切面及测量

　　浅表淋巴结是指处于皮肤至深筋膜之间的淋巴结群。多集中在颈部、腋下及腹股沟淋巴结群。淋巴结的表面有结缔组织的被膜，被膜由致密的纤维性结缔组织和少量散在的平滑肌组成。内部的实质分为皮质和髓质（图13-4-1）。

#### （一）检查前准备工作

　　1.检查仪器　使用高分辨率的彩色多普勒超声仪，探头频率选7～15MHz或更高些为宜。

　　2.患者准备　通常采取仰卧位；颈部淋巴结检查时，将背部垫高，头转向对侧使颈部充分伸展；腋下淋巴结检查时，应充分暴露上肢，双手取抱头位；腹股沟淋巴结检查时，双下肢外展，使腹股沟区及大腿内侧充分暴露。

#### （二）基本扫查手法、要点和技巧

　　1.颈部淋巴结

　　（1）颈部淋巴结的区域解剖分组法（AJCC）（图13-4-2）。

　　Ⅰ区：包括颏下和下颌下淋巴结，由二腹肌前腹与后腹围绕，上界为下颌骨，下界为舌骨。

　　Ⅱ区：包含颈内静脉上组淋巴结，上界为颅底，下界为舌骨下缘，主要包括颈深淋巴结群上组。

　　Ⅲ区：包含颈内静脉中组淋巴结，上界为

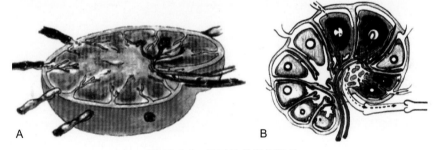

图13-4-1　淋巴结的组织结构

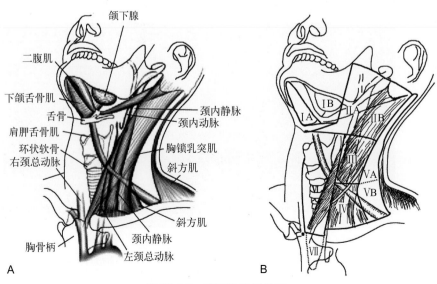

图13-4-2　颈部淋巴结分区

舌骨，下界为环状软骨下缘。

Ⅳ区：包含颈内静脉下组淋巴结，为Ⅲ区向下的延续，上界为环状软骨，下界为锁骨上缘，后界为胸锁乳突肌后缘下1/3段。主要包括颈深淋巴结群下组。

Ⅴ区：为颈后三角淋巴结及锁骨上区，前界为胸锁乳突肌后缘，其后界为斜方肌前缘，下界为锁骨。

Ⅵ区：为颈前中央区淋巴结，上界为舌骨下缘，下界为胸骨上切迹，外侧界为颈动脉鞘内侧缘。

Ⅶ区：为位于胸骨上切迹下方的上纵隔淋巴结。

（2）颈部淋巴结扫查方法：可根据颈部淋巴结分组，依次扫查。首先将探头置于下颌体下方扫查颏下和下颌下淋巴结，一般采用横切，移动探头全面扫查；而后沿下颌支横切和纵切显示腮腺内淋巴结；从腮腺下方开始，至颈内静脉和锁骨下静脉的汇合处，沿颈内静脉和颈总动脉自上而下横切，依次扫查颈上、颈中和颈下淋巴结；探头向后侧移动，横切显示锁骨上淋巴结；在胸锁乳突肌和斜方肌间，即沿副神经走行方向自下而上横切，直至乳突，显示颈后三角区淋巴结（图13-4-3）。

2. 腋下淋巴结

（1）腋下淋巴结可分为五群，即外侧淋巴结、胸肌淋巴结、肩胛下淋巴结、中央淋巴结、腋尖淋巴结（图13-4-4）。

（2）腋下淋巴结扫查方法：检查时应沿腋窝处血管做横切扫查，接近锁骨下血管时，在胸大肌前寻找淋巴结（图13-4-5）。

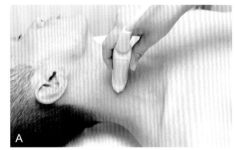
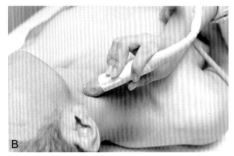

图13-4-3 颈部淋巴结扫查

A. 横切面；B. 纵切面

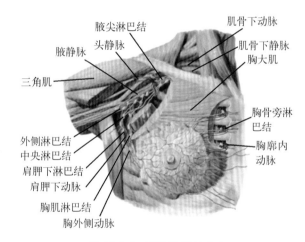

图13-4-4 腋下淋巴结分布

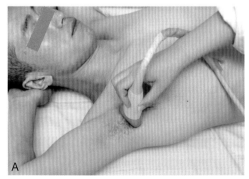
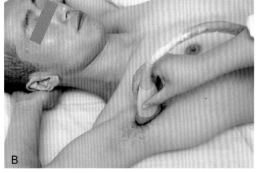

图13-4-5 腋下淋巴结扫查

A. 横切面；B. 纵切面

3.腹股沟区淋巴结

（1）腹股沟淋巴结分浅、深两群。

（2）腹股沟淋巴结检查应该沿股血管做横切扫查，范围约需10cm（图13-4-6）。

### （三）正常淋巴结声像图

正常淋巴结一般为扁椭圆形，包膜光滑，边界清晰，最外周呈均匀的环状低回声区为淋巴结皮质，皮质包裹的中心部分结构回声稍强，为淋巴结髓质，淋巴结门位于淋巴结皮质的一侧，

由动脉、静脉、脂肪及淋巴窦组成。淋巴结血流分布可分为4种类型：淋巴结门型血供、中央型血供、边缘型血供及混合型血供（图13-4-7）。

### （四）淋巴结的测量方法（图13-4-8）

1.不同部位淋巴结的长径差异较大，平均12±5mm（5～20 mm）；短径平均3±1mm（2～5 mm，＜5mm占95％）。长短径比值L/S＞2。（注意：双侧颌下淋巴结一般呈近椭圆形，L/S＞1.4。）

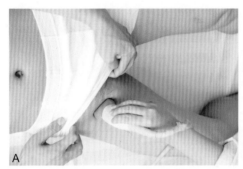
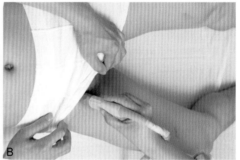

图13-4-6　腹股沟淋巴结扫查

A.横切面；B.纵切面

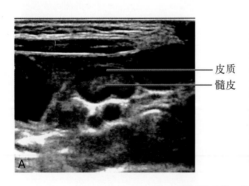

皮质
髓皮

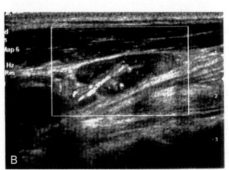

图13-4-7　正常淋巴结

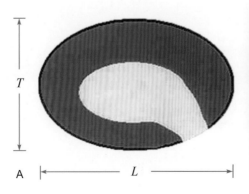
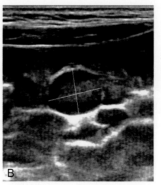

图13-4-8　淋巴结大小的测量方法

2.纵横比（L/S），也称圆形指数（roundness index，RI），是指在同一切面上淋巴结的最大径（L）除以最小径（S）。

**（五）超声报告的书写**

一般要求描述淋巴结的位置（颈部需要定位到分区、腋窝需要定位到分组），淋巴结数目、大小（通常测量其中最大一个的长径×宽径）、纵横比、内部回声、淋巴结门及其血流情况，尽量给出淋巴结良、恶性的提示。示例如下。

1.超声所见 右侧颈部Ⅱ、Ⅲ、Ⅳ区可见数个暗淡回声区，边界清楚，形态规则，内部回声均匀，测较大一个，大小约1.8cm×0.5cm，CDFI显示内可见点条样血流信号。

2.超声提示 右侧颈部Ⅱ、Ⅲ、Ⅳ区肿大淋巴结，多考虑反应增生性。

## 二、浅表淋巴结及包块疾病超声诊断

### （一）转移性淋巴结

**【病理生理】** 肿瘤侵入淋巴管，随淋巴流到局部淋巴结（区域淋巴结）。肿瘤细胞先聚集于边缘窦，以后累及整个淋巴结，使淋巴结肿大，质地变硬。肿瘤组织浸润并破坏被膜，可使相邻的淋巴结融合成团。局部淋巴结发生转移后，可继续转移到淋巴循环的下一站淋巴结。

**【临床表现】** 临床表现为质硬的肿大淋巴结，初期常为单发、无痛可推动，之后肿大淋巴结数目增多、固定。

**【超声表现及诊断要点】**

1.超声表现

（1）二维超声图像特点

①淋巴结增大，长径多达1cm以上，呈圆形或不规则形。

②大多数纵横比（L/T）<2（图13-4-9）。

③一般不互相融合。

④边界清晰。

⑤皮质为低回声，不规则局限性增厚，回声不均匀，有时可伴有液化坏死或钙化。

⑥淋巴门缺失。

⑦放、化疗对转移性淋巴结的超声表现造成一定影响，如边界模糊、相互融合等。

（2）彩色多普勒特点（图13-4-10）

①血管移位：淋巴结内血管走行弯曲。

②血管迷行：一根或数根中央血管与淋巴结长轴或皮肤表面的夹角>30°。

③局灶性无灌注：淋巴结内可见无血流灌注区，其他部分可见血流信号。

④包膜下血管：淋巴结边缘可见短棒状血管。

2.诊断要点 患者有原发肿瘤病史或在检查过程中发现肿瘤，颈部、腋窝或腹股沟出现肿大淋巴结。淋巴结转移是一个动态的病理过程。随着肿瘤细胞的浸润，逐步出现各种超声表现。超声引导下淋巴结穿刺活检或手术取完整淋巴结进行病理检查是非常必要的。

### （二）恶性淋巴瘤

**【病理生理】** 恶性淋巴瘤是指原发于淋巴结和结外淋巴组织等处的淋巴细胞及其前体细胞的恶性肿瘤，简称淋巴瘤。根据瘤细胞的形态、免疫表型和分子生物学特点，分为霍奇金淋巴瘤（HL）和非霍奇金淋巴瘤（NHL）两大类。

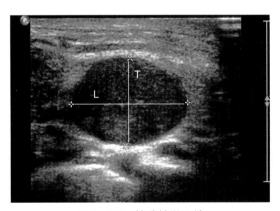

图13-4-9 转移性淋巴结

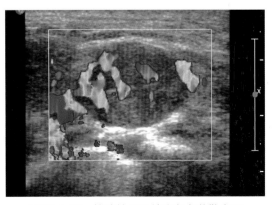

图13-4-10 转移性淋巴结彩色多普勒表现

【临床表现】 无痛性进行性的淋巴结肿大或局部肿块是淋巴瘤共同的临床表现，并且具有全身性和多样性。HL多见于青年。首发症状常是无痛性颈部或锁骨上淋巴结进行性肿大，其次为腋窝淋巴结肿大。相对HL，NHL的临床表现有两个特点：一是随年龄增长而发病增多，男性较女性为多，一般发展迅速；二是有远处扩散和结外侵犯倾向，无痛性颈部和锁骨上淋巴结进行性肿大为首发表现者较HL少。

【超声表现及诊断要点】

1.超声表现

（1）二维超声图像特点（图13-4-11）

①颈部淋巴结最易累及。淋巴结肿大，较大者可＞5cm，形态趋于圆形。

②纵横比（L/T）＜2。

③边缘锐利。

④淋巴门消失。

⑤皮质为较均匀低回声。

（2）彩色多普勒特点：与良性淋巴结疾病相似，血流多为淋巴门型，血供丰富。

2.诊断要点 临床上出现无痛性进行性淋巴结肿大，伴有不规则发热、肝脾大或血常规的改变。淋巴结超声表现同前所述，应高度怀疑恶性淋巴瘤改变。超声引导下淋巴结穿刺活检或手术取得完整淋巴结进行病理检查是非常有必要的。

### （三）淋巴结反应性增生

【病理生理】 淋巴结反应性增生是淋巴结最常见的良性增生性病变。多种因素可以引起

淋巴结反应性增生，但其病理改变基本相似，缺乏特异性，故称为非特异性淋巴结炎。一般可分为急性和慢性非特异性淋巴结炎。急性非特异性淋巴结炎常见于颈部，病原体可由发生感染的牙齿或扁桃体被引流入颈部淋巴结，或由四肢的感染而引流到腋窝及腹股沟区淋巴结。慢性非特异性淋巴结炎可表现为淋巴滤泡增生、副皮质区淋巴增生和窦组织细胞增生等不同的形态学改变。

【临床表现】 急性非特异性淋巴结炎表现为淋巴结肿大，局部疼痛。脓肿形成时有波动感。淋巴结的慢性炎症反应时，患者无明显感觉，常见于腹股沟和腋下淋巴结。

【超声表现及诊断要点】

1.超声表现

（1）二维超声图像特点（图13-4-12）

①淋巴结呈椭圆形肿大，一般长径＞1cm。

②纵横比（L/T）＞2。

③淋巴门存在，呈宽阔型或狭窄型。

④皮质向心性增厚，呈均匀低回声。

（2）彩色多普勒特点：血流信号特点大多数表现为淋巴门型血供。

2.诊断要点 常伴有局部的急、慢性炎症，引流区域可触及柔软光滑的淋巴结，可有压痛，活动度好。超声表现以椭圆形多见，L/T＞2，淋巴门存在，皮质回声均匀，淋巴结门型血供。

### （四）结核性淋巴结炎

【病理生理】 结核性淋巴结炎是淋巴结最常见的特殊感染。多见于儿童和青年，以颈部、

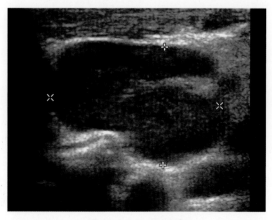

图13-4-11 淋巴瘤

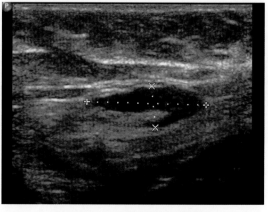

图13-4-12 淋巴结反应性增生

支气管和肠系膜淋巴结多见。结核杆菌可来自
肺门淋巴结结核的播散，也可来自口腔、咽喉
部结核感染灶。淋巴结常成群受累，有结核结
节形成和干酪样坏死。

【临床表现】 全身症状表现为低热、盗汗、
食欲缺乏、消瘦等。局部淋巴结逐渐肿大，最
初各淋巴结尚能分离，当炎症累及淋巴结周围
组织时，则淋巴结彼此粘连，形成较大的肿块。
晚期可形成寒性脓肿，脓肿可破溃，形成经久
不愈的窦道或慢性溃疡。

【超声表现及诊断要点】

1.超声表现

(1) 二维超声图像特点（图13-4-13）

①肿大淋巴结常呈圆形，其程度较非特异
性淋巴结炎重。

②纵横比（L/T）< 2。

③边界模糊。

④结节融合和毗邻组织水肿。

⑤皮质回声不均匀，可有囊性坏死和钙化。

(2) 彩色多普勒特点：结核性淋巴结炎与
转移性淋巴结特征相似，多数有淋巴结门血管
移位，或混合型血供、无血供区和边缘血供。

2.诊断要点 青少年多见，好发于颈部，
可单发、多发和相互融合，声像图表现多呈圆
形、椭圆形或融合结节，L/T < 2，内部可见液
化，可有侵及皮肤征象；CDFI显示血管分布紊
乱，结节内血流信号减少，血流多集中于周边；
结核相关检查阳性。

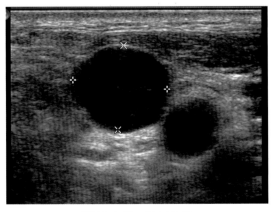

图13-4-13 淋巴结核

## 三、浅表包块超声诊断

### （一）脂肪瘤

【病理生理】 脂肪瘤是成年人最常见的间
叶性软组织肿瘤，由成熟白色脂肪细胞构成的
良性肿瘤。常见于40～60岁，肥胖者发病率
高。可发生在皮下组织、深部软组织甚至骨表
面。外观常为分叶状，有被膜，质地柔软，切
面呈黄色，似脂肪组织。

【临床表现】 患者一般无明显症状。瘤体
生长缓慢，触诊其质软可推动，边界清楚。较
大脂肪瘤压迫外周神经时可有疼痛。

【超声表现及诊断要点】

1.超声表现

(1) 二维超声图像特点：软组织内椭圆形
或分叶形的实质性肿块；绝大多数边界清楚，也
有因包膜极其纤薄而表现为无明显边界；长轴
与皮肤平行；呈现"条纹"或"羽毛状"图案。
内部回声根据脂肪组织和支持组织的不同而各
异，一般以高回声为主，也可为等回声或低回声
（图13-4-14）。

(2) 彩色多普勒特点：包块内基本无血流信号。

2.诊断要点 软组织内椭圆形高回声区，
血流信号不明显。

### （二）脂肪肉瘤

【病理生理】 脂肪肉瘤常发生于软组织深
部、腹膜后等部位，较少从皮下脂肪层发生，
与脂肪瘤的分布相反。多见于成年人，男性多
于女性。直径以3～10cm多见。

【临床表现】 触诊为边界清楚的无痛性肿
块，病程为几个月或几年，晚期肿瘤可非常巨
大，出现疼痛和功能障碍。

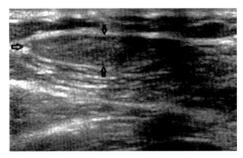

图13-4-14 脂肪瘤（黑箭头所示）

【超声表现及诊断要点】

1.二维超声图像特点 声像图中多为低回声,可呈分叶状,边界清晰,内部回声不均,常可见坏死液化或钙化(图13-4-15)。

2.彩色多普勒特点 包块内可探及较丰富的动、静脉血流信号。

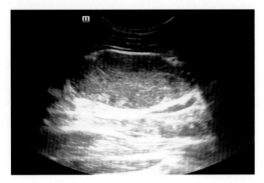

图13-4-15 脂肪肉瘤

### (三)神经鞘瘤

【病理生理】 神经鞘瘤起源于胚胎期神经嵴来源的神经膜细胞或施万细胞的良性肿瘤。肿瘤可单发或多发于身体任何部位的神经干或神经根。发生于周围神经的神经鞘瘤多见于四肢屈侧大神经干。

【临床表现】 临床表现因肿瘤大小及部位而异。较小肿瘤可无症状,较大者因受累神经受压而引起麻痹或疼痛,并沿神经放射。

【超声表现及诊断要点】

1.超声表现

(1)二维超声图像特点:外形呈椭圆形、葫芦形、纺锤形等,其两端与神经相连,这也是判断神经来源肿瘤的可靠征象;瘤体边界清晰、包膜完整;内部为低回声或中等回声,也可发生囊性变呈混合回声(图13-4-16)。

(2)彩色多普勒特点:瘤体内可见少许血流信号。

2.诊断要点 神经周围椭圆形低回声区,边界清楚,包膜完整,与神经相连,可伴囊性变。

### (四)神经纤维瘤

【病理生理】 神经纤维瘤为常染色体显性遗传病,是基因缺陷使神经嵴细胞发育异常导致多系统损害。根据临床表现和基因定位分为神经

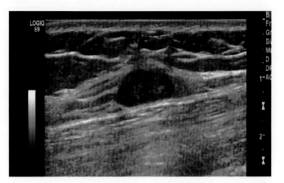

图13-4-16 神经鞘瘤

纤维瘤Ⅰ型和神经瘤Ⅱ型。Ⅰ型主要特征为皮肤牛奶咖啡斑和周围神经多发性神经纤维瘤;神经瘤Ⅱ型又称中枢神经纤维瘤或双侧听神经瘤。

【临床表现】

1.皮肤症状 几乎所有患者出生时可见皮肤牛奶咖啡斑,形状大小不一,边缘不整,不突出皮面,好发于躯干非暴露部位(图13-4-17);青春期前6个以上直径>5mm皮肤牛奶咖啡斑(青春期后直径>15mm)具有高度诊断价值,全身和腋窝雀斑也是特征症状之一。大而黑的色素沉着提示簇状神经纤维瘤,位于中线提示脊髓肿瘤。皮肤纤维瘤和纤维软瘤在儿童期发病,主要分布于躯干和面部皮肤,也见于四肢,多呈粉红色,数目不定、可多达数千个,大小不等,多为芝麻、绿豆至柑橘大小,质软;软瘤固定或有蒂,触之柔软而有弹性;浅表皮神经的神经纤维瘤似珠样结节,可移动,可引起疼痛、压痛、放射痛或感觉异常;丛状神经纤维瘤是神经干及其分支弥漫性神经纤维瘤,常伴皮肤和皮下组织大量增生,引起该区域或肢体弥漫性肥大,称神经纤维瘤性象皮病。

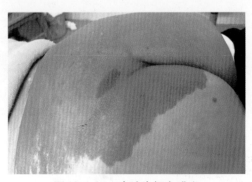

图13-4-17 皮肤牛奶咖啡斑

【病因及发病机制】 确切病因尚不清楚,可能的病因如下。

1.内分泌紊乱,多见于糖尿病、肥胖等。

2.营养不良。

3.自主神经功能失调,如心理因素或某些药物所致。

【临床表现】

1.大多数发病于腮腺,少数为下颌下腺。多为双侧、偶见单侧。

2.多见于中老年,腮腺逐渐肿大,反复发作而无痛。

3.有时大时小病史,病程较长者触之稍硬。

4.导管口无红肿,挤压腺体可见清亮液体分泌。

【超声表现及鉴别诊断】

1.腺体呈弥漫性肿大,外形饱满,边界清,回声较正常腮腺略增强、细腻,分布尚均匀,部分可伴有深层腺体的衰减(图13-3-32)。

2.腺体内导管及主导管无扩张。

3.彩色血流未见明显异常。

4.舍格伦综合征也可表现为腺体的弥漫性肿大,但多数累及多个腺体(如下颌下腺、舌下腺、泪腺等),腺体回声分布不均匀,可见稍增多的血流信号,患者多有口干症状。

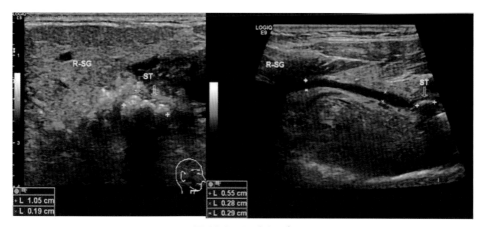

**图13-3-31 涎石病**

左图颌下腺肿大,腺体内导管多发结石;右图颌下腺缩小,主导管扩张伴末端结石

**图13-3-32 腮腺良性肥大**

双侧腺体呈弥漫性肿大,回声增强、细腻,多伴有后方衰减

## 第四节　浅表淋巴结及包块

### 一、淋巴结超声检查手法、常用切面及测量

浅表淋巴结是指处于皮肤至深筋膜之间的淋巴结群。多集中在颈部、腋下及腹股沟淋巴结群。淋巴结的表面有结缔组织的被膜，被膜由致密的纤维性结缔组织和少量散在的平滑肌组成。内部的实质分为皮质和髓质（图13-4-1）。

#### （一）检查前准备工作

1.检查仪器　使用高分辨率的彩色多普勒超声仪，探头频率选7～15MHz或更高些为宜。

2.患者准备　通常采取仰卧位；颈部淋巴结检查时，将背部垫高，头转向对侧使颈部充分伸展；腋下淋巴结检查时，应充分暴露上肢，双手取抱头位；腹股沟淋巴结检查时，双下肢外展，使腹股沟区及大腿内侧充分暴露。

#### （二）基本扫查手法、要点和技巧

1.颈部淋巴结

（1）颈部淋巴结的区域解剖分组法（AJCC）（图13-4-2）。

Ⅰ区：包括颏下和下颌下淋巴结，由二腹肌前腹与后腹围绕，上界为下颌骨，下界为舌骨。

Ⅱ区：包含颈内静脉上组淋巴结，上界为颅底，下界为舌骨下缘，主要包括颈深淋巴结群上组。

Ⅲ区：包含颈内静脉中组淋巴结，上界为

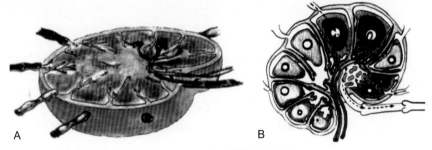

图13-4-1　淋巴结的组织结构

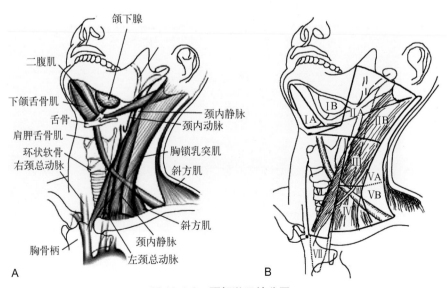

图13-4-2　颈部淋巴结分区

舌骨，下界为环状软骨下缘。

Ⅳ区：包含颈内静脉下组淋巴结，为Ⅲ区向下的延续，上界为环状软骨，下界为锁骨上缘，后界为胸锁乳突肌后缘下1/3段。主要包括颈深淋巴结群下组。

Ⅴ区：为颈后三角淋巴结及锁骨上区，前界为胸锁乳突肌后缘，其后界为斜方肌前缘，下界为锁骨。

Ⅵ区：为颈前中央区淋巴结，上界为舌骨下缘，下界为胸骨上切迹，外侧界为颈动脉鞘内侧缘。

Ⅶ区：为位于胸骨上切迹下方的上纵隔淋巴结。

（2）颈部淋巴结扫查方法：可根据颈部淋巴结分组，依次扫查。首先将探头置于下颌体下方扫查颏下和下颌下淋巴结，一般采用横切，移动探头全面扫查；而后沿下颌支横切和纵切显示腮腺内淋巴结；从腮腺下方开始，至颈内静脉和锁骨下静脉的汇合处，沿颈内静脉和颈总动脉自上而下横切，依次扫查颈上、颈中和颈下淋巴结；探头向后侧移动，横切显示锁骨上淋巴结；在胸锁乳突肌和斜方肌间，即沿副神经走行方向自下而上横切，直至乳突，显示颈后三角区淋巴结（图13-4-3）。

2.腋下淋巴结

（1）腋下淋巴结可分为五群，即外侧淋巴结、胸肌淋巴结、肩胛下淋巴结、中央淋巴结、腋尖淋巴结（图13-4-4）。

（2）腋下淋巴结扫查方法：检查时应沿腋窝处血管做横切扫查，接近锁骨下血管时，在胸大肌前寻找淋巴结（图13-4-5）。

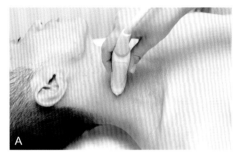
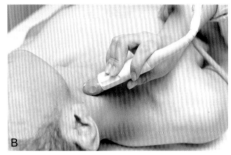

图13-4-3 颈部淋巴结扫查

A.横切面；B.纵切面

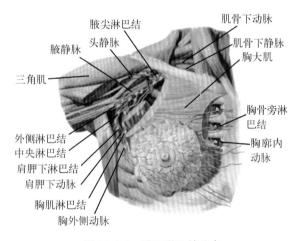

图13-4-4 腋下淋巴结分布

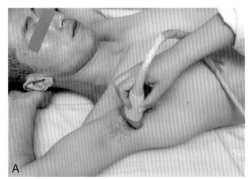
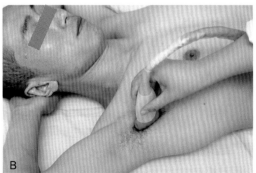

图13-4-5 腋下淋巴结扫查

A.横切面；B.纵切面

3.腹股沟区淋巴结

（1）腹股沟淋巴结分浅、深两群。

（2）腹股沟淋巴结检查应该沿股血管做横切扫查，范围约需10cm（图13-4-6）。

### （三）正常淋巴结声像图

正常淋巴结一般为扁椭圆形，包膜光滑，边界清晰，最外周呈均匀的环状低回声区为淋巴结皮质，皮质包裹的中心部分结构回声稍强，为淋巴结髓质，淋巴结门位于淋巴结皮质的一侧，由动脉、静脉、脂肪及淋巴窦组成。淋巴结血流分布可分为4种类型：淋巴结门型血供、中央型血供、边缘型血供及混合型血供（图13-4-7）。

### （四）淋巴结的测量方法（图13-4-8）

1.不同部位淋巴结的长径差异较大，平均 $12\pm5$ mm（$5\sim20$ mm）；短径平均 $3\pm1$ mm（$2\sim5$ mm，＜5mm占95%）。长短径比值 $L/S>2$。（注意：双侧颌下淋巴结一般呈近椭圆形，$L/S>1.4$。）

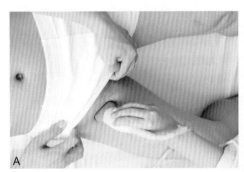
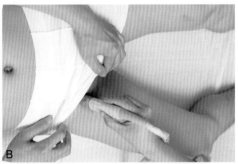

图13-4-6　腹股沟淋巴结扫查

A.横切面；B.纵切面

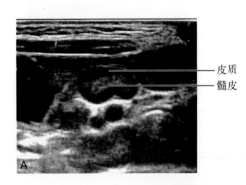
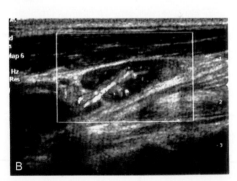

皮质
髓皮

图13-4-7　正常淋巴结

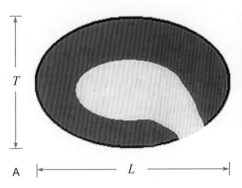
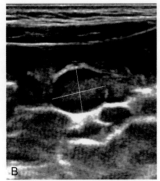

$T$
$L$
A
B

图13-4-8　淋巴结大小的测量方法

2.纵横比（L/S），也称圆形指数（roundness index，RI），是指在同一切面上淋巴结的最大径（L）除以最小径（S）。

**（五）超声报告的书写**

一般要求描述淋巴结的位置（颈部需要定位到分区、腋窝需要定位到分组），淋巴结数目、大小（通常测量其中最大一个的长径×宽径）、纵横比、内部回声、淋巴结门及其血流情况，尽量给出淋巴结良、恶性的提示。示例如下。

1.超声所见 右侧颈部Ⅱ、Ⅲ、Ⅳ区可见数个暗淡回声区，边界清楚，形态规则，内部回声均匀，测较大一个，大小约1.8cm×0.5cm，CDFI显示内可见点条样血流信号。

2.超声提示 右侧颈部Ⅱ、Ⅲ、Ⅳ区肿大淋巴结，多考虑反应增生性。

## 二、浅表淋巴结及包块疾病超声诊断

### （一）转移性淋巴结

【病理生理】 肿瘤侵入淋巴管，随淋巴流到局部淋巴结（区域淋巴结）。肿瘤细胞先聚集于边缘窦，以后累及整个淋巴结，使淋巴结肿大，质地变硬。肿瘤组织浸润并破坏被膜，可使相邻的淋巴结融合成团。局部淋巴结发生转移后，可继续转移到淋巴循环的下一站淋巴结。

【临床表现】 临床表现为质硬的肿大淋巴结，初期常为单发、无痛可推动，之后肿大淋巴结数目增多、固定。

【超声表现及诊断要点】

1.超声表现

（1）二维超声图像特点

①淋巴结增大，长径多达1cm以上，呈圆形或不规则形。

②大多数纵横比（L/T）＜2（图13-4-9）。

③一般不互相融合。

④边界清晰。

⑤皮质为低回声，不规则局限性增厚，回声不均匀，有时可伴有液化坏死或钙化。

⑥淋巴门缺失。

⑦放、化疗对转移性淋巴结的超声表现造成一定影响，如边界模糊、相互融合等。

（2）彩色多普勒特点（图13-4-10）

①血管移位：淋巴结内血管走行弯曲。

②血管迷行：一根或数根中央血管与淋巴结长轴或皮肤表面的夹角＞30°。

③局灶性无灌注：淋巴结内可见无血流灌注区，其他部分可见血流信号。

④包膜下血管：淋巴结边缘可见短棒状血管。

2.诊断要点 患者有原发肿瘤病史或在检查过程中发现肿瘤，颈部、腋窝或腹股沟出现肿大淋巴结。淋巴结转移是一个动态的病理过程。随着肿瘤细胞的浸润，逐步出现各种超声表现。超声引导下淋巴结穿刺活检或手术取完整淋巴结进行病理检查是非常必要的。

### （二）恶性淋巴瘤

【病理生理】 恶性淋巴瘤是指原发于淋巴结和结外淋巴组织等处的淋巴细胞及其前体细胞的恶性肿瘤，简称淋巴瘤。根据瘤细胞的形态、免疫表型和分子生物学特点，分为霍奇金淋巴瘤（HL）和非霍奇金淋巴瘤（NHL）两大类。

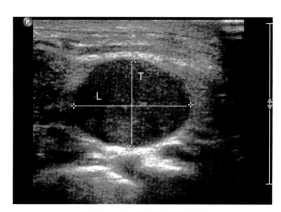

图13-4-9 转移性淋巴结

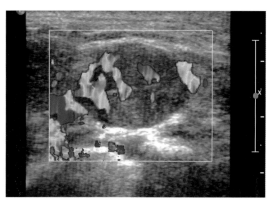

图13-4-10 转移性淋巴结彩色多普勒表现

【临床表现】 无痛性进行性的淋巴结肿大或局部肿块是淋巴瘤共同的临床表现，并且具有全身性和多样性。HL多见于青年。首发症状常是无痛性颈部或锁骨上淋巴结进行性肿大，其次为腋窝淋巴结肿大。相对HL，NHL的临床表现有两个特点：一是随年龄增长而发病增多，男性较女性为多，一般发展迅速；二是有远处扩散和结外侵犯倾向，无痛性颈部和锁骨上淋巴结进行性肿大为首发表现者较HL少。

【超声表现及诊断要点】

1.超声表现

（1）二维超声图像特点（图13-4-11）

①颈部淋巴结最易累及。淋巴结肿大，较大者可＞5cm，形态趋于圆形。

②纵横比（L/T）＜2。

③边缘锐利。

④淋巴门消失。

⑤皮质为较均匀低回声。

（2）彩色多普勒特点：与良性淋巴结疾病相似，血流多为淋巴门型，血供丰富。

2.诊断要点 临床上出现无痛性进行性淋巴结肿大，伴有不规则发热、肝脾大或血常规的改变。淋巴结超声表现同前所述，应高度怀疑恶性淋巴瘤改变。超声引导下淋巴结穿刺活检或手术取得完整淋巴结进行病理检查是非常有必要的。

### （三）淋巴结反应性增生

【病理生理】 淋巴结反应性增生是淋巴结最常见的良性增生性病变。多种因素可以引起

淋巴结反应性增生，但其病理改变基本相似，缺乏特异性，故称为非特异性淋巴结炎。一般可分为急性和慢性非特异性淋巴结炎。急性非特异性淋巴结炎常见于颈部，病原体可由发生感染的牙齿或扁桃体被引流入颈部淋巴结，或由四肢的感染而引流到腋窝及腹股沟区淋巴结。慢性非特异性淋巴结炎可表现为淋巴滤泡增生、副皮质区淋巴增生和窦组织细胞增生等不同的形态学改变。

【临床表现】 急性非特异性淋巴结炎表现为淋巴结肿大，局部疼痛。脓肿形成时有波动感。淋巴结的慢性炎症反应时，患者无明显感觉，常见于腹股沟和腋下淋巴结。

【超声表现及诊断要点】

1.超声表现

（1）二维超声图像特点（图13-4-12）

①淋巴结呈椭圆形肿大，一般长径＞1cm。

②纵横比（L/T）＞2。

③淋巴门存在，呈宽阔型或狭窄型。

④皮质向心性增厚，呈均匀低回声。

（2）彩色多普勒特点：血流信号特点大多数表现为淋巴门型血供。

2.诊断要点 常伴有局部的急、慢性炎症，引流区域可触及柔软光滑的淋巴结，可有压痛，活动度好。超声表现以椭圆形多见，L/T＞2，淋巴门存在，皮质回声均匀，淋巴结门型血供。

### （四）结核性淋巴结炎

【病理生理】 结核性淋巴结炎是淋巴结最常见的特殊感染。多见于儿童和青年，以颈部、

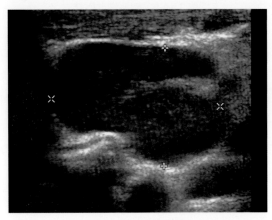

图13-4-11 淋巴瘤

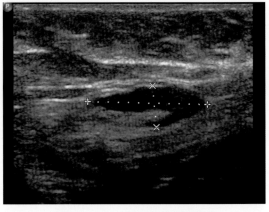

图13-4-12 淋巴结反应性增生

支气管和肠系膜淋巴结多见。结核杆菌可来自肺门淋巴结结核的播散，也可来自口腔、咽喉部结核感染灶。淋巴结常成群受累，有结核结节形成和干酪样坏死。

【临床表现】 全身症状表现为低热、盗汗、食欲缺乏、消瘦等。局部淋巴结逐渐肿大，最初各淋巴结尚能分离，当炎症累及淋巴结周围组织时，则淋巴结彼此粘连，形成较大的肿块。晚期可形成寒性脓肿，脓肿可破溃，形成经久不愈的窦道或慢性溃疡。

【超声表现及诊断要点】

1.超声表现

（1）二维超声图像特点（图13-4-13）

①肿大淋巴结常呈圆形，其程度较非特异性淋巴结炎重。

②纵横比（L/T）＜2。

③边界模糊。

④结节融合和毗邻组织水肿。

⑤皮质回声不均匀，可有囊性坏死和钙化。

（2）彩色多普勒特点：结核性淋巴结炎与转移性淋巴结特征相似，多数有淋巴结门血管移位，或混合型血供、无血供区和边缘血供。

2.诊断要点 青少年多见，好发于颈部，可单发、多发和相互融合，声像图表现多呈圆形、椭圆形或融合结节，L/T＜2，内部可见液化，可有侵及皮肤征象；CDFI显示血管分布紊乱，结节内血流信号减少，血流多集中于周边；结核相关检查阳性。

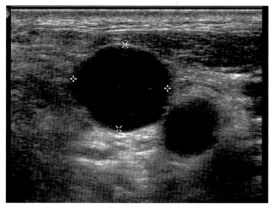

图13-4-13 淋巴结核

## 三、浅表包块超声诊断

### （一）脂肪瘤

【病理生理】 脂肪瘤是成年人最常见的间叶性软组织肿瘤，由成熟白色脂肪细胞构成的良性肿瘤。常见于40～60岁，肥胖者发病率高。可发生在皮下组织、深部软组织甚至骨表面。外观常为分叶状，有被膜，质地柔软，切面呈黄色，似脂肪组织。

【临床表现】 患者一般无明显症状。瘤体生长缓慢，触诊其质软可推动，边界清楚。较大脂肪瘤压迫外周神经时可有疼痛。

【超声表现及诊断要点】

1.超声表现

（1）二维超声图像特点：软组织内椭圆形或分叶形的实质性肿块；绝大多数边界清楚，也有因包膜极其纤薄而表现为无明显边界；长轴与皮肤平行；呈现"条纹"或"羽毛状"图案。内部回声根据脂肪组织和支持组织的不同而各异，一般以高回声为主，也可为等回声或低回声（图13-4-14）。

（2）彩色多普勒特点：包块内基本无血流信号。

2.诊断要点 软组织内椭圆形高回声区，血流信号不明显。

### （二）脂肪肉瘤

【病理生理】 脂肪肉瘤常发生于软组织深部、腹膜后等部位，较少从皮下脂肪层发生，与脂肪瘤的分布相反。多见于成年人，男性多于女性。直径以3～10cm多见。

【临床表现】 触诊为边界清楚的无痛性肿块，病程为几个月或几年，晚期肿瘤可非常巨大，出现疼痛和功能障碍。

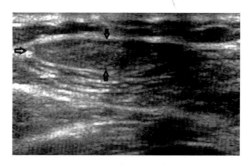

图13-4-14 脂肪瘤（黑箭头所示）

**【超声表现及诊断要点】**

1.二维超声图像特点 声像图中多为低回声，可呈分叶状，边界清晰，内部回声不均，常可见坏死液化或钙化（图13-4-15）。

2.彩色多普勒特点 包块内可探及较丰富的动、静脉血流信号。

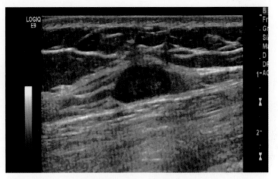

图13-4-16 神经鞘瘤

纤维瘤Ⅰ型和神经瘤Ⅱ型。Ⅰ型主要特征为皮肤牛奶咖啡斑和周围神经多发性神经纤维瘤；神经瘤Ⅱ型又称中枢神经纤维瘤或双侧听神经瘤。

**【临床表现】**

1.皮肤症状 几乎所有患者出生时可见皮肤牛奶咖啡斑，形状大小不一，边缘不整，不突出皮面，好发于躯干非暴露部位（图13-4-17）；青春期前6个以上直径＞5mm皮肤牛奶咖啡斑（青春期后直径＞15mm）具有高度诊断价值，全身和腋窝雀斑也是特征症状之一。大而黑的色素沉着提示簇状神经纤维瘤，位于中线提示脊髓肿瘤。皮肤纤维瘤和纤维软瘤在儿童期发病，主要分布于躯干和面部皮肤，也见于四肢，多呈粉红色，数目不定、可多达数千个，大小不等，多为芝麻、绿豆至柑橘大小，质软；软瘤固定或有蒂，触之柔软而有弹性；浅表皮神经的神经纤维瘤似珠样结节，可移动，可引起疼痛、压痛、放射痛或感觉异常；丛状神经纤维瘤是神经干及其分支弥漫性神经纤维瘤，常伴皮肤和皮下组织大量增生，引起该区域或肢体弥漫性肥大，称神经纤维瘤性象皮病。

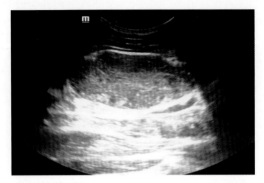

图13-4-15 脂肪肉瘤

### （三）神经鞘瘤

**【病理生理】** 神经鞘瘤起源于胚胎期神经嵴来源的神经膜细胞或施万细胞的良性肿瘤。肿瘤可单发或多发于身体任何部位的神经干或神经根。发生于周围神经的神经鞘瘤多见于四肢屈侧大神经干。

**【临床表现】** 临床表现因肿瘤大小及部位而异。较小肿瘤可无症状，较大者因受累神经受压而引起麻痹或疼痛，并沿神经放射。

**【超声表现及诊断要点】**

1.超声表现

（1）二维超声图像特点：外形呈椭圆形、葫芦形、纺锤形等，其两端与神经相连，这也是判断神经来源肿瘤的可靠征象；瘤体边界清晰、包膜完整；内部为低回声或中等回声，也可发生囊性变呈混合回声（图13-4-16）。

（2）彩色多普勒特点：瘤体内可见少许血流信号。

2.诊断要点 神经周围椭圆形低回声区，边界清楚，包膜完整，与神经相连，可伴囊性变。

### （四）神经纤维瘤

**【病理生理】** 神经纤维瘤为常染色体显性遗传病，是基因缺陷使神经嵴细胞发育异常导致多系统损害。根据临床表现和基因定位分为神经

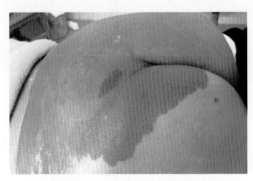

图13-4-17 皮肤牛奶咖啡斑